JN271970

The Bethesda System for Reporting Cervical Cytology
Definitions, Criteria, and Explanatory Notes (Third Edition)

ベセスダシステム 2014 アトラス

子宮頸部細胞診報告様式

Ritu Nayar・David C. Wilbur 編

平井康夫 監訳

丸善出版

The Bethesda System for Reporting Cervical Cytology

Definitions, Criteria, and Explanatory Notes

Third Edition

Edited by

Ritu Nayar & David C.Wilbur

Translation from the English language edition:
The Bethesda System for Reporting Cervical Cytology: Definitions, Criteria, and Explanatory Notes, Third Edition, edited by Ritu Nayar and David C.Wilbur
Copyright © Springer International Publishing 2015
Springer International Publishing is a part of Springer Science + Business Media
All Rights Reserved

本出版物の著者，編集者，出版社と頒布する者ならびに翻訳者は，本書に記載されている情報に関して正確を期するよう努めておりますが，読者が本書の情報を利用するにあたり，過誤あるいは遺漏あるいはいかなる結果についても責任を有するものではありません．また，本出版物の内容に関して明示的または黙示的ないかなる保証も表明するものではありません．本書の著者，編集者，出版社と頒布する者ならびに翻訳者は，本出版物から生じる身体または財産に対するいかなる損傷および／または損害に対していかなる責任も負わないものとします．また，薬剤をご使用になる際は，医薬品添付文書をご確認のうえ，最新情報を参照し，読者ご自身で十分な注意を払われるようお願い致します．

Japanese edition © 2016 Maruzen Publishing Co. Ltd., Tokyo, Japan
Japanese translation rights arranged with Springer-Verlag GmbH
through Japan UNI Agency, Inc., Tokyo

Printed in Japan

『ベセスダシステム2014アトラス』推薦の言葉

　2008年，日本産婦人科医会は1973年から使用してきた「日母クラス分類（Papanicolaou改変分類）」に替わる新たな子宮頸部細胞診の報告様式として「ベセスダシステム2001」を採用した．この事業に取り組んだ「日本産婦人科医会がん対策委員会」には，本書の監訳者である平井康夫先生とともに私も在籍し，日本臨床細胞学会，日本病理学会，日本産科婦人科学会，日本婦人科腫瘍学会など関連学会のご理解をいただき普及を図った．過渡期には「日母クラス分類」との併記がみられたが，2014年4月以降，厚生労働省は報告様式をベセスダシステムに一本化した．

　1988年のベセスダシステム以降，子宮頸癌の原因はHPV（human papillomavirus）であること，ならびに，子宮頸部前駆病変はLSIL（low-grade squamous intraepithelial lesion，軽度扁平上皮内病変）とHSIL（high-grade squamous intraepithelial lesion，高度扁平上皮内病変）の二段階分類であること，が基本概念となっている．この流れは，2014年版WHO組織病理学用語にも引き継がれ，病理診断においても二段階分類が採用された．一方，ベセスダシステムのもう1つの新規概念だったASC-US（atypical squamous cells of undetermined significance，意義不明な異型扁平上皮細胞）は，当初，多くの議論と混乱を招いた．上記の理解に大きく貢献したのが，2007年に発刊された本書の前版『ベセスダシステム2001アトラス』である．「巻頭言」の「ベセスダシステム：その歴史（Robert J. Kurman, MD）」に始まる解説記事と多くの明瞭な写真は，重要な情報となった．翻訳に取り組んだ平井先生の卓見に深謝したい．「日本産婦人科医会」が提示した「結果の解釈と取扱い指針」やASC-USトリアージとしてのHPV検査保険承認などが後押しとなり，難解だったASC-USも今では市民権を得たように思われる．

　さて，このたび，『ベセスダシステム2014アトラス』が前版と同じく平井先生の監訳により刊行された．細胞診分類の上での大きな改訂はない．一方，多くの科学的根拠の蓄積により，子宮頸がん検診におけるHPV検査の重要性が強調されている．採用された写真は前版より増え，解説は明快になっている．文献も豊富に提示されており，学習・研究のうえで参考になる．

　本書は，以上の背景をふまえて，子宮頸がん検診事業や病理・細胞診断業務，公衆衛生に携わる医師や医療従事者，国および地方行政関係者，産婦人科医，プライマリ・ケア医，保健師，看護師，助産師，臨床検査技師，あるいは，養成機関で勉強している方，および，メディア関係者に座右の書として利用いただきたい．子宮頸癌は，ワクチンによる一次予防と検診による二次予防の組み合わせによって，ほぼ完全に予防することができる時代になった．ベセスダシステムは世界に普及した最も普遍的なツールであり，大きな役割を果たしている．本書が子宮頸癌征圧に貢献することを確信して，強く推薦申し上げる．

2016年桜の季節に

自治医科大学附属さいたま医療センター　産婦人科教授
子宮頸がん征圧をめざす専門家会議　実行委員長
日本産婦人科医会がん対策委員

今 野 　 良

巻 頭 言

『ベセスダシステム2014アトラス』の巻頭言を書くにあたり，誇りと喜びを感じるとともに，少なからず意外な思いにとらわれている．1988年の雪の週末に米国のベセスダにある米国国立衛生研究所（NIH）において会議を開いたときには，のちに世界中の検査室および臨床における子宮頸部細胞診の診療を一変させることになるとは予想だにしていなかった．『ベセスダシステム2014アトラス』は，引き続きベセスダシステムの最新の基準に基づき，細胞検査士および細胞病理医が検査室において簡便に参照できるようにした．

ベセスダシステム会議は，Papanicolaou分類のよく知られたやっかいな課題を明確化するために招集された[1]．それまではそれぞれの検査室がそれぞれにPapanicolaou分類やdysplasia用語を用いて，HPVによる細胞変化と「真の異形成」を区別しようと試みていた．さらには，高度異形成と上皮内癌の区別には再現性がないにもかかわらず，臨床医によって子宮摘出を行うか否かの判断の根拠となってきた．

初回の会議以来のベセスダシステムの原則とは，以下の3点であった．

1. 検査部門から臨床部門へ適切な情報を伝えることのできる用語であること．
2. 異なる病理医間，検査室間で合理的な再現性を有する用語であり，また，さまざまな検査室の状況や地理的条件においても柔軟に適用できること．
3. 子宮頸癌の最新の知見を反映した用語であること．

これらの原則をもとに，子宮頸部病変の病態生理および形態に基づいた診断システムが構築された．扁平上皮内病変は，HPV感染（low-grade squamous intraepithelial lesion：LSIL）と，癌化リスクの高い病変（high-grade squamous intraepithelial lesion：HSIL）の2つのみに分類された．さらに，検体の適否の報告を統一し，重要な品質保証項目とした．このシステムはワークショップ開催の地にちなみ，ベセスダシステムと命名された．

その後1991年と2001年に開催されたワークショップおよび1994年と2004年に発刊されたアトラス[2,3]において，特に以下の点に進展がみられた．

1. 1991年のワークショップにおいて，診断用語と検体の適否の基準の統一が図られ，初版のアトラスが発刊された[2]．
2. 2001年のワークショップにおいてはインターネットが活用され，2000件を超えるコメントが24か国を超える国からの代表者により検討された[4]．
3. 2004年に発刊されたアトラス（邦訳：『ベセスダシステム2001アトラス』）には，液状化検体における画像および判断基準が盛り込まれた[3]．

巻頭言

ベセスダシステムで導入された用語のうち，最も議論をよんだのは意義不明な異型扁平上皮細胞（atypical squamous cells of undetermined significance：ASC-US）であった．ASC-USは形態から病態を推定することの限界を浮きぼりにした．明確な対応を求められる臨床医は，ASC-USとのはっきりしない結果に頭を悩ますこととなった．ASC-USは細胞診異常の結果において最も頻度が高く，コルポスコピー症例を増加させたのである．

この問題を解決すべく，米国国立癌研究所（National Cancer Institute：NCI）の支援によってASCUS/LSILトリアージ研究（略してALTS）が行われ，ASC-US症例におけるHPV分子診断の有用性が明らかにされた[5]．

ALTSで得られた結果などをもとに，米国コルポスコピー・子宮頸部病理学会（American Society for Colposcopy and Cervical Pathology：ASCCP）を筆頭とする関連学会は，臨床向けの管理ガイドラインを発表している[6]．複数の検査法が導入された現在では，細胞診・分子診断・組織診の結果を総合して個々の癌化リスクが判断され，管理方針が決定される．本書では，このようなリスク評価に基づいた管理法について，追記した．

子宮頸部細胞診に続き，甲状腺[7]，膵臓[8]，尿[9]の細胞診においても，用語の標準化がなされた．LSILとHSILは下部肛門や外陰におけるHPV関連病変の用語としても推奨されている[10, 11]．

診断システムは，疾患の病態の知見に合わせて変化し，検査部門と臨床医の間の意思疎通を効果的にし，ひいては患者に対して最適なケアを提供するためのものでなくてはならない．ベセスダシステムが初回の会議からこれまで掲げてきた原則に則って，液状化検体における最新の知見を取り入れるなど，このアトラスもまた実践におけるベセスダシステムの適用に役立つものとした．

Diane Solomon, M.D.
元 米国国立癌研究所
メリーランド州ベセスダにて

参考文献

1. National Cancer Institute Workshop. The 1988 Bethesda system for reporting cervical/vaginal cytologic diagnoses. JAMA. 1989;262:931–34.
2. Kurman RJ, Solomon D (Eds). The Bethesda system for reporting cervical/vaginal cytologic diagnoses. Definitions, criteria, and explanatory notes for terminology and specimen adequacy. NewYork: Springer-Verlag; 1994.
3. Solomon D, Nayar R (Eds). The Bethesda system for reporting cervical cytology. Definitions, criteria, and explanatory notes. NewYork: Springer-Verlag; 2004.
4. Solomon D, Davey D, Kurman R, Moriarty A, OConnor D, Prey M, et al. The Bethesda system 2001: terminology for reporting the results of cervical cytology. JAMA 2002;287:2114–9.
5. Schiffman M, Adrianza ME. ASCUS-LSIL Triage Study. Design, methods and characteristics of trial participants. Acta Cytol. 2000;44(5):726–42.
6. Massad LS, Einstein MH, Huh WK, Katki HA, Kinney WK, Schiffman M, et al. 2012 updated consensus guidelines for the management of abnormal cervical cancer screening tests and cancer precursors. J Low Genit Tract Dis. 2013;17(5 Suppl 1):S1–27.

7. Ali SZ, Cibas ES (Eds). The Bethesda system for reporting thyroid cytopathology. Definitions, criteria, and explanatory notes. New York:Springer;2010.
8. Layfield LJ, Pitman MB, DeMay RM, Shidham VB. Pancreaticobiliary tract cytology: journey toward "Bethesda" style guidelines from the Papanicolaou Society of Cytopathology. Cytojournal. 2014;11:18.
9. Rosenthal D, Wojcik E. The quest for standardization of urine cytology reporting– the evolution of the Paris system. J Am Soc Cytopathol. 2014;3:II–III.
10. Darragh TM, Colgan TJ, Cox JT, Heller DS, Henry MR, Luff RD, et al. The lower anogenital squamous terminology standardization project for HPV-associated lesions: background and consensus recommendations from the College of American Pathologists and the American Society for Colposcopy and Cervical Pathology. Arch Pathol Lab Med. 2012;136:1266–97.
11. Stoler M, Bergeron C, Colgan TJ, Ferenczy AS, Herrington CS, Kim K-R, et al. Epithelial tumours, part of tumours of the uterine cervix, chapter 7. In: Kurman RJ, Carcangiu ML, Herrington CS, Young RH (Eds). WHO classification of tumours of female reproductive organs. 4th ed. IARC: Lyon; 2014. pp.172–98.

訳者一覧

監訳者

平井　康夫　　東京女子医科大学 産婦人科

訳　者

秋澤　叔香	東京女子医科大学 産婦人科	11章
石谷　　健	東京女子医科大学 産婦人科	8章
岩成　　治	島根県立中央病院 産婦人科	1章
木原　真紀	東京女子医科大学 産婦人科	3・6・7章
小林　忠男	大阪大学大学院医学系研究科 保健学専攻	10章
今野　　良	自治医科大学附属さいたま医療センター 産婦人科	5章
坂本　穆彦	大森赤十字病院 検査部	2章
笹川　寿之	金沢医科大学 産科婦人科	9章
楯　　真一	千葉大学医学部附属病院 婦人科	12章
平井　康夫	東京女子医科大学 産婦人科	3・6・7・11・12章
矢納　研二	JA三重厚生連 鈴鹿中央総合病院 産婦人科	4章

［50音順，所属は2016年4月現在］

原著者一覧

F.W. Abdul-Karim, MD, MMed（4章）
Robert Tomsich Pathology and Laboratory Medicine Institute, Cleveland Clinic, 9500 Euclid Avenue, Cleveland, OH 44195, USA
e-mail: karimf@ccf.org

J.S. Berek, MD, MMS（4章）
Department of Obstetrics and Gynecology, Stanford University School of Medicine, 300 Pasteur Dr., HG332, Stanford, CA 94305, USA
e-mail: jberek@stanford.edu

M. Bibbo, MD（2章）
Department of Pathology, Thomas Jefferson University Hospital, 132 s 10th street, Philadelphia, PA 19107, USA
e-mail: marluce.bibbo@jefferson.edu

G.G. Birdsong, MD（1章）
Department of Pathology and Laboratory Medicine, Emory University School of Medicine at Grady Memorial Hospital, Anatomic Pathology, 80 Jesse Hill Jr. Dr. SE, Atlanta, GA 30307, USA
e-mail: gbirdso@emory.edu

D. Chelmow, MD（3・12章）
Department of Obstetrics and Gynecology, Virginia Commonwealth University School of Medicine, 1101 East Marshall St, Richmond, VA 23298, USA
e-mail: dchelmow@mcvh-vcu.edu

D.C. Chhieng, MD, MBA, MSHI, MSEM（6章）
Department of Pathology, Yale University, 310 Cedar Street, CB538D, New Haven, CT 06520, USA
e-mail: david.chhieng@yale.edu

E.S. Cibas, MD（3章）
Department of Pathology, Brigham and Women's Hospital, 75 Francis St., Boston, MA 02115, USA
e-mail: ecibas@partners.org

T.J. Colgan, MD, FRCP(C), FCAP, MIAC（2章）
Department of Pathology and Laboratory Medicine, Mount Sinai Hospital, Toronto, ON, Canada
e-mail: tcolgan@mtsinai.on.ca

T.M. Darragh, MD（8・11・12章）
Departments of Pathology and Obstetrics, Gynecology and Reproductive Sciences, University of California, San Francisco, 1600 Divisadero, Room B-618, San Francisco, CA 94115, USA
e-mail: teresa.darragh@ucsf.edu

原著者一覧

D.D. Davey, MD(1章)
Department of Clinical Sciences, University of Central Florida and Orlando Veterans Affairs Medical Center, Room 406 M, College of Medicine, 6850 Lake Nona Blvd, Orlando, FL 32827-7408, USA
e-mail: diane.davey@ucf.edu

B. Guidos, SCT(ASCP) IAC(6章)
2509 Bartlett Circle, Hillsborough, NC 27278, USA
e-mail: bguidos@gmail.com

M.R. Henry, MD(5章)
Department of Laboratory Medicine, Mayo Clinic, 200 1st Street SW, Rochester, MN 55905, USA
e-mail: henry.michael@mayo.edu

W.E. Khalbuss, MD, PhD, FIAC(7章)
Department of Pathology and Laboratory Medicine, GE Clarient Diagnostic Services, National Guard Health Affairs Hospital, King Abdulaziz Medical City, Riyadh, KSA
e-mail: walid.khalbuss@ge.com

D.F.I. Kurtycz, MD(2章)
Department of Pathology and Laboratory Medicine, University of Wisconsin, Wisconsin State Laboratory of Hygiene, 465 Henry Mall, Madison, WI 53706, USA
e-mail: dkurtycz@wisc.edu

R.D. Luff, MD, MPH(5章)
Anatomic Pathology Division for Clinical Trials, Quest Diagnostics, Teterboro, NJ 07608, USA
e-mail: ronald.d.luff@questdiagnostics.com

D.R. Mody, MD(6章)
Department of Pathology and Genomic Medicine, Weill Medical College of Cornell University, Methodist Hospital, 6565 Fannin, M227, Houston, TX 77030, USA
e-mail: dmody@houstonmethodist.org

A.T. Moriarty, MD(3章)
430 North Park Avenue, #409, Indianapolis, IN 46202, USA
e-mail: Annwelder1955@gmail.com

R. Nayar, MD(2・5・10・11章)
Department of Pathology, Northwestern University, Feinberg School of Medicine, Northwestern Memorial Hospital,251 East Huron Street, Galter, 7-132B, Chicago, IL 60611, USA
e-mail: r-nayar@northwestern.edu

D.M. O'Connor(11章)
CPA Lab, Norton Woman's Kosair Children's Hospital, St. Matthews, Louisville, KY 40220, USA
e-mail: dmopath@bellsouth.net

J.M. Palefsky, MD, CM, FRCP(C)（8章）
Department of Medicine, Division of Infectious Diseases, University of California, San Francisco, 513 Parnassus Ave, Room S420, San Francisco, CA 94143, USA
e-mail: Joel.Palefsky@ucsf.edu

C.N. Powers, MD, PhD（4章）
Division of Anatomic Pathology, Department of Pathology, Medical College of Virginia Hospitals, Virginia Commonwealth University, Gateway bldg, Room 6208, 1200 E. Marshall Street, Richmond, VA 23298, USA
e-mail: cpowers@mcvh-vcu.edu

M.U. Prey（2・5・10章）
Department of Pathology, 8829 Ladue Road, Ladue, Missouri 63124, USA
e-mail: marianne@extravirginoo.com

S.S. Raab（9章）
Department of Laboratory Medicine, University of Washington, 1959 NE Pacific Street, Seattle, CO 98195, USA
e-mail: raabss@gmail.com

D.K. Russell, CT(ASCP)HT, Med（5章）
Department of Pathology and Laboratory Medicine, University of Rochester Medical Center, 601 Elmwood Avenue, 626, Rochester, NY 14642, USA
e-mail: donna_russell@urmc.rochester.edu

M. Schiffman, MD MPH（12章）
NCI, NIH, DHHS, Clinical Genetics Branch, DCEG, 9609 Medical Center Drive, Rockville, MD 20850, USA
e-mail: schiffmm@mail.nih.gov

M.E. Sherman, MD（4章）
Division of Cancer Prevention, National Cancer Institute, 9609 Medical Center Drive, Bethesda, MD 20892, USA
e-mail: ShermanM@mail.nih.gov

M.K. Sidawy, MD（4章）
Department of Pathology, MedStar Georgetown University Hospital, 3900 Reservoir Road, NW, Medical Dental Building SW210, Washington, DC 20007, USA
e-mail: mks104@gunet.georgetown.edu

P.N. Staats, MD（2章）
Department of Pathology, University of Maryland School of Medicine, 22 South Greene Street, Baltimore, MD 21201, USA
e-mail: pstaats@umm.edu

M.H. Stoler, MD（9章）
Department of Pathology, University of Virginia Health System, 1215 Lee St. IIEP Room 3032, Charlottesville, VA 22908, USA

原著者一覧

e-mail: mhs2e@virginia.edu

S.O. Tabbara, MD（4・7章）
Department of Pathology, The George Washington University, 2120 L street, NW, Gelman Building, Suite 200, Washington, DC 20037, USA
e-mail: stabbara@mfa.gwu.edu

A.G. Waxman, MD, MPH（3・12章）
Department of Obstetrics and Gynecology, University of New Mexico Health Sciences Center, 2211 Lomas Blvd. NE (4ACC), Albuquerque, NM 87131-0001, USA
e-mail: awaxman@salud.unm.edu

N. Wentzensen, MD PhD, MS（12章）
Division of Cancer Epidemiology and Genetics, National Cancer Institute, 9609 Medical Center Drive, Bethesda, MD 20892, USA
e-mail: wentzenn@mail.nih.gov

D.C. Wilbur, MD（6・9・10章）
Department of Pathology, Massachusetts General Hospital, Harvard Medical School, 55 Fruit Street, Boston, MA 02114, USA
e-mail: dwilbur@partners.org

T.C. Wright Jr, MD（5章）
Department of Pathology and Cell Biology, Columbia University, 631 W 168th St, New York, NY 10032, USA
e-mail: tcw1@cumc.columbia.edu

N.A. Young（2章）
Department of Pathology and Laboratory Medicine, Einstein Healthcare Network, 5501 Old York Road, Philadelphia, PA 19141, USA
e-mail: youngnan@einstein.edu

［所属・連絡先は原書刊行時（2015年）のもの］

序　論

　2004年の『ベセスダシステム2001アトラス』発刊以来，液状化検体法・HPVのバイオロジー・HPVワクチンの導入・子宮頸部病変のスクリーニングと管理法ガイドラインの改訂など，多くの知見が明らかになった．そのため，2014年に，ベセスダシステム2001の改訂作業がなされ，この成果が本アトラスである．

　子宮頸部擦過細胞診による頸癌スクリーニング法としての意義はHPVや他のバイオマーカー検査によってしだいに置き換わっているとはいえ，子宮頸部細胞診は史上最も有効な癌予防策であることには変わりない．その検査特異度は他のスクリーニング法が出現したとしても比較の基準となる．医療資源や地域の事情に鑑みて，細胞診は今後とも多くの地域でスクリーニング法のファーストラインであり続けるだろう．そのため，子宮頸部細胞診による形態学的診断を発展させることを本アトラスの重点目標とし，本アトラスの普及により子宮頸部細胞診検査の意義が高まることを目的とした．

　ベセスダシステム2001からの大幅な改訂は必要なかったため，改訂に際してコンセンサス会議は開催されなかった．そのため，米国細胞病理学会（American Society of Cytopathology：ASC）2014年会長のDr. Ritu Nayarの招集の下，Dr. David Wilburを長とする細胞病理医・臨床医・疫学専門家からなるタスクフォースを立ち上げた．文献のレビューを経てアトラスのドラフトを作成し，インターネットを介してのコメント募集を2014年3月から6月に行ったところ，59か国から2,454件のコメントが寄せられた．各章ごとに検討グループを設置し，これらのフィードバックを結集し，本アトラスとなって結実した．

　本書『ベセスダシステム2014アトラス』は旧版[1, 2]で好評だった特徴を拡充し，一部については以前の本文・画像を残した．本アトラスのうち6つの章はベセスダシステムの主要な判断カテゴリーにそれぞれ対応している．各章は「背景」「定義」「判断基準」「注釈」「類似病変」「報告見本」「参考文献」で構成される．各章の細胞診の判断基準は基本的にすべての検体タイプに共通の説明がなされており，液状化検体など処理法による特徴を追記した．<u>注意すべきは，ベセスダシステムではどれか特定の検体採取方法，コンピュータ支援法，追加検査（HPV検査など）を推奨しているわけではないということである．</u>今回の版の特徴としては，子宮頸部病変のバイオロジーについての記載を増やした点がある．

　本アトラスのために旧版の186画像を含めた1,000以上の標本画像が検討された．これら画像は，各章を担当する検討グループによる検討，ベセスダシステム2014タスクフォースの細胞病理医・細胞検査士による検討といった複数の過程を経て選択された．Dr. Daniel Kurtyczが画像管理についての責任者である．本アトラスにおける370の画像は，56％が新規・44％は旧版と同じ，40％が従来法・60％が液状化検体法である．液状化検体による画像については，図の説明においてThinPrep™（Hologic，マールボロ，マサチューセッツ州）またはBD SurePath™（BD Diagnostics，ダーラム，ノースカロライナ州）のどちらの方法についての記述なのかを示した．典型

序論

例の画像のほか，一部は判断に迷うようなもの，または観察者によって判断が異なるような解釈上のジレンマ，あるいは形態学的な特徴の境界を有する例を説明する画像も掲載した．圧倒的多数を占める「正常所見」や典型的異常所見に類似した変化も含めた．

第2版のアトラス（『ベセスダシステム2001アトラス』）[2]の発刊にあたって掲載画像をウェブサイト上で細胞病理医や細胞検査士に公開した．こうすることで観察者間再現性を検討し，また，教育の機会とした．この結果はthe Bethesda Interobserver Reproducibility Study（BIRST）として公表されている[3,4]．BIRSTプロジェクト2003の一環として，85の画像は細胞病理医のウェブコミュニティ上に「不明」標本として掲示した．850を超える参加者からの回答を得て，判断の再現性について評価した．結果はWeb www.cytopathology.org にて閲覧できる．形態学的診断の現実として，ある程度の観察者間，および検査室間のばらつきが残ることは避けられない[4,5]．

本アトラス編集作業と並行して，Dr. Daniel KurtyczとDr. Paul Staatsにより，ウェブサイトタスクフォースが活動した．アトラスに掲載するすべての画像とともに，書籍では提供できない資料を掲示している．このベセスダウェブアトラスについては，ASCの教育サイトから閲覧可能である[6]．

ベセスダシステムは当初は子宮頸部細胞診のシステムであったが，腟や肛門の細胞診も同じ用語で報告することができる．ベセスダシステム2001では，報告書においては「診断」という言葉を「判断」または「結果」に置き換えることを推奨した．子宮頸部細胞診は本来，<u>診断に寄与する判断を提供する医学的コンサルテーションとして報告される「スクリーニング検査」</u>であるべきとの見解からであった．患者の最終診断および管理計画は，細胞診の結果だけではなく，病歴・臨床所見・分子学的またはバイオマーカー検査・組織診のようなほかの検査結果とあわせて決定される[2]．

旧版と同様，編者および著者はこのアトラスがすべての医療関係者にとって実用的なものとなることを目的としており，この成果は特定の人物に帰されるものではない．ベセスダシステム2014タスクフォースのメンバーならびに貢献者は，1988年のベセスダシステムの創設メンバーであるDr. Diane SolomonとDr. Robert Kurmanに謝意を表する[7,8]．ベセスダシステムによる子宮頸癌分野への貢献・影響は，報告様式の単なる標準化を超え，HPVの知見を深めることに役立ち，エビデンスに基づいた子宮頸癌スクリーニングと管理ガイドラインをもたらす結果となった[8]．さらには，ベセスダシステムによって細胞診について世界中で統一された意思疎通が可能となった．ASCを代表して，本プロジェクトに参加できたことをうれしく思い，また本書が読者の細胞診実践に役立つことを願うものである．

Ritu Nayar, M.D.
イリノイ州シカゴにて

David C. Wilbur, M.D.
マサチューセッツ州ボストンにて

参考文献

1. Kurman RJ, Solomon D (Eds.). The Bethesda system for reporting cervical/vaginal cytologic diagnoses. Definitions, criteria, and explanatory notes for terminology and specimen adequacy. New York: Springer-Verlag; 1994.
2. Solomon D, Nayar R (Eds.). The Bethesda system for reporting cervical cytology. Definitions, criteria, and explanatory notes. New York: Springer; 2004.
3. Bethesda web atlas @ http://nih.techriver.net/. Accessed 6 Oct 2014.
4. Sherman ME, Dasgupta A, Schiffman M, Nayar R, Solomon D. The Bethesda Interobserver Reproducibility Study (BIRST): a web-based assessment of the Bethesda 2001 System for classifying cervical cytology. Cancer Cytopathol. 2007;111:15–25.
5. Stoler MH, Schiffman M. Interobserver variability of cervical cytologic and histologic interpretations: realistic estimates from the ASCUS-LSIL triage study. JAMA. 2001;285:1500–5.
6. http://www.cytopathology.org/cytopathology-education-2/. Accessed 20 Jan 2015.
7. National Cancer Institute Workshop. The 1988 Bethesda system for reporting cervical/vaginal cytologic diagnoses. JAMA. 1989;262:931–4.
8. Solomon D. Foreword. In: Nayar R, Wilbur DC (Eds.). The Bethesda system for reporting cervical cytology. Definitions, criteria, and explanatory notes. Springer; 2015.

ベセスダシステム2014

検体タイプ

従来法か，液状化検体法か，その他かを記載

検体の適否

・適正（子宮内頸部／移行帯細胞の有無，その他，部分的に血液で不明瞭となっている，炎症所見がみられるなど，検体の質を示すものについて記載）
・不適正（理由を明記）
　―検体不合格／検体処理せず（理由を明記）
　―検体を処理・検査したが，評価するには不適正（理由を明記）

総括区分（任意）

・陰性（上皮内病変ではない／悪性ではない）
・その他：「判断／結果」を参照（45歳以上の女性における子宮内膜細胞など）
・上皮細胞異常：「判断／結果」を参照（「扁平上皮系」か「腺系」か，適切に明記）

判断／結果

陰性（上皮内病変ではない／悪性ではない）
（腫瘍性細胞所見を認めない場合，微生物の存在あるいはその他の非腫瘍性所見の存在の有無とともに，これを報告書の「総括区分」または「判断／結果」の項に記載）

非腫瘍性所見（任意報告；このリストがすべてではない）
・非腫瘍性細胞変化
　―扁平上皮化生
　―角化
　―卵管化生
　―萎縮
　―妊娠に関連した変化
・反応性細胞変化
　―炎症に関連するもの（典型的修復を含む）

　　　　・リンパ球性（濾胞性）頸管炎
　　―放射線照射に関連するもの
　　―子宮内避妊器具（IUD）に関連するもの
・子宮全摘後の腺細胞

微生物
・腟トリコモナス
・形態的にカンジダに合致する真菌
・細菌性腟症を示唆する菌叢の転換
・形態的に放線菌に合致する細菌
・単純ヘルペスウイルスに合致する細胞変化
・サイトメガロウイルスに合致する細胞変化

その他
・子宮内膜細胞（45歳以上の女性の場合）
　（扁平上皮内病変を否定できる場合は明記）

上皮細胞異常
扁平上皮細胞
・異型扁平上皮細胞（ASC）
　―意義不明な異型扁平上皮細胞（ASC-US）
　―HSILを除外できない異型扁平上皮細胞（ASC-H）
・軽度扁平上皮内病変（LSIL）
　（HPV感染／軽度異形成／CIN1を含む）
・高度扁平上皮内病変（HSIL）
　（中等度異形成，高度異形成，上皮内癌；CIN2およびCIN3を含む）
　―浸潤を疑う所見を有するHSIL（浸潤の疑いのある場合）
・扁平上皮癌

腺細胞
・特定不能な異型（AGC-NOS）
　―特定不能な異型内頸部細胞（特定できる場合はコメントを記載）
　―特定不能な異型内膜細胞（特定できる場合はコメントを記載）
　―特定不能な異型腺細胞（特定できる場合はコメントを記載）
・腫瘍性を示唆する異型（AGC-favor neoplastic）
　―腫瘍性を示唆する異型内頸部細胞
　―腫瘍性を示唆する異型腺細胞
・内頸部上皮内腺癌（AIS）

- 腺癌
  - 内頸部腺癌
  - 体部腺癌
  - 子宮以外の腺癌
  - 特定不能な腺癌

その他の悪性腫瘍（明記）

補助的検査

臨床医に理解しやすいように，検査方法を簡略に記載し検査結果を報告する．

コンピュータ支援による子宮頸部細胞診

自動検鏡がなされた場合，装置と結果を明記する．

細胞診報告書に付記される教育的注釈と提案（任意）

提案は簡潔で，かつ専門機関による診療ガイドライン（関連発行物を含む）に沿ったものである必要がある．

謝　辞

ベセスダシステム委員会メンバー，ベセスダアトラス寄与者，初版
(Kurman RJ, Solomon D (Eds). The Bethesda System for Reporting Cervical/Vaginal Cytologic Diagnoses. Definitions, Criteria, and Explanatory Notes for terminology and Specimen Adequacy. New York: Springer-Verlag, 1994).

Robert J. Kurman, M.D.（座長，判断基準委員会）
Ronald D. Luff, M.D, M.P.H.（座長，編集委員会）

Barbara F. Atkinson, M.D., Jonathan S. Berek, M.D., Marluce Bibbo, M.D., Sc.D., Thomas A. Bonfiglio, M.D., Christopher P. Crum, M.D., Yener S. Erozan, M.D., Yao Shi Fu, M.D., Shirley E. Greening, M.S, J.D., Michael R. Henry, M.D., Donald E. Henson, M.D., Mujtaba Husain, M.D., Robert V.P. Hutter, M.D., Stanley L. Inhorn, M.D., Howard W. Jones III, M.D., Nancy B. Kiviat, M.D., Tilde S. Kline, M.D., Paul A. Krieger, M.D., George D. Malkasian, Jr. M.D., Alexander Meisels, M.D., Mary L. Nielsen, M.D., Stanley F. Patten, Jr, M.D., Ph.D., Vincent P. Perna, M.D., Dorothy L. Rosenthal, M.D., Patricia E. Saigo, M.D., Alexander Sedlis, M.D, Mark E. Sherman, M.D., Diane Solomon, M.D., Theresa Somrak, CT(ASCP), J.D., Leo B. Twiggs, M.D., George L. Wied, M.D.

ベセスダシステム 2001 フォーラムグループ，ベセスダアトラス，第2版
(Solomon D, Nayar R. (Eds) The Bethesda System for Reporting Cervical Cytology. Definitions, Criteria, and Explanatory Notes. New York: Springer, 2004).

適　否
著者：George G. Birdsong, Diane D. Davey, Teresa M. Darragh, Paul Elgert, Michael R. Henry.
フォーラムグループ議長：Diane D. Davey, M.D., George G. Birdsong, M.D., Henry W. Buck, M.D., Teresa M. Darragh, M.D., Paul A. Elgert, CT(ASCP), and Michael R. Henry, M.D., Heather Mitchell, M.D., Suzanne Selvaggi, M.D.

非腫瘍性所見
著者：Nancy A. Young, Marluce Bibbo, Sally-Beth Buckner, Terrance J. Colgan, Marianne U. Prey.
フォーラムグループ議長：Nancy A. Young, M.D., Marluce Bibbo M.D., Sally-Beth Buckner CT(ASCP), Terrance J. Colgan, M.D., Dorothy Rosenthal, M.D., Edward Wilkinson, M.D.

子宮内膜細胞

著者:Ann T. Moriarty, Edmund S. Cibas.

フォーラムグループ議長:Edmund S. Cibas, M.D., Gary W. Gill, CT(ASCP), Meg McLachlin, M.D., Ann T. Moriarty, M.D., Ellen Sheets, M.D., Teresa M. Somrak, J.D. CT(ASCP), Rosemary E. Zuna, M.D.

異型扁平上皮細胞

著者:Mark E. Sherman, Fadi W. Abdul-Karim, Jonathan S. Berek, Celeste N. Powers, Mary K. Sidawy, Sana O. Tabbara.

フォーラムグループ議長:Mark E. Sherman, M.D., Fadi W. Abdul-Karim, M.D., Jonathan S. Berek, M.D., Patricia Braly, M.D., Robert Gay, CT(ASCP), Celeste N. Powers, M.D., Ph.D., Mary K. Sidawy, M.D., Sana O. Tabbara, M.D.

上皮細胞異常:扁平上皮系

著者:Thomas C. Wright, Rose Marie Gatscha, Ronald D. Luff, Marianne U. Prey.

フォーラムグループ議長:Thomas C. Wright, M.D., Richard M. DeMay, M.D., Rose Marie Gatscha, CT (ASCP), Lydia Howell, M.D., M.P.H., Ronald D. Luff, M.D., M.P.H., Volker Schneider, M.D., Leo Twiggs, M.D.

上皮細胞異常:腺系

著者:Jamie L. Covell, David C. Wilbur, Barbara Guidos, Kenneth R. Lee, David C. Chhieng, Dina R. Mody.

フォーラムグループ議長:David C. Wilbur, M.D., David C. Chhieng, M.D., J. Thomas Cox, M.D., Jamie Covell, B.S., CT(ASCP), Barbara Guidos, SCT (ASCP), Kenneth R. Lee, M.D., Dina R. Mody, M.D.

その他の悪性腫瘍

著者:Sana O. Tabbara, Jamie L. Covell.

肛門・直腸細胞診

著者:Teresa M. Darragh, George G. Birdsong, Ronald D. Luff, Diane D. Davey.

フォーラムグループ議長:Diane D. Davey, M.D., George G. Birdsong, M.D., Henry Buck, M.D., Teresa M. Darragh, M.D., Paul A. Elgert, CT(ASCP), Michael R. Henry, M.D., Heather Mitchell, M.D., Suzanne Selvaggi, M.D.

補助的検査

著者:Stephen S. Raab, Mark E. Sherman.

フォーラムグループ議長:Stephen S. Raab, M.D., Karen A. Allen, SCT(ASCP), Christine Bergeron,

謝　辞

M.D., PhD., Diane Harper, M.D., Walter Kinney, M.D., Alexander Meisels, M.D., Mark E. Sherman, M.D.

コンピュータ支援による子宮頸部細胞診の判断
著者：Marianne U. Prey.
フォーラムグループ議長：Marianne U. Prey, M.D., Michael Facik, CT(ASCP), Albrecht Reith, M.D., Max Robinowitz, M.D., Mary Rubin, NP, PhD, Sue Zaleski, SCT (ASCP).

細胞診報告書に付記される教育的注釈と提案
著者：Dennis M. O'Connor.
フォーラムグループ議長：Dennis M. O'Connor, M.D., Marshall Austin, M.D., Ph.D., Lisa Flowers, M.D., Blair Holladay, Ph.D., CT(ASCP), Dennis McCoy, J.D., Paul Kreiger, M.D., Gabriele Medley, M.D., Jack Nash, M.D., Mark Sidoti, J.D.

ベセスダシステム2014アトラス，第3版
(Nayar R, Wilbur DC (Eds). The Bethesda System for Reporting Cervical Cytology. Definitions, Criteria, and Explanatory Notes. Springer, 2015)

ベセスダシステム2014タスクフォース
座長：Ritu Nayar, M.D., David C. Wilbur, M.D.
顧問：Diane Solomon, M.D.
委員：Fadi W. Abdul-Karim, M.D., George G. Birdsong, M.D., David Chelmow, M.D., David C. Chhieng, M.D., Edmund S. Cibas, M.D.,Teresa M. Darragh, M.D., Diane D. Davey, M.D., Michael R. Henry, M.D., Walid E. Khalbuss, M.D., Ph.D., Daniel F.I. Kurtycz, M.D., Dina R. Mody, M.D., Ann T. Moriarty, M.D., Joel M. Palefsky, M.D., Celeste N. Powers, M.D., Ph.D., Donna K. Russell, M.Ed., CT(ASCP), HT(ASCP), Mark Schiffman, M.D., M.P.H., Mary K. Sidawy, M.D., Paul N. Staats, M.D., Mark H. Stoler, M.D., Sana O. Tabbara, M.D., Alan G.Waxman, M.D., Nicolas Wentzensen, M.D., Ph.D.

目 次

第1章　検体の適否 ——————————————— 1

- 1.1　背　景……1
- 1.2　扁平上皮細胞数の最低基準……2
- 1.3　子宮内頸部／移行帯（EC/TZ）細胞……11
- 1.4　不明瞭要因……18
- 1.5　阻害物質……20
- 1.6　不適正検体のHPV検査……20
- 1.7　検体適否に関する管理指針……21
- 1.8　報告形式……22
- 1.9　報告見本……22

第2章　非腫瘍性所見 ——————————————— 27

- 2.1　陰性（上皮内病変ではない／悪性ではない）……27
- 2.2　背　景……28
- 2.3　正常細胞成分……29
- 2.4　非腫瘍性細胞変化……36
- 2.5　その他の非腫瘍性所見……54
- 2.6　子宮摘出後の腺細胞……66
- 2.7　微 生 物……67
- 2.8　報告見本……79

第3章　子宮内膜細胞：どのようなときに，どのように報告すべきか ——————————————— 83

- 3.1　その 他……83
- 3.2　背　景……83
- 3.3　剥離子宮内膜細胞……85
- 3.4　注　釈……87
- 3.5　報告見本……91

目 次

第4章　異型扁平上皮細胞 ―― 93

- 4.1　上皮細胞異常……93
- 4.2　背　景……93
- 4.3　異型扁平上皮細胞……94
- 4.4　意義不明な異型扁平上皮細胞（ASC-US）……95
- 4.5　典型的なASC-US像……105
- 4.6　HSILを除外できない異型扁平上皮細胞（ASC-H）……107
- 4.7　典型的なASC-H像……107
- 4.8　ASC-H類似所見……115
- 4.9　管　理……117
- 4.10　品質保証……118
- 4.11　報告見本……119

第5章　上皮細胞異常：扁平上皮系 ―― 123

- 5.1　上皮細胞異常……123
- 5.2　背　景……123
- 5.3　軽度扁平上皮内病変（LSIL）……125
- 5.4　LSILにおいて問題となるパターン……126
- 5.5　LSILと類似する病変……132
- 5.6　LSILの管理……132
- 5.7　高度扁平上皮内病変（HSIL）……134
- 5.8　HSILにおいて問題となるパターン……143
- 5.9　HSILと類似する病変……157
- 5.10　浸潤を疑う所見を有するHSIL……161
- 5.11　HSILの管理……163
- 5.12　扁平上皮癌……165
- 5.13　報告見本……174

第6章　上皮細胞異常：腺系 ―― 179

- 6.1　上皮細胞異常……179
- 6.2　背　景……179
- 6.3　異型内頸部細胞……180
- 6.4　異型内膜細胞……191
- 6.5　AGCの管理……194
- 6.6　AGCの報告頻度および結果……196

6.7 　内頸部上皮内腺癌（AIS）……196
6.8 　腺病変と扁平上皮病変の併存……205
6.9 　腺　癌……205
6.10　報告見本……220

第7章　その他の悪性腫瘍 ——— 225

7.1 　背　景……225
7.2 　子宮頸部および子宮体部の稀有な原発性腫瘍……225
7.3 　続発性または転移性腫瘍……235

第8章　肛門細胞診 ——— 245

8.1 　背　景……245
8.2 　肛　門　癌……245
8.3 　肛門細胞診……246
8.4 　検体採取……246
8.5 　検体の適否……247
8.6 　判　断……251
8.7 　肛門・直腸細胞診の統計……261
8.8 　バイオマーカー……261
8.9 　臨床的管理……262
8.10　報告見本……262

第9章　補助的検査 ——— 267

9.1 　背　景……267
9.2 　補助的HPV検査……267
9.3 　免疫化学検査……270

第10章　コンピュータ支援による子宮頸部細胞診 ——— 275

10.1 　背　景……275
10.2 　自動検鏡装置……275
10.3 　コンピュータ支援による検鏡の結果報告……276
10.4 　自動検鏡のまとめ……277
10.5 　報告見本……277

第11章　細胞診報告書に付記される教育的注釈と提案 ——— 281

- 11.1　背　景……281
- 11.2　教育的注釈とコメント：概要……282
- 11.3　報告見本……282

第12章　管理に向けてのリスク評価アプローチ ——— 285

- 12.1　背　景……285
- 12.2　リスク評価の原則……286
- 12.3　子宮頸癌スクリーニングに対するリスク閾値の開発……287
- 12.4　現行の子宮頸癌スクリーニングのオプション……289
- 12.5　結　論……291

監訳者あとがき……295
索　引……297

略　語

ACOG	American College of Obstetricians and Gynecologists	米国産科婦人科学会
AGC	atypical glandular cells	異型腺細胞
AIN	anal intraepithelial neoplasia	肛門上皮内腫瘍
AIS	adenocarcinoma in situ	上皮内腺癌
ALTS	ASCUS-LSIL Triage Study	ASCUS/LSILトリアージ研究
APK	atypical parakeratosis	異型錯角化
ASC	atypical squamous cells	異型扁平上皮細胞
ASC	American Society of Cytopathology	米国細胞病理学会
ASCCP	American Society for Colposcopy and Cervical Pathology	米国コルポスコピー・子宮頸部病理学会
ASC-H	atypical squamous cells, cannot exclude high-grade squamous intraepithelial lesion	HSILを除外できない異型扁平上皮細胞
ASC-US	atypical squamous cells of undetermined significance	意義不明な異型扁平上皮細胞
ASIL	anal squamous intraepithelial lesion	肛門扁平上皮内病変
CAP	College of American Pathologists	米国病理医会
CIN	cervical intraepithelial neoplasia	子宮頸部上皮内腫瘍
CMV	cytomegalovirus	サイトメガロウイルス
DARE	digital anorectal exam	用手的肛門直腸診
DES	diethylstilbestrol	
ECA	epithelial cell abnormality	上皮細胞異常
EC/TZ	endocervical/transformation zone	子宮内頸部／移行帯細胞
FOV	field of view	視野
HCG	hyperchromatic crowded groups	クロマチン過染性の密な細胞集団
HPV	human papillomavirus	ヒトパピローマウイルス
HSIL	high-grade squamous intraepithelial lesion	高度扁平上皮内病変
IUD	intrauterine device	子宮内避妊器具
LAST	Lower Anogenital Squamous Terminology Standardization Consensus Conference	下部肛門性器扁平上皮専門用語標準化会議
LEEP	loop electrosurgical excision procedure	ループ型電気メス円錐切除術
LSIL	low-grade squamous intraepithelial lesion	軽度扁平上皮内病変
MMMT	malignant Müllerian mixed tumor	悪性ミューラー管混合腫瘍
N/C比	nuclear to cytoplasmic ratio	核・細胞質比

略　語

NCI	National Cancer Institute, Bethesda, MD	米国国立癌研究所
NILM	negative for intraepithelial lesion or malignancy	上皮内病変ではない／悪性ではない
NOS	not otherwise specified	特定不能な
PNET	Ewing/primitive neuroectodermal tumors	原始神経外胚葉腫瘍
PPV	positive predictive value	陽性適中率
SCJ	squamocolumnar junction	扁平・円柱上皮境界
SIL	squamous intraepithelial lesion	扁平上皮内病変
USPSTF	United States Preventive Services Task Force	合衆国予防医療タスクフォース
VAIN	vaginal intraepithelial neoplasia	腟上皮内腫瘍

第1章
検体の適否

George G. Birdsong, and Diane D. Davey

適否のカテゴリー
適正（satisfactory）
　適正な検体でも，子宮内頸部細胞／移行帯細胞の有無，部分的に血液で不明瞭となっている，炎症所見がみられる，などの検体の質についても適切に記載する．

不適正（unsatisfactory）
　不適正な検体については，検査室でそのスライドの処理や評価を行ったかどうかも記載する．以下のような記載が推奨される．

A．不合格検体（rejected specimen）：
　以下の理由で検体不合格（処理せず）；＿＿＿＿＿＿（検体にラベルがない，スライドが破損しているなど）

B．検鏡による十分な評価を行ったが，不適正検体：
　検体を処理・検鏡したが，＿＿＿＿＿＿（血液で不明瞭となっているなど）のため，上皮の異常を評価するには不適正．

必要に応じてその他のコメントや推奨を記載する．

1.1　背　景

　検体の適否の評価は，ベセスダシステムの品質保証において最重要項目であると考えられている．初版および第2版のベセスダシステム用語では，この適否を「適正（satisfactory）」，「不適正（unsatisfactory）」，「境界例（borderline）」の3つのカテゴリーに分類していた．「境界例」は当初「最適とはいえない（less than optimal）」という分類名であったが，その後1991年に「適正だが以下の点で不十分（satisfactory but limited by）」に改められた．しかし，このような所見に対して，どのようなフォローアップを行うべきかについて臨床医の間で混乱が生じ，また検査室間でも「適正だが以下の点で不十分」の判断基準にばらつきが生じたこともあって，ベセスダシステム2001では「境界例」というカテゴリーが廃止された[1]．現在は，検体の適否をより明確に

示すため，「適正」または「不適正」のいずれかで表現する．

ベセスダシステム2001以前の適否判定に用いられていた判断基準は，権威者の意見とごく少数の研究報告に基づいたものであった．これらの判断基準を実際に使用して適否を判定したところ，再現性が乏しいことが明らかになった[2-4]．また，液状化検体細胞診の普及により，液状化検体法にも適用可能な判断基準を設定する必要が生じた．ベセスダシステム2001の適否判断基準は，可能な限り多くの公表データに基づいており，従来法と液状化検体法のいずれにも適用できるよう構成されている．本書では，ベセスダシステム2001以降の検体適否に関するデータおよび臨床経験をもとに，放射線治療後検体の適否判定，液状化検体作成上の阻害物質，HPV検査と細胞診検体適否について，などを追加した．

1.1.1 注 釈

適正検体については，移行帯細胞が採取されているかどうかなど，適否に関する検体の質についても記載する．臨床医や検体採取者に，検体の質に関する情報提供を定期的に行うことは，よりよい採取器具の選択や採取方法の改善につながる．

異常細胞〔意義不明な異型扁平上皮細胞（atypical squamous cells of undetermined significance：ASC-US），異型腺細胞（atypical glandular cells：AGC），またはそれより悪い細胞〕が認められれば，基準以下の細胞数であっても適正とする．検体の適否に迷う場合は，「今回判定以上の高度病変も否定できない」と付記するとよい．

不適正な検体を処理し，評価することは検査室にとって多大な時間と労力を要する．このような検体では上皮病変を否定することはできないが，微生物が検出された場合や，45歳以上の女性で子宮内膜細胞がみつかった場合など（第3章を参照）は，その情報を記載しておくと，その後の診療方針に直接役立つ可能性がある[5]．すべての年齢において，良性の子宮内膜細胞が認められても，頸部細胞に関して不適正であれば，その検体は適正としない．

フォローアップ研究によると，従来法においても液状化検体法においても，不適正と判定された検体は，適正検体の群と比べ，高リスク患者からのものである場合が多く，その後に相当数が扁平上皮内病変（squamous intraepithelial lesion：SIL）または癌と診断されていた[6-8]．また高リスクHPV検査陰性の不適正検体に比べて，高リスクHPV陽性の不適正検体では，前癌病変のリスクがより高いことが報告されている[8]．

1.2 扁平上皮細胞数の最低基準

1.2.1 細胞数について

2001年のベセスダシステム改定以降，子宮頸部細胞診による検診およびフォローアップにおいて，必要な最低細胞数の条件を変更するようなエビデンスはない．しかしながらベセスダシス

テム2001ワークショップ以降の文献や実際の運用経験によると，特殊な状況下では最低細胞数の評価に少なからず混乱が生じているようである．細胞検査士は，腟壁由来検体，放射線治療後の患者，化学治療後の患者に対しても，しばしば厳密な必要細胞数の基準を適用しており，不適正率の上昇につながっている[9]．Quiroga-Garzaは276例の不適正例の約半数は50歳以上であり，そのうちの85％には婦人科癌の既往があったと報告している．不適正検体の最も多い原因は，扁平上皮細胞数の不足であった[10]．

　子宮頸癌のために放射線療法，化学療法，子宮摘出または子宮頸部摘出術を受けた患者の多くは，子宮頸部が残っていても頻繁に頸管狭窄や頸部の解剖学的変化がみられ，採取細胞も萎縮性，修復性変化を起こしている[11]．これらの患者に対して，5,000個という最低細胞数の基準が必要とされる科学的エビデンスはほとんどなく，一部の研究者は2,000個という基準値を推奨している[12]．『ベセスダシステム2001アトラス』では，最低の細胞数基準を，すべての子宮頸部細胞診検体に適応するようにしているが，本書『ベセスダシステム2014アトラス』では，腟壁由来検体や治療後の患者に対して5,000個という基準を厳密に適用すべきではないことを強調しておく．

液状化検体法（図1.1～1.11）

　子宮頸部からの液状化検体を適正とみなすためには，保存状態がよくなおかつ鮮明にみえる扁平上皮細胞または扁平上皮化生細胞が，最低でも推定値5,000個以上であることが必要である．これは扁平上皮細胞に限ってのことであり，腺細胞や不明瞭な細胞は除外される．ただし，化学療法や放射線治療を受けた患者，萎縮性変化を伴う閉経後の女性，あるいは子宮摘出した患者の検体は5,000個に満たない場合があるが，そのような検体は検査室の裁量で適正とみなしてもよい．このような場合，患者の既往を考慮する必要があるが，細胞数が2,000個に満たない場合は不適正とする．

　液状化検体に含まれる細胞が5,000～20,000個の場合は「境界例」，または「扁平上皮細胞数が少ない」とすべきという意見もある．細胞数が少ないと思われる検体では，代表的な視野の細胞数をカウントすることで全体の細胞数を推定することができる．通常は40倍対物レンズで，まるい標本の直径に沿って最低でも10視野調べ，1視野あたりの平均細胞数を算出する．標本に気泡や空白領域がみられる場合は，そのような稀薄領域の割合を，計測した視野に反映させなければならない．どの液状化検体法でも，標本全体では同数の細胞が得られるが，SurePath™（BD Diagnostics, Durham）のスライドは作製する標本の直径が小さいため，ThinPrep™（Hologic, Inc., Bedford）のスライドに比べ，細胞密度の基準を高くしなければならない（表1.1を参照）．Siebersらは細胞数が少ないThinPrep™標本の適否を評価するために，いくつかの方法で検討したところ，10倍対物レンズで水平方向に5視野，垂直方向に5視野カウントする（SKMLプロトコル）方法が，細胞数計測用の画像解析ソフトを利用して計測した方法と最もよい相関関係が得られたと報告している[13]．しかしながら，さまざまな倍率で行ったすべての計測結果を総合判定すると，このSKMLプロトコルと前記のベセスダプロトコルでは統計的な有位差は認められなかった．

　最低5,000個の細胞に必要な1視野あたりの平均細胞数を表1.1に示す．SurePath™標本（標本直径13 mm），ThinPrep™標本（標本直径20 mm）それぞれについて，接眼レンズのFN（field

表1.1 液状化検体の細胞数を推定するためのガイドライン

標本の直径 (mm)	標本の面積 (mm²)	FN20の接眼レンズ 10×の対物レンズ		FN20の接眼レンズ 40×の対物レンズ	
		FN20, 10×レンズ使用時の総視野数	1視野あたりの細胞数(総数5,000個相当)	FN20, 40×レンズ使用時の総視野数	1視野あたりの細胞数(総数5,000個相当)
13 (SurePath™など)	132.7	42.3	118.3	676	7.4
20 (ThinPrep™など)	314.2	100	50	1,600	3.1

標本の直径 (mm)	標本の面積 (mm²)	FN22の接眼レンズ 10×の対物レンズ		FN22の接眼レンズ 40×の対物レンズ	
		FN22, 10×レンズ使用時の総視野数	1視野あたりの細胞数(総数5,000個相当)	FN22, 40×レンズ使用時の総視野数	1視野あたりの細胞数(総数5,000個相当)
13 (SurePath™など)	132.7	34.9	143.2	559	9
20 (ThinPrep™など)	314.2	82.6	60.5	1,322	3.8

number) 20またはFN22使用時,対物レンズ10倍または40倍使用時を表している.この表に示していない接眼レンズと検体を用いる場合の計算式は「1視野あたりの必要細胞数＝5,000個／(検体面積／視野面積)」となる.顕微鏡視野の直径 (mm) は「接眼レンズのFN÷対物レンズの倍率」である.視野面積は「円の面積を求める式円周率×半径の2乗 $[\pi r^2]$」を用いて計算できる.接眼レンズの倍率はこの計算式には影響しない[14,15].これに関する光学的な原理の詳細については,以下のウェブサイトを参照のこと.

Web http://www.microscopyu.com/articles/formulas/formulasfieldofview.html

　液状化検体の適正例,境界例,不適正例における細胞の被履率と密度を図1.1〜1.5に示す.この画像は顕微鏡視野全体を表すものではないので,これらの画像に示された細胞密度を表1.1と直接比較して扁平上皮細胞の細胞数を推定することはできない.

　また標本上の細胞数が,収集した試料全体の細胞数と一致しない場合もある.標本上の細胞数が5,000個未満の場合は再検討をして,その原因がスライド作製時の技術的問題か否かを判断しなければならない.検体に過剰の血液が混入した場合なども考えられる.もし技術的問題が特定され是正されれば,再度作製することによって適正な細胞数のスライドが得られる(図1.6a, b).ただし,適否は再度作製された複数スライドの累積的な細胞数ではなく,各スライド個別の細胞数で判定しなければならない.複数の不適正スライドの細胞数を足し合わせて判定しようとすると,標準的細胞数のスライドをつくることができる検体より,検体そのものに含まれる細胞数がはるかに少ない場合があるので問題となる.この件についてはさらに研究が必要であり,本ガイドラインも今後改訂される可能性がある.適正な細胞数の最低基準が従来法に比べて少ないこと

1.2 扁平上皮細胞数の最低基準

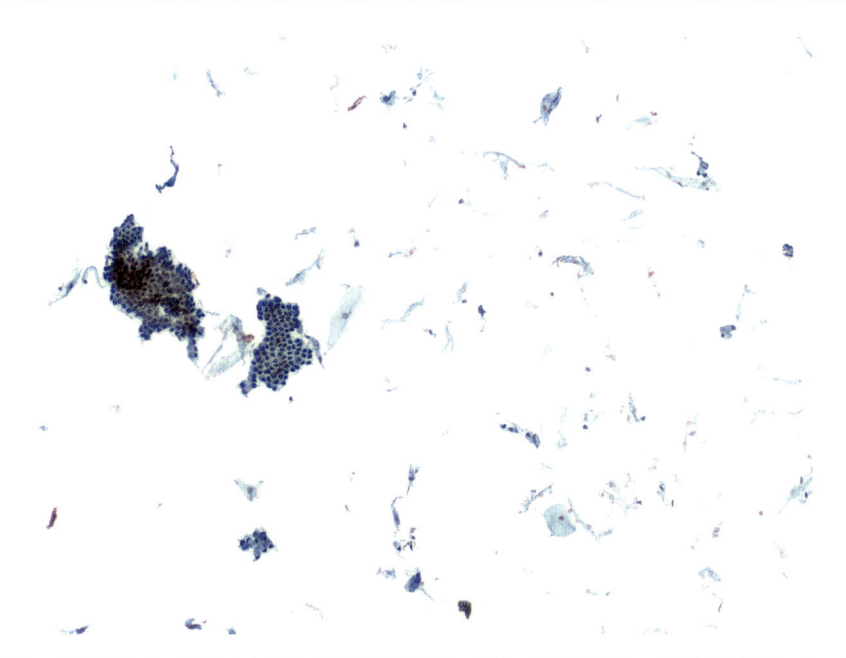

図1.1 不適正検体．扁平上皮細胞の細胞数が少ないため．細胞集塊は，蜂巣状の配列になっている子宮内頸部の腺細胞であるのでカウントしない（液状化検体法，ThinPrep，10倍）．

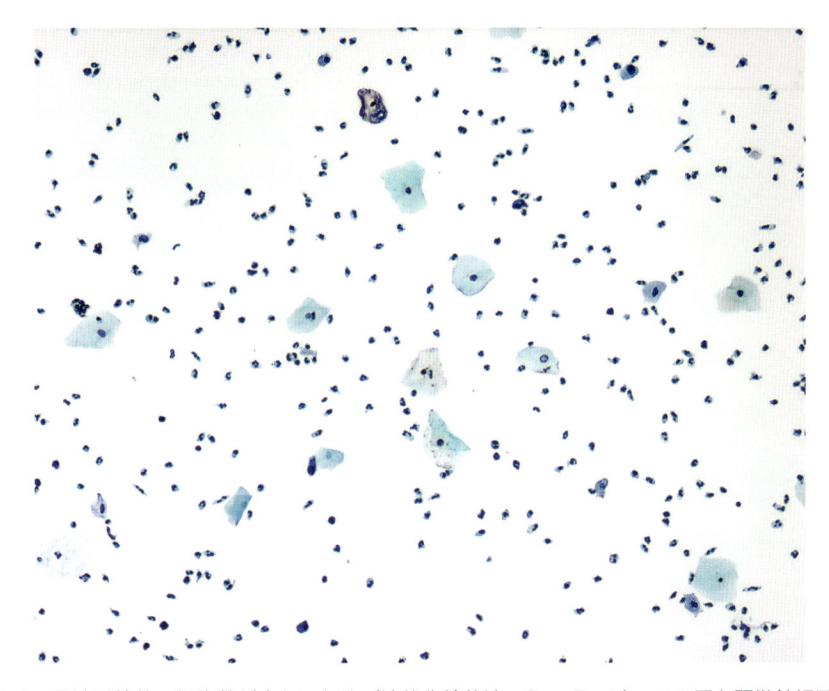

図1.2 不適正検体．細胞数が少ないため（液状化検体法，SurePath）．この図を顕微鏡視野と直接比較することはできないが，実際のSurePathスライドの細胞数は40倍視野あたり8個未満であった．SurePath検体では，全視野にわたって細胞数がこの程度の場合，総細胞数は5,000個未満であろうと思われる．

第1章 検体の適否

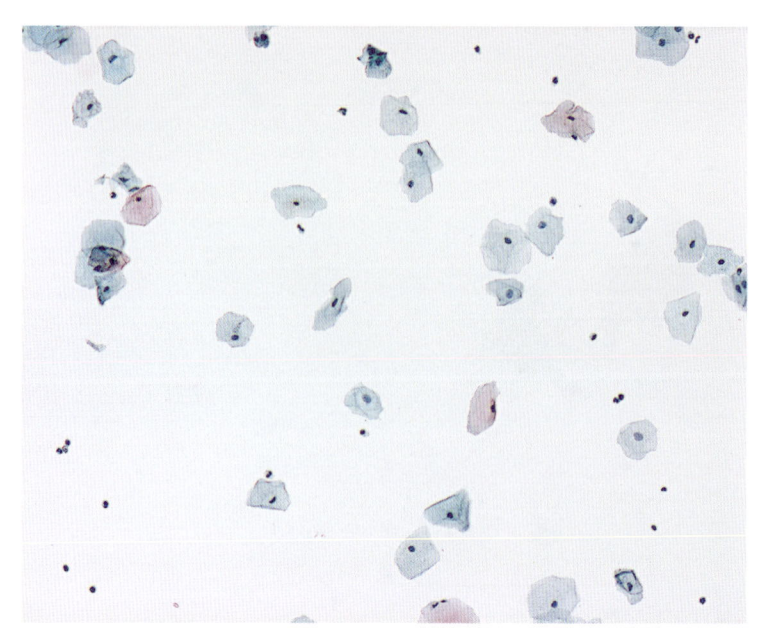

図1.3 適正検体．しかし扁平上皮細胞数が少なく，境界域である（液状化検体法，SurePath）．40倍視野で直径線上の10視野につき扁平上皮細胞数を評価したところ，1視野あたりの細胞数は約11個であった．よって総細胞数は5,000〜10,000と推定できる．

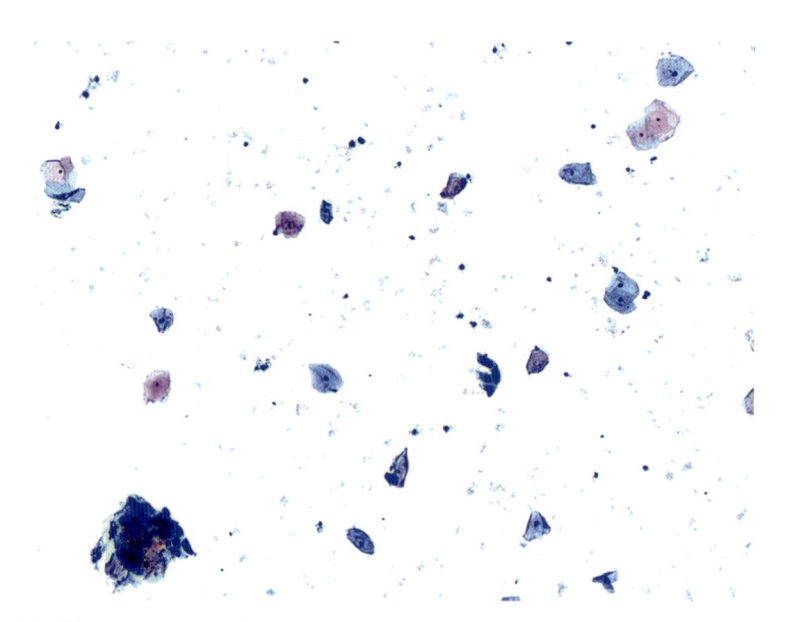

図1.4 適正検体．しかし扁平上皮細胞数は少なく，境界域である（液状化検体法，ThinPrep）．10倍視野で観察したThinPrep検体を適正とするには，少なくともこの程度の細胞数が必要である．このThinPrep検体では，40倍では1視野あたりの細胞数は約4個であった．この場合，総細胞数は5,000をやや上回ると考えられる．しかし，SurePath検体（図1.2を参照）では，検体の直径がThinPrepよりも小さいため，細胞密度がThinPrep検体と同程度であっても総細胞数が5,000を下回り，不適正となるので要注意．

1.2 扁平上皮細胞数の最低基準

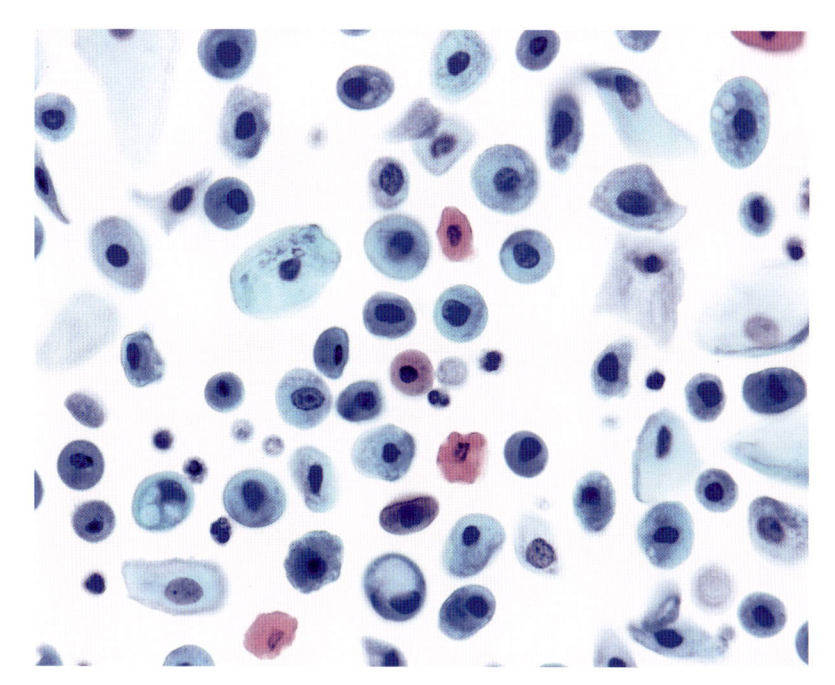

図1.5 適正検体．70歳の女性から採取したものであるが，細胞萎縮のパターンを示すこの液状化検体では，扁平上皮細胞としての細胞数は適正である（液状化検体法，SurePath）．液状化検体法では浮遊状態で固定を行うため，従来法よりも核の腫大が少ない場合がある．また萎縮がみられる場合，移行帯の細胞としての評価が困難なことがある．

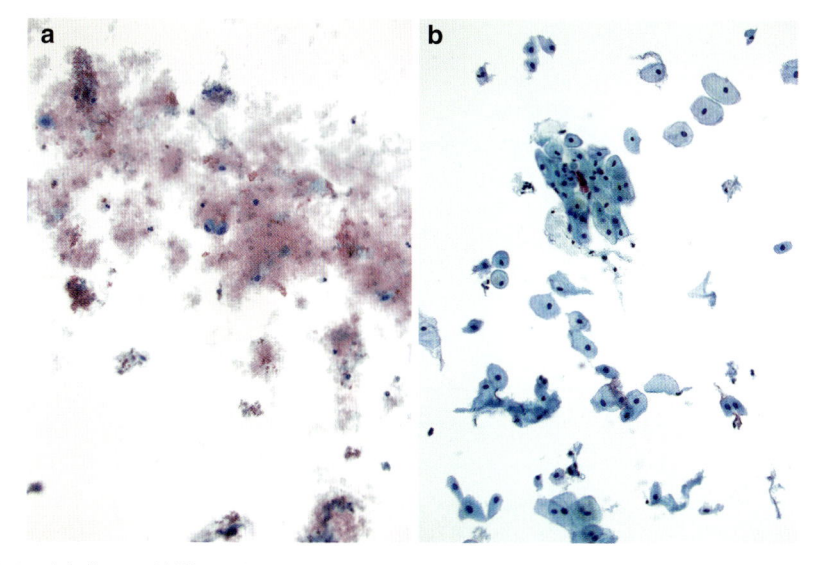

図1.6 （a）（初回の検体）不適正検体．54歳の女性から採取したものであるが，過剰な血液によって扁平上皮細胞がほとんどみられない（液状化検体法，ThinPrep）．（b）（氷酢酸で再処理した検体）適正検体．氷酢酸で血液が処理され，扁平上皮細胞数が十分出現している．

第1章　検体の適否

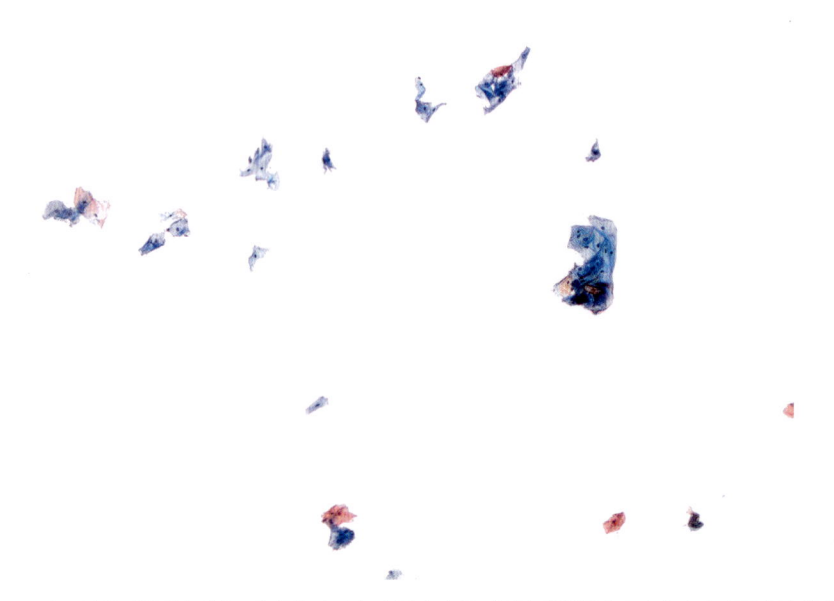

図1.7　適正検体（腟壁細胞）．体部腺癌のため子宮全摘（子宮頸部残存なし）した56歳女性の腟壁細胞（液状化検体法，ThinPrep）．扁平上皮細胞数は5,000個未満と推定されるが腟壁の擦過採取であることを考慮した．

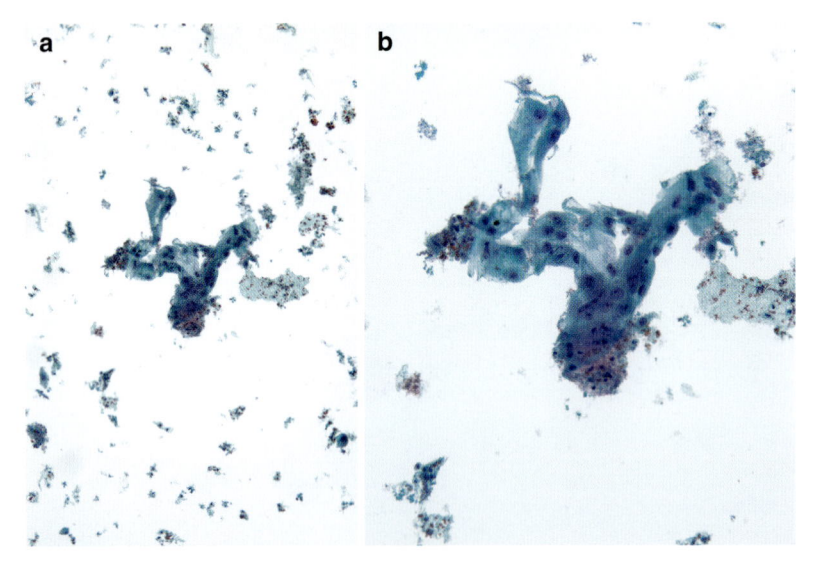

図1.8　(a, b) 適正検体（放射線治療後）．扁平上皮細胞数は少ないが放射線治療後のため適正とした（液状化検体法，ThinPrep; Fang Fan, MD提供）．

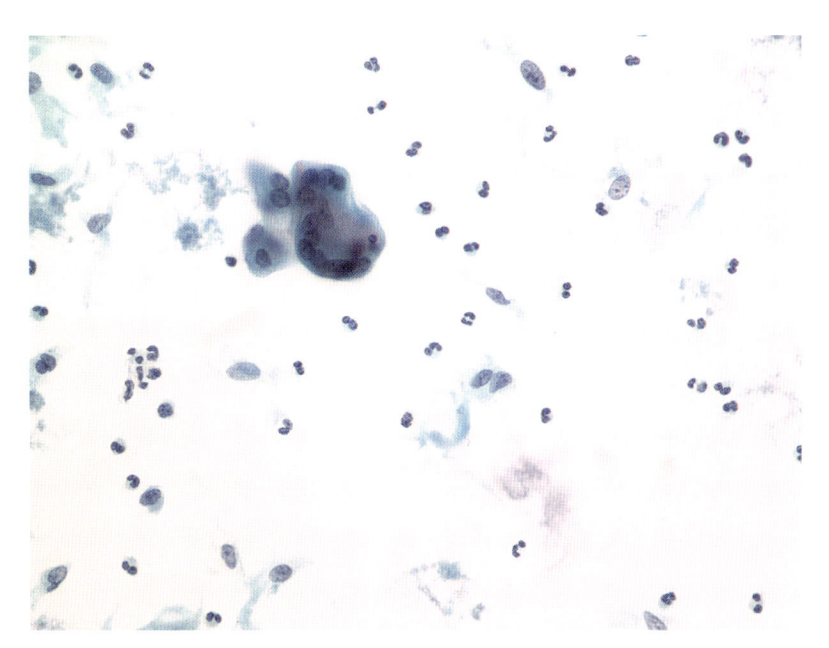

図1.9 適正検体(放射線治療後).扁平上皮細胞数は少ないが放射線治療後のため適正とした(液状化検体法,SurePath).

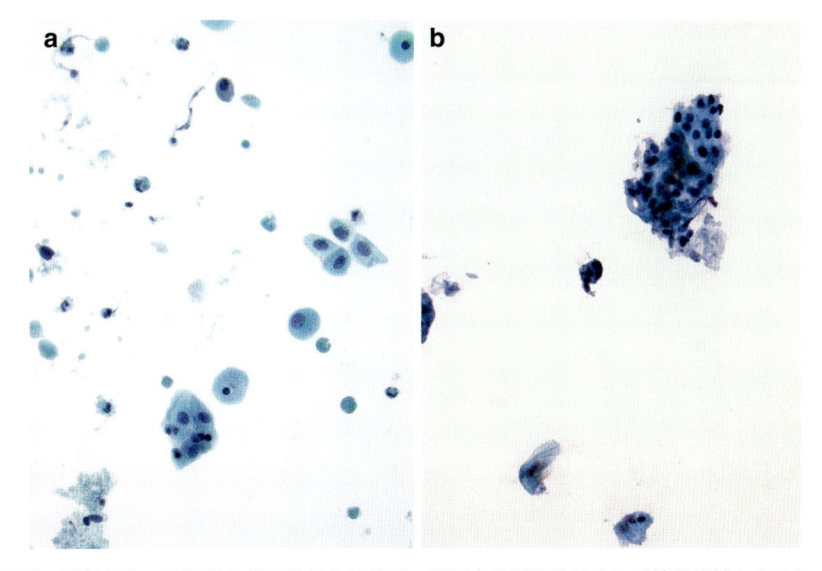

図1.10 萎縮細胞.閉経後女性の液状化検体で,扁平上皮細胞数は少なく境界領域とされた(液状化検体法,ThinPrep).(a)は傍基底細胞が孤立散在性に出現,(b)は集塊として出現した傍基底細胞.閉経後,産後,黄体ホルモン治療中には,細胞が萎縮していて扁平上皮化生細胞と傍基底細胞を区別することは難しい.

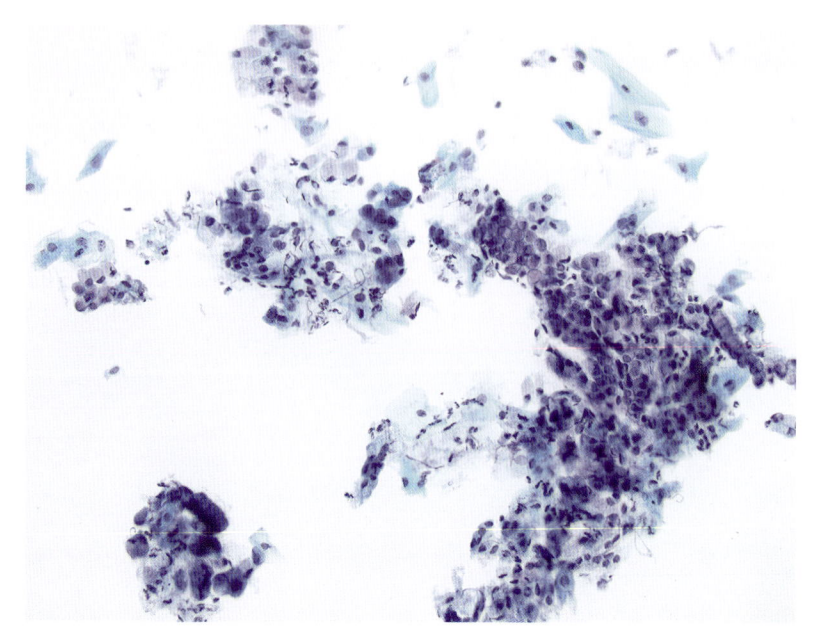

図1.11 不適正検体．39歳女性からの検体（液状化検体法，ThinPrep）．豊富な子宮内頸部の腺細胞と粘液がみられる．しかし扁平上皮細胞数は不十分である．

を考えると，境界例の扱いについては注意が必要である．不適正な検体については，その原因が血液または粘液，潤滑剤，炎症，技術的アーチファクトによるものか，あるいは単に扁平上皮細胞の細胞数が少ないことが問題であるのかを明記しなければならない．

従来法（図1.12〜1.16）

　従来法の適正検体は，保存状態がよくて鮮明にみえる扁平上皮細胞が，最低でも約8,000〜12,000個は存在していると推定されなければならない．前記の液状化検体法で述べたとおり，最低基準の細胞数は推定量とし，従来法の場合にも，個々のスライド上の細胞数を実際にカウントする必要はない．また，この適正基準を絶対適用とはしない．たとえば，放射線治療や化学療法などの治療後の患者および腟壁由来の検体は細胞数が不足する場合が多いので，液状化検体法と同様の適正基準を適用すべきである．細胞数のわかっている「参照用画像」を図1.12〜1.16に示す．これらの参照用画像は，コンピュータ処理により，対物レンズ倍率4倍の実視野像を模している．細胞検査士は，これらの画像を実際の検体と比較し，この参照用画像以上の細胞数が十分あるかどうかを判定されたい．たとえば，「細胞数約1,000個（4倍視野）」の図を参照して適正と判定するには，実際の検鏡時には，この4倍視野が少なくとも8つ必要となる．

1.2.2　注　釈

　すべてのケースに，厳密な判断基準を同じように適用させることはできない．細胞の集塊や萎縮，細胞融解がみられる検体ではカウントが困難なものもあり，臨床上の事情により細胞数が基

準より少なくても適正とみなす場合もある．検査室でこのようにまれな適否境界例を評価する際は，専門的に，また組織的に判断しなければならない．また，ここに示した細胞数の適正基準は，子宮頸部の細胞診用であるという点にも留意されたい．

液状化検体法で推奨されている5,000個という細胞数の最低基準値は，少数ではあるが科学的エビデンスに基づいたものである[16,17]．この値は，従来法における細胞数の最低基準である8,000〜12,000個より少ない．液状化検体法は，従来法と作製方法が異なっていて，無作為に標本作製するため，採取細胞全体がより反映された標本になると思われる．ThinPrepとSurePathには細胞数の最低基準に大きな差があるが，その他の液状化検体法には今のところ十分なデータはない．

スライド上に存在する細胞数と上皮内病変の検出感度の相関についての研究例はわずかである．ある研究では，液状化検体の細胞数が20,000個を超えると高度病変の検出率が高くなることが報告された[18]．しかし，この研究では検体の細胞数と偽陰性率との関連性は検討されていない．研究者たちは液状化検体法で異常細胞を検出するのに必要な最低細胞数を決定するための先行研究を試みてきた．しかし，扁平上皮細胞の最低細胞数5,000〜10,000個の設定を維持することが実用的であるとの提案に留まり，結論には至らなかった[19]．最近，Kitchenerらは，英国で56の研究所が参加した極めて徹底した研究で，液状化検体中の細胞数，異常細胞数と細胞診判定の関係を検討した．その結論によると，不適正検体の発生頻度を抑えつつ，異常細胞が検出できるベストバランスの必要最低細胞数は，SurePathが15,000個，ThinPrepが5,000個であった．2つの液状化検体法により適正細胞数が異なるが，それぞれのカットオフ値を下回った検体の比率は，SurePathの方が低い傾向にはあったものの，ほぼ両者の間で同程度であった[62]．適正検体の最低細胞数を満たしてはいるものの，細胞数が5,000〜20,000個しかないような検体については，検体の質に関する注釈（扁平上皮細胞の細胞数が「境界域」である，または「少ない」など）を付記するようにしてもよい．

液状化検体法では，迅速かつ再現性のある細胞数推定を行うことができる[16,20]．メーカーによっては，「液状化検体法における細胞数の推定」を研修に取り入れている．また従来法における参照画像と比較する方法は素早く習得でき，ベセスダシステム旧版のスライドカバー率10％の基準よりも，観察者間の再現性に優れていることが，補足研究において報告されている[21]．細胞数と病変検出感度に関するさらなる研究が，すべての標本タイプにとって必要である．

米国病理医会（College of American Pathologists：CAP）の調査データによると，米国における不適正標本の50パーセンタイル率は，従来法，ThinPrep，SurePathで，それぞれ1.0，1.1，および0.3％であった[22]．不適正検体率がこれらの値と著しく異なる検査室は，検体採取法，標本作製技術，患者比率，判断基準などについて慎重な原因究明調査を進める必要がある．

1.3　子宮内頸部／移行帯（EC/TZ）細胞 (図1.17〜1.22)

前述のとおり検体の適否に移行帯細胞の存在は必要ではなく，扁平上皮細胞数のみ必要である．しかしながら有用な品質保証の情報提供となるので，移行帯細胞の有無は報告すべきである．従来法と液状化検体法のいずれにおいても，移行帯細胞の適正条件は，保存状態が良好な子宮内頸

図1.12 扁平上皮細胞数約75個の4倍視野（従来法）．扁平上皮細胞数がすべての視野でこれ以下であれば，その検体は不適正とする．これは，従来法における扁平上皮細胞の細胞数を評価する際の目安となるものである．〔George Birdsong, 2003より転載〕

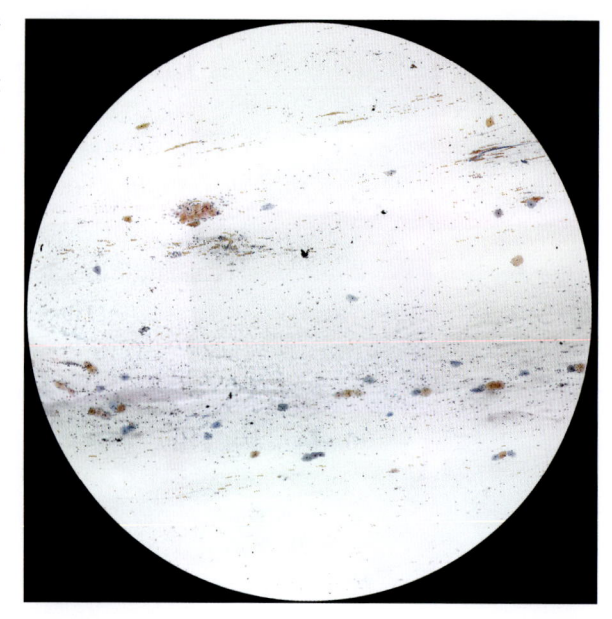

図1.13 扁平上皮細胞数約150個の4倍視野（従来法）．細胞数がすべての視野でこれと同等であれば，その検体は細胞数の最低基準をかろうじて満たす．〔George Birdsong, 2003より転載〕

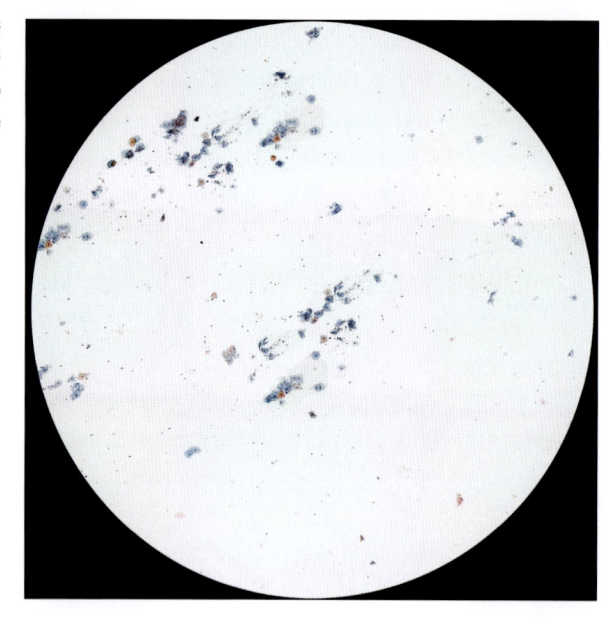

部または扁平上皮化生細胞が孤立性もしくは集塊として10個以上あることである（図1.17～1.22）．移行帯細胞の有無については，子宮全摘術を行った場合を除いて，「検体の適否」の項に報告する．検体に高度病変細胞または癌細胞が認められる場合は，移行帯細胞の有無を報告する必要はない．移行帯からの採取試料を評価する際は，粘液中の変性細胞や傍基底細胞はカウントしてはならない．このような場合は，移行帯細胞の評価が困難であった旨を注釈として付記してもよい．化生細胞と傍基底細胞の区別の難しさについては図1.22を参照のこと．

図1.14 扁平上皮細胞数約500個の4倍視野(従来法).検体を適正と判定するには,これ以上の細胞数を有する視野が16以上必要である.〔George Birdsong, 2003より転載〕

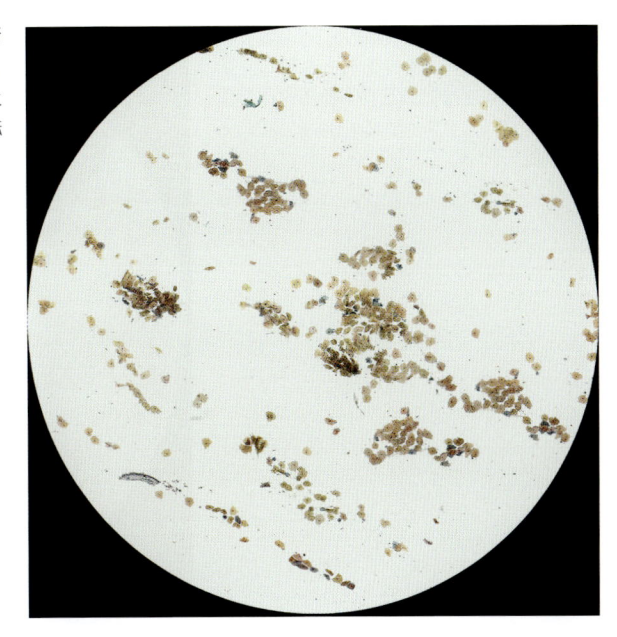

図1.15 扁平上皮細胞数約1,000個の4倍視野(従来法).検体を適正と判定するには,これ以上の細胞数を有する視野が8以上必要である.〔George Birdsong, 2003より転載〕

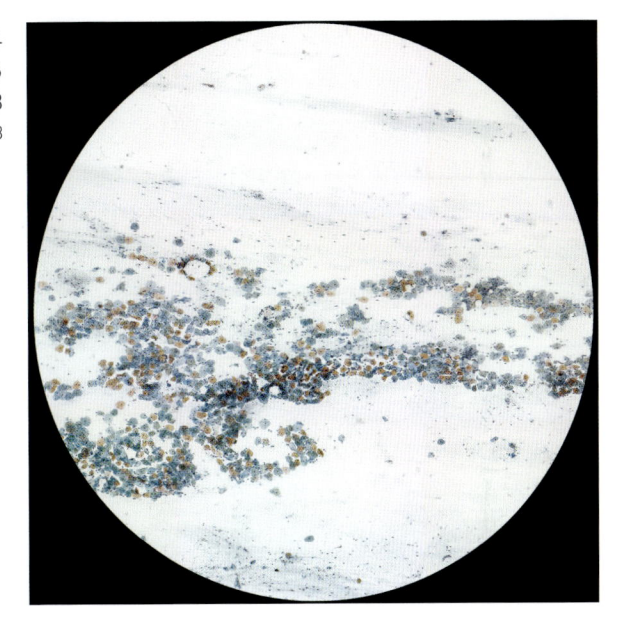

1.3.1 注 釈

　以前は,子宮内頸部／移行帯（endocervical/transformation zone：EC/TZ）細胞が認められない細胞診標本は,SILを示す最もリスクの高い領域が反映されていないとして「扁平・円柱上皮境界（SCJ）から適切に採取されていない」との懸念がもたれた.移行帯細胞のみられない標本

図1.16 扁平上皮細胞数約1,400個の4倍視野（従来法）．検体を適正と判定するには，これ以上細胞数を有する視野が6以上必要である．〔George Birdsong, 2003より転載〕

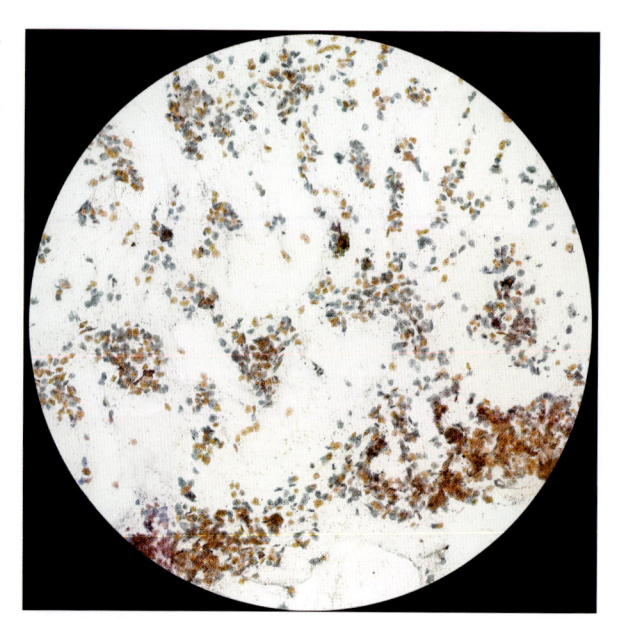

の細胞診陰性の判定は，偽陰性のリスクが高いものと考えられてきた．しかしEC/TZ細胞の重要性については一貫したデータが得られていない．横断的研究では，EC/TZ細胞が存在する検体の方が，SIL細胞の存在する可能性が高いことが明らかになっている[23-25]．しかし縦断的研究では，EC/TZ細胞が含まれていない細胞診陰性が，適切にEC/TZ細胞を有する細胞診陰性例と比較して，高度扁平上皮病変（high-grade squamous intraepithelial lesion：HSIL）のリスクが高いということは示されていない[26-31]．これらの研究の1つは，液状化検体細胞診で異常が検出された例，HPV検査が陽性であった例，細胞診およびHPV検査が陰性の例，それぞれ無作為に抽出し，細胞診・コルポスコピーおよび生検を繰り返し行っている．これらの結果，初回のスクリーニングでEC/TZ細胞が含まれていない患者とEC/TZ細胞が含まれていた患者の間で高度病変（HSIL）の検出に有意差はなかった[26]．結局，後ろ向きケースコントロール研究でも，偽陰性とEC細胞不在の関連性を示すことはできなかった[32,33]．最近のカナダの総説では，異常が疑われなければ，移行帯細胞がないことを理由に早期に再検査を予定すべきではないと結論付けた[34,61]．

HPV検査は移行帯細胞の存在には関係がないようである．したがって，30歳以上の女性に対するHPV検査の追加は，EC/TZ細胞が含まれない場合でも，細胞診に異常がなくてHPV検査が陰性であれば，「病変がないという安心」を提供することができる．さらに子宮頸管に高頻度に発生する病変〔上皮内腺癌（adenocarcinoma in situ：AIS）や腺癌など〕に対する検出感度向上の効果もあるだろう[35,36]．あるケースコントロール研究では，子宮内頸部細胞の有無にかかわらず，子宮頸部細胞診が陰性であればAISの検出比率に違いがなかったと報告している[37]．

このベセスダシステム2014では，EC/TZ細胞が含まれないことで早期に再検を行うべきではないものの，検体の質の評価として引き続きEC/TZ細胞の有無を報告することを推奨する．もし，妊娠可能年齢を含むさまざまな年齢の女性から，EC/TZ細胞がほとんどみられない場合は，細胞採取方法に問題がある可能性がある．さらにEC/TZ細胞があるという情報は，AGC，初期の

1.3 子宮内頸部／移行帯（EC/TZ）細胞

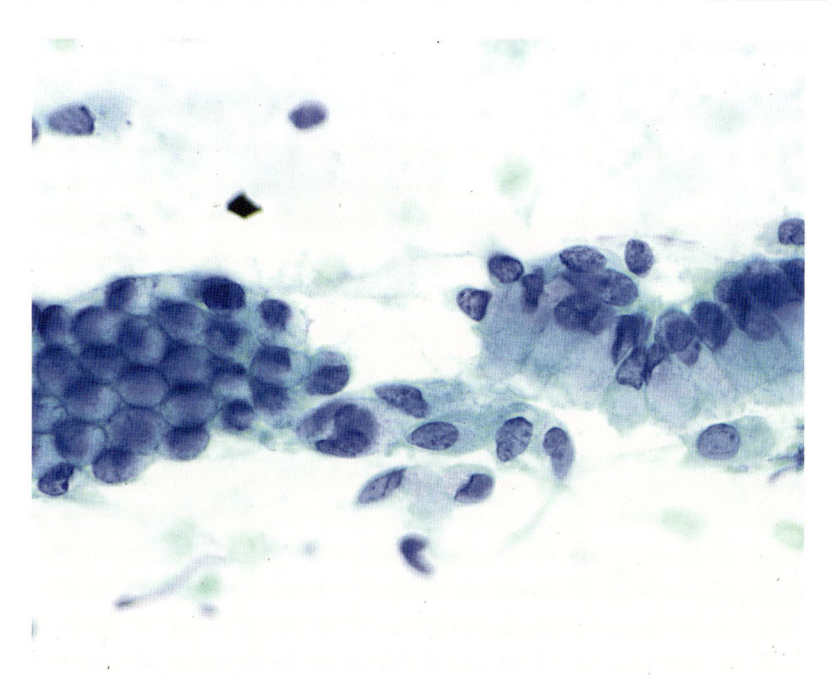

図1.17 子宮内頸部細胞（従来法）．左側の細胞集塊は，細胞質境界が明瞭で「蜂巣状構造」を呈している．右側の細胞集塊は側面像で，「柵状構造」を呈している．

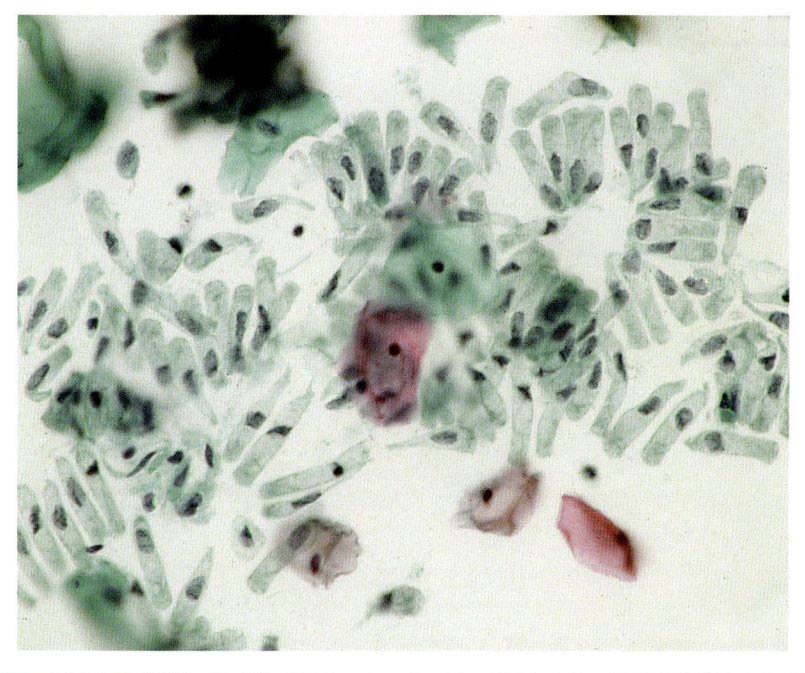

図1.18 子宮内頸部細胞（液状化検体法，SurePath）．従来法よりも液状化検体法の方が細胞間の解離が起こりやすい．

第1章　検体の適否

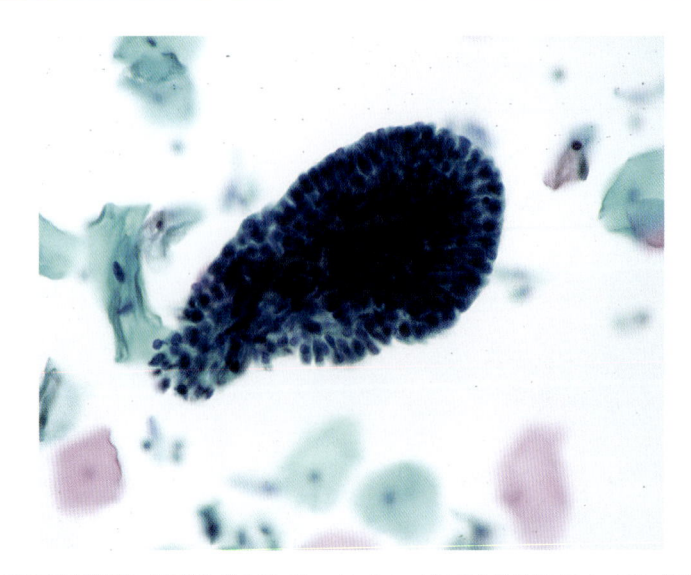

図1.19　子宮内頸部細胞（液状化検体法, SurePath）．27歳女性のスクリーニング検査，フォローアップでは陰性（上皮内病変ではない／悪性ではない）であった．濃染性で巨大な細胞集塊に正常な子宮内頸部細胞を認める場合があるが，これは一部の液状化検体の中央部にみられる場合が多い．集塊に厚みがあるため配列不整の様相を呈するが，集塊周辺には正常な外観を呈する細胞があることに注意しなければならない．また，焦点を微調節しながら集塊を観察すると，細胞間隔は正常で細胞質境界は明瞭であり，核クロマチンの濃染もみられない．このような外観をもつ正常な子宮内頸部細胞の集団を異形成細胞や腫瘍細胞の集塊と混同してはならない．異形成細胞や腫瘍細胞の場合は（単層であっても）正常細胞より細胞密度が高く，核の腫大や核膜の不整，クロマチンパターンの異常がみられる．

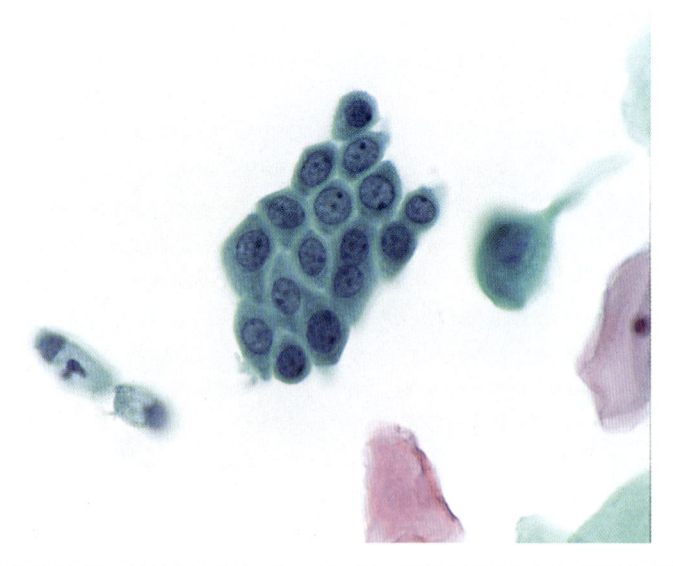

図1.20　移行帯の細胞（液状化検体法, SurePath）．子宮内頸部の上部（子宮腔部側）から採取した正常な子宮内頸部細胞は，扁平上皮化生細胞に類似している場合がある．

1.3 子宮内頸部／移行帯（EC/TZ）細胞

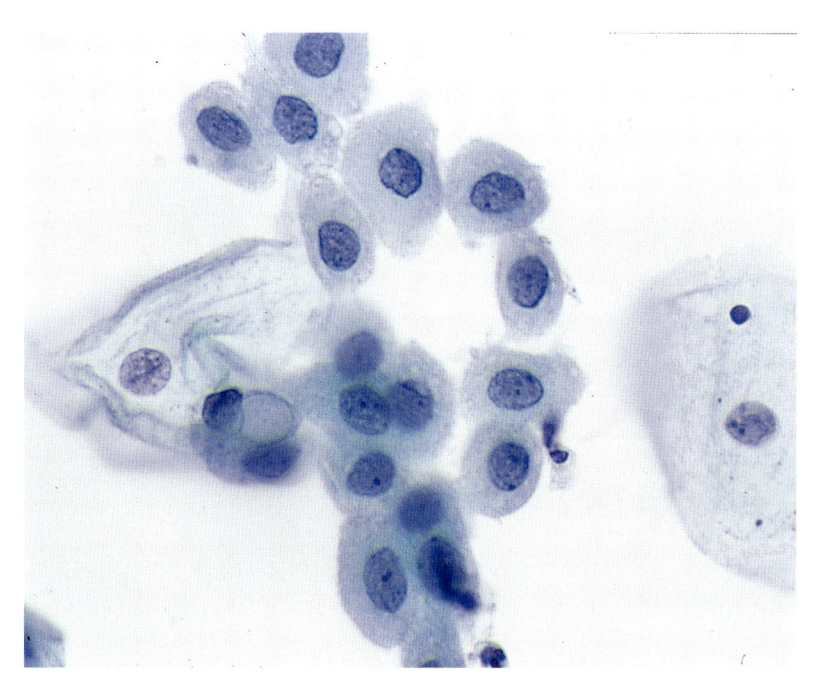

図1.21 正常な扁平上皮化生細胞（液状化検体法，SurePath）. 28歳女性のスクリーニング検査.

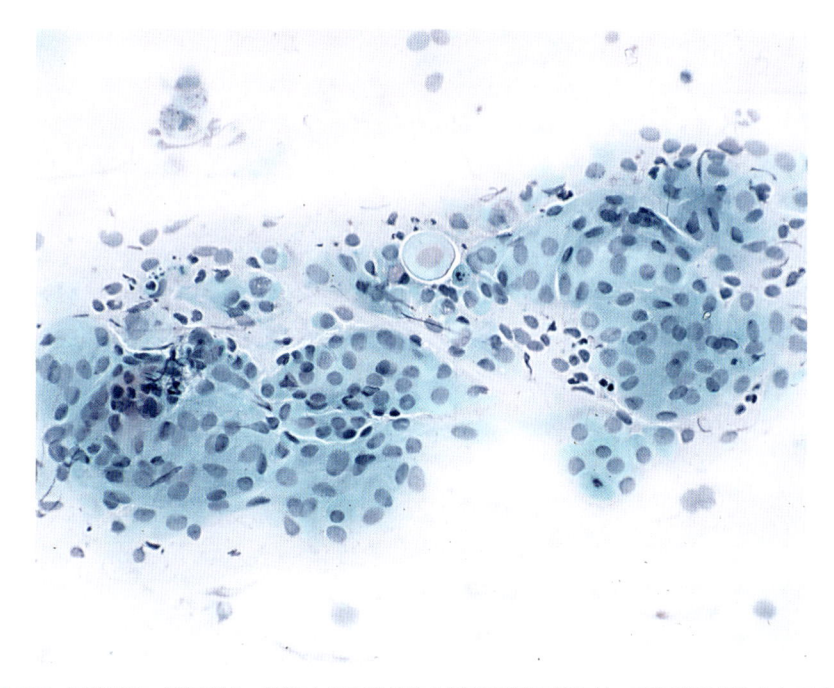

図1.22 萎縮細胞（従来法）. 粘液中の変性細胞や萎縮傍基底細胞は，移行帯の細胞としてカウントしてはいけない. 閉経後や，産後，黄体ホルモン治療中の細胞は萎縮していて，扁平上皮化生細胞と傍基底細胞を区別することは難しい. このようなケースは判定困難と明記したほうがよい.

腺癌，初期癌に対する子宮頸部摘出術，その他の治療既往のある場合に，有用な情報を提供することができる．

　細胞検査士が手動でスクリーニングする場合には，つい見過ごしがちになる子宮内頸部細胞を慎重に探すべきである[38]．自動スクリーニング装置は，スクリーニングの判断材料としてEC/TZ細胞をしばしば含んでいる．もし自動スクリーン上にEC/TZ細胞が含まれていなかったら，EC/TZ細胞をみつけるために，手動で広範囲に再スクリーニングを繰り返さねばならない，それを考えれば，EC/TZ細胞をしばしば含む自動スクリーニング装置の有用性がある．今後，自動スクリーニング装置においては，EC/TZ細胞がみられなかった陰性標本の取扱いおよび報告の仕方を確立すべきである．検体の適否についての管理勧告に関わる人たちの教育が必要である．

1.4　不明瞭要因 (図1.23, 1.24)

　扁平上皮細胞の75％超が不明瞭である検体は，異常な細胞が特定できないと考えて「不適正」とすべきである（図1.23）．不明瞭な細胞が50〜75％の場合は，「適正という記載に続けて，その検体は部分的に不明瞭」であるという旨を記述しなければならない．細胞数の最低基準も適用しなければならないが，不明瞭なスライドの面積ではなく，不明瞭な細胞の割合も評価すべきである．核の保存状態と見え方は極めて重要であり，細胞融解や細胞質が部分的に不明瞭となる変化がみられても，必ずしも検体の評価に支障をきたすわけではない．細胞融解が大量に認められる場合は質の評価として記述しておいてもよいが，ほとんどの細胞が裸核で細胞質がみられない場合を除いて，このような検体の多くは「不適正」とはならない．この判断基準は液状化検体法，従来法とも同様である．何らかの不明瞭要因があったり，細胞数が「境界域である液状化検体」（図1.3, 1.4を参照）については，前述のように，鮮明にみえる扁平上皮細胞が最低数存在しているかどうかを検査室で調べる必要がある．診断の対象となる特定の細胞やエリアが不明瞭な場合は，報告時に「おそらくは異型細胞の乾燥」や「高度な急性炎症」などのコメントを付記する（図1.24）．

1.4.1　注　釈

　不明瞭要因については，患者管理や検体の質に関連することから，報告したほうがよい．

　不明瞭部分のある検体の適否の評価では，ある程度観察者間で再現性があることが明らかになっている[39]．後ろ向きケースコントロール研究[32,33]では，部分的に不明瞭要因があることによって偽陰性の報告をしてしまうリスクは示されなかった．前向き研究はこれまで実施されていない．液状化検体は従来法の検体に比べると，比較的，不明瞭要因がみられないようである[40]．

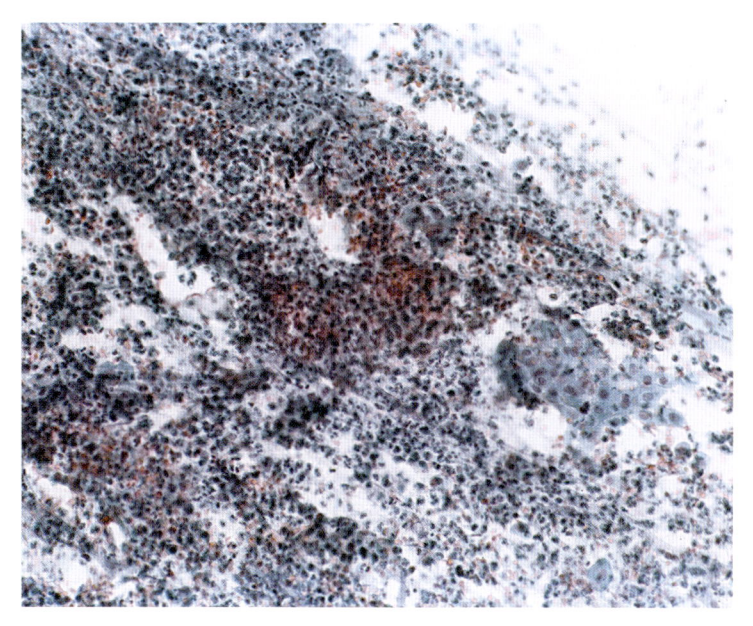

図1.23 不適正検体．白血球細胞によって不明瞭になっているため不適正と判定（従来法）．上皮細胞の50〜75％が不明瞭になっている場合は，報告書の「質の指標」の項に，炎症細胞によって覆われていることを記載しておく必要がある（異常な細胞がみられない場合は，75％以上が不明瞭になっていれば不適正とみなす）．細胞の不明瞭要因と細胞数に関して検体の適否を評価する際は，細胞数の最低基準は鮮明にみえる細胞に適用される，という点に留意しなければならない．

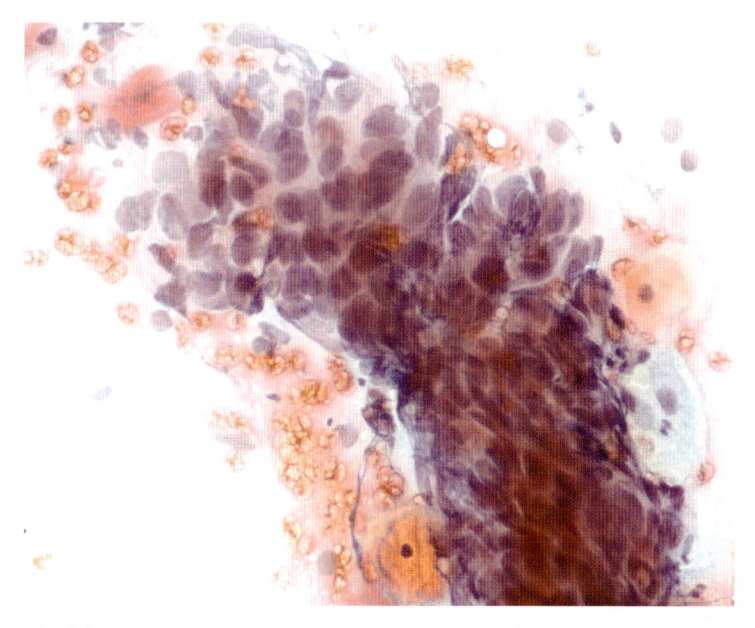

図1.24 適正例．過度に乾燥したアーチファクトがみられる（従来法）．高度の扁平上皮内病変を否定できない異型扁平上皮細胞である（ASC-H）（従来法）．クロマチン不明瞭かつ腫大した淡明な核を認める．核は重積し，規則的な配列がみられない．異型細胞またはそれより悪い細胞と判断された場合は，扁平上皮細胞の数や検体全体の質の良否にかかわらず，その検体を「不適正」とみなすことはできないので注意が必要である．この症例は生検組織診でCIN2であった．

1.5　阻害物質 (図1.6, 1.25)

1.5.1　潤滑剤 (図1.25)

　潤滑剤のThinPrep検体に対する影響は，研究によって異なった結果が得られている．ある研究では，水性の潤滑剤の影響はほとんどないと報告しているが[41, 42]，別の研究では検体の適正率に重要な影響があると報告している[43-45]．carbomersまたはcarbopol polymersを含む潤滑剤はThinPrepの細胞数に有害な影響を与える[42,45] (図1.25)とされており，メーカーは使用しないように勧告している．潤滑剤を含む検体の再処理はあまりうまくいかないようである[43]．いくつかの検査室ではSurePathの液状処理改変法により，うまく再処理ができたとする報告もあるが[46]．従来法においては，多くの研究で潤滑剤の悪影響は報告されていない[47-50]．
　SurePathについては，阻害物質が及ぼす検体の不適正率への影響はほとんどないようである[51-53]．一般にSurePath検体は液状化検体法の中で最も低い不適正率を示す[22,54]．今回の執筆時点において，阻害物質を含むSurePath検体に対する「再処理法」は報告されておらず，そのような必要性はないようである．

1.5.2　過度の血液混入検体 (図1.6)

　ThinPrepバイアル中の多量の血液はフィルターを詰まらせることで液状化処理を妨害する．いくつかの研究によると，不適正となった血液混入検体を，希釈した氷酢酸で洗浄することによりうまく再処理できたと報告している[55, 56] (図1.6a, b)．ThinPrep検体の不適正率は，元々の試料に十分な扁平上皮細胞が含まれているとすれば，氷酢酸の洗浄により，半分以上減らすことができる[55-58]．しかしながらいくつかの研究で，HPV検査への影響が報告されていることに留意する必要がある．これは使用するHPV検査の方法と，検査室による処理または再処理手順によっても異なる[57, 59, 60]．

1.6　不適正検体のHPV検査

　2012 ASCCPコンセンサスガイドラインの「細胞診異常の管理」には，国のコンセンサス会議で審査された適否管理ガイドラインが含まれている[61]．高リスクHPV検査によるトリアージと併用検査の役割については，特に考察されている．いくつかのHPV検査方法では，検体中の細胞の存在を確認することのできるコントロールDNAを使用していない場合や，コントロールDNAが上皮細胞に特異的ではない場合もある．したがって，細胞診が不適正である場合には，HPV検査陰性の判定は偽陰性の可能性もあり，あてにすることはできない．不適正検体にHPV検査を行い，その結果が陽性の場合は，引き続きフォローアップが必要であろう．

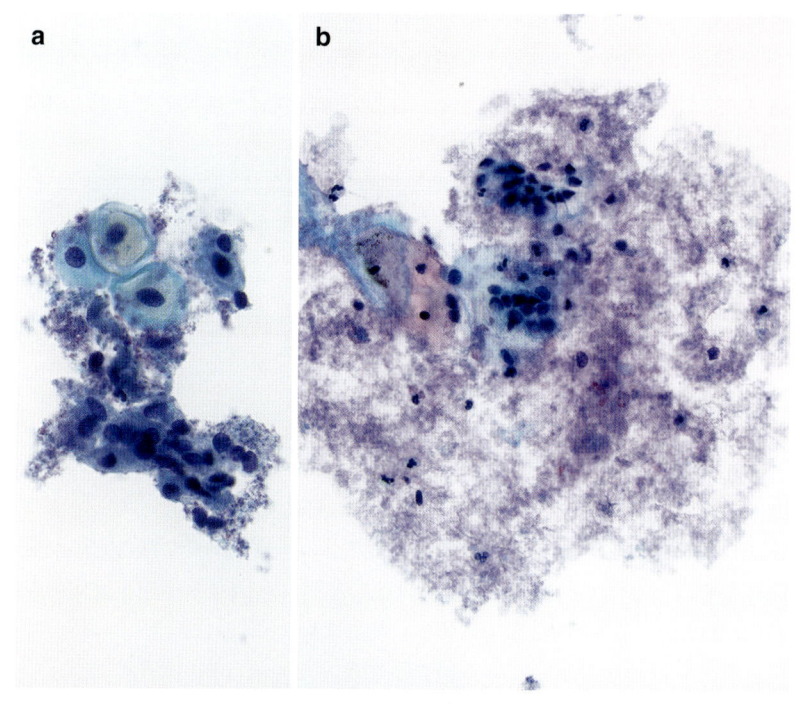

図1.25 過度の溶解補助剤による不適正検体．59歳女性（液状化検体法，ThinPrep）．低倍率では，溶解補助剤は血液か粘液に似ている（a）．高倍率では，この物質は粒状で，融解した赤血球や赤血球ゴーストはみられない（b）．溶解補助剤による不適正検体が多い場合，検査室の品質保証の一環としてメーカーのアドバイスを受けるべきである．

1.7　検体適否に関する管理指針

不適正検体の管理のための2012 ASCCPコンセンサスガイドラインを以下に示す[61]．

細胞診不適正の女性の管理
1. 検体が不適正であった場合は，2〜4か月以内に細胞診の再検を行う．高リスク型HPV検査によるトリアージは推奨しない．不適正検体であった女性は，萎縮性腟炎や特異的感染の治療を受けた後に，細胞診の再検を行ってもよい．直近の細胞診結果が陰性の女性が，細胞数不足で不適正となった場合（たとえば今回不適正となった検診が検診ガイドラインの検診間隔よりも短い期間で受診した場合など）は，今回の検体不適正による細胞診再検間隔は通常より長くしてよい．
2. 受診した細胞診が2回連続で検体不適正だった場合，コルポスコピーを推奨する．HPV型判定によりHPV16またはHPV18が陽性であることがわかっているか，30歳以上で高リスクHPV検査陽性の場合は，コルポスコピーを実施してもよい．

細胞診陰性であるが，EC/TZ細胞が不十分な女性の管理

1. 30歳以上の女性で，EC/TZ細胞がなく，細胞診陰性の場合は，高リスクHPV検査の実施が望ましい．高リスクHPV検査が陰性であれば，通常の検診間隔を推奨する．高リスクHPV検査を行わない場合は3年間隔の細胞診がよい．
2. 21～29歳の女性で，EC/TZ細胞がなく，細胞診陰性の場合は，通常の検診が推奨される．25～29歳では高リスクHPV検査併用は必要ではないが，FDA承認のHPV単独検査を選択してもよい（米国の場合）．

1.8　報告形式

検体の適否については，報告書に欄（項）を分けて記載することを推奨している．検体が不適であった場合，検体の質の評価として，理由もその項に記載する．

不適正検体は判定してはいけないため，「判断」の項には上皮内病変や癌などの記載はしない．検査室や臨床医の好みとして，炎症や感染または他の原因に起因する不適正検体の記述を，「検体の適否」の項の代わりに，「判断」の項に報告してもよい．

追加で「総括区分」の項を設定している検査室では，この項は空白にしておくか，「不適正，検体の適否（または解釈）の項を参照」のように報告してもよい．たとえ検体が不適であっても報告書に「総括区分」の項を設定しておけば，報告書の電子化や整理が容易になるであろう．

必ずしも必須ではないが，「検体の適否」の項は報告書の最初にしておくことが望ましい．

1.9　報告見本

例1
　検体の適否：適正．子宮内頸部／移行帯細胞が認められる．
　判断：陰性（上皮内病変ではない／悪性ではない）．

例2
　検体の適否：適正．子宮内頸部／移行帯細胞が認められない，または不十分である．
　判断：陰性（上皮内病変ではない／悪性ではない）．
　注：フォローアップを推奨．
　　　21～29歳，または30歳以上でHPV陰性の場合：通常の検診へ
　　　30歳以上でHPV不明の場合：HPV検査（推奨）または3年後の細胞診再検
　　　30歳以上でHPV陽性の場合：1年後の細胞診とHPV検査再検，またはHPV型判定

例3
　総括区分：不適正．「検体の適否」の項を参照．

検体の適否：不適正．検体を処理・検査したが，不明瞭な炎症細胞のため，上皮の異常を評価するには不適正．
コメント：腟トリコモナスを認める．トリコモナスの治療後，細胞診再検の実施を考慮．

例4

検体の適否：不適正．
総括区分：不適正．
判断：検体を処理・検査したが，扁平上皮細胞の細胞数が不十分のため，上皮の異常を評価するには不適正．部分的に血液で不明瞭となっている．
コメント：子宮内膜細胞の所見は最終月経から5日目に相当．

例5

検体の適否：不適正．以下の理由で検体不合格：検体にラベルがない．

参考文献

1. Davey DD, Woodhouse S, Styer P, Stastny J, Mody D. Atypical epithelial cells and specimen adequacy: current laboratory practices of participants in the College of American Pathologists interlaboratory comparison program in cervicovaginal cytology. Arch Pathol Lab Med. 2000;124:203–11.
2. Gill GW. Pap smear cellular adequacy: what does 10% coverage look like? What does it mean? Acta Cytol. 2000;44:873 (abstract).
3. Renshaw AA, Friedman MM, Rahemtulla A, Granter SR, Dean BR, Cronin JA, et al. Accuracy and reproducibility of estimating the adequacy of the squamous component of cervicovaginal smears. Am J Clin Pathol. 1999;111:38–42.
4. Valente PT, Schantz HD, Trabal JF. The determination of Papanicolaou smear adequacy using a semiquantitative method to evaluate cellularity. Diagn Cytopathol. 1991;7: 576–80.
5. Davey DD, Austin RM, Birdsong G, Buck HW, Cox JT, Darragh TM, et al. ASCCP patient management guidelines: pap test specimen adequacy and quality indicators. J Low Genit Tract Dis. 2002;6:195–9. (Also published in Am J Clin Pathol. 2002;118:714–8).
6. Ransdell JS, Davey DD, Zaleski S. Clinicopathologic correlation of the unsatisfactory Papanicolaou smear. Cancer (Cancer Cytopathol). 1997;81:139–43.
7. Alsharif M, McKeon DM, Gulbahce HE, Savik K, Pambuccian SE. Unsatisfactory SurePath liquid-based Papanicolaou tests: causes and significance. Cancer (Cancer Cytopathol). 2009; 117:15–26.
8. Zhao C, Austin RM. High-risk human papillomavirus DNA test results are useful for disease risk stratification in women with unsatisfactory liquid-based cytology Pap test results. J Low Genit Tract Dis. 2009;13:79–84.
9. Gupta S, Sodhani P, Sardana S, Singh V, Sehgal A. Clinical determinants and smear characteristics of unsatisfactory conventional cervicovaginal smears. Eur J Obstet Gynecol Reprod Biol. 2013;168:214–7.
10. Quiroga-Garza G, Satrum LS, Trujillo CJ, Mody DR, Ge Y. Common causes for unsatisfactory Pap tests in a high-risk population: insights into a yet unresolved problem in gynecologic cytology. J Am Soc Cytopathol. 2014;3:256–60.
11. Lanowska M, Mangler M, Grittner U, Akbar GR, Speiser D, von Tucher E, et al. Isthmic-vaginal smear cytology in the follow-up after radical vaginal trachelectomy for early stage cervical cancer: is it safe? Cancer (Cancer Cytopathol). 2014;122:349–58.

12. Lu CH, Chang CC, Ho ES, Chen SJ, Lin SJ, Fu TF, et al. Should adequacy criteria in cervicovaginal cytology be modified after radiotherapy, chemotherapy, or hysterectomy? Cancer (Cancer Cytopathol). 2010;118:474–81.
13. Siebers AG, van der Laak JA, Huberts-Manders R, Vedder JE, Bulten J. Accurate assessment of cell density in low cellular liquid-based cervical cytology. Cytopathology. 2013;24:216–21.
14. Olympus Corp. Frequently asked questions: how do I determine the field of view on my microscope? [Internet]. 2014 [cited 2014 Oct 3]. Available from: http://www.olympusamerica.com/ seg_section/seg_faq.asp.
15. Spring KR, Davidson MW. MicroscopyU; microscopy basics; field of view [Internet]. [Updated 2014 Feb 19; cited 2014 Oct 3]. Available from: http://www.microscopyu.com/articles/ formulas/formulasfieldofview.html.
16. Geyer JW, Carrico C, Bishop JW. Cellular constitution of autocyte PREP cervicovaginal samples with biopsy-confirmed HSIL. Acta Cytol. 2000;44:505 (abstract).
17. Studeman KD, Ioffe OB, Puszkiewicz J, Sauvegeot J, Henry MR. Effect of cellularity on the sensitivity of detecting squamous lesions in liquid-based cervical cytology. Acta Cytol. 2003;47:605–10.
18. Bolick DR, Kerr J, Staley BE, Lin KK. Effect of cellularity in the detection rates of high grade and low grade squamous intraepithelial lesions. Acta Cytol. 2002;46:922–3 (abstract).
19. McQueen F, Duvall E. Using a quality control approach to define an 'adequately cellular' liquid-based cervical cytology specimen. Cytopathology. 2006;17:168–74.
20. Haroon S, Samayoa L, Witzke D, Davey D. Reproducibility of cervicovaginal ThinPrep cellularity assessment. Diagn Cytopathol. 2002;26:19–21.
21. Sheffield MV, Simsir A, Talley L, Roberson AJ, Elgert PA, Chhieng DC. Interobserver variability in assessing adequacy of the squamous component in conventional cervicovaginal smears. Am J Clin Pathol. 2003;119:367–73.
22. Eversole GM, Moriarty AT, Schwartz MR, Clayton AC, Souers R, Fatheree LA, et al. Practices of participants in the college of american pathologists interlaboratory comparison program in cervicovaginal cytology, 2006. Arch Pathol Lab Med. 2010;134:331–5.
23. Martin-Hirsch P, Lilford R, Jarvis G, Kitchener HC. Efficacy of cervical-smear collection devices: a systematic review and meta-analysis. Lancet. 1999;354:1763–70.
24. Mintzer M, Curtis P, Resnick JC, Morrell D. The effect of the quality of Papanicolaou smears on the detection of cytologic abnormalities. Cancer (Cancer Cytopathol). 1999;87:113–7.
25. Vooijs PG, Elias A, van der Graaf Y, Veling S. Relationship between the diagnosis of epithelial abnormalities and the composition of cervical smears. Acta Cytol. 1985;29:323–8.
26. Baer A, Kiviat NB, Kulasingam S, Mao C, Kuypers J, Koutsky LA. Liquid-based Papanicolaou smears without a transformation zone component: should clinicians worry? Obstet Gynecol. 2002;99:1053–9.
27. Bos AB, van Ballegooijen M, van den Elske Akker-van Marle M, Hanselaar AG, van Oortmarssen GJ, Habbema JD. Endocervical status is not predictive of the incidence of cervical cancer in the years after negative smears. Am J Clin Pathol. 2001;115:851–5.
28. Kivlahan C, Ingram E. Papanicolaou smears without endocervical cells. Are they inadequate? Acta Cytol. 1986;30:258–60.
29. Mitchell H, Medley G. Longitudinal study of women with negative cervical smears according to endocervical status. Lancet. 1991;337:265–7.
30. Mitchell HS. Longitudinal analysis of histologic high-grade disease after negative cervical cytology according to endocervical status. Cancer (Cancer Cytopathol). 2001;93:237–40.
31. Birdsong GG. Pap smear adequacy: is our understanding satisfactory… or limited? Diagn Cytopathol. 2001;24:79–81.
32. Mitchell H, Medley G. Differences between Papanicolaou smears with correct and incorrect diagnoses. Cytopathology. 1995;6:368–75.

33. O'Sullivan JP, A'Hern RP, Chapman PA, Jenkins L, Smith R, al-Nafussi A, et al. A case-control study of true-positive versus false-negative cervical smears in women with cervical intraepithelial neoplasia (CIN) III. Cytopathology. 1998;9:155–61.

34. Elumir-Tanner L, Doraty M. Management of Papanicolaou test results that lack endocervical cells. Can Med Assoc J. 2011;183:563–8.

35. Gao FF, Austin RM, Zhao C. Histopathologic follow-up and human papillomavirus DNA test results in 290 patients with high-grade squamous intraepithelial lesion Papanicolaou test results. Cancer (Cancer Cytopathol). 2011;119:377–86.

36. Zhao C, Austin RM. Human papillomavirus DNA detection in ThinPrep Pap test vials is independent of cytologic sampling of the transformation zone. Gynecol Oncol. 2007;107:231–5.

37. Mitchell H, Hocking J, Saville M. Cervical cytology screening history of women diagnosed with adenocarcinoma in situ of the cervix: a case-control study. Acta Cytol. 2004;48:595–600.

38. Roberson J, Connolly K, St John K, Eltoum I, Chhieng DC. Accuracy of reporting endocervical component adequacy–a continuous quality improvement project. Diagn Cytopathol. 2002;27:181–4.

39. Spires SE, Banks ER, Weeks JA, Banks HW, Davey DD. Assessment of cervicovaginal smear adequacy. The Bethesda system guidelines and reproducibility. Am J Clin Pathol. 1994;102:354–9.

40. Siebers AG, Klinkhamer PJ, Vedder JE, Arbyn M, Bulten J. Causes and relevance of unsatisfactory and satisfactory but limited smears of liquid-based compared with conventional cervical cytology. Arch Pathol Lab Med. 2012;136:76–83.

41. Hathaway JK, Pathak PK, Maney R. Is liquid-based pap testing affected by water-based lubricant? Obstet Gynecol. 2006;107:66–70.

42. Lin SN, Taylor J, Alperstein S, Hoda R, Holcomb K. Does speculum lubricant affect liquid-based Papanicolaou test adequacy? Cancer (Cancer Cytopathol). 2014;122:221–6.

43. Rosa M, Pragasam P, Saremian J, Aoalin A, Graf W, Mohammadi A. The unsatisfactory ThinPrep(R) Pap Test: analysis of technical aspects, most common causes, and recommendations for improvement. Diagn Cytopathol. 2013;41:588–94.

44. Holton T, Smith D, Terry M, Madgwick A, Levine T. The effect of lubricant contamination on ThinPrep (Cytyc) cervical cytology liquid-based preparations. Cytopathology. 2008;19:236–43.

45. Feit TD, Mowry DA. Interference potential of personal lubricants and vaginal medications on ThinPrep pap tests. J Am Board Fam Med. 2011;24:181–6.

46. Randolph ML, Wu HH, Crabtree WN. Reprocessing unsatisfactory ThinPrep papanicolaou tests using a modified SurePath preparation technique. Cancer (Cancer Cytopathol). 2014;122:343–8.

47. Amies AM, Miller L, Lee SK, Koutsky L. The effect of vaginal speculum lubrication on the rate of unsatisfactory cervical cytology diagnosis. Obstet Gynecol. 2002;100:889–92.

48. Gilson M, Desai A, Cardoza-Favarato G, Vroman P, Thornton JA. Does gel affect cytology or comfort in the screening papanicolaou smear? J Am Board Fam Med. 2006;19:340–4.

49. Harer WB, Valenzuela Jr G, Lebo D. Lubrication of the vaginal introitus and speculum does not affect Papanicolaou smears. Obstet Gynecol. 2002;100:887–8.

50. Pawlik M, Martin FJ. Does a water-based lubricant affect Pap smear and cervical microbiology results? Can Fam Physician. 2009;55:376–7.

51. Kenyon S, Sweeney BJ, Happel J, Marchilli GE, Weinstein B, Schneider D. Comparison of BD Surepath and ThinPrep Pap systems in the processing of mucus-rich specimens. Cancer (Cancer Cytopathol). 2010;118:244–9.

52. Owens CL, Peterson D, Kamineni A, Buist DS, Weinmann S, Ross TR, et al. Effects of transitioning from conventional methods to liquid-based methods on unsatisfactory Papanicolaou tests: results from a multicenter US study. Cancer (Cancer Cytopathol). 2013;121:568–75.
53. Sweeney BJ, Haq Z, Happel JF, Weinstein B, Schneider D. Comparison of the effectiveness of two liquid-based Papanicolaou systems in the handling of adverse limiting factors, such as excessive blood. Cancer (Cancer Cytopathol). 2006;108:27–31.
54. Moriarty AT, Clayton AC, Zaleski S, Henry MR, Schwartz MR, Eversole GM, et al. Unsatisfactory reporting rates: 2006 practices of participants in the college of american pathologists interlaboratory comparison program in gynecologic cytology. Arch Pathol Lab Med. 2009;133:1912–6.
55. Bentz JS, Rowe LR, Gopez EV, Marshall CJ. The unsatisfactory ThinPrep Pap Test: missed opportunity for disease detection? Am J Clin Pathol. 2002;117:457–63.
56. Haack LA, O'Brien D, Selvaggi SM. Protocol for the processing of bloody cervical specimens: glacial acetic acid and the ThinPrep Pap Test. Diagn Cytopathol. 2006;34:210–3.
57. Agoff SN, Dean T, Nixon BK, Ingalls-Severn K, Rinker L, Grieco VS. The efficacy of reprocessing unsatisfactory cervicovaginal ThinPrep specimens with and without glacial acetic acid: effect on hybrid capture II human papillomavirus testing and clinical follow-up. Am J Clin Pathol. 2002;118:727–32.
58. Islam S, West AM, Saboorian MH, Ashfaq R. Reprocessing unsatisfactory ThinPrep Papanicolaou test specimens increases sample adequacy and detection of significant cervicovaginal lesions. Cancer (Cancer Cytopathol). 2004;102:67–73.
59. McMenamin M, McKenna M. Effect of glacial acetic acid treatment of cervical ThinPrep specimens on HPV DNA detection with the cobas 4800 HPV test. Cytopathology. 2013;24:321–6.
60. McMenamin M, McKenna M. Stability of human papillomavirus (HPV) in cervical ThinPrep specimens previously lysed with glacial acetic acid: effect on cobas 4800 HPV test performance. Cancer (Cancer Cytopathol). 2014;122:250–6.
61. Massad LS, Einstein MH, Huh WK, Katki HA, Kinney WK, Schiffman M, et al. 2012 updated consensus guidelines for the management of abnormal cervical cancer screening tests and cancer precursors. J Low Genit Tract Dis. 2013;17:S1–27.
62. Kitchener H, Gittins M, Desai M, Smith JHF, Cook G, Roberts C, et al. A study of cellular counting to determine minimum thresholds for adequacy for liquid-based cervical cytology using a survey and counting protocol. Health Technol Assess 2015;19(22).

第2章
非腫瘍性所見

Daniel F.I. Kurtycz, Paul N. Staats, Nancy A. Young,
Marluce Bibbo, Terrence J. Colgan, Marianne U. Prey,
and Ritu Nayar

2.1 陰性（上皮内病変ではない／悪性ではない）

　腫瘍性細胞所見を認めない場合，これを報告書の「総括区分」または「判断／結果」の項に，あるいは双方に記載する．微生物あるいは他の非腫瘍性所見は必要に応じ付記して報告する．

正常細胞成分
- 扁平上皮細胞
- 内頸部細胞
- 子宮内膜細胞
- 子宮下部細胞

非腫瘍性所見（報告は任意）
- 非腫瘍性細胞変化
  - 扁平上皮化生
  - 角化
  - 卵管化生
  - 萎縮
  - 妊娠に伴う変化
- 反応性細胞変化
  - 炎症（典型的修復を含む）に関連するもの
  - リンパ球性（濾胞性）頸管炎に関連するもの
  - 放射線照射に関連するもの
  - 子宮内避妊器具（intrauterine device：IUD）に関連するもの
- 子宮摘出後の腺細胞

第2章　非腫瘍性所見

微生物
- 腟トリコモナス
- カンジダに形態学的に合致する真菌
- 細菌性腟症を示唆する菌叢の転換
- 放線菌に形態学的に合致する細菌
- 単純ヘルペスウイルスに合致する細胞変化
- サイトメガロウイルスに合致する細胞変化

2.2　背　景

　「陰性（上皮内病変ではない／悪性ではない）（negative for intraepithelial lesion or malignancy：NILM）」という区分は，一連の非腫瘍性変化を示す検体に用いられる．炎症，ホルモンによる変化，細菌の集簇や感染に対する防御性，反応性応答に関連したものも含まれる．

　頸部細胞診は，おもに子宮頸部の扁平上皮癌およびその前駆病変を検出するスクリーニング検査法である．反応性の細胞形態学的変化は多岐にわたるため，判断基準は必ずしも的確に定義されておらず，しばしば再現性を欠くことがある[1-5]．上述の微生物を除けば，非腫瘍性所見の報告は任意であり，検査室の裁量に任されている．しかしながら，頸部細胞診の報告の中で，非腫瘍性所見の報告を続けるのは以下のような理由からである．

1. 組織立った再鏡検において，法的規制に基づく検査施設の選別手段および記録として有用性がある．
2. スクリーニングを行い，結果を提出する際に，細胞形態学的判断基準を適用する訓練ができる．
3. 再鏡検の際，判断の違いを説明するために形態学的所見を記録しておくことができる[6]．
4. 臨床診断と細胞診断の相互関係の促進を図る．たとえば，過角化および錯角化の細胞所見は，コルポスコピストによる子宮頸部の評価と相関がみられることがある．
5. 一人の女性から得られた一連の子宮頸部細胞診検体に認められた傾向が反応性細胞変化の記録となり得る．正常範囲内と判断されたものより，反応性と判断されたものの中に，わずかながら扁平上皮内病変（squamous intraepithelial lesion：SIL）がみつかる頻度が高いという報告がある[7,8]．非腫瘍性所見を報告することによって，将来，腫瘍へのリスクとより強く相関する特異的形態学的所見を見出す研究につながる可能性がある．このことは，より頻回に感染，炎症やその他の外傷的刺激にさらされた組織は高リスクHPVの感染を受けやすかったり，あるいは突然変異は修復が進行中の外傷を受けた組織に起こりやすいという考え方に関連するのかもしれない[9]．
6. 所見の記載は，患者にとっても，細胞形態学全般にとっても価値のある生物学的事象として検査担当者や臨床医の教育に寄与する．
7. 高度の反応性ないし修復性変化は，扁平上皮系ないし腺系の腫瘍性病変であると過剰診断されることがある．反応性変化や修復に関するこのような問題例は，付随して行われる組織立っ

た再検鏡を受ける必要がある．

　ベセスダシステムの中の非腫瘍性所見のリストは全体を網羅したものではないことに留意すべきである．さらに，判断区分が，必ずしも法で定められた組織立った再検鏡における要求事項と対応しているわけではない．政府規制の範囲内において，そうした再検鏡を行うきっかけとする所見の基準は検査室に委ねられている．

陰性〔上皮内病変ではない／悪性ではない（NILM）〕

　上皮異常が認められない検体は，「陰性〔上皮内病変ではない／悪性ではない（NILM）〕」として報告される．非腫瘍性所見を報告するときは，あいまいさを避けるため，「総括区分」または「判断」の項に「陰性（上皮内病変ではない／悪性ではない）」と記載するべきである．

2.3　正常細胞成分

　頸部の標本を観察する際には，核の形態と細胞構成成分の大きさを理解しておくことが重要である．頸部細胞診の初期の専門家は，従来法の細胞診標本の注意深い計測を行い，良性および腫瘍性病変の基本的な理解を得た[10]．液状化検体法に関してのこのような計測についての最近の文献はないが，診断基準や機能状態を確定するうえで大きさのもつ重要性は変わらない．

2.3.1　扁平上皮細胞

2.3.1.1　表層細胞

　表層細胞（superficial cell）は頸部上皮の最外層に由来し，通常では月経周期の増殖期や刺激の加わった際にみられる．核は高度に濃縮し〔核濃縮した（pyknotic）〕，断面積の大きさは10～15μm^{2}である．細胞質は豊富で，通常は好酸性である．ケラトヒアリン顆粒は，高分子量ケラチンタンパクの作用によって細胞質内にみられることがある（図2.1）．

2.3.1.2　中層細胞

　中層細胞（intermediate cell）は通常は扁平上皮の中間層に存在している．分泌期には，この細胞型は正常な頸部上皮の中層と表層を構成する．妊娠中やプロゲステロン製剤服用中は特に顕著である．核は表層細胞のそれよりも大きく断面積は35μm^{2}あり，細顆粒状クロマチン・パターンを示す．核はしばしば細長くなり，縦軸方向に核の溝を伴う（図2.2）．中層細胞の核は，頸部細胞診検体の他の細胞との比較では基本的な大きさとみなされている．裸核の中層細胞は，細菌による細胞融解の過程の後半にみられる（図2.59）．

2.3.1.3　傍基底細胞

　未熟扁平上皮化生細胞の中では，傍基底細胞（parabasal cell）は頸部細胞診検体の最も未熟な

第2章 非腫瘍性所見

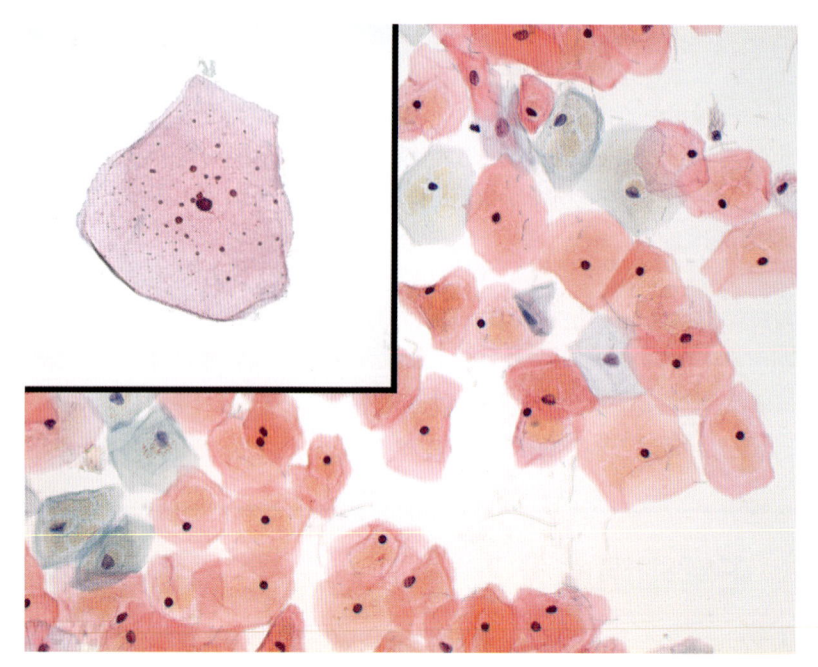

図2.1 表層扁平上皮細胞(液状化検体法,ThinPrep).表層と中層の扁平上皮細胞が混在.表層細胞は小型の濃縮核をもつ.双方の細胞型の細胞質には明褐色のグリコーゲンが存在している.挿入図は高倍率で撮影した特徴的な表層細胞である.多稜形の細胞質,細胞質内のケラトヒアリン顆粒,核濃縮を示す断面積約$10\mu m^2$の核に注目のこと.濃縮した核は光線を通さない.

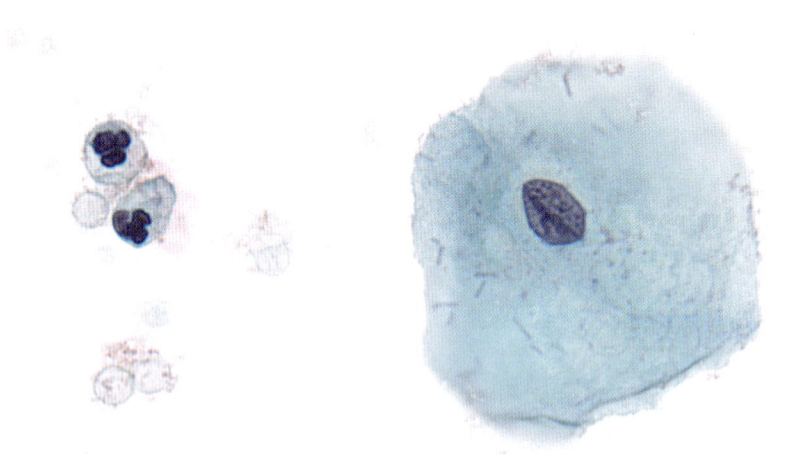

図2.2 中層扁平上皮細胞(液状化検体法,ThinPrep).多稜形の細胞質をもつ典型的な中層細胞.核は細顆粒状のクロマチンと長軸方向の溝をもつ.中層細胞の核の断面積は約$35\mu m^2$で,一般には大きさを比較する際の標本内のコントロールとして用いられる.クロマチンは,表層細胞よりもさえぎりが少ないので,中層細胞の核は光線を通すことができる.

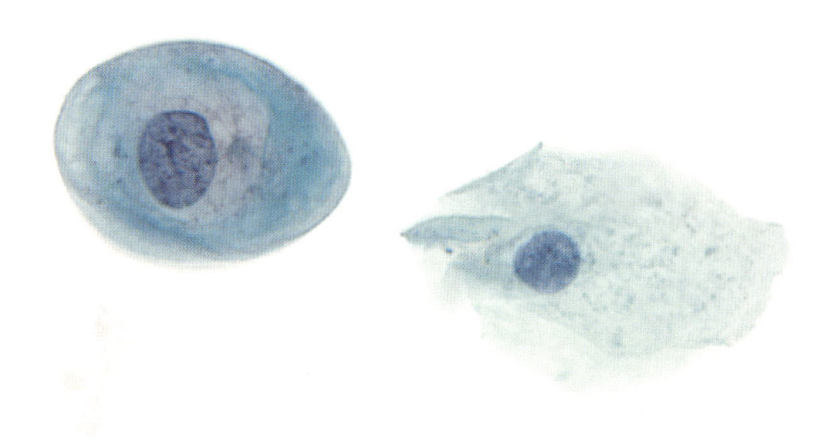

図2.3 傍基底細胞（液状化検体法，ThinPrep）．傍基底細胞を中層細胞と対比させている．傍基底細胞は円形核と細かいクロマチンをもち，断面積が約$50\mu m^2$という典型的所見を示している．中層細胞の細胞質は核と同様に平坦化しているが，傍基底細胞の細胞質は盛り上がっている．このため傍基底細胞の細胞質は中層細胞に比べて濃くみえる．細胞を側方からみると，中層細胞は中央に核の盛り上がりをもつ平らな皿である．傍基底細胞は左右に坂をもつ丘に似ている．

細胞である．傍基底細胞は，閉経前女性の頸部細胞診検体では採取されない深部の細胞層に由来するので，一般には内分泌的に成熟している上皮の検体にはみられない．傍基底細胞は閉経後および分娩後にもっぱら認められる．核の断面積は$50\mu m^2$で，中層細胞よりも大きい．細胞質は狭く，核・細胞質比は中層細胞や表層細胞よりも大きい．細胞質は他の細胞よりも顆粒状で濃染している（図2.3）．

2.3.2 腺細胞

2.3.2.1 内頸部細胞

子宮頸管腺細胞の核の大きさは非常にさまざまで，平均値は$50\mu m^2$である．この値は，中層扁平上皮細胞よりもやや大きい．核は細顆粒状でクロマチンは均等に分布し，核小体は小さい．細胞質はびまん性に空胞状ないし顆粒状である．細胞には極性があり，核は細胞質の一端に存在し，対側を粘液が占める．細胞形態は，スライド標本上の細胞の位置によって異なる．すなわち，側方からは「柵」を形成しているようにみえるが，正面からは定型的な「蜂の巣」構造を呈する（図2.4）．

2.3.2.2 子宮内膜細胞

自然に剥離した子宮内膜細胞は，上皮由来のものもあれば間質由来のものもある．それらは孤在性のこともあれば集塊をなすこともある．子宮内膜腺細胞は，内頸部細胞よりも典型例では小さい．核の面積は中層細胞と同等か，あるいは小さく（$35\mu m^2$），核・細胞質比は高い．核のクロマチンは濃縮し，不均等分布を示す．変性によりアポトーシスの崩壊産物を含むこともある．核小体は一般に目立たないが，液状化検体では固定が良好なためによくみられることがある．細

第2章 非腫瘍性所見

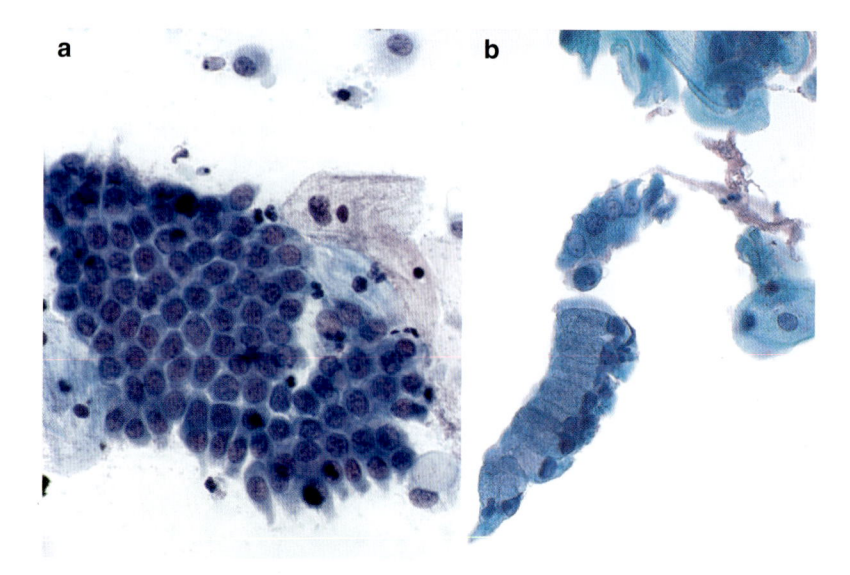

図2.4 内頸部細胞（液状化検体法，ThinPrep）．内頸部細胞は正面からは良性腺上皮の典型的な「蜂の巣」構造としてみることができる（a）．他方，内頸部細胞を側方からみると「柵」構造として観察される（b）．核の極性は正常で，これらの円柱上皮細胞には，細胞先端部に豊富な粘液がある．

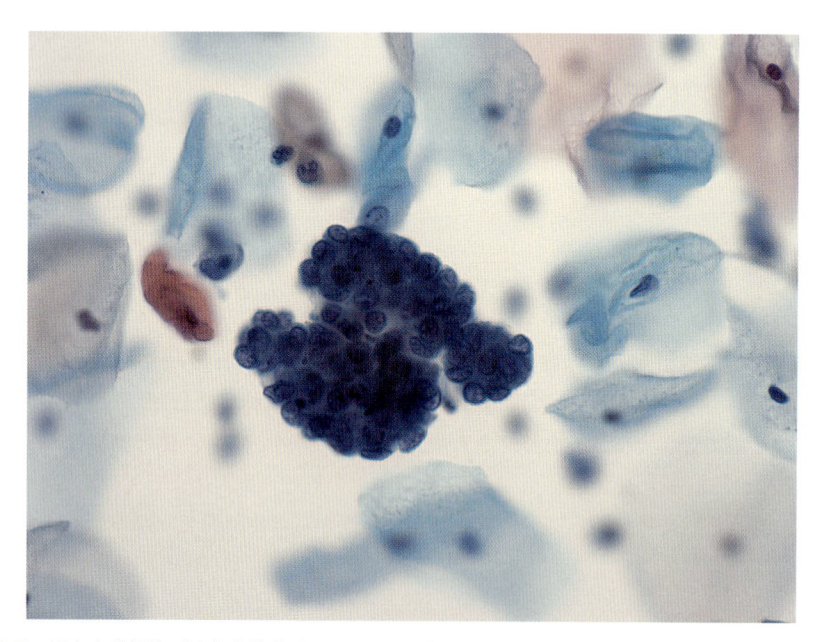

図2.5 子宮内膜細胞（液状化検体法，SurePath）．子宮内膜細胞の密な集塊で，核の断面積は中層細胞の35μm^{2}よりもやや小さい．子宮内膜細胞の核・細胞質比は高く，細胞は3次元集塊を形成する傾向にある．小型で一様な核の大きさに注目すれば，扁平上皮あるいは腺系の異常であるとの過剰判断は避けられるはずである．

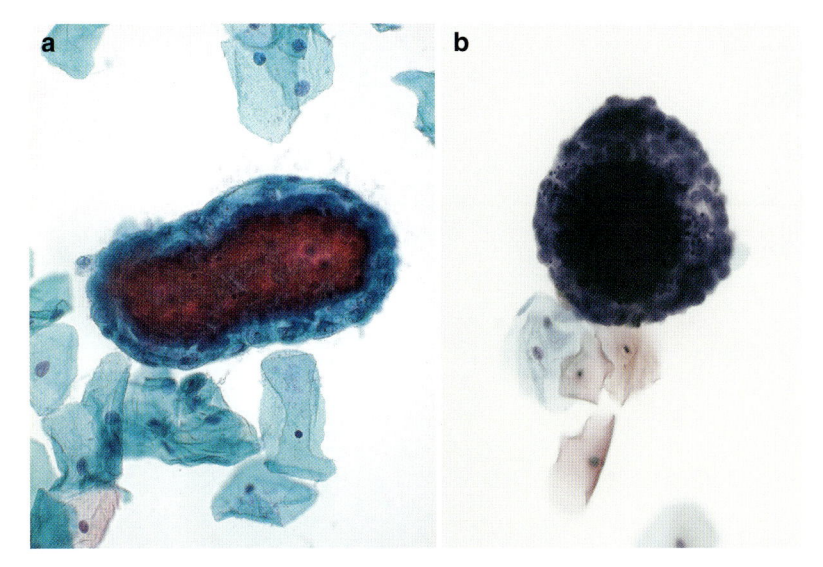

図2.6 子宮内膜細胞，エクソダス（液状化検体法，ThinPrep）．辺縁の腺細胞診と中心部の子宮内膜間質細胞の集合体（エクソダス球）は，典型例では月経周期の第6日と第10日の間にみられる．これらの集塊は排除された子宮内膜の遺残の中にあり，変性が加わっている．2枚の写真は，異なる症例のエクソダス球である．（a）は，従来法で検体処理した中拡大写真で，エクソダス球の辺縁の細胞には核の構造が観察される．液状化検体法による（b）では，固定中に物理的な力によって細胞集塊がまるく形成されている．その結果として生じた3次元の細胞球は光線をさえぎるので，暗調となり，腺系の異常と過剰判定されることもある．

胞質は狭く，濃縮したり空胞化することもある．剥離した子宮内膜間質細胞は，典型例では密に凝集し，しばしば周囲に腺上皮の層を伴う．これは月経血流出の末期に出現する「エクソダス（exodus）」球とよばれる特徴的な構造である．剥離した子宮内膜間質細胞は孤在性のこともあれば，細い細胞質が紡錘形を示すこともある．剥離した子宮内膜細胞（図2.5，2.6；図3.1，3.2，3.4を参照）は，後述されるように，直接採取された子宮下部細胞や子宮内膜細胞とは違いが認められる（図2.7〜2.9；図3.5を参照）．

正常細胞成分のための，検体処理法に応じた判断基準
液状化検体法：
　固定は一般に良好で，この処理法により背景の多くの細菌，崩壊産物，炎症による産物が除去され観察対象の細胞を明瞭にできる．腺細胞は，スライド上に塗抹された後に固定したものに比べ，液体中で固定されるために3次元構造を形成することができる．円形細胞集塊は細胞密度が上昇し，クロマチンはより濃染する．集塊辺縁に近い細胞の観察は，このような細胞集塊の真の起源や性質の決定にはより重要である．核小体は良好に保存され，目立つようになる．

従来法：
　背景には細菌，炎症細胞，崩壊産物がより目立つ．変性，空気乾燥によるアーチファクト，機

第2章 非腫瘍性所見

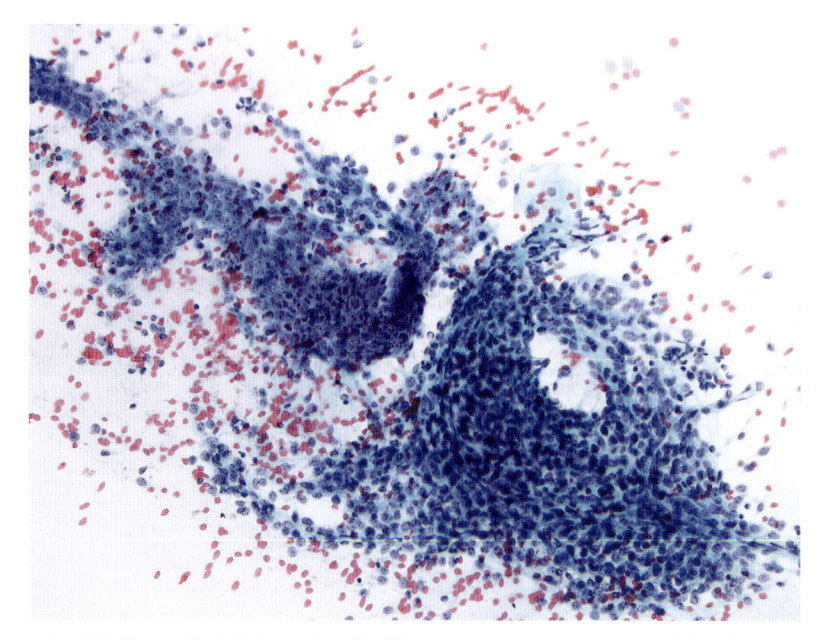

図2.7 子宮下部標本（従来法）．子宮下部の標本で，左上方近くに境界不明瞭な腺細胞がみられ，間質細胞は腺細胞と疎に結合している．いくつかの血管が集塊から突き出ているのをみることができる．頸部細胞診では，間質成分と腺成分はいつでも容易に区別できるわけではない．

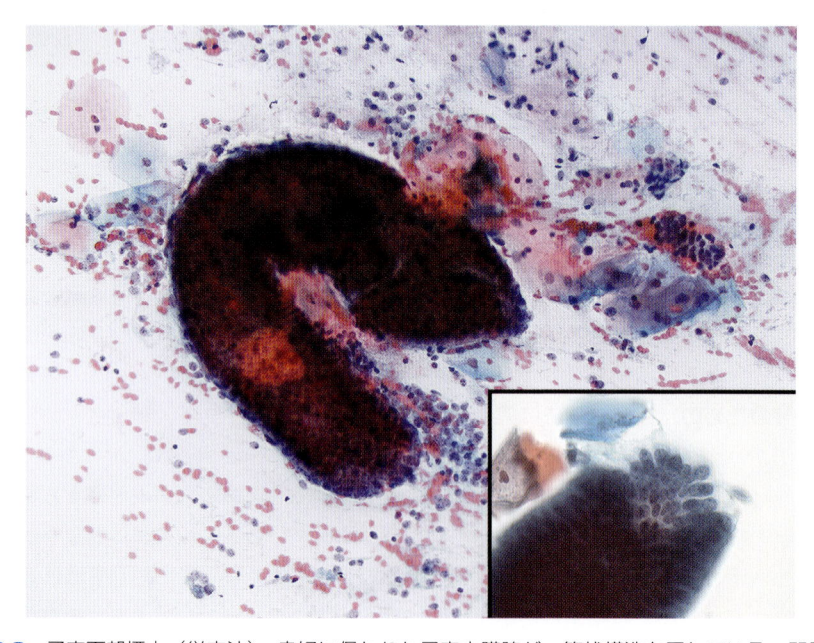

図2.8 子宮下部標本（従来法）．良好に保たれた子宮内膜腺が，管状構造を示している．間質成分もまた上皮腺の管腔の右下方に認められる．挿入図では，円ないし卵円形の形状，濃染核，均等分布するクロマチン，平滑な核縁をもつ円柱状の子宮内膜腺細胞を示している．

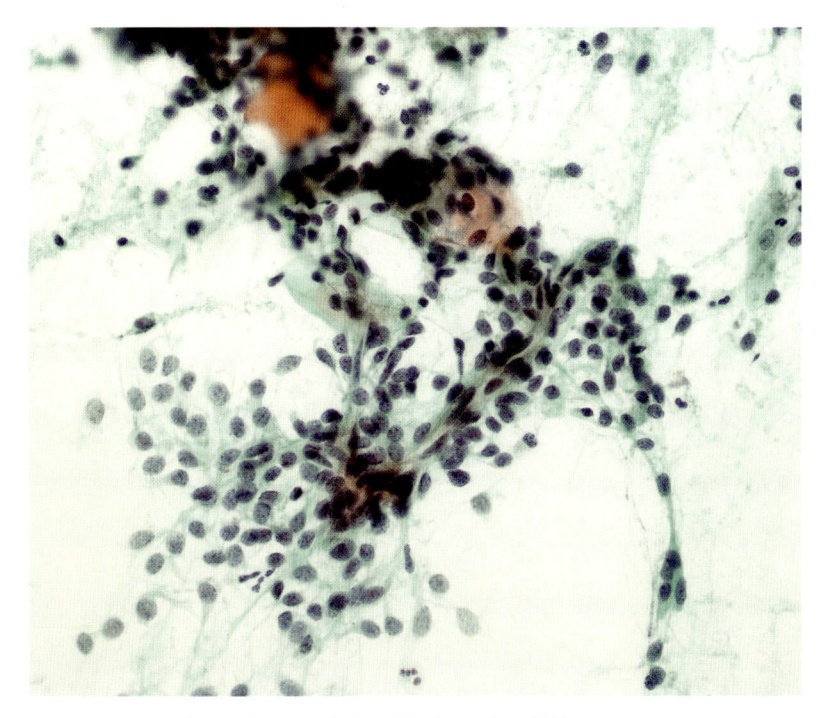

図2.9 子宮下部標本（従来法）．子宮内膜間質細胞は血管に接着し，スライドに扇状に平面的に展開している．

械的損傷，検体の採取や処理に随伴する他の不都合が，より一般的にみられる．細胞はスライド上で引き伸ばされるので，より大きくみえる．

2.3.3　子宮下部細胞と直接採取された子宮内膜細胞（図2.7～2.9）

2.3.3.1　判断基準

- 子宮下部ないし子宮内腔より直接採取された細胞は，子宮内膜細胞および間質細胞で構成される大型で，細胞に富む，クロマチンの濃い細胞集塊として出現する（図2.7；図3.5を参照）．集塊の中には分岐した腺管がみられるものがあり，それらの集塊では表面の腺開口部や集塊内部の核の柵状配列を伴っている（図2.8）．腺管は間質に囲まれ，間質は小血管を含んでいる．これらの血管は紡錘形で「羽」の形をして集塊の表面から突き出ているようにみえる．小型の集塊は腺細胞のみ，あるいは間質細胞のみから成る．核の重積は上皮成分にも間質成分にも出現する．
- 直接採取された子宮内膜および子宮下部腺細胞は円柱状で，円ないし卵円形である．核はさまざまな程度に濃染し，クロマチンは中等度に疎だが均等に分布している．核縁は平滑である（図2.8）．核小体は目立たず，核分裂像は特に増殖期にみられる．線毛細胞は卵管化生が併存する症例にみられることがある．
- 間質細胞集塊は不整形を示す（図2.9）．細胞には，卵円形ないし細長い核と，狭小で紡錘形の

細胞質が認められる．核縁は平滑で，クロマチンは均等分布し，細顆粒状である．核小体は目立たず，核分裂像はまれである．

検体処理法に応じた判断基準

　液状化検体法では，子宮下部細胞および直接採取された子宮内膜細胞は，上皮のみあるいは間質のみを含む小型で密な富細胞性集塊として出現する傾向にある（図2.8）．従来法では，大型の細胞集塊が「引き伸ばされた」形をとり，腺管や血管がよくみられる（図2.7，3.5を参照）．

2.3.3.2　注　釈

　子宮頸管を短縮させる除去術（loop electrosurgical excision procedure：LEEPや円錐切除）[11]あるいはトラケレクトミー（trachelectomy）（微小浸潤扁平上皮癌に対しての子宮頸部，腟上部および周囲組織の妊孕性温存手術）[12,13]の後では子宮口から近くなるために，子宮下部や子宮内膜から検体採取がなされてしまうことがある．子宮内膜の直接検体採取は，子宮頸部に病変のない女性に頸管ブラシなどで力を入れすぎた結果のこともある．

　直接採取された子宮内膜組織は，核の凝集や重積，核・細胞質比の上昇を示し，濃染核をもつ細胞の密存する集塊のために，腺系腫瘍性病変やまれには高異型度扁平上皮病変に似ることがある．自然に剥離した子宮内膜細胞とは反対に，子宮内膜組織の直接採取は元来の構築（いわゆる器官類似分化）を示す大型細胞集塊をもたらす．この所見には，円形ないし紡錘形細胞から成る間質に囲まれた分岐した管状腺管が含まれる．

　辺縁部の柵状配列は明瞭なことがある．分岐した腺管と，腺管と間質の複合体の低倍率による観察により，異型腺細胞（atypical glandular cells：AGC）や腺系の腫瘍との混同を避けることができる．液状化検体法では，より小規模な円形の細胞集塊は，観察し得る唯一の所見である．ここで最も役に立つ鍵は，小型の核（中間的な核のおおよその大きさ），平滑で整った核縁，均等に分布するクロマチンである．さらに，腫瘍性上皮細胞の異常ではみられない所見として子宮内膜間質細胞の集塊には，集塊表面から突出する小血管を含むことがある．

2.4　非腫瘍性細胞変化

2.4.1　扁平上皮化生（図2.10～2.13）

2.4.1.1　判断基準

・扁平上皮化生細胞は，未熟な傍基底細胞様細胞から分化した中層ないし表層細胞の像に類似した細胞まで，細胞質は一連の分化を示す（図2.10）．平均核面積は中層細胞よりも広いが，傍基底細胞には近似しており$50\mu m^2$である．

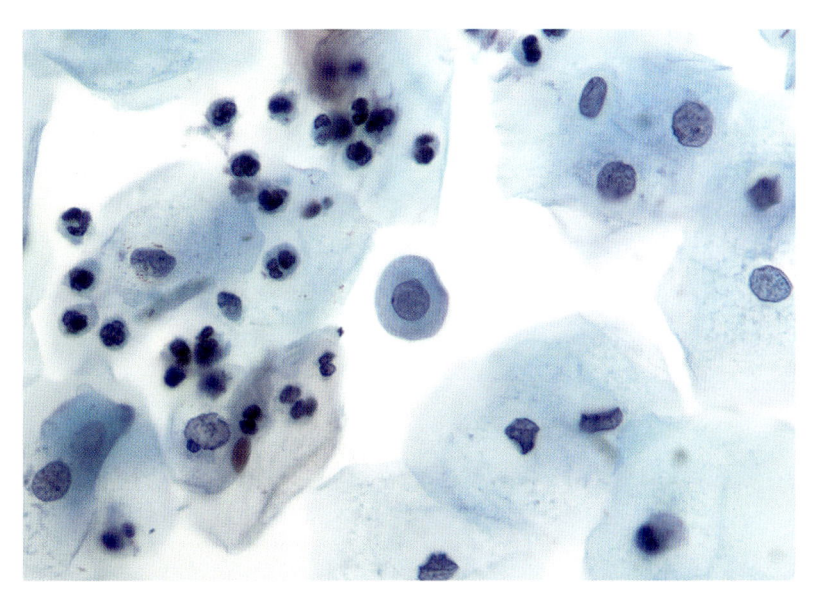

図2.10 扁平上皮化生（液状化検体法，SurePath）．特徴的な化生細胞が写真中央部に認められる．核は円ないし卵円形で，均等分布した細かいクロマチンをもつ．核・細胞質比は多様である．化生細胞をASC-HやHSILと過剰判定してはならない．

検体処理法に応じた判断基準

　塗抹の過程で力を加えることにより，細胞の構成成分の結合に断裂が生じるため，従来法では紡錘形細胞突起をもつ細胞〔蜘蛛細胞（spider cell）〕がしばしばみられる（図2.11）．

2.4.1.2　注　釈

　化生の過程は，防御反応としてある上皮の型（この場合は頸管上皮）から他の型（扁平上皮）への置換として表される．扁平上皮化生細胞は，比較的未分化な小型円形細胞から高分化な中層ないし表層扁平上皮細胞に至る一連の形態を示す．化生では感染，炎症あるいは他の種類の外傷のような刺激が，崩壊し失われた細胞にかわって新しい細胞をつくる経路に変化を引き起こす．新しくつくられる細胞は，有害な刺激に反応して扁平上皮への分化をより強めるようになる．化生によってできた表層上皮は，最終的には他の扁平上皮粘膜との区別はできなくなる．しかしながら，表層の直下が頸管ないし化生性の扁平上皮細胞で占められた腺管の組織所見は，頸部の移行帯（transformation zone）を意味しており，被覆上皮がかつては腺上皮であったことを示している（図2.12）．

　細胞診の日常業務の中で，最も難しい作業の1つは，化生細胞，特に核・細胞質比の高い細胞の判定である．扁平上皮化生細胞で核腫大以外の核の異常は，過剰診断を避けるためにも慎重な判定を行わねばならない．異常のない細胞は単核である．50％以下の核・細胞質や，平滑な核縁，クロマチンの均等分布はすべて良性扁平上皮化生を示唆する（図2.13）．核・細胞質比が高く，クロマチンが濃く，突起やくぼみのような核縁不整がある場合は，高度扁平上皮内病変（high-grade squamous intraepithelial lesion：HSIL）やHSILを除外できない異型扁平上皮細胞（atypical

第2章　非腫瘍性所見

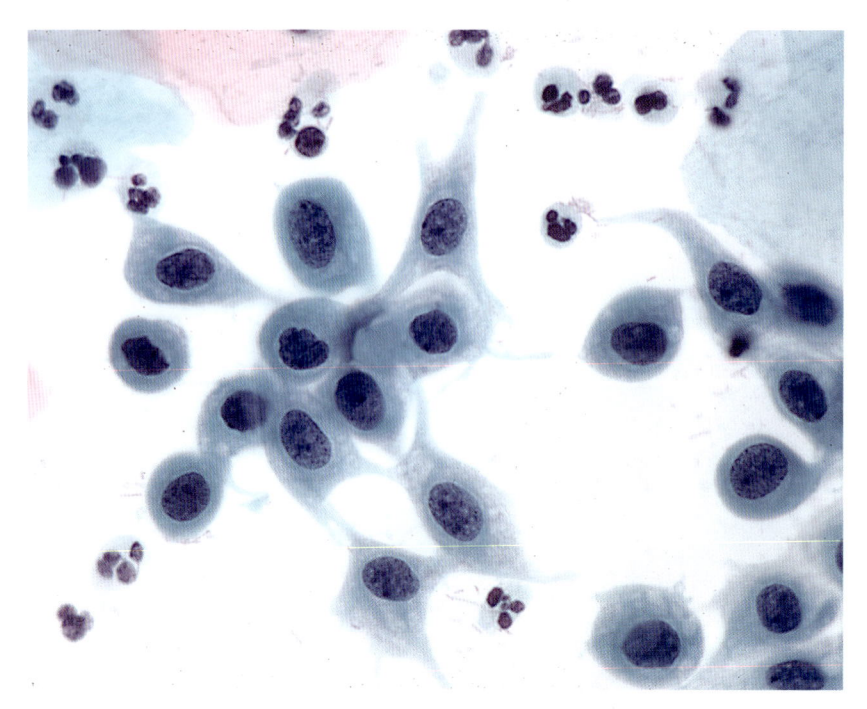

図2.11　扁平上皮化生（従来法）．ルーチンのスクリーニング検査，27歳女性，性周期8日目．従来法でみられることのある特徴の1つである「蜘蛛状」の細胞質の突起が認められる．細胞診の経過観察では陰性（上皮内病変ではない／悪性ではない）であった．

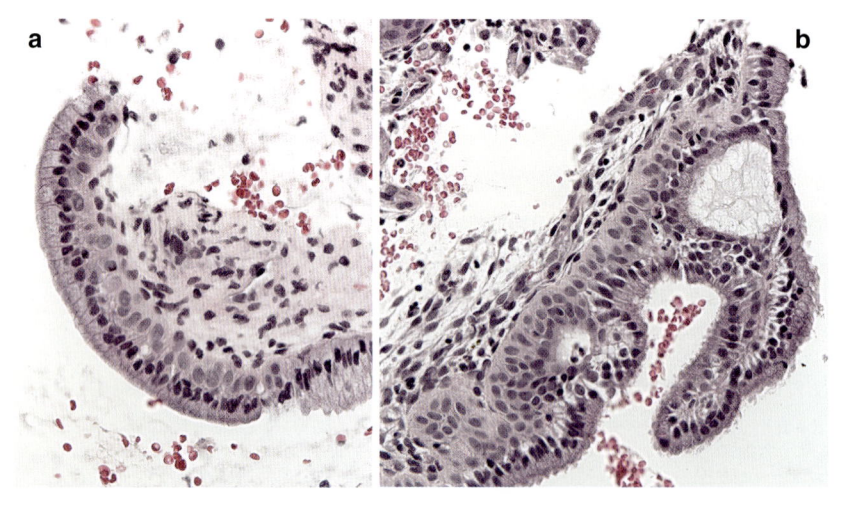

図2.12　扁平上皮化生（組織像，H&E）．（a）従来法による検体にみられる頸管標本中の初期扁平上皮化生．さまざまな刺激が内頸部細胞の幹細胞群の分化の経路の変更の引き金になり得る．粘液産生細胞直下の細胞は円形で，粘液産生能を欠く．刺激と上皮下組織間の障壁として厚さを増し，防御への役割を担っている．（b）表層上皮の下に多層化した化生細胞がみられる扁平上皮化生後期．

2.4 非腫瘍性細胞変化

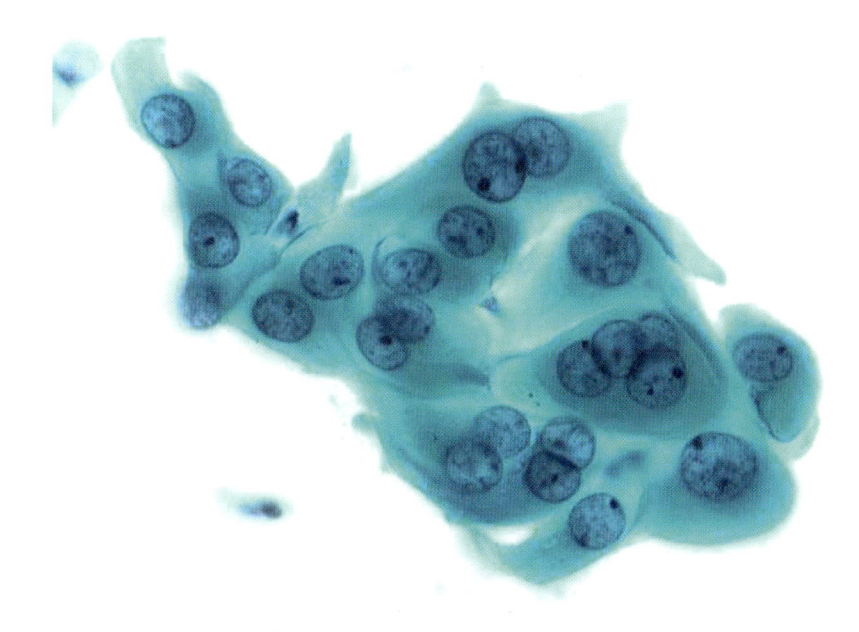

図2.13 扁平上皮化生（従来法）．扁平上皮化生細胞は傍基底細胞と同様の核の大きさを示している．細胞集塊では核小体がやや目立つが，これは反応性・修復性変化に合致した所見である．

squamous cells, cannot exclude HSIL: ASC-H）を考慮すべきである．

2.4.2 角 化 （図2.14～2.17）

正常では，子宮頸部は非角化重層扁平上皮である．通常，角化は防御反応現象あるいはHPVに誘発された細胞変化として起こる．これらの過程は双方とも，元来の扁平上皮に正常皮膚の像に極めて類似した過成熟を引き起こす．化生は上皮下組織を守るための第1段階の反応であり，角化は第2段階の反応であると考えることができる．

「角化（keratosis）」，「過角化（hyperkeratosis）」，「錯角化（parakeratosis）」，「異角化（dyskeratosis）」は，過去において一貫性のないままに用いられてきた角化に関する用語である．これらの用語はコンセンサスの得られる定義がないためにベセスダシステムの用語としては特に取り上げられておらず，説明的な意味合いで含まれているにすぎない．細胞診専門家の中には，コルポスコピーの白板症に関連する形態学的所見にこれらの用語を用いようとする者もいるが，細胞診報告の判定区分に使用されるべきではない．

化生が生じた後の外傷の持続は，細胞質内にケラトヒアリン顆粒の形成を促す（図2.14）．まれに上皮が顆粒層をもつ皮膚のようにもなる．

2.4.2.1 典型的錯角化 （図2.15, 2.16）
2.4.2.1.1 判断基準
・厚いオレンジ好性あるいは好酸性の細胞質をもつ小型表層扁平上皮細胞．細胞は，孤在性，シー

第2章　非腫瘍性所見

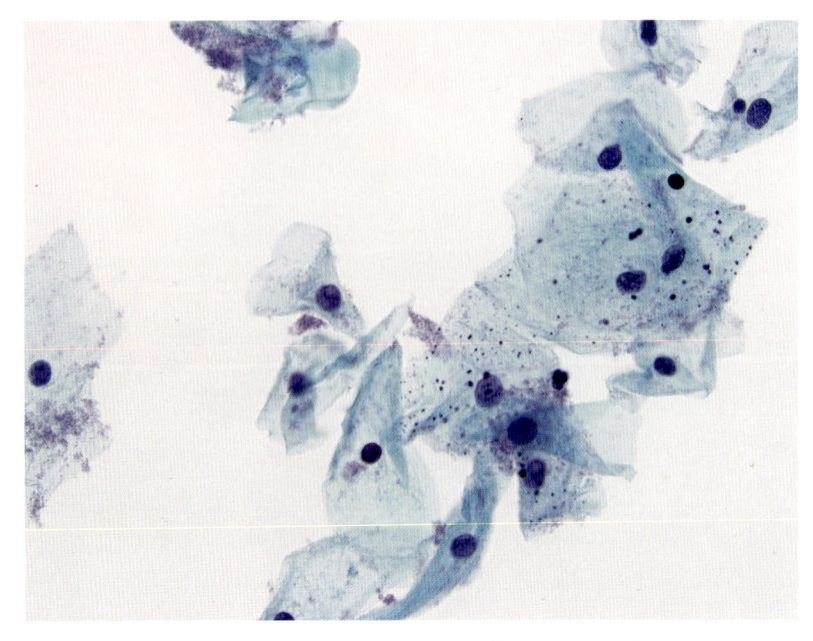

図2.14　角化を伴う細胞変化（液状化検体法，ThinPrep）．中層扁平上皮細胞には，著明な細胞質内ケラトヒアリン顆粒があり，完全角化の前段階である．

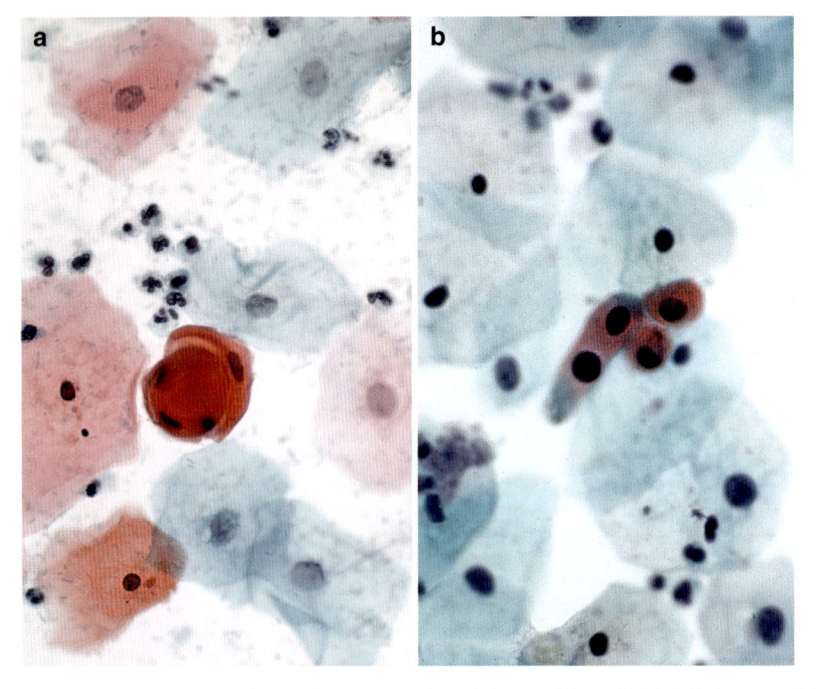

図2.15　角化を伴う細胞変化（従来法）．角化を伴う細胞変化で「典型的錯角化」を示す．（a）の，SILの治療後，経過観察されていた49歳女性から得たこの検体には扁平上皮細胞による「真珠形成（squamous pearl）」がみられる．（b）には，小型扁平上皮細胞の小さな集塊がみられる．両方とも，小型で変化に乏しい核を伴った「典型的錯角化」の症例である．

2.4 非腫瘍性細胞変化

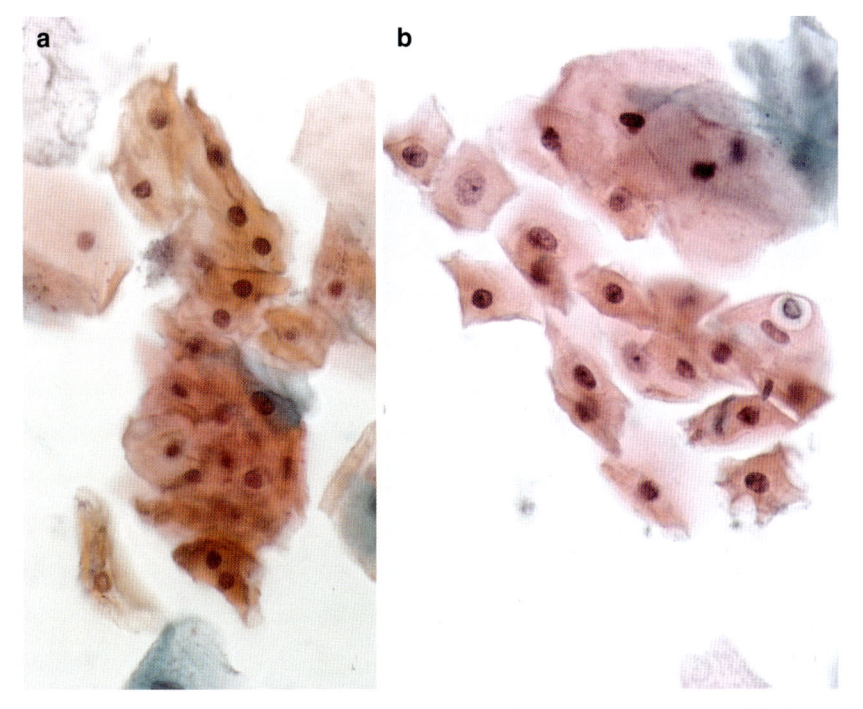

図2.16 角化を伴う細胞変化．角化を伴う細胞変化で，「典型的錯角化」を示す．(a)（従来法）はオレンジ好性の細胞集塊，(b)（液状化検体法，ThinPrep）は小型の不透明な核をもつ，より好酸性の強い扁平上皮細胞．液状化検体を用いてHPV検査が行われたが，陰性であった．

ト状，あるいは渦巻き状に出現することがある．細胞の形は，円形，卵円形，多稜形，あるいは紡錘形を示すことがある．
・角は小さく（約 $10\mu m^2$），厚い（濃縮核）．
・核あるいは細胞に異型があれば，異型扁平上皮細胞（ASC-US/ASC-H）あるいはSILの判断を考慮しなければならない．しかし，核が円形で不整がなく，周囲の核に類似していれば，異常とはいえない．

2.4.2.2　過角化（図2.17）
2.4.2.2.1　判断基準
・無核である以外は特に異常のない成熟した多稜形の扁平上皮細胞である．しばしば，ケラトヒアリン顆粒をもつ成熟扁平上皮細胞とともにみられる．
・「幽霊核（ghost nuclei）」がみられることがある．

2.4.2.3　注　釈
　ベセスダシステムでのこのような角化の分類と判定は核異常所見に依っている．小型濃縮核とオレンジ好性ないし好酸性細胞質（「錯角化」）をもつ小型扁平上皮細胞は，非腫瘍性反応性変化である．しかしながら，核の形状の多形性や核の大きさの増大，あるいはクロマチン増量のある

41

第2章　非腫瘍性所見

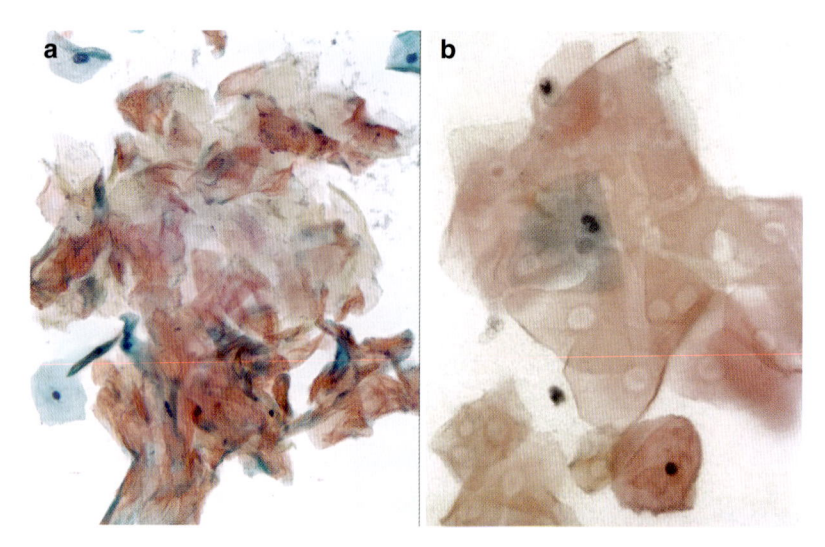

図2.17　角化を伴う細胞変化．「過角化」．(a)（液状化検体法，ThinPrep）は，低倍率でみる無核扁平上皮細胞の集塊．(b)（液状化検体法，ThinPrep）はゴースト化した「核の穴」をもつ無核の成熟多稜形扁平上皮細胞．〔bは，Wiliamsonら，2003[15]より転載〕

　孤在性細胞や細胞集塊（「異型錯角化」，「異角化」あるいは「多形錯角化」）は，上皮細胞異常を示している．これらの所見は細胞異常の程度により，異型扁平上皮細胞（atypical squamous cells：ASC）あるいは扁平上皮内病変（SIL）と区分されるべきである（図4.15，4.16，5.8，5.9，5.26，5.42～5.44，5.56，5.59）[14]．

　無核だが他には著変のない成熟した扁平上皮細胞（「過角化」）は非腫瘍性細胞変化である．不注意による腟検体の封入でも頸部細胞診検体中に無核の扁平上皮細胞が出現する．過剰な過角化が存在する場合は，腫瘍性ないし非腫瘍性病変が進行中なのかもしれない[15]．不整な核縁をもち多形性のある無核扁平上皮細胞の重積した集塊は，まれではあるが扁平上皮癌が潜んでいることの手がかりとなる場合がある[16]．錯角化と同様に，過角化のみでは特定の判定区分には入れられない．

2.4.3　卵管化生（図2.18〜2.21）

2.4.3.1　定　義

　卵管化生は，正常頸管上皮が正常卵管上皮に類似した細胞に置換された化生現象である．この化生上皮にはいくつかの細胞型がある（線毛細胞，釘細胞，杯細胞）[17]（図2.18）．卵管化生は頸管上部および子宮下部にしばしば認められる．

2.4.3.2　判断基準

・小集塊，あるいは偽重層化し密集した細胞集塊の中にみられる円柱状線毛内頸部細胞（図2.19，2.20）．

2.4 非腫瘍性細胞変化

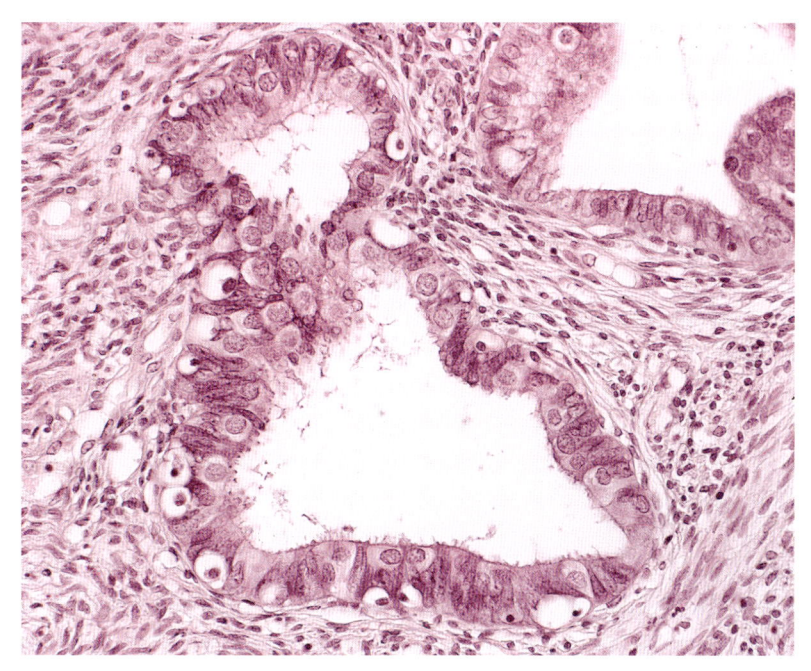

図2.18 卵管化生（組織像，H&E）．子宮頸部間質に囲まれた卵管化生を伴う頸管腺細胞．卵管化生のある線毛細胞には，線毛の基部に明瞭な終末板が認められる．

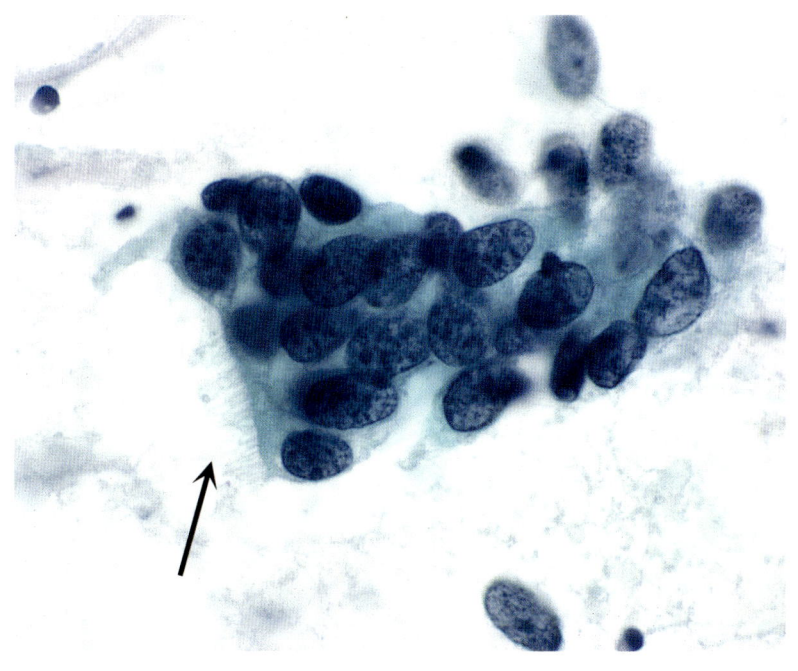

図2.19 卵管化生（従来法）．卵管化生に由来する線毛細胞．左端に終末板と線毛を認める（矢印）．卵管化生は著明な偽重層を示す．一見，子宮頸部上皮内腺癌のような核腫大を示すことがある．

第 2 章　非腫瘍性所見

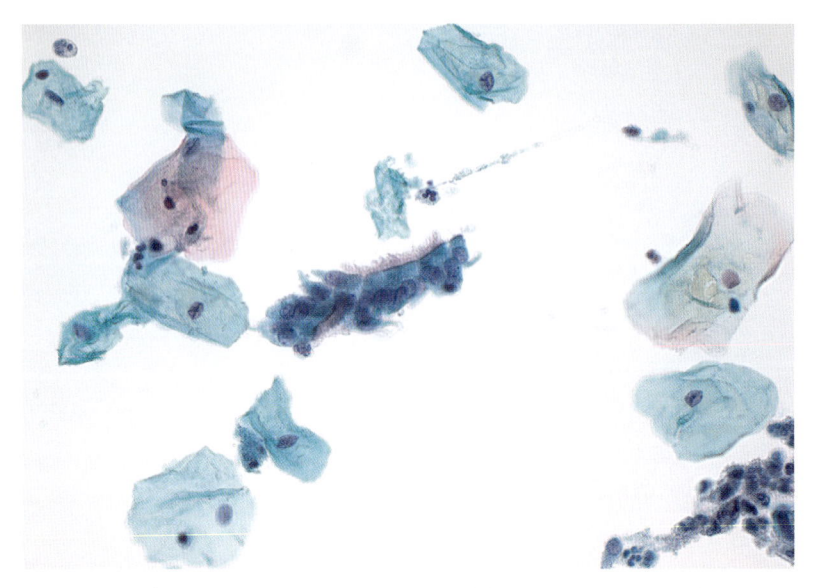

図2.20　卵管化生（液状化検体法，ThinPrep）．卵管化生を示す細胞の線状配列．

- 核は円形ないし卵円形で，腫大し，多形性を示し，しばしばクロマチンの濃染を認めることがある．
- クロマチンは均一に分布し，核小体は通常みられない．
- 核・細胞質比は高いことがある．
- 細胞質は，空胞あるいは杯細胞変化を示すことがある（図2.21）．
- 線毛および終末板の存在は特徴的であるが，孤在性の線毛細胞だけでは診断には不十分である．
- 核分裂像はみられることがある．

2.4.3.3　注　釈

　卵管化生は，子宮頸部の異型あるいは腫瘍と最も誤診されやすい良性所見である．それは核の腫大，密在，重積傾向によるものである．しかしながら，終末版や線毛が良性と判定する決め手となる（図6.12〜6.14を参照）．

2.4.4　萎　縮（図2.22〜2.27）

2.4.4.1　定　義

　萎縮はホルモン刺激の欠如を伴う正常の老化現象であり，未熟な基底細胞，傍基底細胞のみで構成される菲薄な上皮が形成される（図2.22）．

2.4 非腫瘍性細胞変化

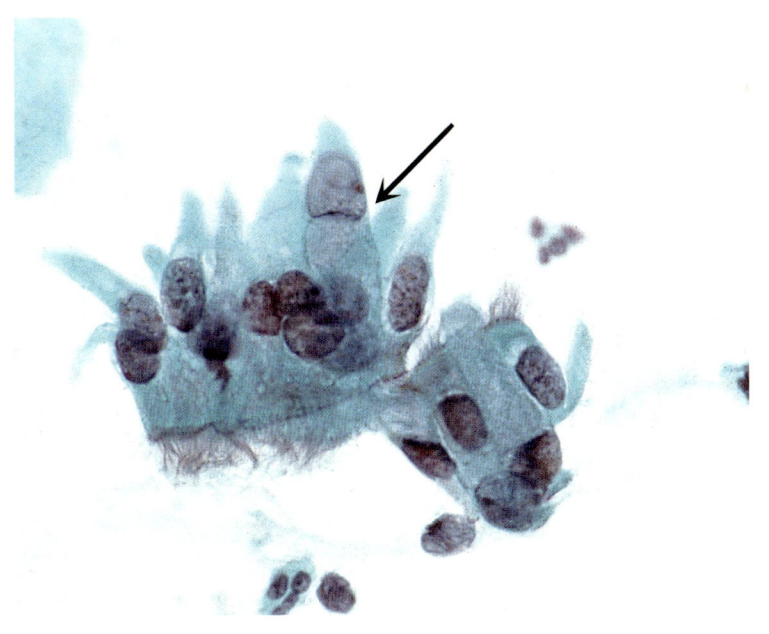

図2.21 卵管化生（従来法）．線毛をもった円柱状内頸部細胞を認める．中央には杯細胞もみられる．写真の上部近くに核がある（矢印）．

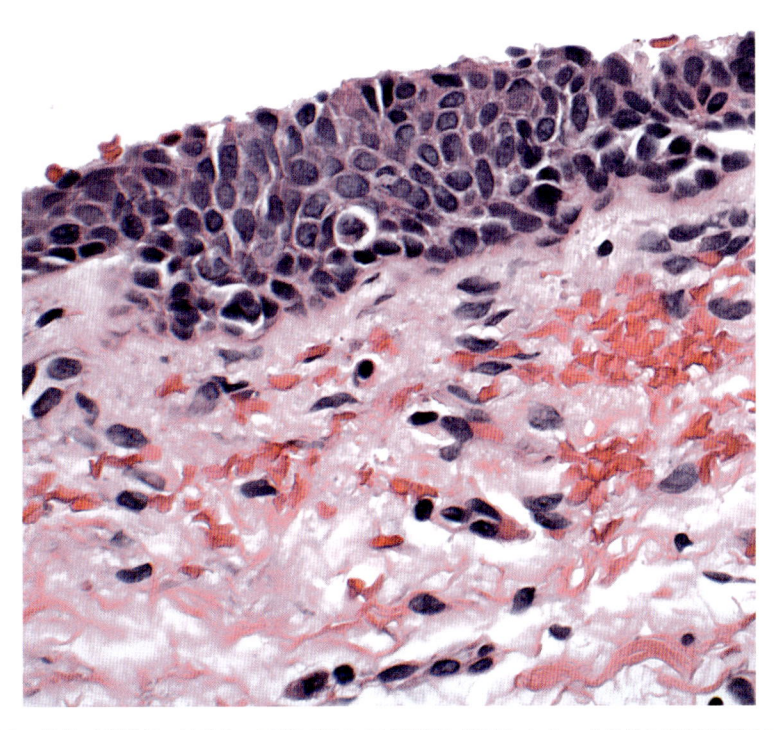

図2.22 萎縮（組織像，H&E）．頸部扁平上皮は著明に菲薄になり，全体的に傍基底細胞で構成されている．これは，ホルモン維持が減弱した結果である．このような症例では，p16免疫染色は陰性である．

第2章　非腫瘍性所見

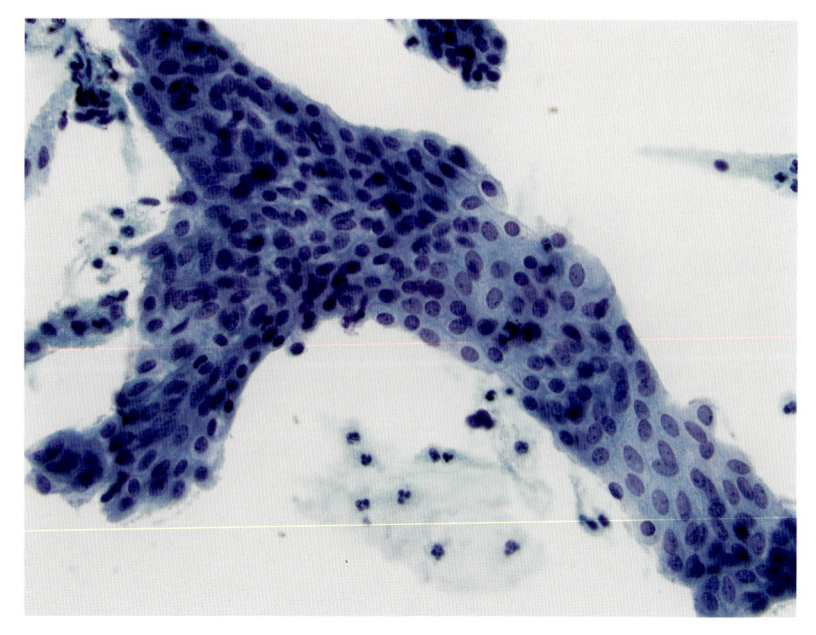

図2.23　萎縮（液状化検体法，ThinPrep）．核の極性が保たれた傍基底細胞の平坦な単層シート状集塊に注目のこと．

2.4.4.2　判断基準
- 核の極性が保たれた傍基底細胞からなる平坦で単層のシート状配列を示し，核はほとんど重なり合わない（図2.23）．
- 散在性の傍基底細胞が優勢のことがある．
- 核・細胞質比の軽度増大を伴い，腫大した核が全体にみられることがある．
- 中層細胞ではクロマチンは正常に近いが，傍基底細胞ではクロマチンの軽度濃染がみられ，核の伸長傾向がみられることがある．
- クロマチンは均等分布し，核縁に不整はない．
- 自己融解により，裸核細胞が出現することがある．
- 極端な萎縮例（萎縮性腟炎）では，腫瘍背景に類似した多量の炎症性滲出液と好塩基性顆粒状背景が出現することがある（図2.24, 2.25）．
- 好塩基性の無定型物質〔青い球状小塊（blue blob）〕からなる球状の集合体は，変性傍基底細胞か濃縮粘液を反映している．
- 錯角化細胞に類似した，核濃縮を伴い，オレンジ好性あるいは好酸性に染まる変性傍基底細胞が出現することがある（「偽錯角化」）（図2.26）．
- 大きさや形がさまざまで，多核で，円形ないし類上皮細胞様核および泡沫状あるいは厚い細胞質をもった組織球がみられることがある（図2.27）．

2.4 非腫瘍性細胞変化

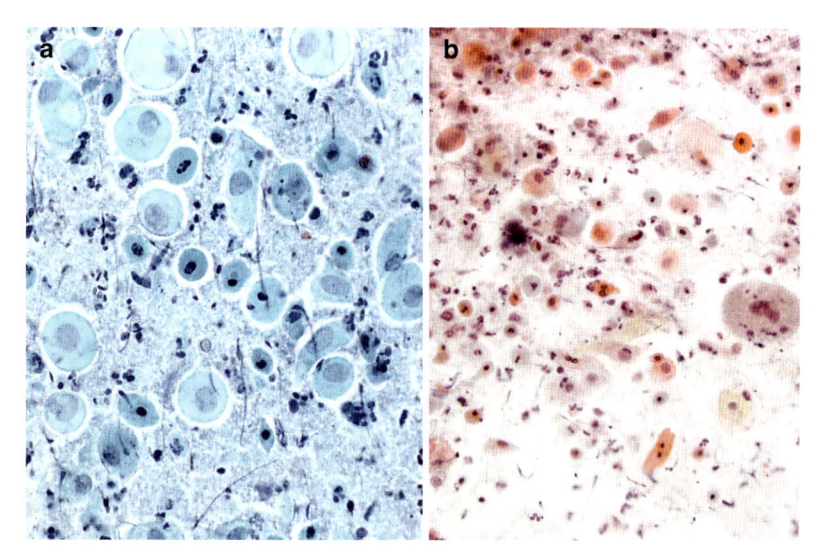

図2.24 炎症を伴う萎縮(「萎縮性腟炎」)(従来法).背景の顆粒状崩壊産物,変性した傍基底細胞,多核白血球に注目のこと.(a)「青い球状小塊(blue blob)」と偽錯角化もまた萎縮性腟炎にみられる.前者は従来法ではより明瞭である(b).

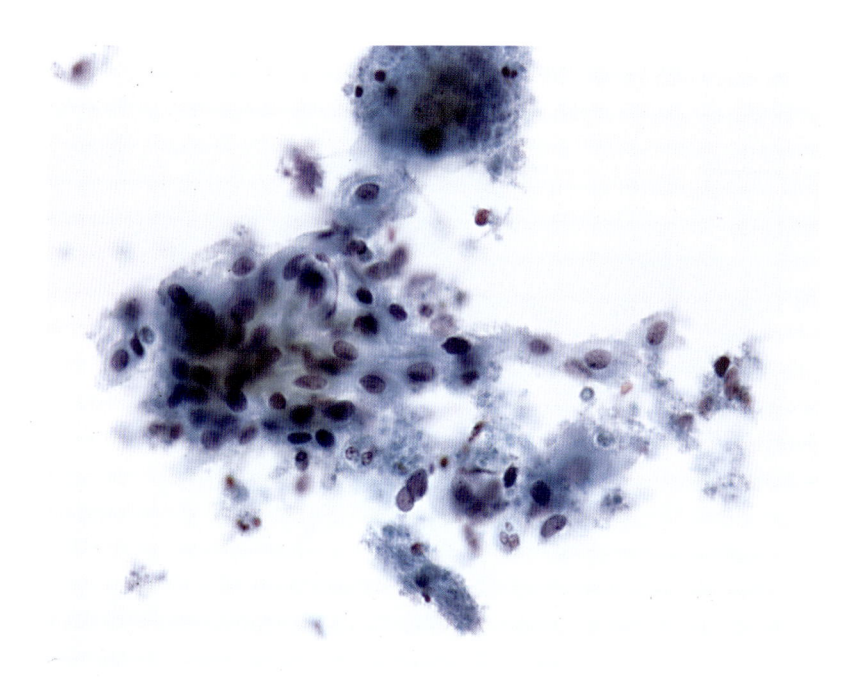

図2.25 炎症を伴う萎縮(萎縮性腟炎)(液状化検体法,ThinPrep).液状化検体法では,顆粒状崩壊産物がしばしば萎縮し,「腫瘍性背景」と似たパターンで萎縮細胞の集塊に付着する(図5.58を参照).細胞所見への留意は,過剰判定を避けるために重要である.

第2章 非腫瘍性所見

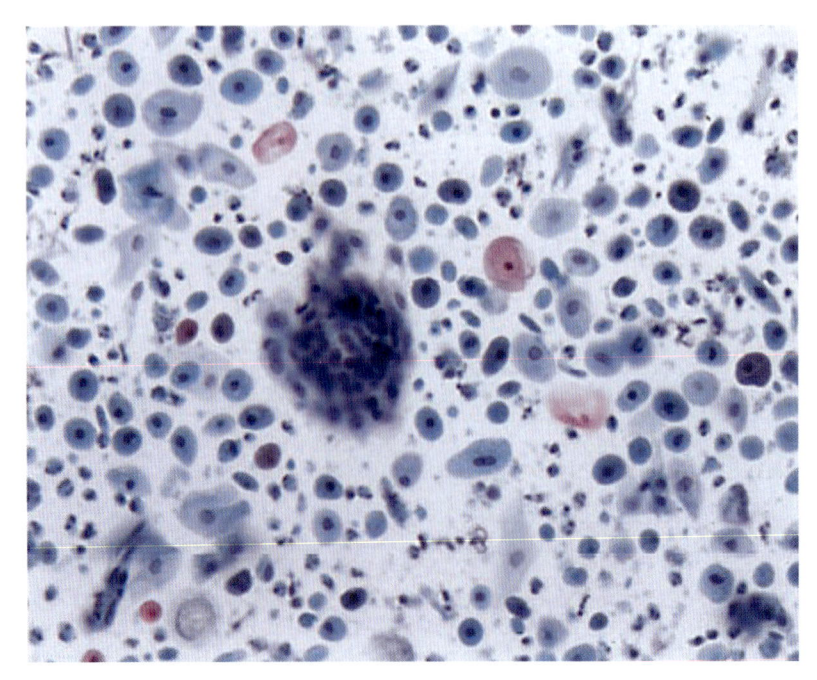

図2.26 萎縮（液状化検体法，SurePath）．比較的きれいな背景の中に傍基底細胞の解離がよりはっきり認められることに注目のこと．

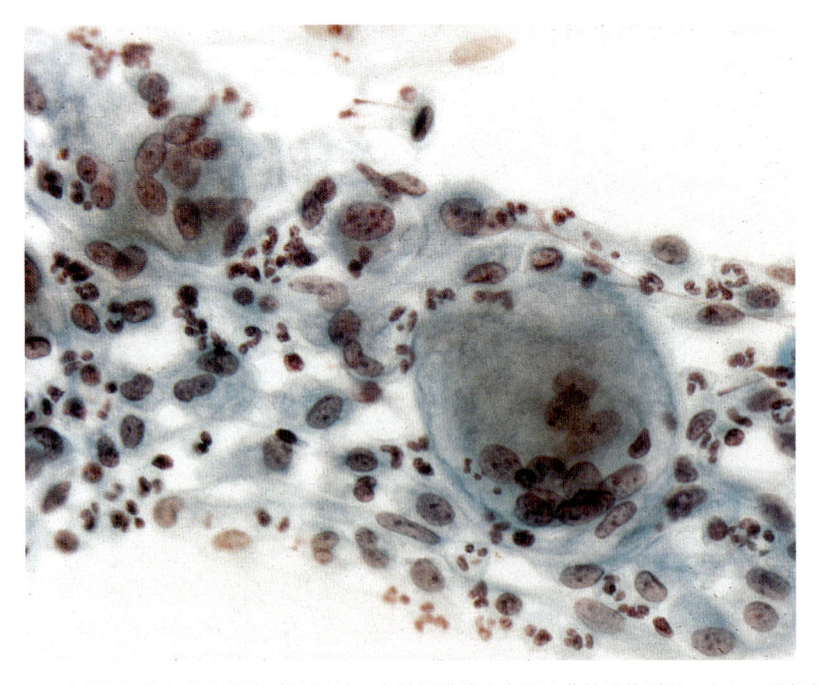

図2.27 多核巨細胞を伴う萎縮（従来法）．多核組織球の出現は非特異的所見であり，閉経後および分娩後の検体にしばしばみられる．これらの細胞は，合胞体トロホブラスト（図2.29b）やヘルペス感染多核細胞（図2.63）のようなほかの巨細胞とは異なる．

検体処理法に応じた判断基準
液状化検体法：
・液状化検体法では，すぐに固定するため，従来法より核腫大が少ない．
・自己融解による裸核数は少ないことがある．
・顆粒状の背景物質は分散しないで固まる傾向があり，結果として「きれいな」背景になっている（図2.26）．しかしながら，固まりが細胞に「付着」し，個々の細胞を認識できなくなることがある（図2.25）．

従来法：
・風乾によるアーチファクトで細胞の腫大がより強調されることがある．
・より多くの「青い球状小塊」を伴う．崩壊産物の顆粒状好塩基性の「きたない」背景（図2.24）．

2.4.4.3　注　釈

萎縮性変化は，上皮組織でのホルモン維持の減少により生じる．萎縮性変化の程度はきわめて多様で，ホルモン維持レベルの違いを反映している．細胞形態は，中層細胞優位から傍基底細胞優位ないし，閉経後女性の高度の萎縮（萎縮性腟炎）パターンまでの広がりがある．これらの違いは内因性エストロゲン供給源の変化や外因性エストロゲン物質の存在の影響を受けている．

萎縮性変化の報告は多様であり，再現性は低い[18]．萎縮を伴う異型細胞変化は，異型扁平上皮細胞（ASC）との判定が妥当である．細胞診はその形態学的評価で判断されるべきだが，患者は先行する子宮頸部の異常や高リスクHPV試験陽性の既往歴に関連した明瞭な疾患をもっているおそれがある．さらに，萎縮は異形成や腫瘍と共存することがある．びまん性に核・細胞質比が上昇し，背景に傍基底ないし基底扁平上皮細胞があれば，真の異常の確認にいっそう注意を払う必要がある．このような症例は注意深く再検査されるべきである．「萎縮性」変化は，エストロゲンとプロゲステロンの値の低下する分娩後の数週間やその他の状況でみられることがある．

閉経後や分娩後の状態では，多核組織球（巨細胞）が，慢性炎症性変化とともに頸部の標本中にしばしば見出される[19]（図2.27）．

2.4.5　妊娠に関連した細胞変化（図2.28〜2.30）

妊娠中は上皮細胞，非上皮細胞にさまざまな変化が頸部細胞診検体中に観察される．これらの変化は腫瘍性の異常所見と誤判定されることがある．

2.4.5.1　ホルモン性の変化

妊娠中のホルモン刺激の変動は，扁平上皮に不完全な成熟を引き起こし，中層細胞優位のパターンになる．一般に，このパターンに随伴して，グリコーゲンに富む中層扁平上皮細胞が「ボート様」の特殊な形状を示す．この所見は「舟形」細胞（navicular cell）とよばれる．プロゲステロン分泌が（妊娠中のように）遷延すると，舟形細胞の辺縁が非常に肥厚し，凝縮した集塊を形成する（図2.28）．

第2章 非腫瘍性所見

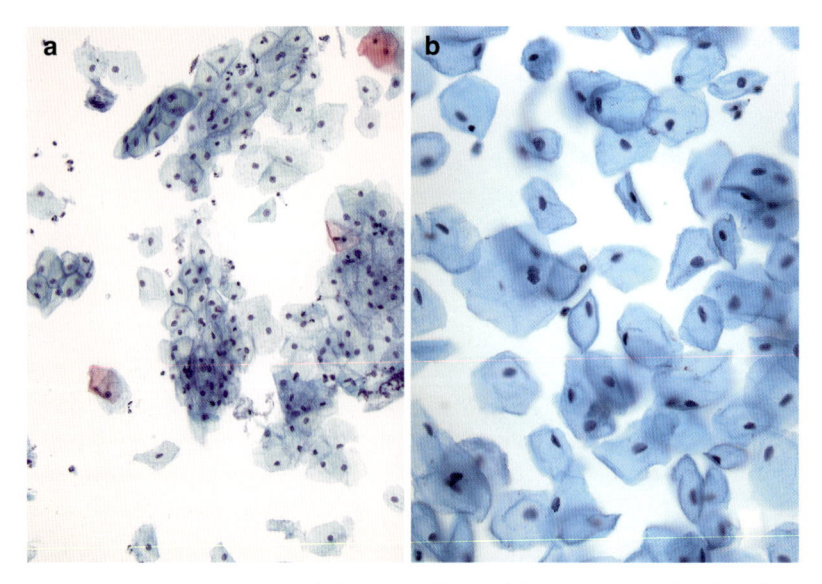

図2.28 妊娠に関連したホルモンの変化—— 舟形細胞．妊婦では，扁平上皮細胞はグリコーゲンを含み，その形状から「舟形細胞」とよばれる．「ボートのような」形をとる．(a) 液状化検体法，ThinPrep．(b) 液状化検体法，SurePath．

2.4.5.1.1　判断基準
- ボート型の中層細胞．
- 好塩基性ないし明澄で豊富な細胞質．グリコーゲンに富む．
- 核は空胞状で，繊細なクロマチン構造をもつ．

2.4.5.2　脱落膜（図2.29a）
　脱落膜細胞は妊娠中および分娩後に出現する．これらの細胞はホルモンによって刺激された子宮頸部や子宮内膜細胞に由来する．

2.4.5.2.1　判断基準
- 細胞は孤在性だが，まれに小集塊を形成する．
- 細胞質は豊富で，顆粒状ないし細かい空胞状である．細胞質が突起をもつこともある．
- 核は35～50μm^2の面積をもち，分葉化したり多核化することもある．
- クロマチンは細かく，均等分布している．
- クロマチンは正染ないし過染状態を示す．
- 核膜は一般に平滑である．
- 核小体は通常は著明で，好塩基性である[20,21]．

2.4.5.3　細胞性トロホブラスト
　細胞性トロホブラストの起源となる細胞は，妊娠後期や分娩後の胎盤に由来する．まれに細胞

性トロホブラストは分娩後数か月間存在することがある．細胞性トロホブラストはまれではあるが，このように観察される．細胞性トロホブラストは小型の扁平上皮内病変細胞に類似していることがある．細胞性トロホブラストが確認された場合には，背景にエクソダスの所見や，他の妊娠所見，たとえば脱落膜や合胞体トロホブラストがしばしばみられる．これらは診断の鍵となる[20]．

2.4.5.3.1　判断基準
・典型例では細胞は孤存性だが，小集塊を形成することもある．
・細胞は小型で，腫大した核をもつ．核・細胞質比は高い．クロマチンは濃染性で，均等に分布している．
・細胞質は少なく，空胞の目立つことがある．
・背景はしばしば高度に炎症性で，時に血性である．

2.4.5.4　合胞体トロホブラスト（図2.29b）
　合胞体トロホブラスト細胞は，細胞性トロホブラストの融合に由来する．合胞体トロホブラスト細胞は子宮頸部細胞診では妊娠後期と分娩後に観察される．合胞体トロホブラストが分娩後数か月間も存在することはまれである．

2.4.5.4.1　判断基準
・大型の多核細胞で，核の数は50個かそれ以上である（図2.29b）．
・核のクロマチンは正染性で，均等に分布しているが，核縁はしばしば不整である．
・細胞の一端で顆粒状の細胞質は細長くなっている．

2.4.5.5　Arias-Stella反応（図2.30）
　Arias-Stella反応は（子宮頸部ないし子宮内膜の）腺上皮細胞の良性変化で，妊娠や非妊娠性のホルモン刺激に随伴して認められる．組織検体では，Arias-Stella反応は，腺細胞の核の大きさや形状に多形性を示す．しばしば奇怪な形態を示し，特徴的な泥状クロマチンパターンを伴う．

2.4.5.5.1　判断基準
・孤在性ないし集塊として出現する腺細胞．
・細胞質の量はさまざまで，空胞状のこともある．
・核・細胞質比はさまざまであるが，高いことがしばしばである．
・核肥大，核縁不整〔核溝と偽封入（pseudoinclusions）〕を伴った核質増加，顆粒状から泥状の核質．
・多数の明瞭な核小体．
・背景は通常は炎症性で，しばしば白血球食作用を伴う[22]．

第2章 非腫瘍性所見

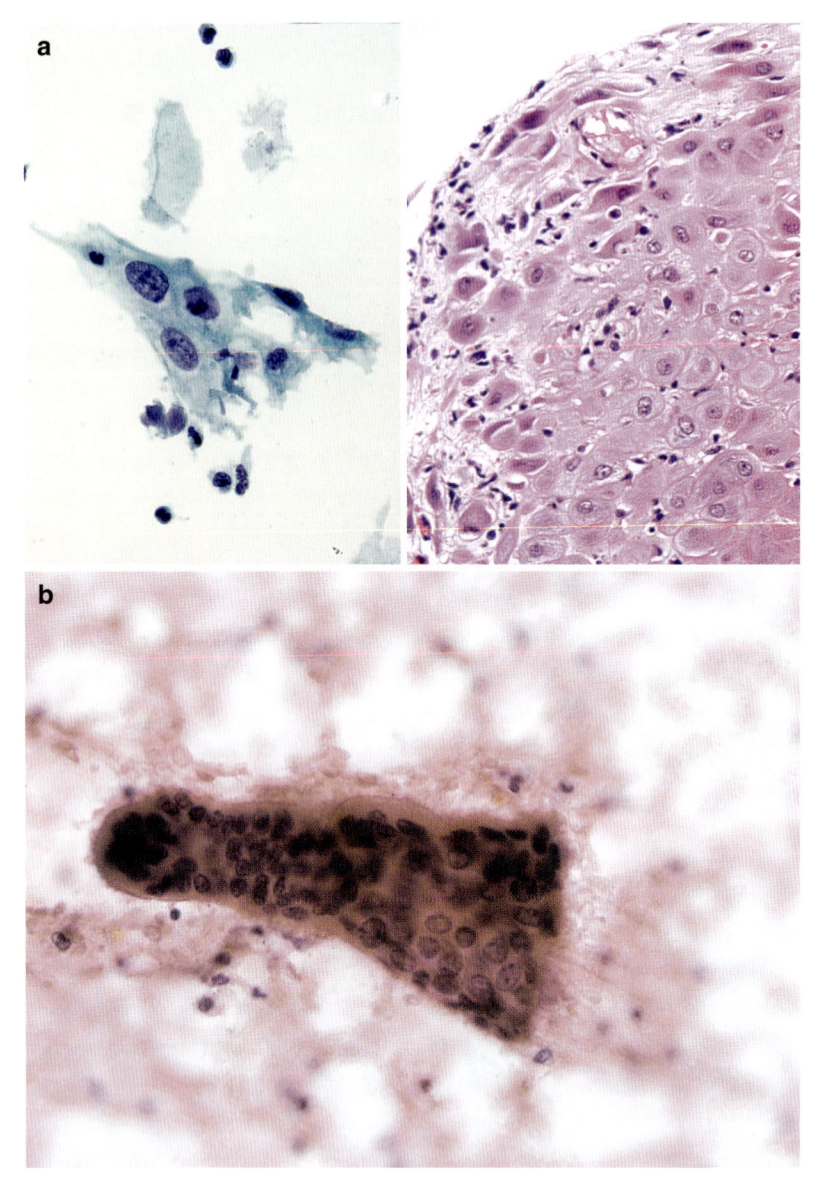

図2.29 妊娠に関連した細胞変化，脱落膜．頸部間質の脱落膜変化が採取されることがあり，これはLSILやHSILという上皮細胞異常所見に類似している (図5.53を参照)．(a) 左 (液状化検体法，ThinPrep) の細胞は，疎に結合し，大きさは成熟扁平上皮細胞とほぼ同様で，軟らかい境界不明瞭な細胞質をもち，核には核小体と淡明で細顆粒状，均等分布を示すクロマチンがみられる．妊娠や最近の分娩の既往歴を知らないと，これらの細胞は反応性扁平上皮細胞やLSILと誤判定されることがある．(a) 右 (組織像，H&E) は脱落膜変化を示す組織像である．(a) 左の細胞像との類似に注目のこと．妊娠関連細胞所見，合胞体トロホブラスト (従来法)．(b) 胎盤由来の合胞体は50個ないしそれ以上の核をもつ独特の細胞で，顆粒状の細胞質が伸長する傾向を示す．頸部細胞診に出現する他の多核細胞としては，閉経後や分娩後の女性にみられる多核組織球やヘルペスウイルス感染細胞がある．

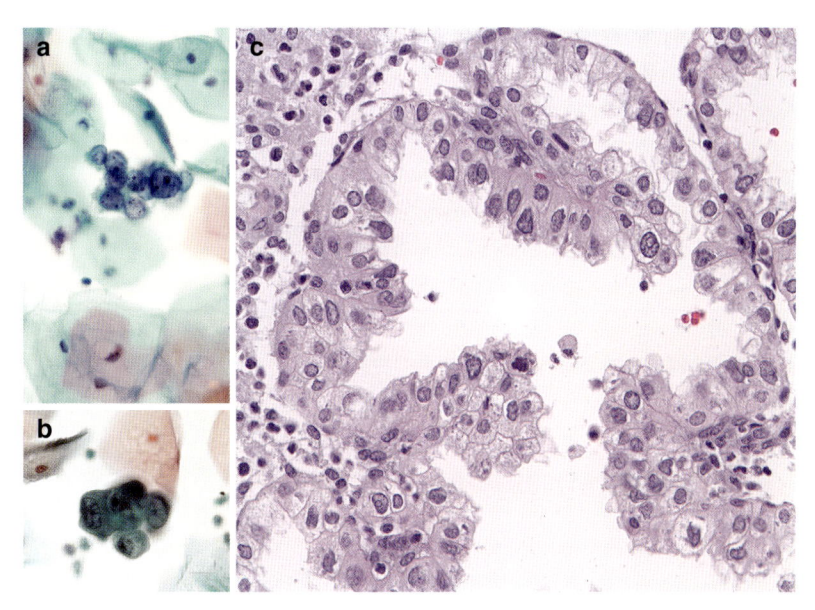

図2.30 妊娠に関連した細胞変化，Arias-Stella反応．(a, b)（液状化検体法，SurePath）は，腺上皮細胞の異常と間違えられやすい所見で，刺激を受けた子宮内膜腺上皮から成る集塊である．組織像(c)（H&E）は妊娠中のホルモン刺激による上皮細胞の核形態のさまざまな変化を示している．

2.4.5.6 注釈

妊娠にみられる変化は，主としてその核所見のために腫瘍の前駆病変ないし腫瘍であると誤判定されることがある[20]．これらの所見の過剰判定を避けるためには，患者の妊娠や分娩後の状態について知ることが重要である．もしも臨床医が妊娠の情報を知らなくても，すでに記述した1つないし複数の特徴的所見は，特に変化を示す細胞が少数だったり，所見が上皮性腫瘍としては典型的ではない場合には，妊娠や分娩後の状態の疑いをもたせるはずである．

扁平上皮の変化は，妊娠中には普通にみられる．扁平上皮の反応性，化生性変化はしばしば出現する．さらに，グリコーゲンの増加により，コイロサイトーシスのような中層（舟形）細胞に細胞質の淡明化が生じる．しかしながら，グリコーゲンによる淡明化は，びまん性にみられるのが典型的であり，すべてのないしほとんどの細胞に現れるが，コイロサイトの空胞にみられる「クッキー・カッター」様の鋭い辺縁はみられない（図5.4～5.6を参照）．さらに重要なのは，細胞が扁平上皮型腫瘍の前駆病変の判定に必要な核異型を欠いていることである．腺細胞の反応性変化もまた妊婦の子宮頸部細胞診標本にはよくみられ，他の原因で生じた子宮頸部の反応性ないし修復性変化に類似の所見を示す．

脱落膜細胞は，細胞質が豊富な場合にはASC-USないしLSILに，核・細胞質比が高い場合にはASC-HないしHSILに誤判定されることがある．しかしながら，低倍率の検鏡ではこれらの細胞は扁平上皮異形成細胞，特に高度異型病変の細胞よりも大きい．さらに核縁は平滑で，クロマチンは細顆粒状で均等に分布し，核小体は通常は著明である[20, 21]．

細胞性トロホブラスト細胞は，一般的には反応性扁平上皮細胞に似ているが，核が大きく，ク

ロマチンが濃く，核・細胞質比がしばしば高いので，時にHSILやASC-Hに間違えられる．しかしながら，クロマチンの性状は，細かく，均等分布している．もしも出現していれば，核小体は良性判定の助けとなる．合胞体トロホブラストはヘルペス感染と誤判定されやすいが，核にはヘルペスによる細胞変性所見であるすりガラス状封入体がなく，異質染色質（heterochromatin）を示している．細胞質の一端が細長くなっており（その部分で細胞は胎盤に接着する），合胞体トロホブラストの「一団となった」核は他の多核細胞との鑑別の助けになる．

2.5　その他の非腫瘍性所見

2.5.1　反応性・修復性細胞変化

2.5.1.1　定　義
　炎症，物理的ないし化学的侵襲，放射線，子宮内避妊器具（IUD）による刺激あるいはその他の非特異的原因に随伴する反応性細胞変化．

2.5.2　炎症に関連する反応性細胞変化 　　　　（典型的修復を含む）（図2.31～2.40）

2.5.2.1　判断基準
・核腫大の程度はさまざまである（図2.31）．
・核は重なり合わない．
・内頸部細胞では，さらに強い核腫大を示すことがある（図2.32, 2.33）．
・時に，二核，あるいは多核がみられることがある．
・核の輪郭は平滑，円形で，均一である．
・核は小胞状で，淡染性となることがある（図2.34）．
・軽度のクロマチンの濃染がみられることがあるが，クロマチンの構造や分布は依然として均一で細顆粒状である（図2.35）．
・1個あるいは複数個の著明な核小体がみられることがある．
・細胞質の辺縁は明瞭である．
・細胞質は，多染性，空胞化，あるいは辺縁の肥厚を伴わない核周囲明量を示すことがある（図2.36, 2.37）．
・腫大した細胞は，古典的な「魚の群」のような構造に組み込まれてしばしば結合性のあるシートを形成したり，あるいは採取時に機械的に歪められ，伸ばされ，「タフィー（taffy）」というキャンディのような細胞質の附属物を形成することもある（図2.38～2.40）．

2.5 その他の非腫瘍性所見

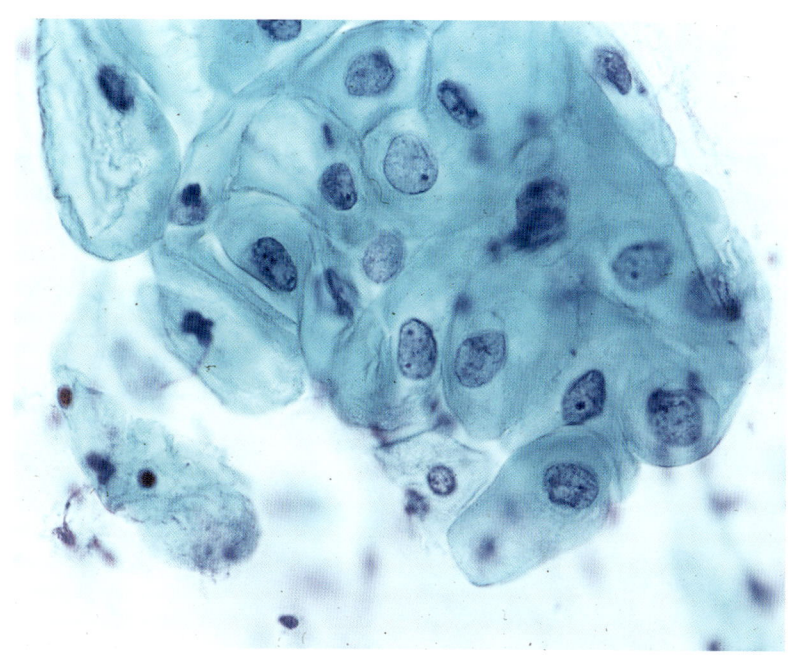

図2.31 反応性・修復性細胞変化（従来法）．これらの反応性扁平上皮細胞は軽度の核腫大を示すが，明らかなクロマチン異常は認められない．〔Kurman RJ，1999より[39]〕

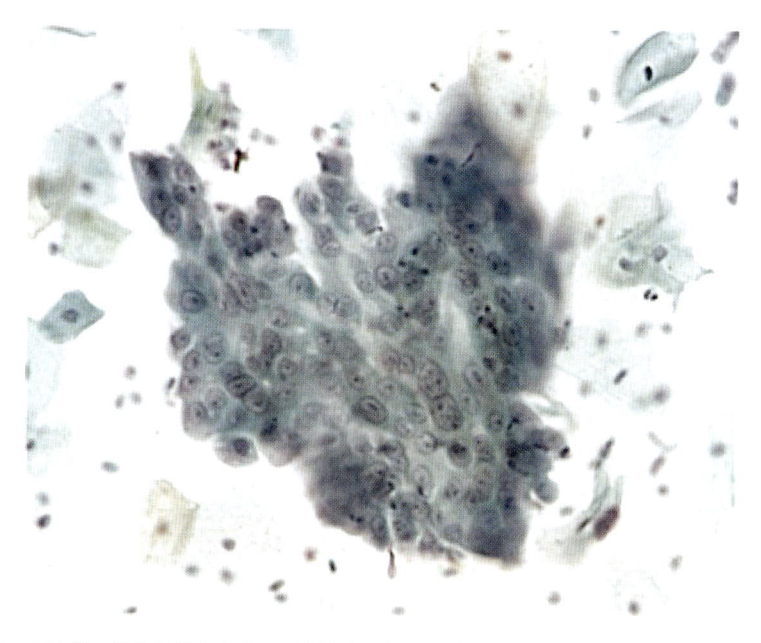

図2.32 反応性・修復性細胞変化：反応性内頸部細胞（液状化検体法，SurePath）．32歳女性．核の大小不同，著明な核小体，そしてまれにしかみられない細胞質内の多核白血球がみられる．これらは内頸部細胞の修復に相当する所見である．細胞診による経過観察では陰性（上皮内病変ではない／悪性ではない）であった．

第2章 非腫瘍性所見

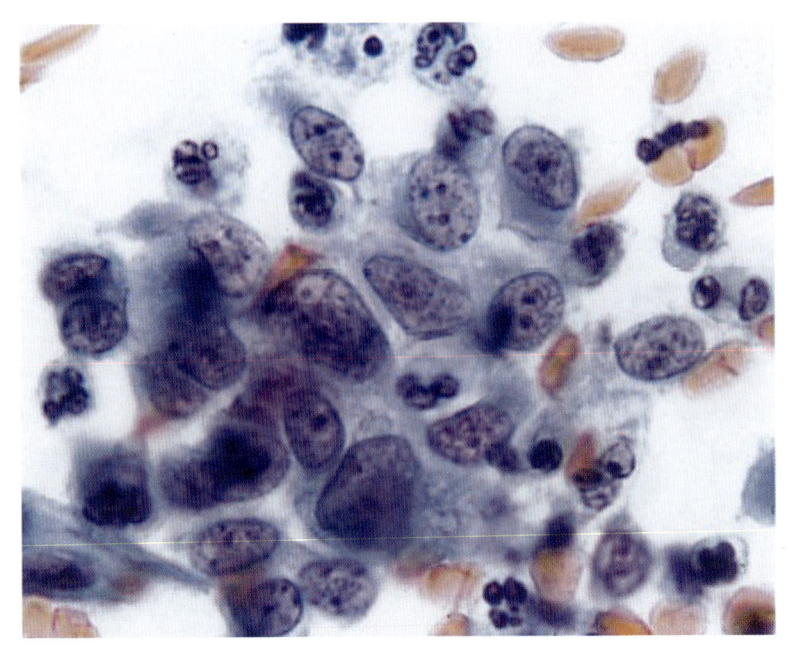

図2.33 反応性・修復性細胞変化：反応性内頸部細胞（従来法）．6か月前に高度子宮頸部上皮内腫瘍（CIN）のため，LEEP法を受けた22歳の女性．内頸部細胞はさまざまな大きさに腫大し，核小体が目立つが，クロマチンは微細である．同時に行われた生検結果は良性であった．

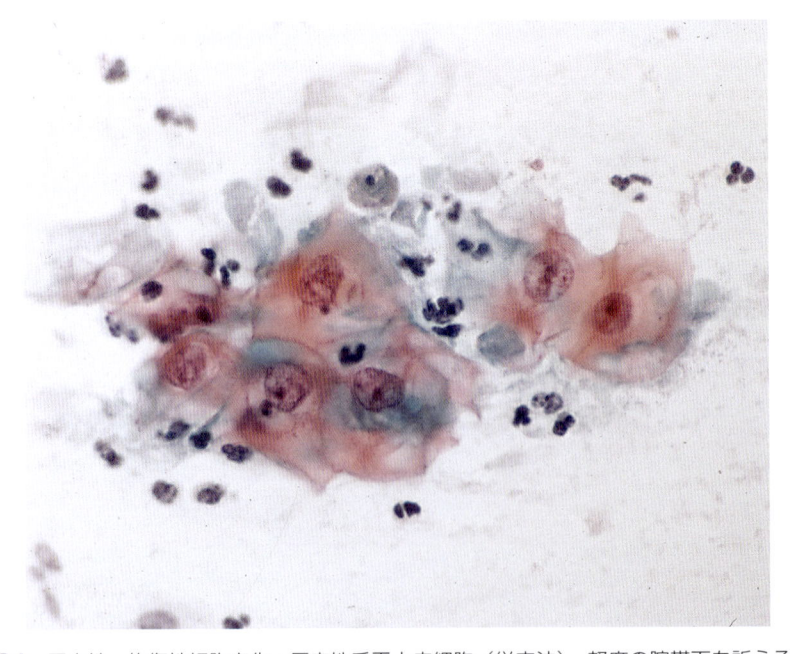

図2.34 反応性・修復性細胞変化：反応性扁平上皮細胞（従来法）．軽度の腟帯下を訴える．月経周期14日目の26歳女性．扁平上皮細胞には低染性の核クロマチン，核周囲明暈，「虫食い」像を示す多染性細胞質を伴った軽度の核腫大が認められる．背景にはトリコモナスがみられる．経過観察では陰性であった．

2.5 その他の非腫瘍性所見

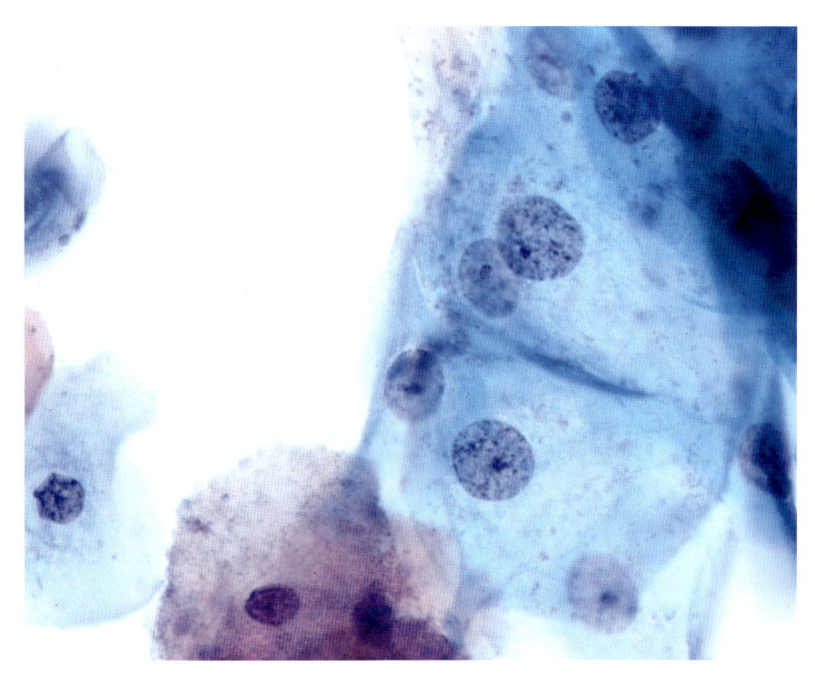

図2.35 反応性・修復性細胞変化：反応性扁平上皮細胞（液状化検体法，ThinPrep）．32歳女性のルーチン・スクリーニング検査．右側の細胞に核の腫大がみられるが，平坦な核の輪郭と微細に分布したクロマチンは，ASC-USというより反応性変化と考えられる．

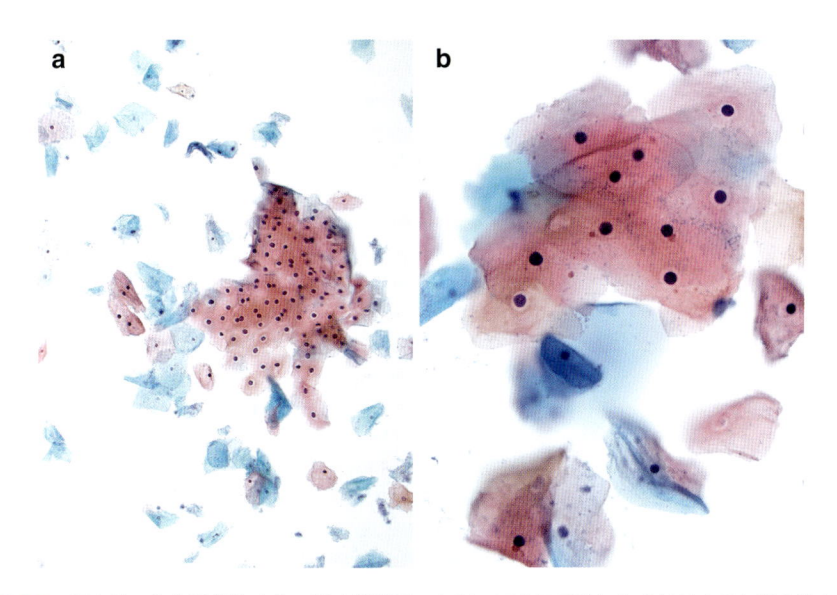

図2.36 反応性・修復性細胞変化：炎症性明暈．トリコモナス感染にみられるような微生物ないし炎症によって生じた反応性核周囲明暈の例である．この写真はHPVの細胞変性効果にみられるコイロサイトの明暈とは区別されるべき小規模な核周囲明暈をもつ反応性扁平上皮細胞を示している．(a) は液状化検体法，ThinPrepによる低倍率写真，(b) は従来法による高倍率写真である．

第2章 非腫瘍性所見

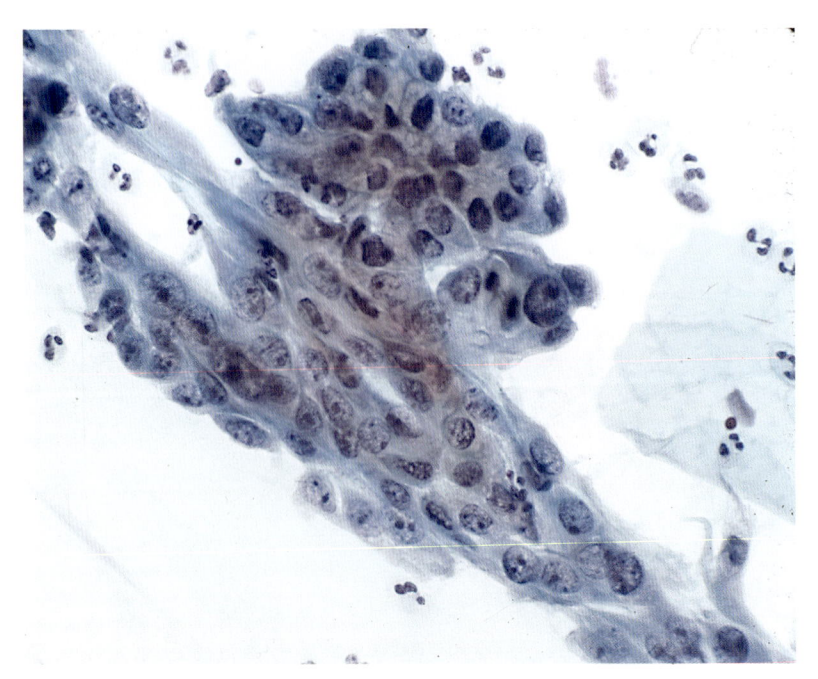

図2.37 反応性・修復性細胞変化：修復（従来法）．子宮脱のある67歳女性．平坦な一層の修復細胞であるが，明瞭な細胞質境界をもち，流れるような核の極性があり，ほとんどの細胞に著明な核小体がみられる．中央上部にみられるのは，内頸部細胞の反応性細胞集塊である．

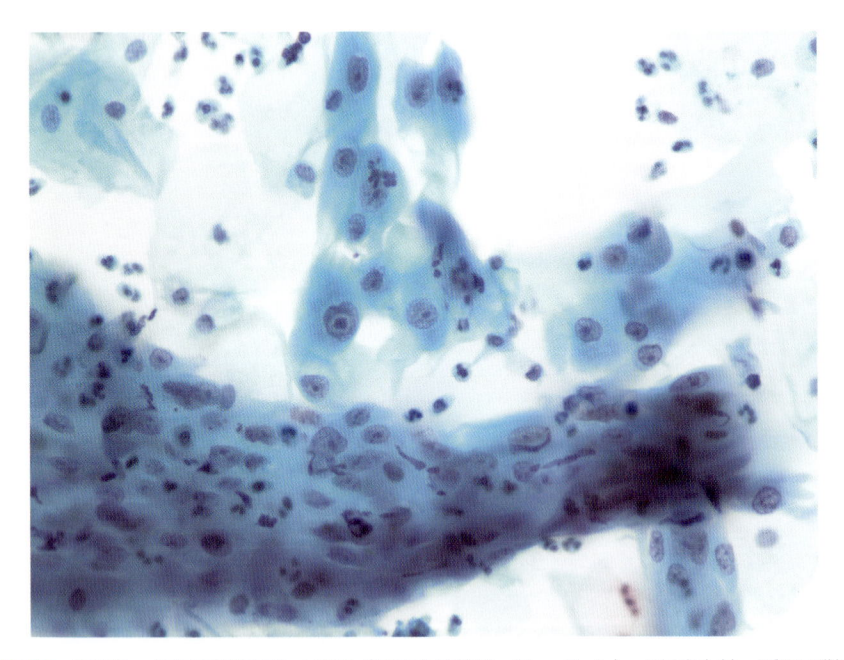

図2.38 反応性・修復性細胞変化：修復（液状化検体法，SurePath）．32歳女性．所見は従来法と同様であるが，細胞の流れるような配列は，細胞集塊が円形化しているために明瞭ではない．修復でみられるもう1つの所見である細胞質内の多形核白血球に注目のこと．図2.39, 2.40と比較されたい．

2.5 その他の非腫瘍性所見

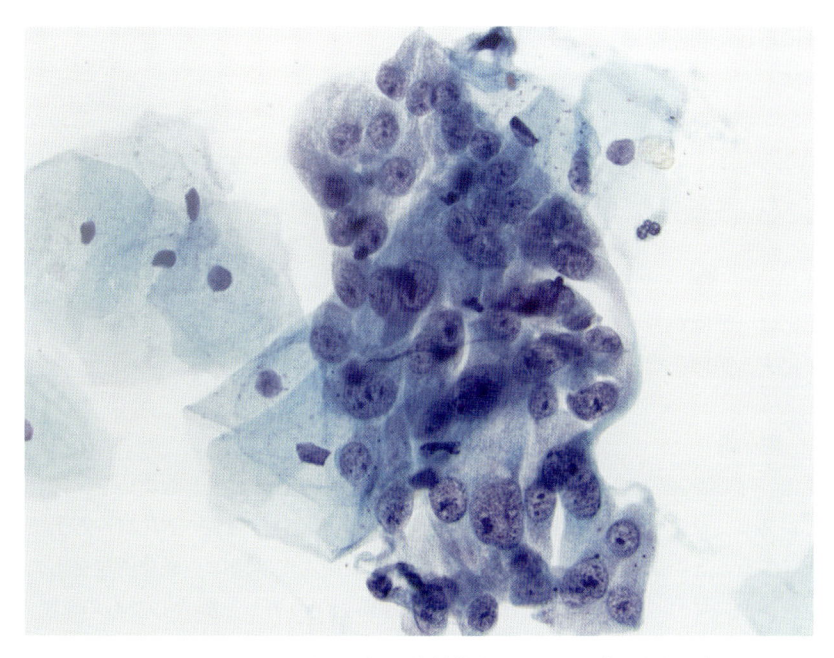

図 2.39 反応性・修復性細胞変化：修復（液状化検体法，ThinPrep）．炎症や感染に関連した因子で刺激された反応性内頸部細胞の集塊．核小体が目立つ．

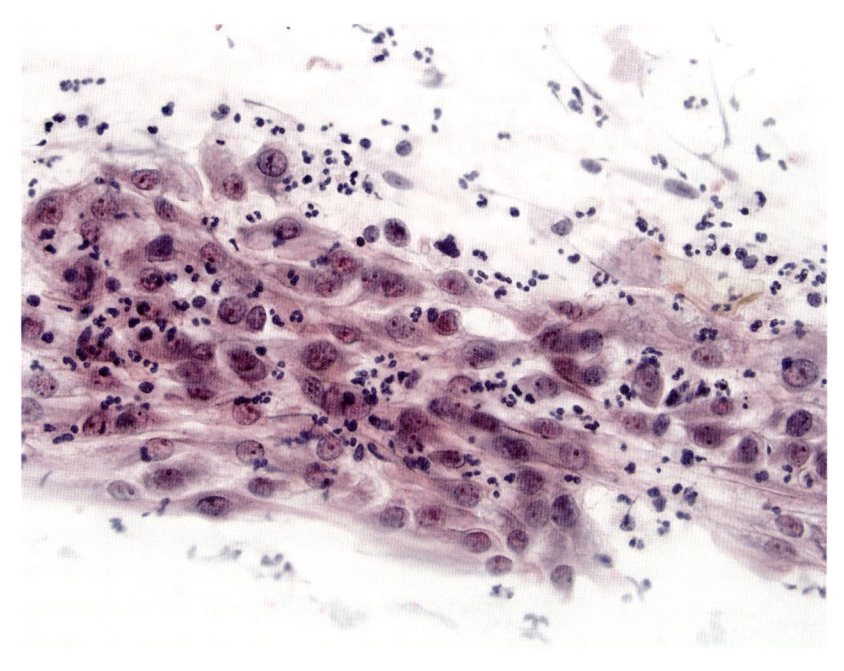

図 2.40 反応性・修復性細胞変化：修復（従来法）．修復にみられる細胞質の結合と，流れるような細胞配列の例．細胞質内の多形核白血球に注目のこと．流れるような細胞配列と細胞相互の結合は，「魚の群」にたとえられた．図 2.37 も参照．

検体処理法に応じた判断基準
液状化検体法：
　扁平上皮および頸部の修復細胞の集塊は，さらにまるく，3次元構造になる．そのため検鏡時には，光がさらに多くの細胞質や核の物質を通過せねばならないので暗調にある．細胞の辺縁は良好に固定され，従来法にみる川が流れるような細胞配列はほとんど認められない（図2.38）．

従来法：
　修復性変化は，細胞がスライドに平らに貼りつくのでより顕在化することがある．炎症性背景はより顕在化する傾向を示す．

2.5.2.2　注　釈
　修復性変化（「典型的修復」）は，成熟した扁平上皮，扁平上皮化生細胞ないし，円柱上皮にみられることがある．反応性・修復性変化の判断基準の認識には，陰性（NILM）と上皮の異常の境界を鮮明にすることが重要である．反応性および修復性変化は核に多様な所見をもたらす．核の大きさの多様性には，正常範囲の扁平上皮や内頸部細胞から著しく腫大したものまでが含まれ，しばしばそのような事象は同一の細胞集塊中にもみられる．核の大きさはSILや癌でみられる範囲に及ぶ場合もある．一般に，円形の核縁やクロマチンの均等分布や「魚の群」ないし「タフィー（キャンディ）」のような細胞質の特徴をもつ細胞結合や均質な細胞形態は，非腫瘍性を示唆する．どのような検体処理でも，修復細胞で散在性のものは少ない．核の不均等増殖，不規則なクロマチン分布，核縁の不整，核小体の大きさや形状のばらつき――いわゆる異型修復の所見――がみられたら，鑑別判断には反応性病変のみではなく，扁平上皮内病変や浸潤癌までもが含まれる．このような変化は「異型腺細胞（AGC）」あるいは「異型扁平上皮細胞（ASC-USあるいはASC-H）」に区分される（図5.66, 4.17, 4.18を参照）．

2.5.3　リンパ球性（濾胞性）頸管炎（図2.41, 2.42）

　リンパ球性頸管炎（濾胞性頸管炎）は慢性頸管炎の一型で，子宮頸部の上皮下に成熟したリンパ濾胞が形成される．これらの上皮下のリンパ球は頸部検体中に採取される．

2.5.3.1　判断基準
　核片呑食マクロファージ（tingible body macrophage）を伴う，あるいは伴わないリンパ球の多様な集簇．

検体処理法に応じた判断基準
液状化検体法：
　リンパ球はしばしば疎に凝集した集塊として出現するが，標本作製中に分離するため背景に弧在性のリンパ球が散在することもある（図2.41）．

2.5 その他の非腫瘍性所見

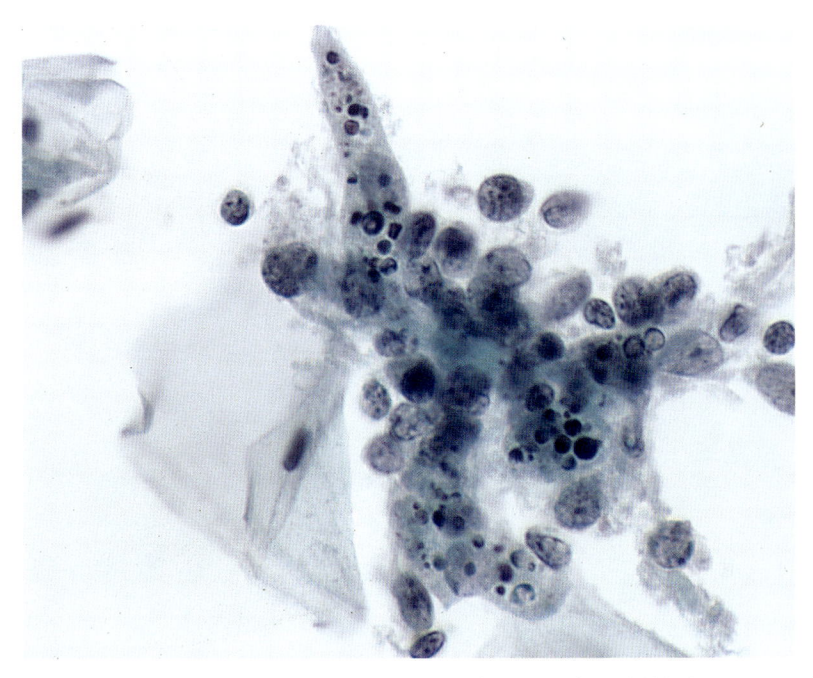

図2.41 反応性・修復性細胞変化：リンパ球性（濾胞性）頸管炎（液状化検体法，ThinPrep）．多形性を示すさまざまなリンパ球と核片呑食マクロファージ（tingible body macrophage）を認める．液状化検体法では，細胞が凝集することがある．

従来法：
リンパ球は集塊として，あるいは粘液の中を流れるようにみられる（図2.42）．

2.5.4　放射線照射に関連する反応性細胞変化（図2.43, 2.44）

電離放射線の細胞への影響は，腫瘍性病変ないし腫瘍の前駆病変と誤りかねない細胞所見を示し得る．

2.5.4.1　判断基準
・核・細胞質比は実質的に増加することなく，細胞の大きさが著明に増大する（図2.43, 2.44）．
・奇怪な形の細胞が出現することがある．
・核の大きさはさまざまで，腫大した核と正常大の核の両者をもつものもある．
・二核あるいは多核細胞の出現は珍しくない．
・軽度の核クロマチンの濃染がみられることもある．
・腫大した核は，蒼白化，クロマチンのしわやしみ，あるいは核の空胞化といった変性所見を示すことがある．
・修復細胞が認められる場合，1個あるいは複数個の著明な核小体がみられることがある．
・細胞質の空胞化，あるいは細胞質の多染性（2色，両染性）や細胞質内多形核白血球がみられ

第2章 非腫瘍性所見

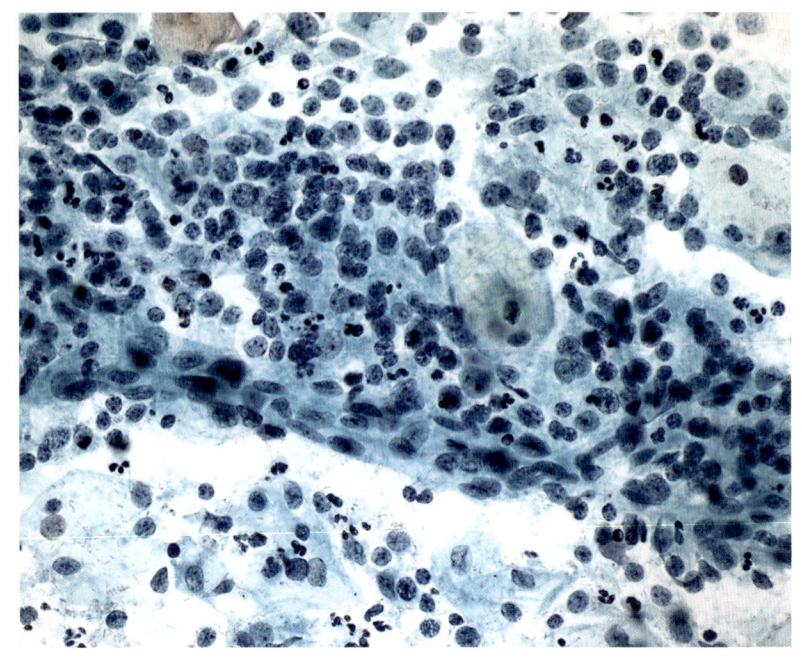

図2.42 反応性・修復性細胞変化：リンパ球性（濾胞性）頸管炎（従来法）．多数のリンパ球を認める．中央に，核片呑食マクロファージ（tingible body macrophage）がみられる．

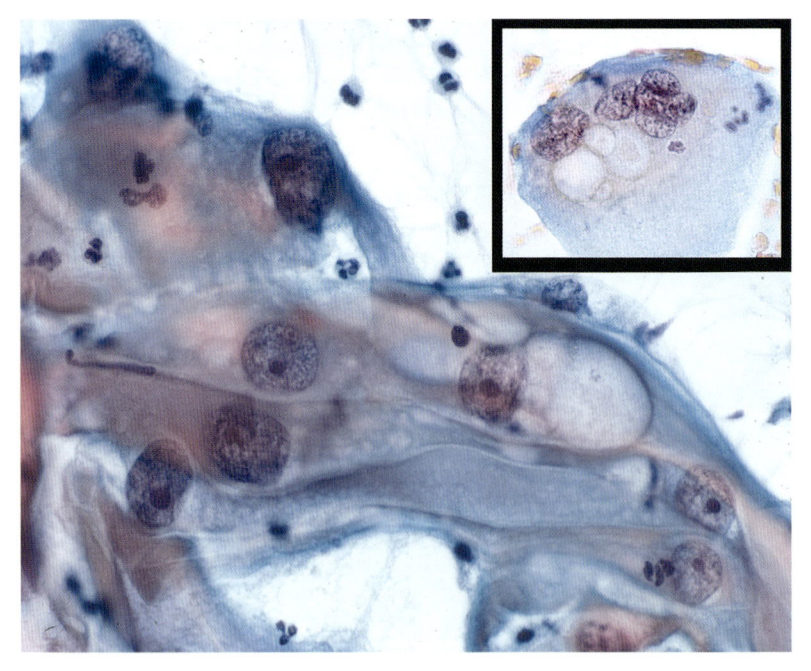

図2.43 反応性・修復性細胞変化：放射線照射（従来法）．8週間前に放射線治療を終えた子宮頸部扁平上皮癌の病歴をもつ40歳女性．腫大した核，空胞化した多染性を示す豊富な細胞質，クロマチンの軽度の濃染（粗大なクロマチンは認めない），著明な核小体をもつ細胞．多核化に注目のこと（右上挿入図）．

2.5 その他の非腫瘍性所見

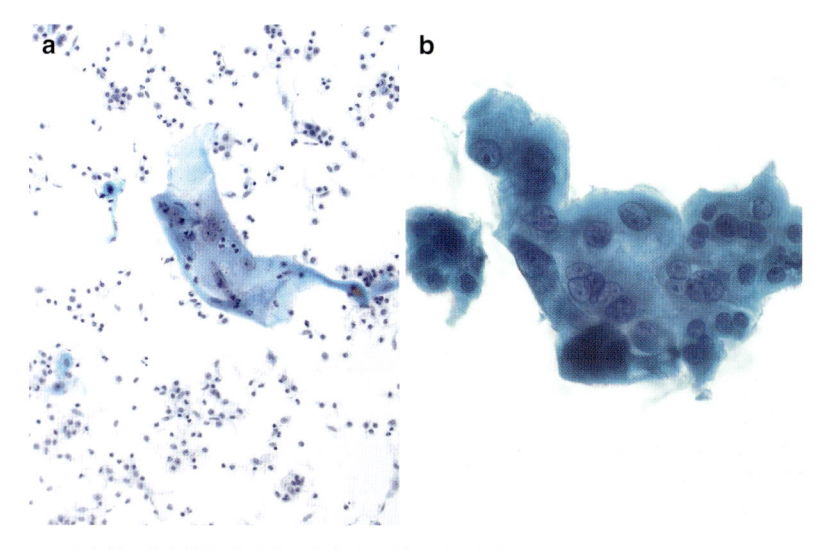

図2.44 反応性・修復性細胞変化：放射線照射．扁平上皮細胞における放射線による変化の低倍率写真（a，従来法）．従来法の細胞にみられる不整形の豊富な細胞質と，流れるようなあるいは「風に吹かれた」ような細胞辺縁に注目のこと．典型例では核は腫大しており，淡明のこともあれば，核内の物質が濃縮するためにクロマチンが過染性を示すこともある．核小体は典型例には認められる．この症例では，多数の多形核白血球が背景に出現している．（b）（液状化検体法，ThinPrep）では，液状化処理された被照射細胞に流れるような細胞配列はみられず，細胞質はより暗調である．核の変性と細胞質の空胞化は，いずれの検体処理法によっても普通にみられる．

ることがある．

検体処理法に応じた判断基準
液状化検体法：
・細胞質は円形で，流れ出るような配列は示さない．
・よりよい保存状態により奇怪な細胞質の形態所見が弱められることがある．
・核小体はより顕著になることがある．
・核はしばしば変性し，軽度扁平上皮内病変の所見に似ることがある[23]．

2.5.4.2 注 釈

変性血液，奇怪な細胞形態，および細胞破片からなる急性の放射線照射による変化は，一般的には，治療から6か月以内に治まる．しかし，一部の患者では，慢性の放射線による細胞変化がいつまでも持続することがある．この慢性の変化には，巨細胞化，核・細胞質比に変化のない核腫大，軽度のクロマチンの濃染，好中球の細胞質への浸潤〔いわゆる取り込み（engulfment）〕，多染性細胞質の持続が含まれる．化学療法薬の中には，子宮頸部上皮細胞に対して，急性および慢性の放射線照射と同様の変化を起こすものがある．

骨盤内照射療法を受けた患者に，本物の扁平上皮内病変が照射を受けていない患者と同様に生じることがあることに注意しておくことは重要である．照射を受けた患者の検体の過剰診断に，

第2章　非腫瘍性所見

特に変性細胞を伴う軽度異型病変の場合には，注意しなければならない．骨盤内検査やコルポスコピーの適用は，全体的管理が困難な照射後の骨盤では非常に難しい．

2.5.5　子宮内避妊器具に関連する反応性細胞変化（図2.45～2.47）

子宮内避妊器具（IUD）を用いる女性にしばしばみられる反応性腺細胞集塊は，器具の慢性刺激による結果として剥離した子宮内膜，あるいは内頸部円柱細胞である．

2.5.5.1　判断基準
・腺細胞が，孤在性に，あるいは通常5～15個の細胞集塊として，きれいな背景の中に出現することがある（図2.45；図6.5を参照）．
・細胞質の量はさまざまで，大きな空胞が核を圧排することが多く，その結果，印環（signet-ring）状を呈することがある（図2.46）．
・時に，腫大した核や高い核・細胞質比をもつ孤在性の細胞がみられることがある．その細胞はHSILやASC-Hと間違えられることがある（図2.47）．
・「しわの寄った」クロマチン所見や核の「ひび」を伴う核の変性所見がみられることがある．
・核小体が目立つことがある．
・砂粒体に似た石灰化がときどきみられる．
・放線菌様の微生物が上限25％の症例に出現することがある（図2.60, 2.61を参照）．

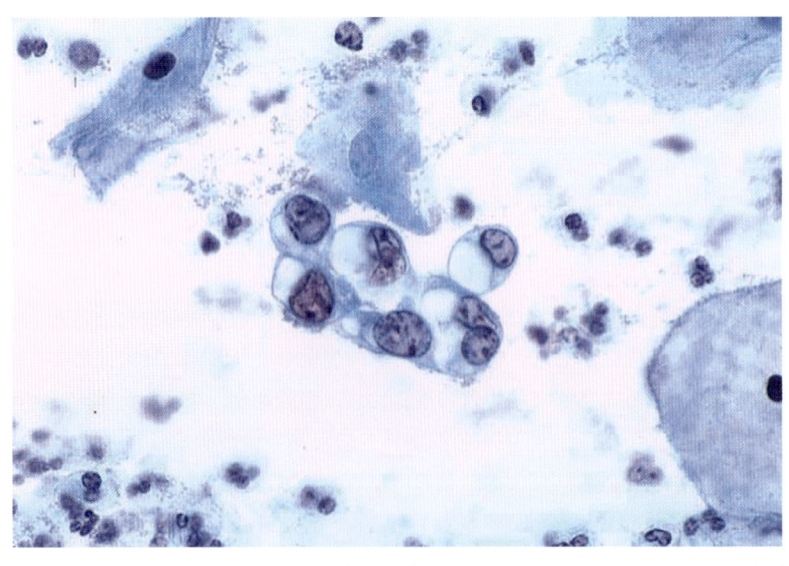

図2.45　反応性・修復性細胞変化：IUD（従来法）．IUDに関連する反応性細胞変化．細胞質内空胞により核が圧排された小型腺細胞集塊に注目のこと．

2.5 その他の非腫瘍性所見

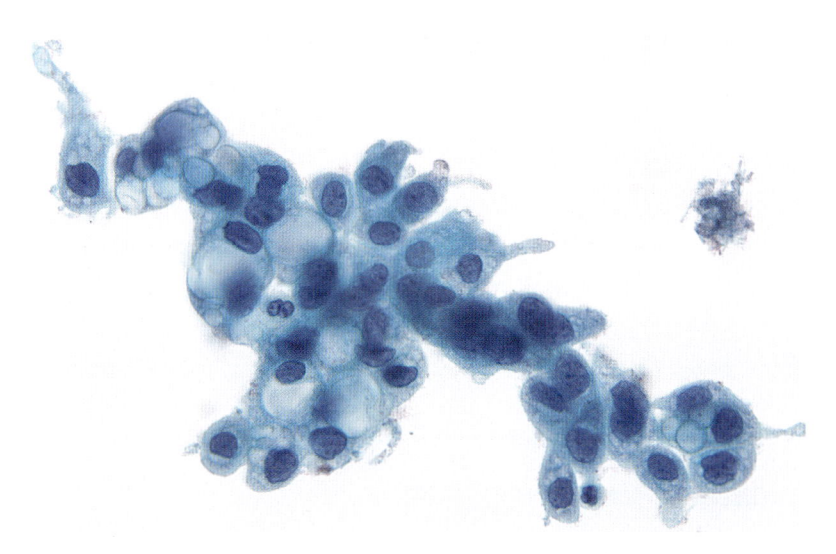

図2.46 反応性・修復性細胞変化：IUD（液状化検体法，ThinPrep）．液状化検体の細胞集塊では結合がより強い傾向があるが，従来法検体に出現する細胞質内空胞化や反応性核変化は同様の所見を示す．

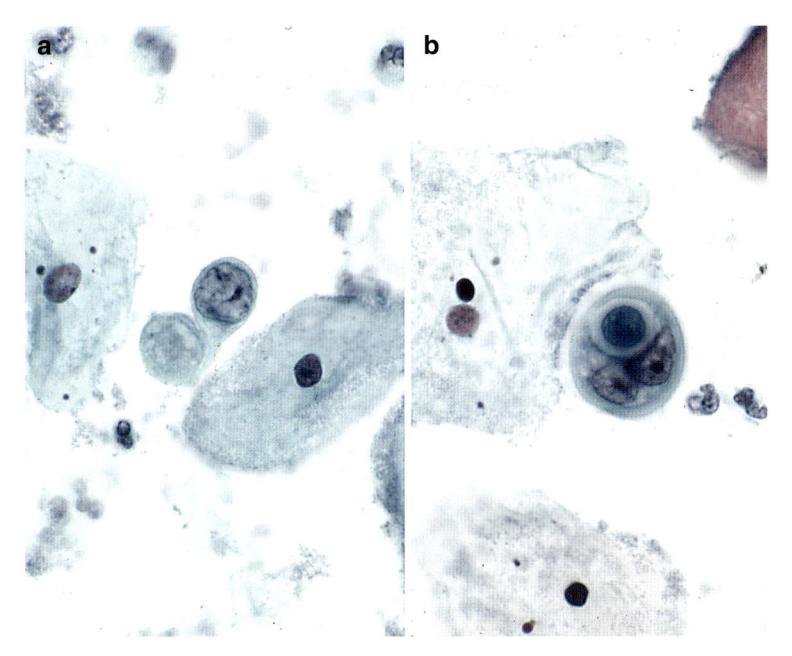

図2.47 反応性・修復性細胞変化：IUD（従来法）．高い核・細胞質比をもつ上皮細胞は，HSIL（a）に似ることがある．しかしながら，SILに通常みられる形態学的異常所見はみられない．核・細胞質比の高い孤在性細胞に核小体がみられる（b）ことも，HSILに典型的ではない．IUDの存在の既往歴などを得ることが，この種の異常形態所見に対応するうえでは重要である．

第2章　非腫瘍性所見

2.5.5.2　注　釈

　IUDを装着した女性に，時にみられる反応性腺細胞集塊は，IUD除去後数か月間続くことがある．特徴的な変化には2つの異なるパターンがある．空胞化した細胞質や核変化を伴う3次元的腺細胞集塊は，子宮内膜，卵管，卵巣の腺癌由来の細胞集塊によく似ている（図6.46～6.51, 6.55～6.57を参照）．核・細胞質比の高い孤在性の細胞はHSILに似るが，本物の前駆病変に通常認められる異常な形態所見はみられない．一般に，IUDの装着がある場合，腺癌の判定は慎重に行わなければならない．鑑別診断にHSILやASC-Hが挙げられるときには，高リスクHPV試験が助けになる．もし，細胞の異常所見に問題がある場合は，細胞病理医は，IUDを抜去して頸部細胞診を再検するよう勧めることを考慮すべきである．

2.6　子宮摘出後の腺細胞 （図2.48, 2.49）

　時に，子宮摘出後に良性と思われる腺細胞がみられることがある．これらの良性細胞の由来は明らかではないが，形態は腫瘍性ではない[24]．

2.6.1　判断基準

・内頸部腺から採取された細胞と鑑別できない良性と思われる内頸部型の腺細胞（図2.48,

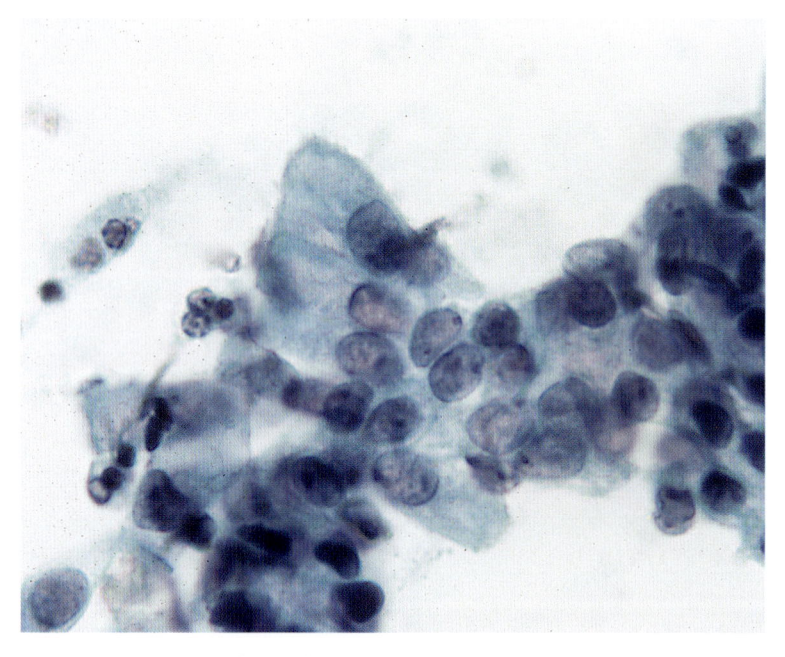

図2.48　子宮全摘後の腺細胞（従来法）．子宮頸部扁平上皮癌で子宮全摘後の49歳女性からの腟細胞診標本．良性頸管細胞を示している．良性にみえてもその臨床的意義はないので，報告は任意である．

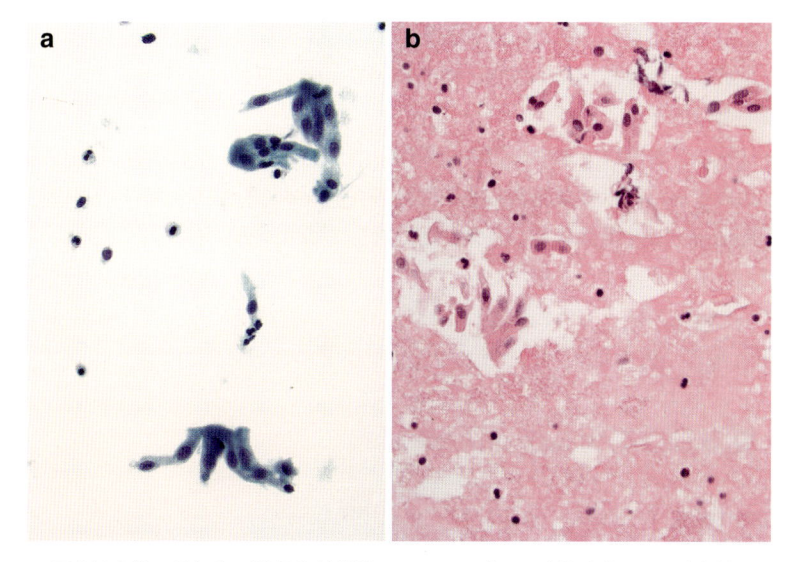

図 2.49 子宮摘出後の腺細胞（液状化検体法，ThinPrep）．子宮摘出後の68歳女性からの腟細胞診標本中に，円柱状腺細胞がみられる（a）．患者には直腸・腟瘻があった．セルブロック（b）が作製され，腺細胞はCDX2免疫染色陰性であった．結腸由来は否定的である．

2.49）．
- 杯細胞あるいは粘液化生がみられることがある．
- 円形ないし立方状の細胞は子宮内膜型の細胞に類似していることがある．

検体処理法に応じた判断基準

液状化検体法では，細胞はよりまとまり，3次元集塊を形成し，クロマチンは濃染する．

2.6.2 注釈

この現象の説明として，腟粘膜に近接した腺管の遺残，外傷性刺激による腺症の発生[25, 26]，萎縮に反応した粘液化生あるいは杯細胞化生[27]，単純子宮全摘術後の残存卵管の脱出などの多くの説がある．増加傾向にある通常の手法である頸管上部子宮摘出術施行後には，良性内頸部型腺細胞の出現を想定すべきである．最も重要なのは，特に，腺系腫瘍に対して子宮摘出術が行われていた場合に，腺癌の除外診断をすることである．異型がなければ，子宮摘出後の腺細胞の臨床的意義はなく，患者の管理に変更がないので，報告書への記載は任意である[28]．

2.7 微生物

微生物の子宮頸部標本の報告書の評価にあたっては，多くの場合，臨床的な扱いは，単に微生物が存在するということよりも，所見や症状によって決定される．臨床医と検査室は，微生物の

報告に関する希望や好ましいと思われる報告様式について相互に意見交換をすべきである．この件に関しての特別な相互意見がない場合，微生物がもし観察されればベセスダシステムで取り上げられた一般的な報告がなされる．

　頸部細胞診は後述されるほとんどの微生物に関して，比較的高い特異性を示す．確認試験がしばしば必要とされるが，微生物の報告は臨床医に潜在的な新しい診断を示すのに役立つ．ある文献によれば，Papanicolaou検査の多くの微生物に対して感度が低いとされており，一次スクリーニングや診断のための理想的な方法ではない[29]．他方，ある検査室では，同一の液状化検体細胞診用のバイアルを形態診断と微生物検査に用いている．検査項目にはすでに確立されている高リスクHPV検査に加え，最近では，ナイセリアとカンジダが含められている．

2.7.1　腟トリコモナス症（図2.50〜2.53）

2.7.1.1　判断基準
- 15〜30μm^2の西洋梨形や卵円形，あるいは円形を呈する好塩基性に染まる微生物（図2.50）．
- 核は淡青色，小胞状で，偏心性である．
- 好酸性の細胞質内顆粒がしばしばみられる．
- 鞭毛はときどき認められる．
- 腟トリコモナスとの関連で，レプトトリックス（Leptothrix）をみることがある（図2.51）．
- 関連する背景所見には，小規模な核周囲明暈をもつ成熟扁平上皮細胞や好中球の3次元集塊〔「多数のボール」(polyballs)〕が含まれる（図2.52）．

検体処理法に応じた判断基準
液状化検体法：
- 溶液中での固定により，微生物は小さく，円形化する傾向がある．
- 核と細胞質内好酸性顆粒は，しばしばより鮮明にみえる．
- 鞭毛がよく保存されるので，より迅速に確認できることがある．
- 特にSurePath処理検体では，時に凧状の形態でみられることがある（図2.53）．

従来法：
- 通常，好中球浸潤の増加が認められる．
- 鞭毛はしばしば観察しにくい．

2.7.1.2　注　釈
　時に，細胞質の変性した断片（特に細胞融解において）や炎症細胞がトリコモナスと誤認されることがある．そのため，トリコモナスの正しい判定においては，核の詳細がよくわかる，好酸性の細胞質顆粒がみられる，鞭毛がみられる，という条件の少なくとも1つが当てはまらねばならない．ほとんどの症例では，トリコモナスは豊富にある．したがって，まれにみられる好青性の崩壊産物の断片では，真のトリコモナスを示唆できない．頸部のレプトトリックス（グラム陽

2.7 微 生 物

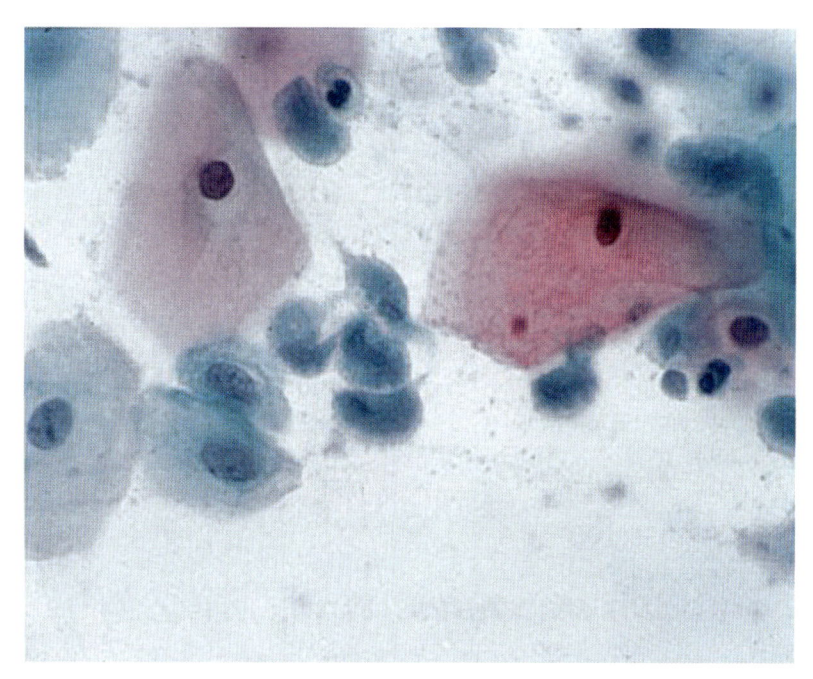

図2.50 腟トリコモナス（従来法）：トリコモナス．西洋梨様の微生物で扁在核と好酸性細胞質顆粒を認める．核と細胞質顆粒の存在は，それが細胞質の断片ではなくトリコモナスであることを示す．

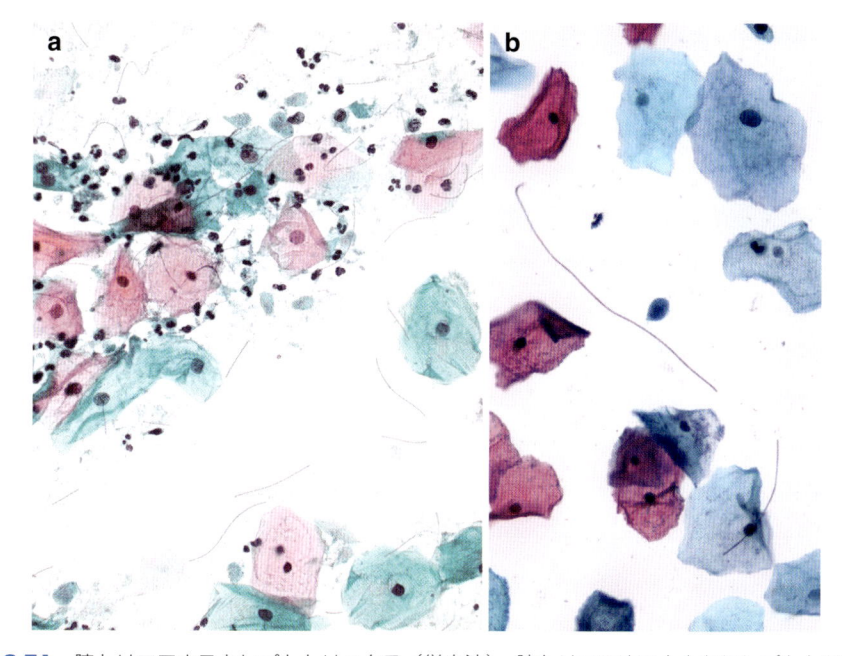

図2.51 腟トリコモナスとレプトトリックス（従来法）．腟トリコモナスとともにレプトトリックス（a，従来法）がみられることがある．この所見だけでは不十分であるが，トリコモナスの存在を示唆している．（b）は液状化検体法（Surepath）による例である．

第2章　非腫瘍性所見

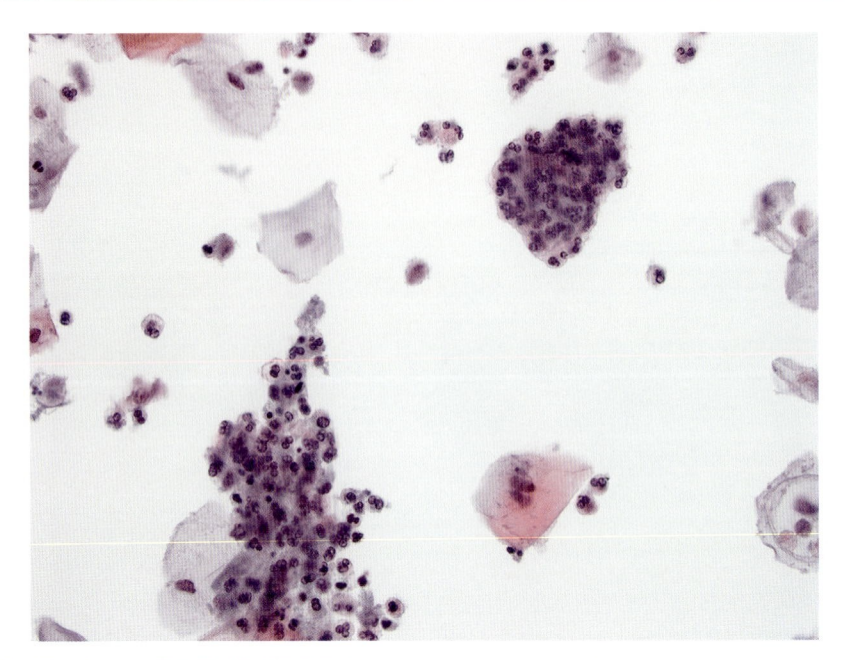

図2.52　腟トリコモナス（液状化検体法，ThinPrep）：「多数のボール（polyballs）」標本中のトリコモナスの存在の鍵になる所見は，好中球の凝集ないし「多数のボール」の出現である．これらは，背景の少数のトリコモナスとともにみられる．

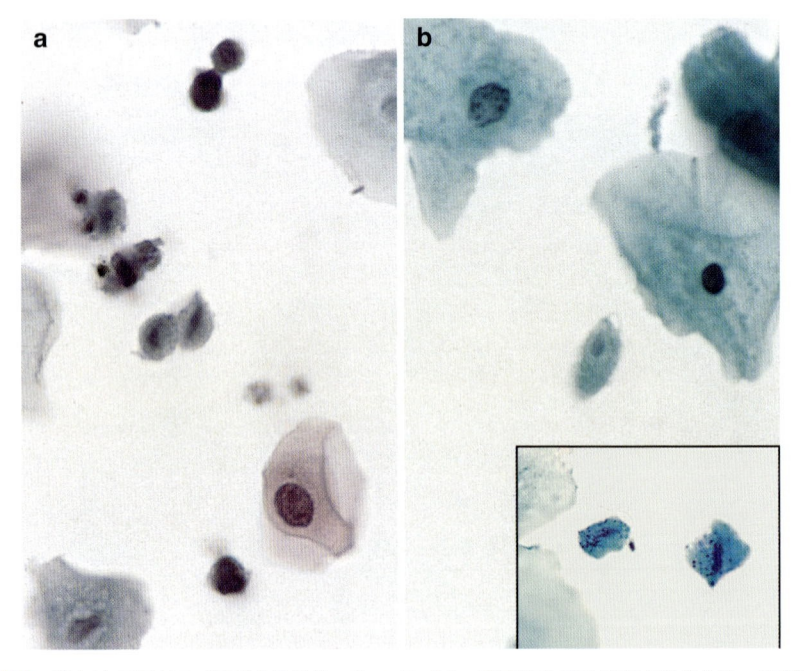

図2.53　腟トリコモナス（液状化検体法，SurePath）．帯下を主訴とする32歳女性．液状化検体法では，微生物の核，細胞質内顆粒，鞭毛（右）がより鮮明にみえることがある．凧の形と顆粒に注目のこと（右下挿入図）．

性嫌気性桿菌で，乳酸桿菌よりも長いが，カンジダよりも短く細い）がみられるときは，トリコモナスがいないかを探すべきである．

2.7.2　カンジダに形態学的に合致する真菌（図2.54～2.56）

2.7.2.1　判断基準
- 発芽酵母（3～7μm）と仮性菌糸．仮性菌糸は非常に長く，多数の細胞に及んでおり，Papanicolaou染色では，好酸性ないし灰褐色である．
- 発芽酵母が延長してできた仮性菌糸は，真の隔壁をもたないが，軸に沿って完全な狭窄を生じる．このことは新しい細胞の形成を示している（図2.54）．
- 破砕した白血球核と菌糸で「突き抜かれた」扁平上皮細胞の連銭状（rouleau）形成がみられることがある（図2.55）．

検体処理法に応じた判断基準
液状化検体法
- 上皮細胞の「串刺し現象」はより一般的であり，仮性菌糸がそれほど著明でなくても低倍率でみることができる（「シシカバブ」効果）（図2.55）．

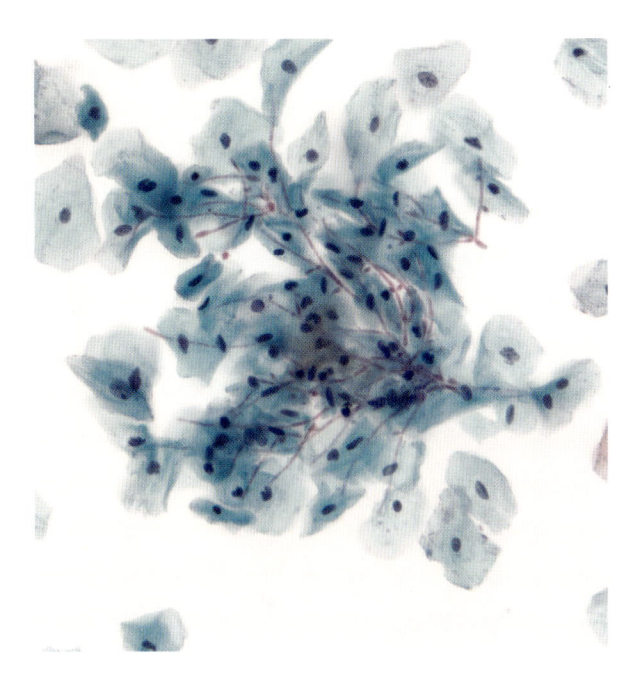

図2.54　カンジダ（液状化検体法，ThinPrep）：仮性菌糸．形態学的にカンジダに合致する真菌．仮性菌糸と少量の酵母形態に注目のこと．

第2章　非腫瘍性所見

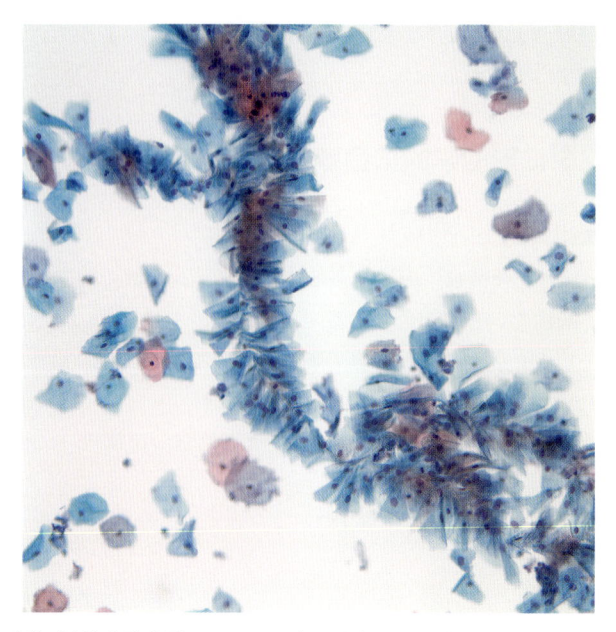

図2.55　カンジダ（液状化検体法，ThinPrep）：槍突き．形態学的にカンジダに合致する真菌．45歳女性．扁平上皮細胞の「槍突き」ないし「シシカバブ」現象に注目のこと．この現象は，たとえ仮性菌糸が著明でなくても低倍率で容易に観察できる．細胞診による経過観察では陰性（上皮内病変ではない／悪性ではない）であった．

2.7.2.2　注　釈

Candida（*Torulopsis*）*glabrata* は Papanicolaou 染色では，透明な明暈で囲まれた小型で均一な円形の出芽酵母形態をとる．他のカンジダに似ず，この真菌は生体内でも培養でも，仮性菌糸の形態を取らない（図2.56）．

2.7.3　細菌性腟症を示唆する菌叢の転換（図2.57, 2.58）

2.7.3.1　判断基準
- 個々の扁平上皮細胞は細胞膜を不明瞭にする一層の球桿菌に覆われ，いわゆるクルー細胞（clue cell）を形成する（図2.57）．多数の炎症細胞は，腟症よりもむしろ腟炎を示している．乳酸桿菌をほとんど認めない．

検体処理法に応じた判断基準
液状化検体法：
- 扁平上皮細胞は球桿菌に覆われているが，背景はきれいである（図2.58）．

従来法：
- 球桿菌の薄い膜が細胞と背景を覆う．通常，著明な好中球の反応は伴わない．

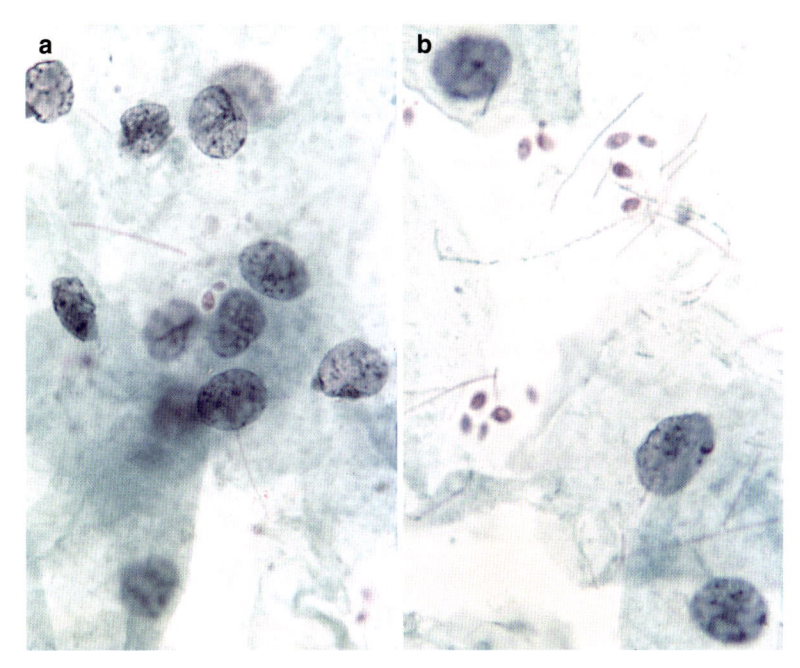

図2.56 カンジダ（従来法）：(Torulopsis) 63歳女性．形態的にCandida glabrataに合致する真菌（従来はTorulopsis glabrataとして知られていた）．酵母形態を取り囲んでいる透明な明暈に注目のこと．背景に仮性菌糸ではなく，細菌もみえる．この微生物は仮性菌糸をつくらない．免疫不全患者に細胞障害性変化をもたらすことがある．

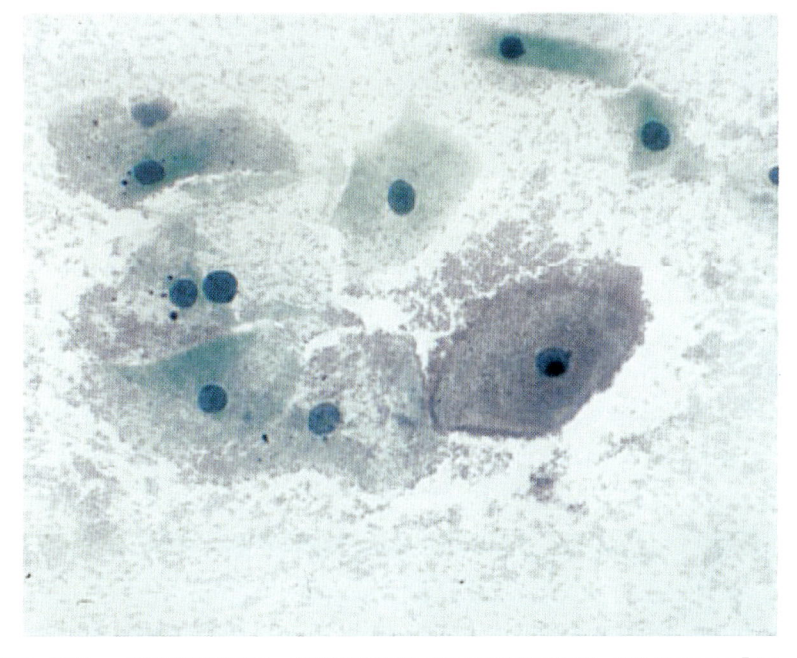

図2.57 細菌——球桿菌（従来法）．細菌性腟症を示唆する菌叢の転換．球桿菌による「クルー細胞」および薄膜状背景に注目のこと．

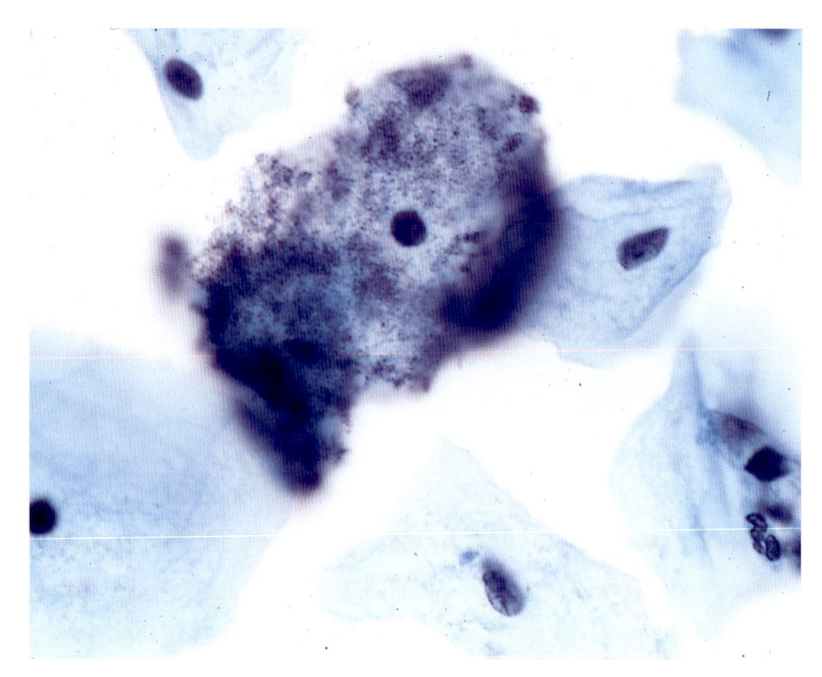

図2.58 細菌——球桿菌（液状化検体法，SurePath）．細菌性腟症を示唆する菌叢の転換．25歳女性．クルー細胞，および従来法に比べ比較的きれいな背景に注目のこと（図2.57を参照）．

2.7.3.2 注釈

　乳酸桿菌（デーデルライン桿菌）は，グラム陽性嫌気性桿菌で，正常な腟内細菌叢の主な構成要素である（図2.59を参照）．球桿菌が優勢になるということは，乳酸桿菌から数種類の偏性（obligate）および通性（facultative）嫌気性菌による複数菌感染へと腟内細菌叢が変化したことを示している．嫌気性菌には，*Gardnerella vaginalis* や *Mobiluncus* 種が含まれるが，これらに限られているわけではない[30, 31]．クルー細胞の存在の有無にかかわらず，この細菌叢の変化だけでは細菌性腟症と臨床診断を下すには十分でない．なぜなら，1か所から採取された検体では，必ずしも子宮頸部および腟全体の細菌叢を代表することにならないからである[32]．しかしながら，球桿菌の出現と乳酸桿菌の消失は，腟分泌物のグラム陽性検体と相関し，適切な臨床状況では細菌性腟症の臨床診断を裏付ける根拠となる[33]．細菌性腟症は，骨盤腹膜炎，早産，術後婦人科感染症，および細胞診異常と関連してみられることがある[34, 35]．腟炎や腟症の所見を日常業務レベルで報告する前に，臨床的要望に沿った報告をするための臨床行為としてコンサルテーションが推奨される．

2.7.4　放線菌に形態学的に合致する細菌（図2.60～2.62）

2.7.4.1　判断基準

・フィラメント状に微生物のもつれ合った塊は，しばしば，急角度の分枝を伴い，低倍率でみると「綿球」様の集塊として認識される（図2.60）．

2.7 微生物

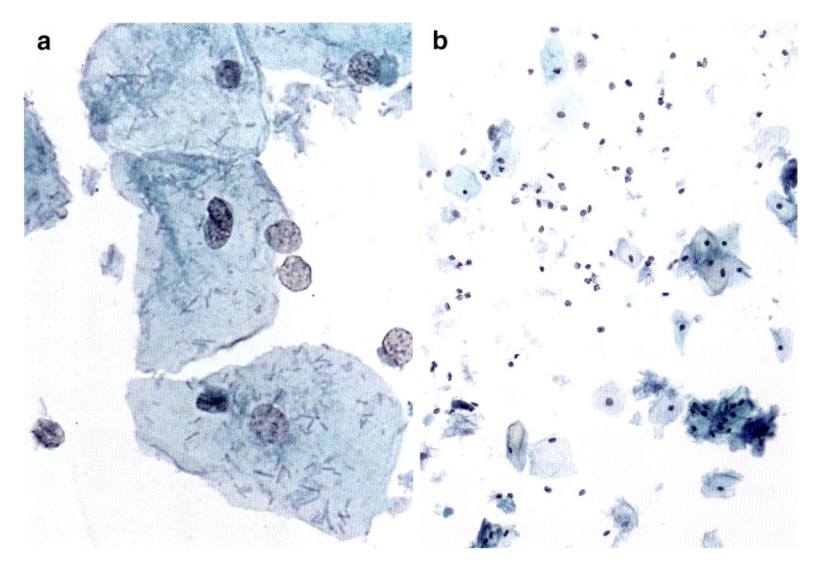

図2.59 細菌：乳酸桿菌と細胞融解（a，従来法）．液状化検体法では，典型例の細胞表面にみられ，従来法のように背景に散在することはない．図2.57，2.58の球桿菌と比較すると，細胞崩壊産物を伴う細胞融解性背景と中層細胞の多数の裸核の存在がよくわかる（b，液状化検体法，ThinPrep）．

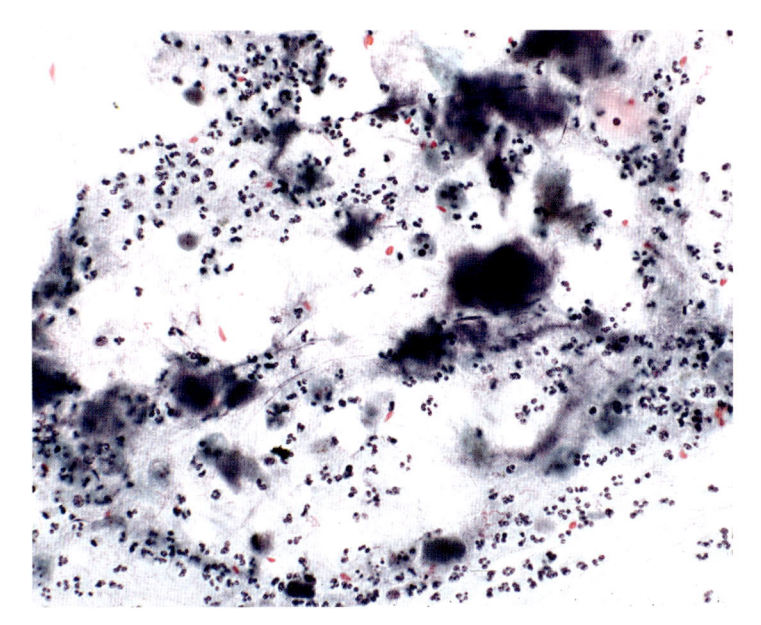

図2.60 形態学的に放線菌に合致する細菌（従来法）．41歳女性．低倍率ではフィラメント状に微生物がもつれあった塊が「綿球」様にみえる．急性の炎症反応も明白である．

第2章 非腫瘍性所見

- フィラメントは,放射状に分布し,時には不規則な「毛玉(woolly body)」の様相を呈する.
- 腫大したフィラメント,あるいは辺縁の「こん棒状構造」とともに,微生物の微小コロニーに付着した白血球の塊がみられることがある.
- 多型核白血球を伴う急性の炎症反応がしばしば認められる.

検体処理法に応じた判断基準
液状化検体法:
- 索状になった放線菌は,覆っているタンパク性の物質が標本作製過程で洗い流されるため,より細く,繊細になる傾向がある(図2.61).
- 背景の好中球数は減少している.

従来法:
- タンパク性の物質の凝集が,放線菌フィラメントの辺縁で,覆いや「こん棒状構造」を形成する傾向を示す.

2.7.4.2 注釈

子宮頸部細胞診における放線菌の存在はIUD装着と関連があり,慢性子宮内膜炎を随伴して

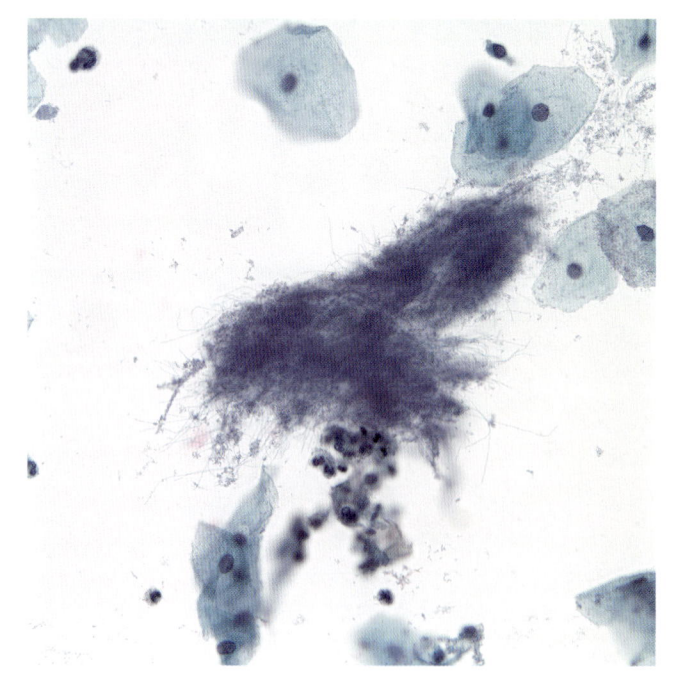

図2.61 形態学的に放線菌に合致する細菌(液状化検体法,ThinPrep).通常,従来法の標本でみえるタンパクの固まりは,液状化検体法による標本では細い細菌フィラメントを残して洗い流される傾向にある.このフィラメントはカンジダの仮性菌糸よりも細い.

いることがある（IUD装着患者の上限25％に頸部検体の放線菌がみられる）．骨盤内感染の臨床症状があり，子宮頸部細胞診検体の中に放線菌を認めた場合，放線菌による骨盤内膿瘍の可能性に注意しなければならない[36]．症状のないIUD装着者の頸部塗抹標本に放線菌が常に出現していても，IUDを取り去る根拠にはならない[37]．したがって，頸部細胞診検体での放線菌検出の意味付けは，臨床所見を勘案して考えられるべきである．液状化検体法では乳酸桿菌は凝集して集塊を形成するので放線菌に類似することがある（図2.62）．

2.7.5　単純ヘルペスウイルスに合致する細胞変化（図2.63）

2.7.5.1　判断基準

・核は，核内のウイルス粒子によって「すりガラス（ground-glass）」状に変化し，クロマチンの辺縁移動によって核膜の肥厚がみられる．
・明量で囲まれた濃い好酸性の核内〔カウドリー（Cowdry）〕封入がさまざまに出現する．この封入体は初回感染でも再感染でもみられる．
・相互に圧排された核からなる多核巨細胞が特徴的であるが，常にみられるわけではない．上記のような核をもつ単核の細胞が唯一の所見ということもある．

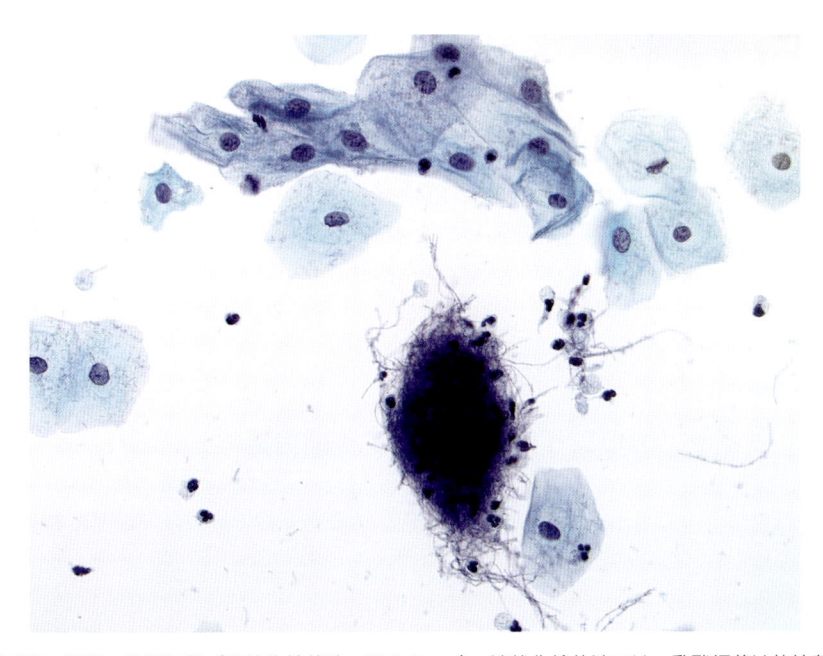

図2.62　細菌：乳酸桿菌（液状化検体法，ThinPrep）．液状化検体法では，乳酸桿菌は放線菌のように凝集して「塊」を形成する．背景の類似した孤在性の細菌の存在や，放線菌の特徴的な所見の欠如によって放線菌と区別しなければならない．

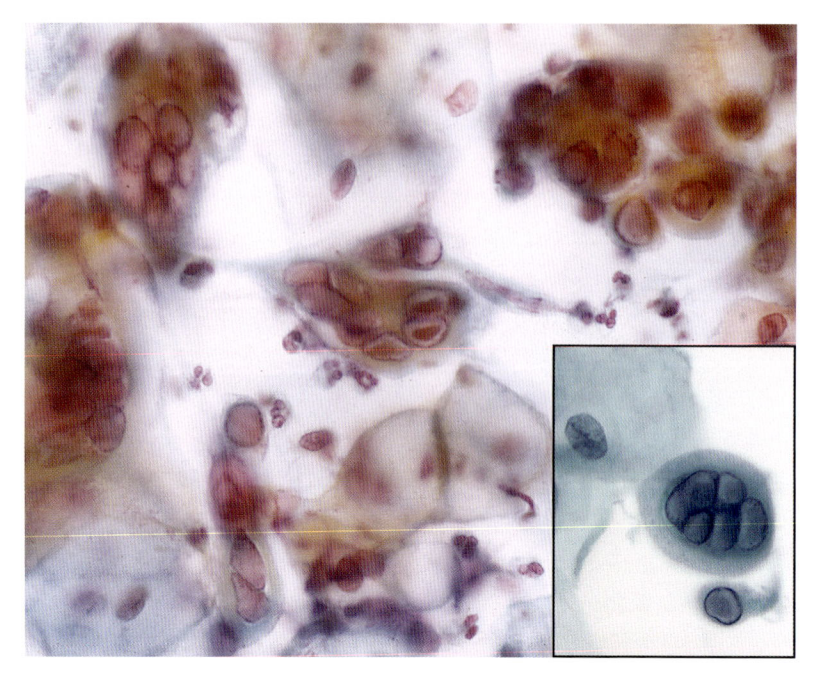

図2.63 単純ヘルペスウイルスに合致する細胞変化（従来法）．好酸性核内「カウドリー（Cowdry）A型」封入体に注目のこと．核の「すりガラス」状所見はウイルス粒子の集積によるものであり，これがクロマチンの辺縁移動を誘導する．挿入図は液状化検体法（SurePath）によるもので，典型的な多核のヘルペス感染細胞に核の「すりガラス」状所見が認められる．

2.7.5.2　注　釈

　ヘルペスの細胞学的影響は3つの「M」，すなわち，多核（multinuclation），鋳型形成（molding），クロマチンの核縁への偏在（margination of chromatin）である．多核細胞の鑑別診断は，多核内頸部細胞，多核組織球，合胞体トロホブラスト細胞に限定される．ヘルペス感染はすりガラス状（ヒアリン）核内封入体によって他のすべてのものから鑑別される．ヘルペスは実地臨床においては比較的再現性があるが，ヘルペス感染のある単核細胞は，LSILやHSILと過剰判定されることがあるとされている（図5.12を参照）．核内ヘルペス封入体をSILの濃染クロマチンと鑑別することが，この違いを明らかにする鍵である[38]．

2.7.6　サイトメガロウイルスに合致する細胞変化 (図2.64)

　サイトメガロウイルス（cytomegalovirus：CMV）の細胞変性の影響は，ほとんどが頸管腺上皮細胞にみられるが，間質細胞に出現することもある．

2.7.6.1　判断基準
・細胞と核の腫大．
・明瞭な明暈を伴う大型で好酸性の核内ウイルス封入体．

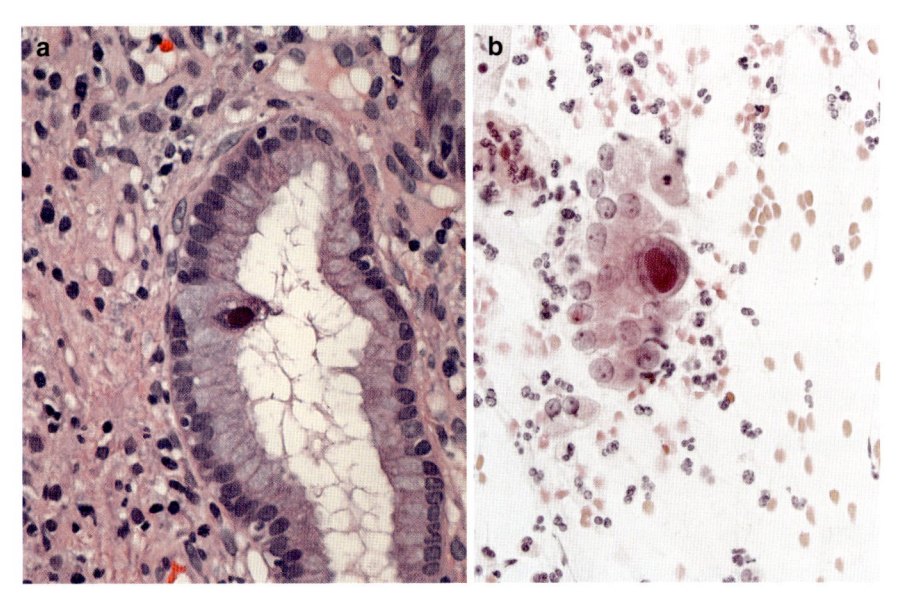

図2.64　サイトメガロウイルス（CMV）．(a)の組織像（H&E）は典型的なライラック赤色の大きな核内封入体をもつ内頸部細胞内のサイトメガロウイルスを示している．核に隣接した，より小さい好塩基性細胞質内封入体も明瞭である．(b)（従来法）では，サイトメガロウイルス封入体は内頸部細胞内に認められる．サイトメガロウイルス感染は通常，扁平上皮細胞にはみられない．しかしながら，他の上皮細胞，間葉系細胞，リンパ球，造血細胞などさまざまな細胞に感染し得る．

・小型の細胞質内の好塩基性封入体も出現する．

2.7.6.2　注　釈

　サイトメガロウイルスの細胞変性の影響は最も一般的には免疫不全状態にある人にみられる．大型のウイルス感染細胞は時に奇怪な腫瘍細胞と混同されることがある．しかしながら，封入体は特徴的な中心部に好酸性小体を有し，中央の封入体周囲に明瞭な明暈を形成する．ヘルペスウイルスの影響とは対照的に，サイトメガロウイルスは細胞質のほかに核にウイルス封入体をつくる．

2.8　報告見本

例1
　　検体の適否：適正．子宮内頸部／移行帯細胞が認められる．
　　判断：陰性（上皮内病変ではない／悪性ではない）．

例2
　　検体の適否：適正．子宮内頸部／移行帯細胞が認められる．部分的に炎症で不明瞭となってい

判断：陰性（上皮内病変ではない／悪性ではない）．腟トリコモナスを認める．炎症に関連する反応性扁平上皮細胞を認める．

例3
検体の適否：適正．子宮内頸部／移行帯細胞は認められない．
判断：陰性（上皮内病変ではない／悪性ではない）．放射線に関連する反応性細胞変化を認める．

例4
検体の適否：適正．著しい萎縮のため，子宮内頸部／移行帯細胞を確認できない．
判断：陰性（上皮内病変ではない／悪性ではない）．形態的にカンジダに合致する真菌を認める．

参考文献

1. Colgan TJ, Woodhouse SL, Styer PE, Kennedy M, Davey DD. Reparative changes and the false-positive/false-negative Papanicolaou test. Arch Pathol Lab Med. 2001;125:134–40.
2. Young NA, Naryshkin S, Atkinson BF, Ehya H, Gupta PK, Kline TS, et al. Interobserver variability of cervical smears with squamous-cell abnormalities: a Philadelphia study. Diagn Cytopathol. 1994;11:352–7.
3. Young NA, Kline TS. Benign cellular changes: allied ambiguity in CLIA'88 and the Bethesda System. Diagn Cytopathol. 1994;10(4):307–8 [editorial].
4. Davey DD, Nielsen ML, Frable WJ, Rosenstock W, Lowell DM, Kraemer BB. Improving accuracy in gynecologic cytology. Results of the College of American Pathologists Interlaboratory Comparison Program in Cervicovaginal Cytology. Arch Pathol Lab Med. 1993;117:1193–8 [see comments].
5. Young NA. Back to the negative Pap test: behind the scenes at Bethesda 2001. Diagn Cytopathol. 2002;26:207–8.
6. Jones BA. Rescreening in gynecologic cytology. Rescreening of 3762 previous cases for current high-grade squamous intraepithelial lesions and carcinoma: a College of American Pathologists Q-Probes study of 312 institutions. Arch Pathol Lab Med. 1995;119:1097–103.
7. Barr Soofer S, Sidawy MK. Reactive cellular change: is there an increased risk for squamous intraepithelial lesions? Cancer. 1997;81:144–7 [see comment].
8. Malik SN, Wilkinson EJ, Drew PA, Hardt NS. Benign cellular changes in Pap smears. Causes and significance. Acta Cytol. 2001;45:5–8.
9. Tlsty TD, Coussens LM. Tumor stroma and regulation of cancer development. Annu Rev Pathol. 2006;1:119–50.
10. Patten Jr SF. Diagnostic cytopathology of uterine cervix. In: Wied G, editor. Monographs in clinical cytology. 2nd ed. New York: Karger Press; 1978.
11. Heaton Jr RB, Harris TF, Larson DM, Henry MR. Glandular cells derived from direct sampling of the lower uterine segment in patients status post-cervical cone biopsy. A diagnostic dilemma. Am J Clin Pathol. 1996;106:511–6.
12. Sauder K, Wilbur DC, Duska L, Tambouret RH. An approach to post-radical trachelectomy vaginal-isthmus cytology. Diagn Cytopathol. 2009;37:437–42.
13. Feratovic R, Lewin SN, Sonoda Y, Park KJ, Abu-Rustum NR, Moreira AL, et al. Cytologic findings after fertility-sparing radical trachelectomy. Cancer. 2008;114:1–6.
14. Sorosky JI, Kaminski PF, Wheelock JB, Podczaski ES. Clinical significance of hyperkeratosis and parakeratosis in otherwise negative Papanicolaou smears. Gynecol Oncol. 1990;39:132–4.

15. Williamson BA, DeFrias D, Gunn R, Tarjan G, Nayar R. Significance of extensive hyperkeratosis on cervical/vaginal smears. Acta Cytol. 2003;47:749–52.

16. Bibbo M, Wied GL. Look-alikes in gynecologic cytology. In: Wied GL, editor. Tutorials of cytology, vol. 12. 2nd ed. Chicago: Tutorials of Cytology Press; 1988.

17. Babkowski RC, Wilbur DC, Rutkowski MA, Facik MS, Bonfiglio TA. The effects of endocervical canal topography, tubal metaplasia, and high canal sampling on the cytologic presentation of non-neoplastic endocervical cells. Am J Clin Pathol. 1996;105:403–10.

18. College of American Pathologists 2013 Interlaboratory Comparison Program in Cervicovaginal Cytopathology (PAP) Year End Summary Report. Northfield, Illinois: College of American Pathologists; 2014.

19. Koss LG. Inflammatory processes and other benign disorders of the cervix and vagina. In:Koss LG, editor. Diagnostic cytology and its histopathologic bases. 4th ed. Philadelphia:Lippincott; 1992. p. 314–70.

20. Michael CW, Esfahani FM. Pregnancy-related changes: a retrospective review of 278 cervical smears. Diagn Cytopathol. 1997;17:99–107.

21. Hakima L, Kaplan RE, Guo M, Hoda RS. Decidual cells may be mistaken for glandular or squamous atypia on Thin-Prep Pap test. Diagn Cytopathol. 2013;41:886–8.

22. Benoit JL, Kini SR. "Arias-Stella reaction"-like changes in endocervical glandular epithelium in cervical smears during pregnancy and postpartum states–a potential diagnostic pitfall. Diagn Cytopathol. 1996;14:349–55.

23. Shield PW, Daunter B, Wright RG. Post radiation cytology of cervical cancer patients. Cytopathology. 1992;3:167–82.

24. Ponder TB, Easley KO, Davila RM. Glandular cells in vaginal smears from posthysterectomy patients. Acta Cytol. 1997;41:1701–4.

25. Gondos B, Smith LR, Townsend DE. Cytologic changes in cervical epithelium following cryosurgery. Acta Cytol. 1970;14:386–9.

26. Sedlacek TV, Riva JM, Magen AB, Mangan CE, Cunnane MF. Vaginal and vulvar adenosis. An unsuspected side effect of CO2 laser vaporization. J Reprod Med. 1990;35:995–1001.

27. Bewtra C. Columnar cells in posthysterectomy vaginal smears. Diagn Cytopathol. 1992;8:342–5.

28. Massad LS, Einstein MH, Huh WK, Katki HA, Kinney WK, Schiffman M, et al. 2012 updated consensus guidelines for the management of abnormal cervical cancer screening tests and cancer precursors. J Low Genit Tract Dis. 2013;17:S1–27.

29. Fitzhugh VA, Heller DS. Significance of a diagnosis of microorganisms on a Pap smear. J Low Genit Tract Dis. 2008;12:40–51.

30. Giacomini G, Paavonen J, Rilke F. Microbiologic classification of cervicovaginal flora in Papanicolaou smears. Acta Cytol. 1989;33:276–8.

31. Giacomini G, Schnadig VJ. The cervical Papanicolaou smear: bacterial infection and the Bethesda System. Acta Cytol. 1992;36:109–10.

32. Bartlett JG, Moon NE, Goldstein PR, Goren B, Onderdonk AB, Polk BF. Cervical and vaginal bacterial flora: ecologic niches in the female lower genital tract. Am J Obstet Gynecol. 1978;130:658–61.

33. Prey M. Routine Pap smears for the diagnosis of bacterial vaginosis. Diagn Cytopathol. 1999;21:10–3.

34. Donders GG, Van Bulck B, Caudron J, Londers L, Vereecken A, Spitz B. Relationship of bacterial vaginosis and mycoplasmas to the risk of spontaneous abortion. Am J Obstet Gynecol. 2000;183:431–7.

35. Schwebke JR. Bacterial vaginosis. Curr Infect Dis Rep. 2000;2:14–7.

36. Fiorino AS. Intrauterine contraceptive device-associated actinomycotic abscess and actinomyces detection on cervical smear. Obstet Gynecol. 1996;87:142–9.

37. Matsuda K, Nakajima H, Khan KN, Tanigawa T, Hamaguchi D, Kitajima M, et al. Preoperative diagnosis of pelvic actinomycosis by clinical cytology. Int J Womens Health. 2012;4:527–33.
38. Crothers BA, Booth CN, Darragh TM, Zhao C, Souers RJ, Thomas N, et al. False-positive Papanicolaou (PAP) test rates in the College of American Pathologists PAP education and PAP proficiency test programs: evaluation of false-positive responses of high-grade squamous intraepithelial lesion or cancer to a negative reference diagnosis. Arch Pathol Lab Med. 2014;138:613–9.
39. Sherman ME, Cytopathology, Blaustein's Pathology of the Female Genital Tract. Kurman RJ, editor. 4th ed. New York: Springer, 1994; p. 1099.

第3章
子宮内膜細胞：どのようなときに，どのように報告すべきか

Edmund S. Cibas, David Chelmow, Alan G. Waxman, and Ann T. Moriarty

3.1　その他

・45歳以上の女性における子宮内膜細胞
　（扁平上皮内病変を否定できる場合は明記）

3.2　背　景

　生殖年齢女性においては，性周期のうち月経期および増殖期に採取された検体には，剥離子宮内膜細胞は普通に観察される．しかし，閉経後女性においては，剥離子宮内膜細胞が観察されることは異常であり，内膜腫瘍の可能性を示唆すると考えられてきた[1-7]．子宮内膜癌の大部分に性器出血がみられるが[2]，無症状の症例も存在する．これら無症状女性では細胞診検体における子宮内膜細胞の存在が子宮内膜癌の唯一の所見であったとする報告もある[1,7]．これらの理由から，ベセスダシステム1991では，閉経後の細胞学的に良性を呈する子宮内膜について報告することを推奨した．しかし，各個人の閉経状態はしばしば不明確，不正確であったり，検査室に知らされないことが多い．米国においては閉経時期の中央値は51歳であるが変動係数は大きい[8]．

　この問題を解決するため，ベセスダシステム2001では，40歳以上の女性で剥離子宮内膜細胞が観察された場合に報告することを推奨した[9]．この年齢は，なるべくすべての閉経後女性を含むために決定された．臨床医が月経歴や子宮内膜癌のリスク因子を勘案して追加の評価を行うか否か決定することを意図していた．このベセスダシステム1991から2001への変更の後，良性を呈する子宮内膜の報告頻度は上昇し[10]，ベセスダシステム2001による疾患の適中率の研究が複数報告された[10-18]．メタアナリシスによると，2001年以前には剥離子宮内膜細胞と報告されたうち生検で子宮内膜増殖症や内膜癌が確認された頻度は，子宮内膜増殖症12%，内膜癌6%であった（表3.1）．これらの頻度はベセスダシステム2001導入により，それぞれ2.0%と1.1%へ低下した（表3.2）[19]．

第3章 子宮内膜細胞：どのようなときに，どのように報告すべきか

特に婦人科以外の臨床医の間で臨床的取扱いに混乱が生じたため，2012ASCCPガイドラインでは，40歳以上の女性で子宮頸部細胞診にて子宮内膜細胞が報告された場合，閉経後女性に限って内膜組織診を行うことを推奨した[20]．

ベセスダシステム2001導入後の研究によると，45歳未満の女性においては，子宮頸部細胞診には子宮内膜癌の検出の意義はほとんど認められなかった[10, 11, 17, 21]．剥離子宮内膜細胞による適中率を改善するため，今回，45歳以上の女性で良性を呈する子宮内膜細胞が存在する場合は報告することを推奨する．今回の変更では，スクリーニング検査においてはすべての悪性腫瘍を検出することを目的としているわけではないことを理解する必要がある．また，子宮頸部細胞診は主として扁平上皮病変のスクリーニング検査であって子宮内膜病変の発見はその目的とはされておらず，子宮内膜異常が疑われる場合の評価法として用いるべきではないことも重要である．

異型内膜細胞は従来通り総括区分の「上皮細胞異常」として報告されるべきである．

表3.1 閉経後女性における良性を呈する子宮内膜細胞：子宮内膜増殖症と子宮内膜癌の適中率（ベセスダシステム2001以前のデータ）

著者，発表年	閉経の定義	生検症例数	増殖症，症例数（%）	癌，症例数（%）	増殖症または癌，症例数（%）
Cherkis ら (1988)[1]	≥40	179	23 (13)	20 (11)	43 (24)
Gomez-Fernandez ら (1999)[2]	不明	84	6 (7)	6 (7)	12 (14)
Gondos and King (1977)[3]	≥40	147	23 (16)	2 (1)	25 (17)
Ng ら (1974)[4]	≥40	501	52 (10)	23 (5)	75 (15)
Sarode ら (2001)[5]	>55	81	4 (5)	4 (5)	8 (10)
Yancey ら (1990)[6]	不明	74	9 (12)	0	9 (12)
Zucker ら (1985)[7]	不明	23	10 (43)	6 (26)	16 (70)
計		1,089	127 (12 %)	61 (6 %)	188 (17 %)

〔Cibas and Ducatman, 2014[19] より〕

表3.2 40歳以上の女性における良性を呈する子宮内膜細胞：子宮内膜増殖症と子宮内膜癌の適中率（ベセスダシステム2001以降のデータ）

著者，発表年	生検症例数	増殖症，症例数（%）	癌，症例数（%）	増殖症または癌，症例数（%）
Browne ら (2005)[11]	211	1 (0.5)	6 (2.8)	7 (3.3)
Thrall ら (2005)[12]	159	9 (5.7)	0	9 (5.7)
Bean ら (2006)[13]	140	2 (1.4)	0	2 (1.4)
Kapali ら (2007)[14]	499	4 (0.8)	4 (0.8)	8 (1.6)
Moroney ら (2007)[15]	370	9 (2.4)	6 (1.6)	15 (4.0)
Li ら (2012)[16]	739	13 (1.8)	7 (0.9)	20 (2.7)
Moatamed ら (2013)[18]	186	10 (5.4)	4 (2.1)	14 (7.5)
計	2,394	48 (2.0)	27 (1.1)	75 (3.1)

〔Cibas and Ducatman, 2014[19] を改変〕

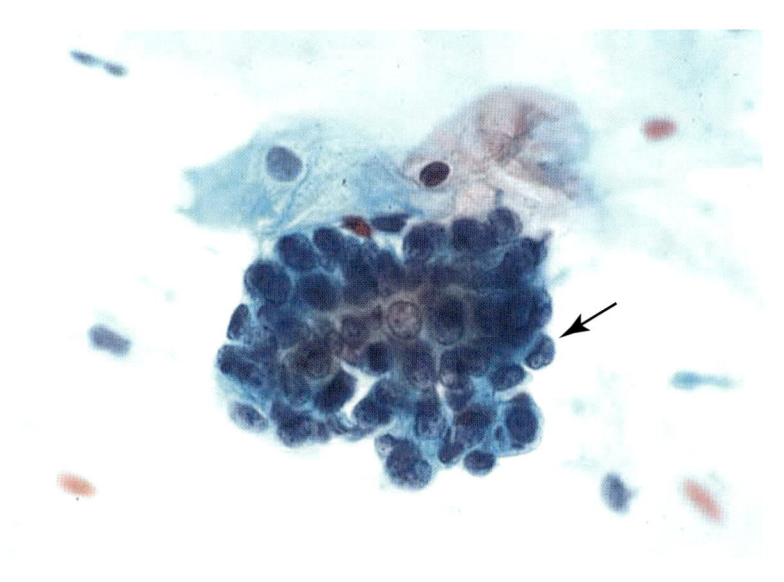

図3.1 剥離子宮内膜細胞（従来法）．中層扁平上皮細胞と同様な大きさの小型の核をもつ子宮内膜細胞が3次元的に集塊を形成．核小体は目立たない．細胞質は少なく，細胞境界は不明瞭．

3.3 剥離子宮内膜細胞（図3.1～3.4）

3.3.1 判断基準

- 剥離細胞は球状の密な小集塊として出現し，単一細胞であることはまれである（図3.1，3.2）．
- 核は小型で正常な中層扁平上皮細胞の核とほぼ同じ大きさである．
- 集塊辺縁においては核はカップ状の形態をとることがある（図3.1矢印）．
- 核は濃く，クロマチンの形態は細胞重積のため識別困難なことが多い．
- 核小体は不明瞭である．
- しばしば核崩壊像を認める．
- 核分裂像は認めない．
- 細胞質は少なく，ときどき空胞化している．
- 細胞辺縁は不明瞭である．
- 二重輪郭をもつ内膜細胞の集塊が認められることがある（図3.3）．

検体処理法に応じた判断基準
液状化検体法：
- 濃度勾配法では，扁平上皮細胞の上層に細胞集団が出現することがある．

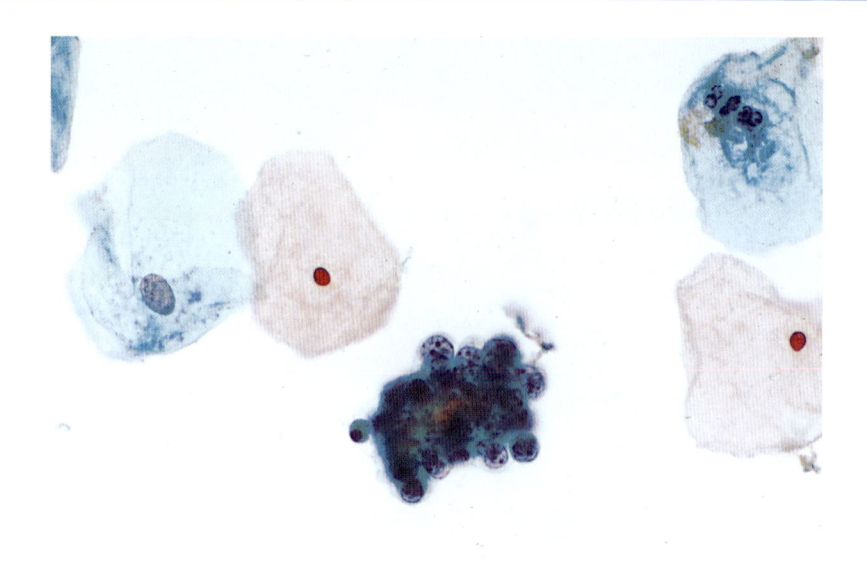

第3章 子宮内膜細胞：どのようなときに，どのように報告すべきか

図3.2 剥離子宮内膜細胞（液状化検体法，ThinPrep）．

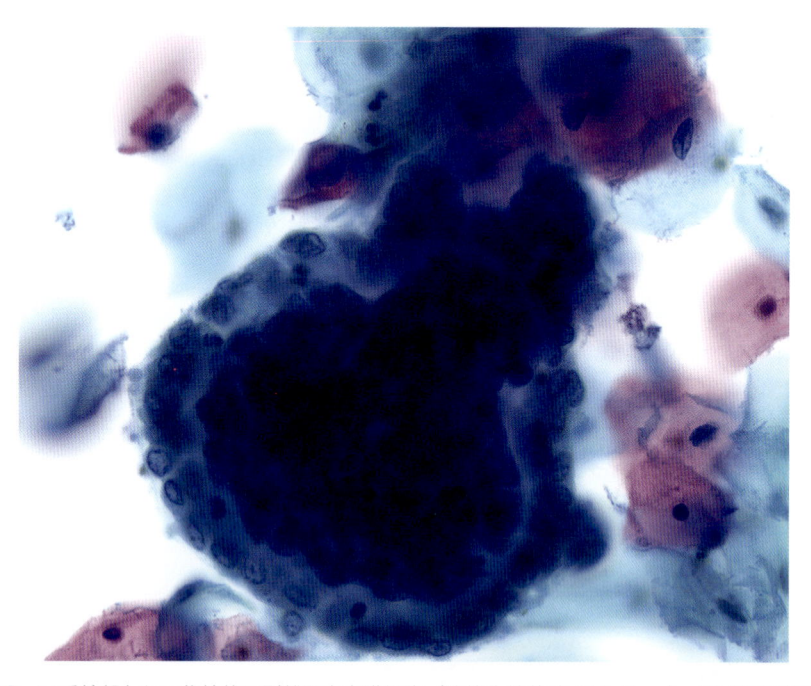

図3.3 二重輪郭をもつ集塊状の剥離子宮内膜細胞（液状化検体法，ThinPrep）．濃い間質細胞を中心に腺細胞が周囲に配列する．液状化検体法による月経中の検体では背景がきれいであることに注目されたい．

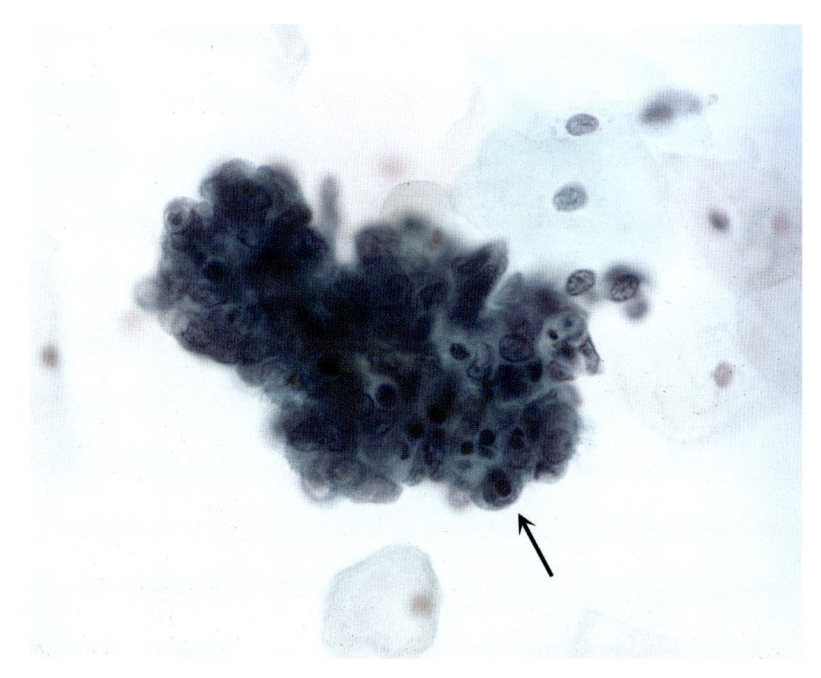

図3.4 剥離子宮内膜細胞（液状化検体法，SurePath）．剥離子宮内膜細胞集団に単一細胞壊死（アポトーシス）が観察される（矢印）．

・単一細胞をより多く認める．
・核小体とクロマチンの詳細はより明確になることがある（図3.2）．細胞質内の空胞はより高頻度に，容易に認められる．
・核崩壊像を認めやすい（図3.4）．
・特に月経中では，従来法に比べ背景がきれいである（図3.3）．

3.4 注　釈

　ベセスダシステム2014では，45歳以上の女性では剥離子宮内膜細胞が存在する場合は報告されるべきである．45歳未満では，良性を呈する子宮内膜細胞は，黄体期に認められた場合も，内膜の腫瘍性病変のリスクはあったとしても低いため，報告の必要はない．

　剥離子宮内膜細胞は通常，月経周期の1〜12日目の頸部細胞診検体に出現し，6〜10日目においては特異的な「エクソダス」パターンを示す．「エクソダス」の用語は，自然剥離した良性の子宮内膜間質および腺細胞が立体的な二重輪郭をもつ集塊として，中央部の小型で濃染した間質細胞と，辺縁の大型で淡染した腺細胞を配列している場合に用いる．剥離子宮内膜細胞集塊は上皮細胞，間質細胞，または双方から構成され，Papanicolaou染色においてはこれらの2つを形態的に区別することには信頼性がないが，二重輪郭の「エクソダス」は例外である（図3.3）[22]．

　子宮内膜の腫瘍性病変において出現する良性を呈する子宮内膜細胞は，腫瘍に通常関連した内

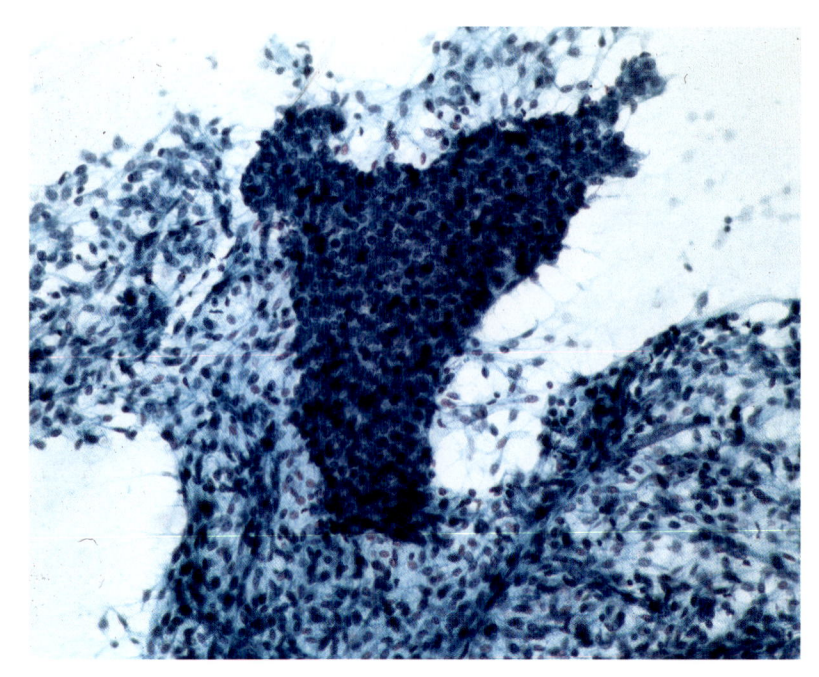

第3章 子宮内膜細胞：どのようなときに，どのように報告すべきか

図3.5 擦過による子宮下部細胞集塊（従来法）．密な紡錘形細胞からなる血管間質に接して上皮成分の大きな断片が認められる．擦過による子宮下部／子宮内膜細胞は，剥離内膜細胞とは意義が異なる．

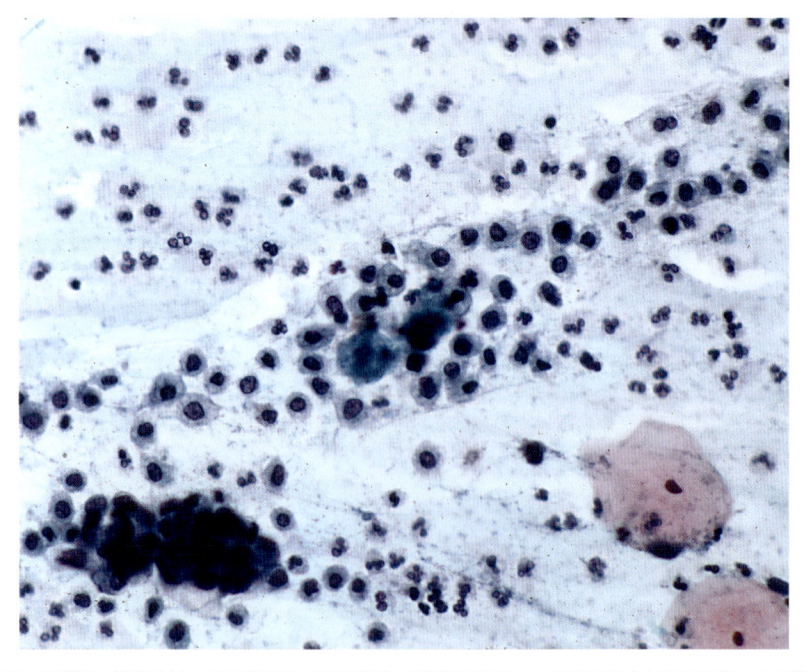

図3.6 組織球（従来法）．核は円形から腎臓形，微細空胞をもつ細胞質が中等量存在．しばしば剥離子宮内膜細胞とともに観察される．組織球単独では子宮内膜癌の存在を有意に示すものではない．

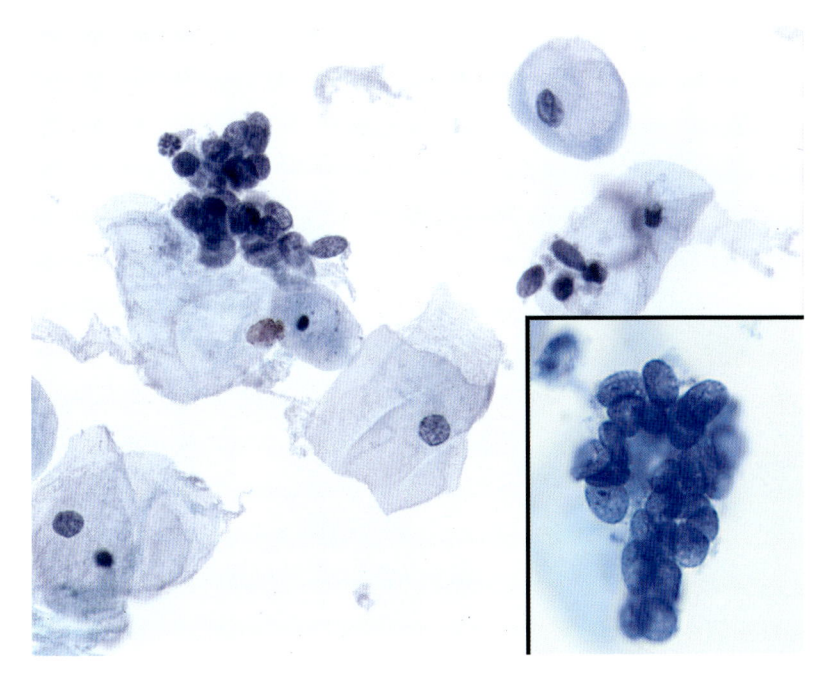

図3.7 いわゆる「小型ブルー細胞」（液状化検体法，ThinPrep）．裸核の集塊が集積し，木目込み像を呈している．右下の挿入図は微細なクロマチンを有するぶどう状の細胞核集塊の強拡大．子宮内膜細胞と間違えてはならない．

膜腺間質破綻を反映しがちだ．

　従来法に比べ，液状化検体法では剥離子宮内膜細胞はやや大きく，核小体はより明瞭でクロマチンもより詳細に観察されることがある．このような特徴は液状化検体法に不慣れな者にとって解釈が難しいことがある．

　剥離子宮内膜細胞とは対照的に，擦過による子宮内膜細胞集塊あるいは子宮下部細胞集塊は観察されても子宮内膜癌のリスクは上昇しないため，報告する必要はない[23]．子宮下部細胞集塊は特に頸部切除術（LEEP/LLETZ，円錐切除，子宮頸部摘出術）症例において，内頸部の強い擦過の結果出現することがある．直接擦過された子宮下部および子宮内膜細胞は二相性の組織断片から構成されることが特徴である．密に配列した間質は紡錘形細胞からなり，脈管を認めることもある．腺はシート状や，単純または分枝状の管状腺管で構成される[23]．これら2つの成分は隣り合っていることも（図3.5；図2.7を参照），離れていることもある（図2.8，2.9を参照）．増殖期の子宮内膜から直接擦過で採取された腺細胞，間質細胞には多数の核分裂像がみられることがある．

　組織球は，剥離子宮内膜細胞と異なり，単独細胞が散らばって出現することが多く，小型で疎な集塊として認めることもある．組織球は折り畳まれたような，または溝状の，または腎臓形をした核と空胞化した中等量の細胞質によって認識される（図3.6）．組織球はしばしば剥離子宮内膜細胞とともに観察されるが，内膜の腫瘍性病変との有意な関連はない[7,24,25]．

　裸核の集塊は，剥離子宮内膜の類似細胞として良く認められ，細胞質をまったくもたないこと

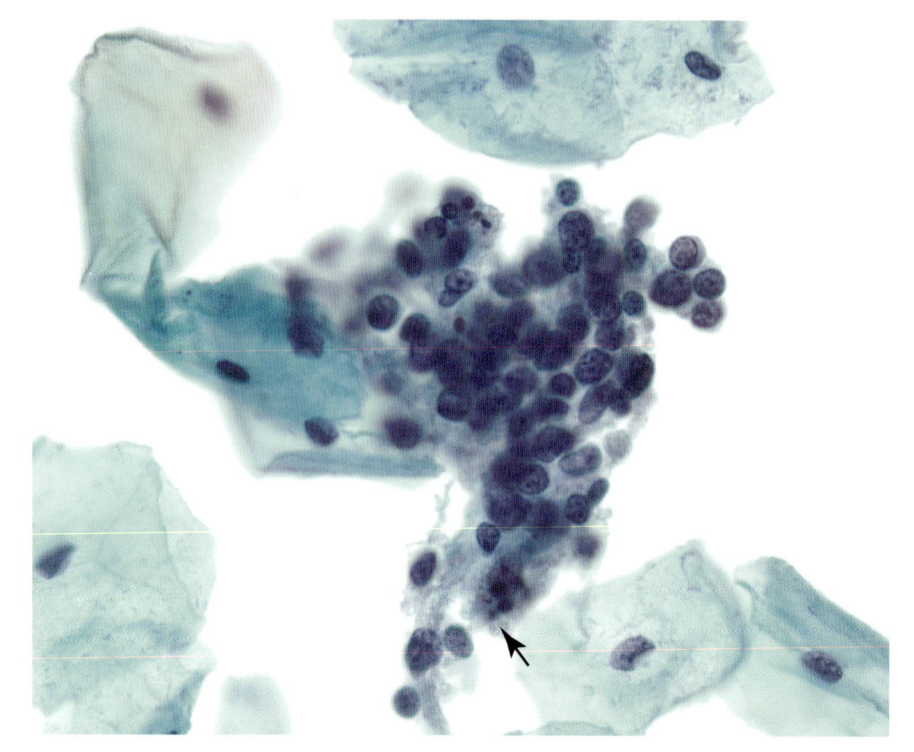

第3章 子宮内膜細胞：どのようなときに，どのように報告すべきか

図3.8 濾胞性頸管炎（液状化検体法，ThinPrep）．リンパ濾胞のリンパ球は立体的に凝集することがある．核片呑食マクロファージ（tingible body macrophage；矢印）は剥離子宮内膜細胞内のアポトーシスと似ている．剥離子宮内膜細胞集塊と比べると，リンパ凝集は疎で不整形であり，小型成熟リンパ球のクロマチンは内膜細胞よりも粗い．

から区別される．核の辺縁が平滑で，均一に分布した顆粒状のクロマチンをもち，時に木目込み像をみせる（図3.7）．この，いわゆる「小型ブルー細胞」の出現頻度は，年齢とともに上昇する．タモキシフェン投与との関連が論じられたことがあったが，小型ブルー細胞の出現頻度はタモキシフェン投与がない女性でも同等であった[26]．この裸核は傍基底扁平上皮細胞または予備細胞由来の可能性があり，子宮内膜細胞と間違ってはならない．

　リンパ細胞集塊は，ほとんどが小型で円形のリンパ球からなり，時に組織球や核片呑食マクロファージ（tingible body macrophage）を伴う．子宮頸部細胞診検体で認められることは少なく（図3.8；図2.41，2.42を参照），濾胞性頸管炎と関連している．診断的な意義はない．リンパ球は子宮内膜細胞と同じ大きさであることから，リンパ細胞の集塊が剥離した子宮内膜細胞と類似してみえることがある．

　45歳以上の症例に観察された剥離子宮内膜細胞を報告する場合，教育的注釈を付記することが役に立つ．剥離子宮内膜細胞は，通常良性の過程に由来し，ごく一部の症例にしか子宮内膜病変は認められないことを強調すべきである（報告見本例を参照）．最終月経歴がわかり，月経周期の前半に採取された検体なら，子宮内膜細胞の存在は月経歴と合致しているというコメントを付記するとよいであろう（報告見本例を参照）．

この総括区分「その他」の再検鏡についての決まりはない．細胞学的に異型のない子宮内膜細胞を，病理医による再検鏡を適用するかどうかは検査室に委ねられている．

3.5　報告見本

例1
総括区分を用いた場合
　総括区分：その他（「判断／結果」を参照）．
　判断／結果：45歳以上の女性において子宮内膜細胞が認められる（注釈を参照）．
　　陰性（上皮内病変ではない／悪性ではない）．

例2
総括区分「その他」を用いない場合
　45歳以上の症例において子宮内膜細胞が認められる（注釈を参照）．
　陰性（上皮内病変ではない／悪性ではない）．

　教育的注釈（任意）：

A．45歳以上の子宮内膜細胞を報告する場合：45歳以上での子宮内膜細胞の存在は，良性子宮内膜，ホルモン的変化，または頻度は低いが子宮内膜や子宮の病変と関連する．閉経後症例においては子宮内膜の評価が推奨される．

B．最終月経がわかっていて，月経周期前半に子宮内膜細胞が認められた場合，追記を考慮：子宮内膜細胞の存在は月経歴と合致．

参考文献

1. Cherkis RC, Patten SF, Andrews TJ, Dickinson JC, Patten FW. Significance of normal endometrial cells detected by cervical cytology. Obstet Gynecol. 1988;71:242–4.
2. Gomez-Fernandez CR, Ganjei-Azar P, Capote-Dishaw J, Nadji M. Reporting normal endometrial cells in Pap smears: an outcome appraisal. Gynecol Oncol. 1999;74:381–4.
3. Gondos B, King EB. Significance of endometrial cells in cervicovaginal smears. Ann Clin Lab Sci. 1977;7:486–90.
4. Ng ABP, Regan JW, Hawliczek S, Wentz B. Significance of endometrial cells in the detection of endometrial carcinoma and its precursors. Acta Cytol. 1974;18:356–61.
5. Sarode VR, Rader AE, Rose PG, Rodriguez M, Abdul-Karim FW. Significance of cytologically normal endometrial cells in cervical smears from postmenopausal women. Acta Cytol. 2001;45:153–6.
6. Yancey M, Magelssen D, Demaurez A, Lee RB. Classification of endometrial cells on cervical cytology. Obstet Gynecol. 1990;76:1000–5.
7. Zucker PK, Kasdon EJ, Feldstein ML. The validity of Pap smear parameters as predictors of endometrial pathology in menopausal women. Cancer. 1985;56:2256–63.
8. Avis NE, McKinlay SM. The Massachusetts Women's Health Study: an epidemiologic investigation of the menopause. J Am Med Womens Assoc. 1995;50(2):45–9.

9. Solomon D, Nayar R, editors. The Bethesda System for reporting cervical cytology: definitions, criteria, and explanatory notes. New York: Springer; 2004.
10. Aslan DL, Crapanzano JP, Harshan M, Erroll M, Vakil B, Pirog EC. The Bethesda System 2001 recommendation for reporting of benign appearing endometrial cells in Pap tests of women age 40 years and older leads to unwarranted surveillance when followed without clinical qualifiers. Gynecol Oncol. 2007;107(1):86–93.
11. Browne TJ, Genest DR, Cibas ES. The clinical significance of benign-appearing endometrial cells on a Papanicolaou test in women 40 years or older. Am J Clin Pathol. 2005;124(6):834–7.
12. Thrall MJ, Kjeldahl KS, Savik K, Gulbahce HE, Pambuccian SE. Significance of benign endometrial cells in papanicolaou tests from women aged > or =40 years. Cancer. 2005;105(4):207–16.
13. Bean SM, Connolly K, Roberson J, Eltoum I, Chhieng DC. Incidence and clinical significance of morphologically benign-appearing endometrial cells in patients age 40 years or older: the impact of the 2001 Bethesda System. Cancer. 2006;108(1):39–44.
14. Kapali M, Agaram NP, Dabbs D, Kanbour A, White S, Austin RM. Routine endometrial sampling of asymptomatic premenopausal women shedding normal endometrial cells in Papanicolaou tests is not cost effective. Cancer. 2007;111(1):26–33.
15. Moroney JW, Zahn CM, Heaton RB, Crothers B, Kendall BS, Elkas JC. Normal endometrial cells in liquid-based cervical cytology specimens in women aged 40 or older. Gynecol Oncol. 2007;105(3):672–6.
16. Li Z, Gilbert C, Yang H, Zhao C. Histologic follow-up in patients with Papanicolaou test findings of endometrial cells: results from a large academic women's hospital laboratory. Am J Clin Pathol. 2012;138(1):79–84.
17. Kir G, Gocmen A, Cetiner H, Topal CS, Yilmaz MS, Karabulut MH. Clinical significance of benign endometrial cells found in papanicolaou tests of Turkish women aged 40 years and older. J Cytol. 2013;30(3):156–8.
18. Moatamed NA, Le LT, Levin MR, Govind R, Apple SK. In Papanicolaou smears, benign appearing endometrial cells bear no significance in predicting uterine endometrial adenocarcinomas. Diagn Cytopathol. 2013;41(4):335–41.
19. Cibas ES, Ducatman BS. Cytology: diagnostic principles and clinical correlates. 4th ed. Philadelphia: Elsevier; 2014.
20. Massad LS, Einstein MH, Huh WK, Katki HA, Kinney WK, Schiffman M, Solomon D, Wentzensen N, Lawson HW, 2012 ASCCP Consensus Guidelines Conference. 2012 updated consensus guidelines for the management of abnormal cervical cancer screening tests and cancer precursors. J Low Genit Tract Dis. 2013;17(5 Suppl 1):S1–27.
21. Heard AR, Roder DM, Shorne L, Kenny B, Priest KR. Endometrial cells as a predictor of uterine cancer. Aust N Z J Obstet Gynaecol. 2007;47(1):50–3.
22. Chang BS, Pinkus GS, Cibas ES. Exfoliated endometrial cell clusters in cervical cytologic preparations are derived from endometrial stroma and glands. Am J Clin Pathol. 2006;125(1):77–81.
23. de Peralta-Venturino MN, Purslow J, Kini SR. Endometrial cells of the 'lower uterine segment' (LUS) in cervical smears obtained by endocervical brushings: a source of potential diagnostic pitfall. Diagn Cytopathol. 1995;12:263–71.
24. Nguyen TN, Bourdeau JL, Ferenczy A, Franco EL. Clinical significance of histiocytes in the detection of endometrial adenocarcinoma and hyperplasia. Diagn Cytopathol. 1998;19:89–93.
25. Tambouret R, Bell DA, Centeno BA. Significance of histiocytes in cervical smears from peri/ postmenopausal women. Diagn Cytopathol. 2001;24:271–5.
26. Opjorden SL, Caudill JL, Humphrey SK, Salomao DR. Small cells in cervical-vaginal smears of patients treated with tamoxifen. Cancer. 2001;93(1):23–8.

第4章
異型扁平上皮細胞

Fadi W. Abdul-Karim, Celeste N. Powers, Jonathan S. Berek,
Mark E. Sherman, Sana O. Tabbara, and Mary K. Sidawy

4.1　上皮細胞異常

扁平上皮細胞
・異型扁平上皮細胞（ASC）
　－意義不明な異型扁平上皮細胞（ASC-US）
　－HSILを除外できない異型扁平上皮細胞（ASC-H）

4.2　背　景

　「異型扁平上皮細胞（atypical squamous cells：ASC）」は，以前はもっと広義に，「意義不明な異型扁平上皮細胞（atypical squamous cells of undetermined significance：ASC-US）」と定義されていた[1]．第2版のアトラスにおいて，ASCは「意義不明な異型扁平上皮細胞（ASC-US）」と「HSILを除外できない異型扁平上皮細胞（ASC-H）」とに分類された[2]．この分類は，ほとんどの標本では，認められるあいまいな所見が軽度扁平上皮内病変（low-grade squamous intraepithelial lesion：LSIL）を示唆するのに対し，ごく一部では高度扁平上皮内病変（high-grade squamous intraepithelial lesion：HSIL）を示唆する場合もあることを反映している．ASCに対するこの2つの細分類は，HPV感染と上皮内扁平上皮細胞病変，すなわち軽度の異型変化は，そのほとんどが一過性のHPV感染であるのに対し，高度の異型変化は前癌病変である，という事実と密接に関連している．
　ASCは単一の生物学的単位ではない．ASCは子宮頸部上皮内腫瘍（cervical intraepithelial neoplasia：CIN）や，まれには癌を示唆する所見だけではなく，癌化に関連したHPV感染や腫瘍には無関係な変化も含んでいる．炎症や乾燥，萎縮による退行性変化，ホルモンの影響，その他のアーチファクトなど，多くの非腫瘍性変化が細胞形態にさまざまな変化を及ぼす．多くの場合，たとえその後に検討が重ねられても，ASCより明確な判定をすることはできない．米国の代表的なスクリーニング調査によると，ASCをもつ女性の40～50％は，高リスク（発癌性）HPVに感

染している[3-5]．

　ASCは，子宮頸部異型細胞の判定の中で最も普及したカテゴリーである．ベセスダシステム2014では，ASCは引き続いて扁平上皮細胞の異型を包括しており，「意義不明な異型扁平上皮細胞（ASC-US）」と「HSILを除外できない異型扁平上皮細胞（ASC-H）」に細分類されている．ASC-USはLSILが疑われるが，明確な判定が困難な場合に適応される．ほとんどのASC-USはLSILが疑われる場合であるが，10～20％のASC-USは最終的にHSIL（CIN2やCIN3）と診断されることがあるため，「意義不明」という制約は必要である[3]．ASC-USは，ほとんどの検査施設において，ASC全体の90％以上であることが期待されている．ASC-Hは全ASCの10％未満であることが期待されており，HSILが疑われるものの明確に判定できない場合に限定されている．強くHSILが示唆されるが，判断に悩む場合のみに限定して，ASC-Hは使用される．ASC-Hと判定された場合のHSIL（CIN2やCIN3）と判定する場合の陽性適中率（positive predictive value）は，ASC-USより高いが，HSILよりは低い[6,7]．

　ASCがあいまいな判定であるため，ASCの中からNILM（negative for Intraepithelial lesion or malignancy：上皮内病変ではない／悪性ではない）なのか，SILなのかを選別するための議論が続けられてきた．しかし，そのような試みは，スクリーニングによって診断するためにデザインされてきた前癌病変そのものの判定の感度を低下させてしまう[8]．ASCは，多くのあいまいなカテゴリーを含んでいるため，大部分のHSIL（CIN3）の判定よりも広い判断基準である[9]．

4.3　異型扁平上皮細胞

4.3.1　定　義

　ASCはSILを示唆する細胞変化であるが，明確にSILと判定するには質的にも量的にも不十分な状態である[1,2]．良性反応性変化が示唆される細胞所見は，注意深く観察し，可能であれば「陰性（上皮内病変ではない／悪性ではない；NILM）」と分類するべきである．

　ASCの判断には，細胞が以下の3つの所見を示すことが必須である．すなわち（1）扁平上皮への分化，（2）核・細胞質比の増加，（3）わずかな核濃染，クロマチンの凝集，形状不整，スマッジ核，および／または多核である．同一スライド上で明らかに正常にみえる細胞は，ASCの判断が正しいか否かを決める際の比較に用いられる[10]．異常にみえる核は，ASCの判断には必要条件である．しかしながら，核周囲明量やコイロサイトなどのHPV感染所見はSILを疑うべき所見である．その一方，核周囲の細胞質明量所見によりコイロサイトーシスが疑われるが，核異型が認められない場合や，LSILと思われるが，細胞の固定状態が悪い場合などでは，ASC-USが用いられる[10]．

　このASCのカテゴリーは個々の細胞に適用するのではなく，検体全体の判断のためのものとして設定された．あいまいで主観的な所見を内包したこの概念は，明確な判断基準作成の困難さとあいまって，結果としては再現性の低さを招いている[11,12]．ASCには画像化できない変性やアー

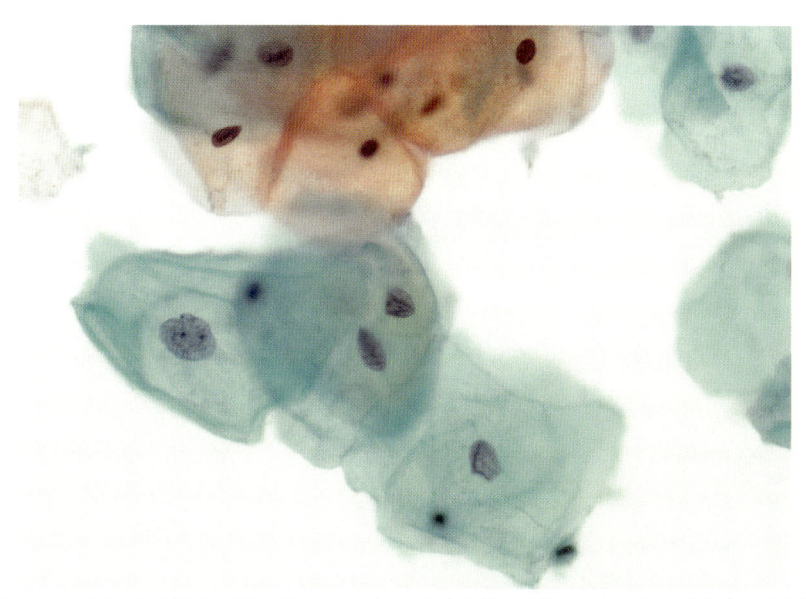

図4.1 ASC-US（液状化検体法，ThinPrep）．32歳女性．正常の中層扁平上皮細胞の核と比べて2〜3倍の大きさを有し，わずかに不整な核形を有する異型中層扁平上皮細胞．このような孤立性に認められる細胞は，HPV感染を示唆する．実際の検査で高リスクHPVが陽性であった．経過観察によりLSIL（CIN1）と診断された．

チファクトを含む無数の所見があり，専門家がASCとしてしか受容できないごく一部の代表的な変化をみているにすぎない[12]．

4.4 意義不明な異型扁平上皮細胞（ASC-US）(図4.1〜4.19)

4.4.1 定 義

LSILが示唆される変化．

4.4.2 判断基準

・核は，正常の中層扁平上皮細胞（約35μm^2）の核の約2.5〜3倍，もしくは扁平上皮化成細胞の核（約50μm^2）の2倍である[12]（図4.1）．
・核・細胞質比はやや上昇する（図4.2）．
・わずかな核の濃染と，クロマチン分布や核の形状の不規則性．

第4章　異型扁平上皮細胞

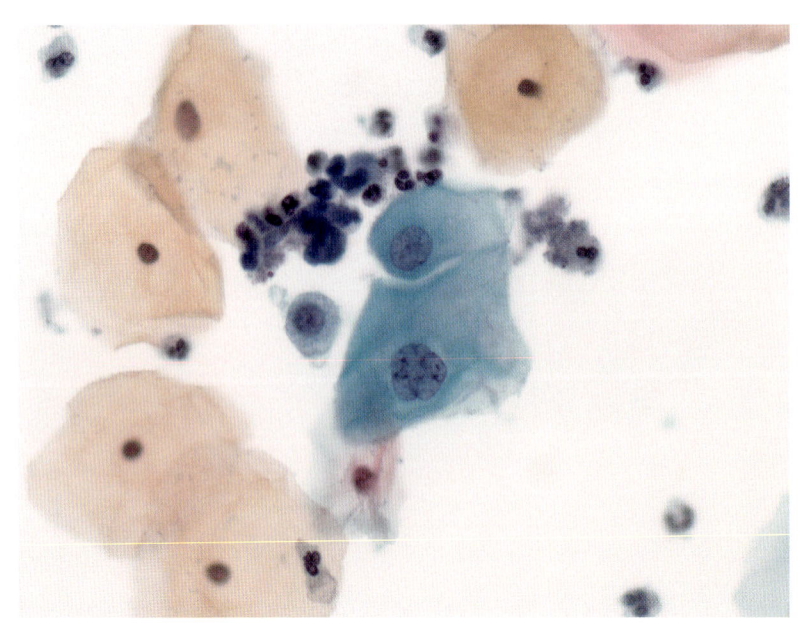

図4.2 ASC-US（液状化検体法，ThinPrep）．28歳女性．核の腫大とわずかな核縁不整を呈する中層扁平上皮細胞．この異型はLSILの判断基準を完全には満たしていない．高リスクHPVが陽性であった．経過観察によりLSIL（CIN1）と診断された．

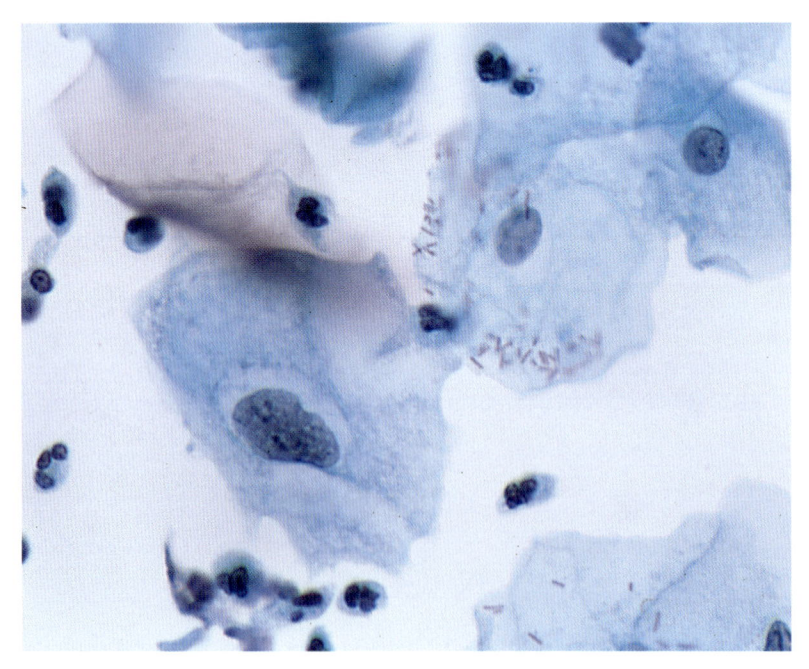

図4.3 ASC-US（液状化検体法，SurePath）．32歳女性．ルーチンのスクリーニング検査．炎症性背景中に，細胞質に，境界が不明瞭な明暈を有する孤在性の異型扁平上皮細胞が認められる．近接する扁平上皮細胞には乳酸桿菌がみられる．HPV検査は行われていない．

4.4 意義不明な異型扁平上皮細胞（ASC-US）

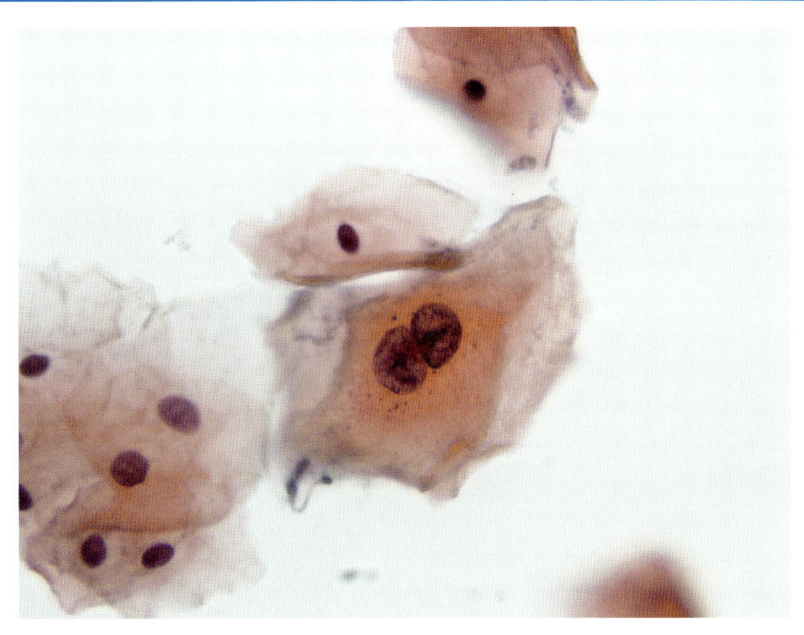

図4.4 ASC-US（液状化検体法，ThinPrep）．28歳女性．二核でオレンジ好染性の細胞質を有する中層型細胞はLSILを疑わせるが，確定的ではない．高リスクHPVが陽性で，経過観察によりLSIL（CIN1）と診断された．

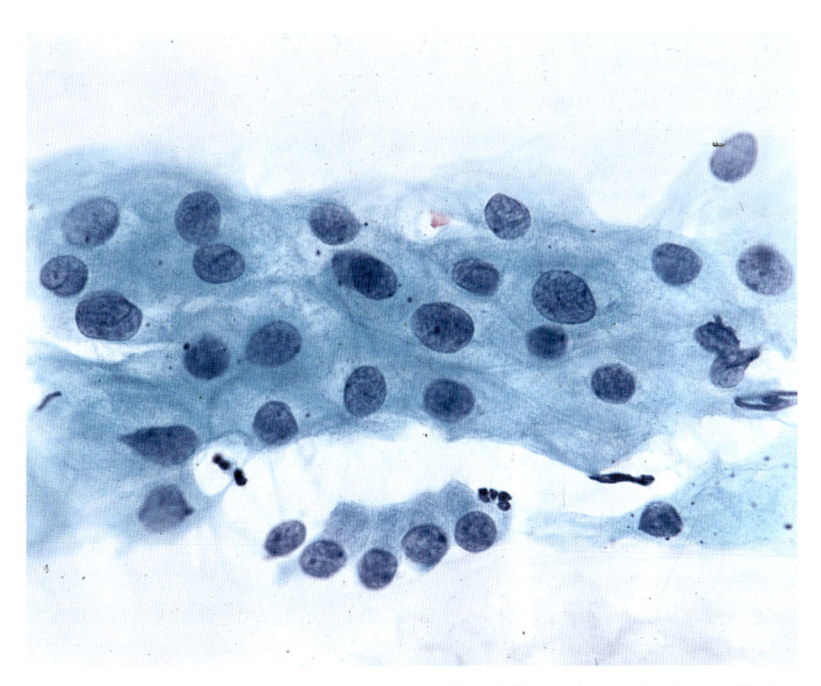

図4.5 NILMまたはASC-US（従来法）．閉経前女性．成熟扁平上皮細胞は軽度の核腫大，二核，均等なクロマチン分布を示している．良性子宮頸管腺上皮細胞が図の下方にあることに注目のこと．

第4章　異型扁平上皮細胞

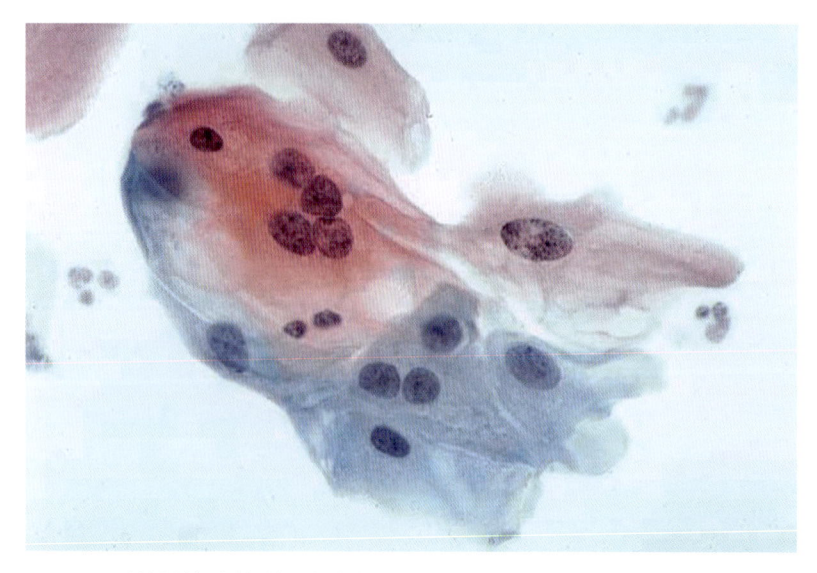

図4.6　ASC-US（従来法）．多核，核腫大，乾燥によるアーチファクトが加わった細胞で，LSIL（CIN1）が疑われる．

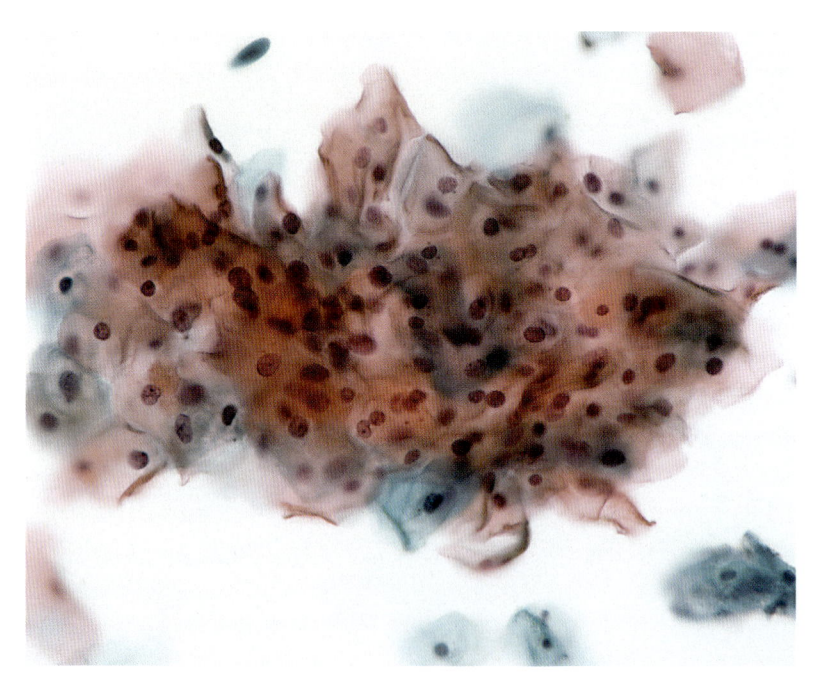

図4.7　ASC-US（液状化検体法，SurePath）．21歳女性．限局的な核腫大，細胞質はオレンジ好性で不完全な空胞形成が認められ，二核を有する細胞からなる重層性で結合性のある細胞集塊．経過観察でLSIL（CIN1）であった．

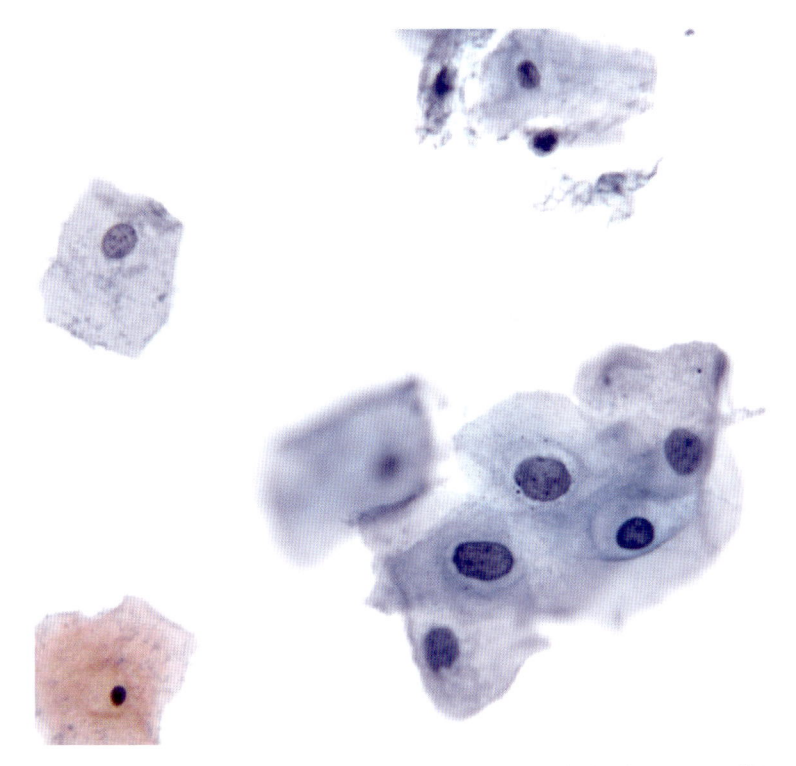

図4.8 ASC-US（液状化検体法，ThinPrep）．35歳女性．軽度核腫大，わずかな核縁不整，若干のクロマチン増量を示す細胞集塊が清明な背景中に認められる．所見はLSILの判断基準を満たさない．高リスクHPVが陽性で，経過観察によりLSIL（CIN1）と診断された．

- 厚いオレンジ好性細胞質をもつ細胞の核異常（異型錯角化），HPV感染を示唆する細胞質変化（不完全なコイロサイトーシス）に核異型所見を伴わないもの（図4.3, 4.4）．

検体処理法に応じた判断基準
従来法：
- 塗抹や乾燥の影響で，細胞は膨化し，扁平化する（図4.5, 4.6）．

液状化検体法：
- 液状化検体処理のため，細胞は立体的に固定される．その結果，細胞は縮小し，核・細胞質比が増加する（図4.7）．

4.4.3　注　釈

　スライド上で正常にみえる中層型細胞は，核の大きさや形状がASC-USやLSILの判断基準に合致するかを評価するための適切な比較の対象にもなる．典型的なASC-US細胞は表層や中層扁平

第4章　異型扁平上皮細胞

上皮細胞と同じ大きさや形を示す．表層細胞のおおよそ1/3で丸い，もしくは卵円形を呈し，その結果として大きめの扁平上皮化生細胞，もしくは小さめの中層細胞も，しばしばASC-USに分類される．ASC-USの判断基準は，染色技法や標本の作製方法の差によって，施設によってわずかに異なる（図4.8, 4.9）．

　軽度で広範囲に認められる核の腫大，反応性，修復性，もしくは退行性変化，感染，乾燥による核の腫大，萎縮，その他種々のアーチファクトなどが存在する場合，NILMもしくはASC-USの決定はしばしば困難である（図4.10～4.13）．このような検体では，対象の年齢，検査歴が考慮される必要があり，今の検体と関連すると思われれば，以前の検体が再検討されるべきである．もし，標本の所見が反応性と判断され，過去に複数回陰性（NILM）と判定されている場合，特に最近の検査で高リスクHPVが陰性と診断されている場合には，NILMと判定されることが望ましい．ASCに区分される場合には，孤立性もしくは小さなシート状集塊に出現する数々のパターンの異型が認められる（図4.14）．

　スクリーニングの対象年齢が上がるとともに，16型と18型を含む高リスクHPV陽性率が低下し，ASC-USと判定される確率が下がる[13]．若年女性では，高リスクHPV感染率が相対的に高いため，ASC-USと判定される割合は高くなる[13]．年齢を考慮しない高リスクHPV感染の情報は，特にわずかに細胞所見に変化が認められる場合には，細胞検査士や細胞病理医にとって，NILMとASC-USを判定する際に影響を及ぼす[14-16]．そのため，予備知識としてのHPV感染の情報には，注意が必要である．

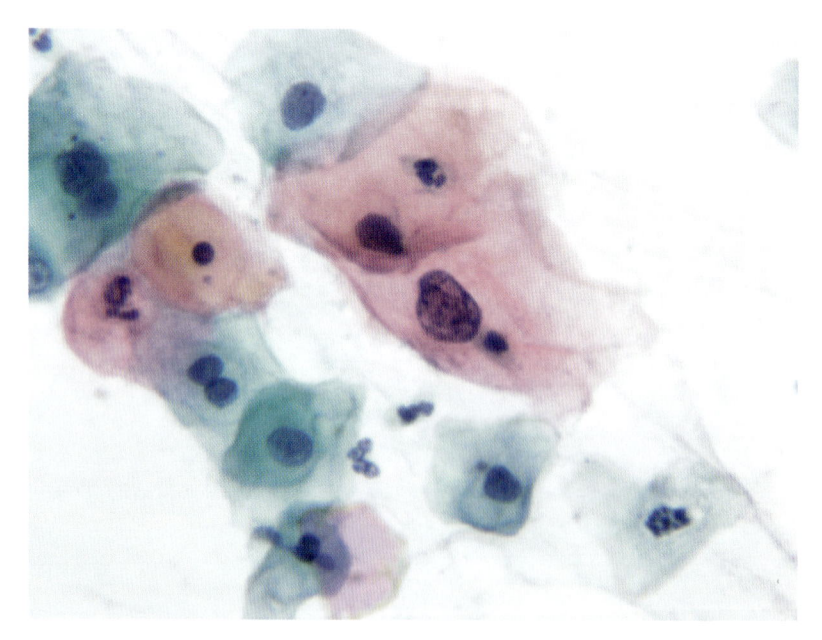

図4.9　ASC-US（液状化検体法，ThinPrep）．25歳女性．正常な中層扁平上皮細胞のものより2～3倍の大きさの核が認められる．少数の二核細胞も認められる．わずかな核形不整とクロマチンが認められるが，LSILの判断基準は満たしていない．その後の細胞診でも，同様の所見が続いた．経過観察によりLSIL（CIN1）と診断された．

4.4 意義不明な異型扁平上皮細胞（ASC-US）

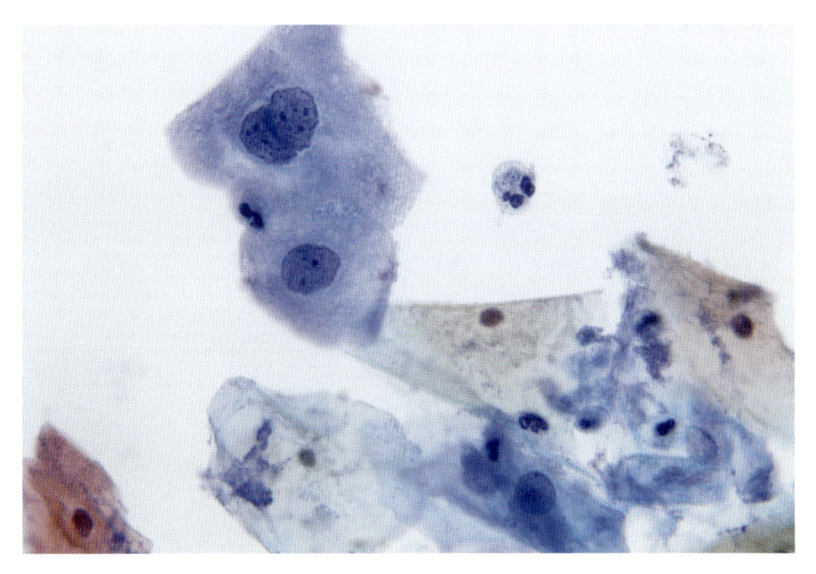

図4.10 ASC-US（液状化検体法，ThinPrep）．40歳女性．軽度核腫大を示す二核の中層扁平上皮細胞．背景は炎症性．高リスクHPVが陽性で，経過観察によりLSIL（CIN1）と診断された．

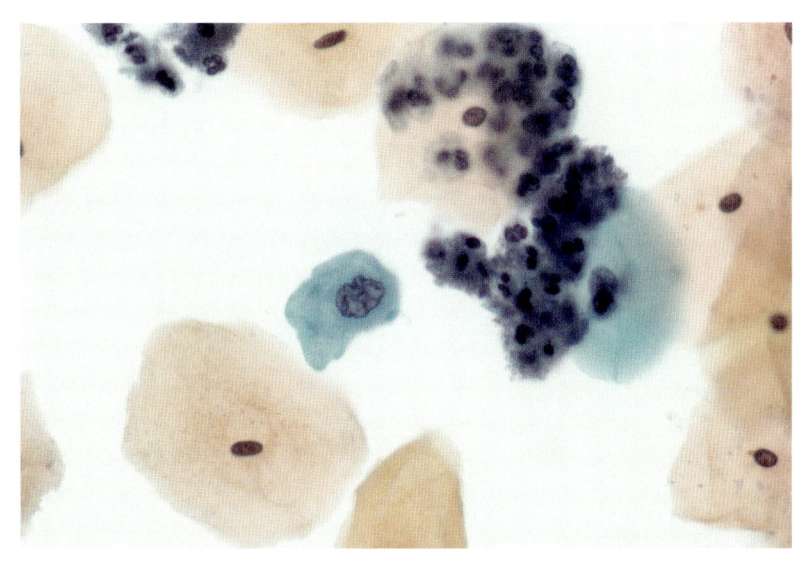

図4.11 ASC-US（液状化検体法，ThinPrep）．40歳女性．1つの中層扁平上皮細胞に通常の2～3倍の大きさの核が認められ，核形状は不整．背景は急性炎症性．細胞像はLSILの判断基準を満たさない．

第4章　異型扁平上皮細胞

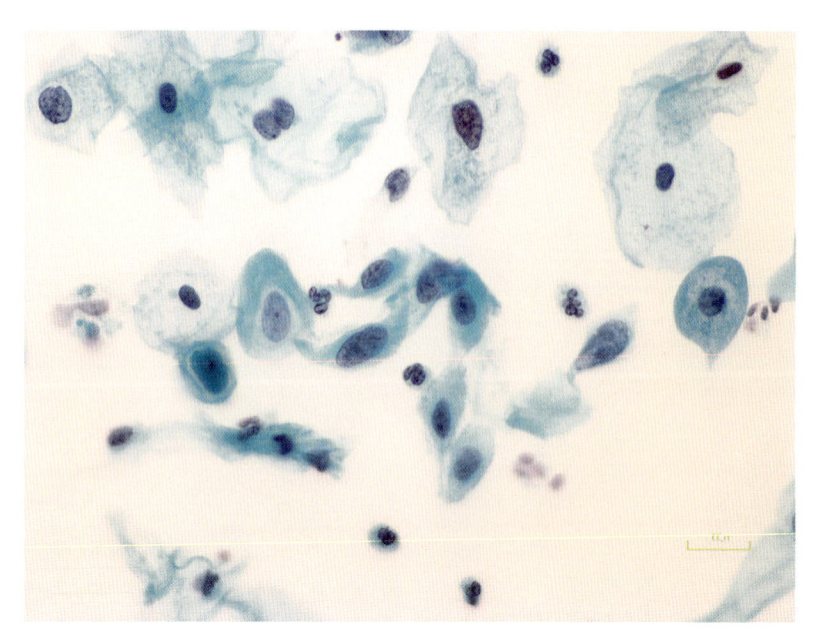

図4.12　ASC-US（液状化検体法，SurePath）．閉経前女性のルーチンのスクリーニング検査．いくつかの細胞において，クロマチンはわずかに増加しており，核・細胞質比は増大している．時に二核と核周囲明量が観察される．これらの所見は反応性や炎症性変化で観察されることがある．病原体が認められない場合や病歴からASC-USと判定されることがある．再検された細胞診で陰性と判定され，高リスクHPVも陰性であった．

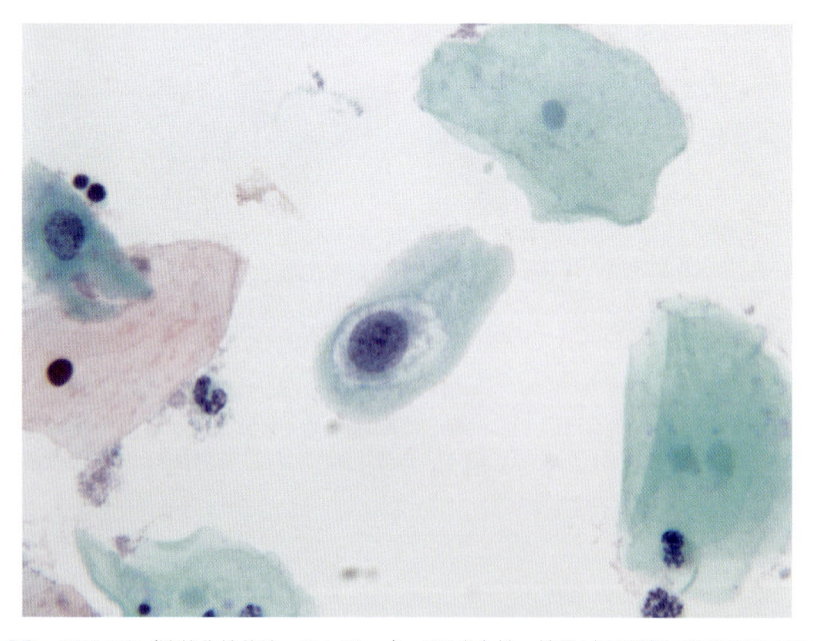

図4.13　ASC-US（液状化検体法，ThinPrep）．23歳女性．境界が不明瞭な核周囲明量を示す中層扁平上皮細胞で，核はわずかに腫大している．異型はLSILを示唆するが，完全ではない．経過観察によりLSIL（CIN1）と診断された．

4.4 意義不明な異型扁平上皮細胞（ASC-US）

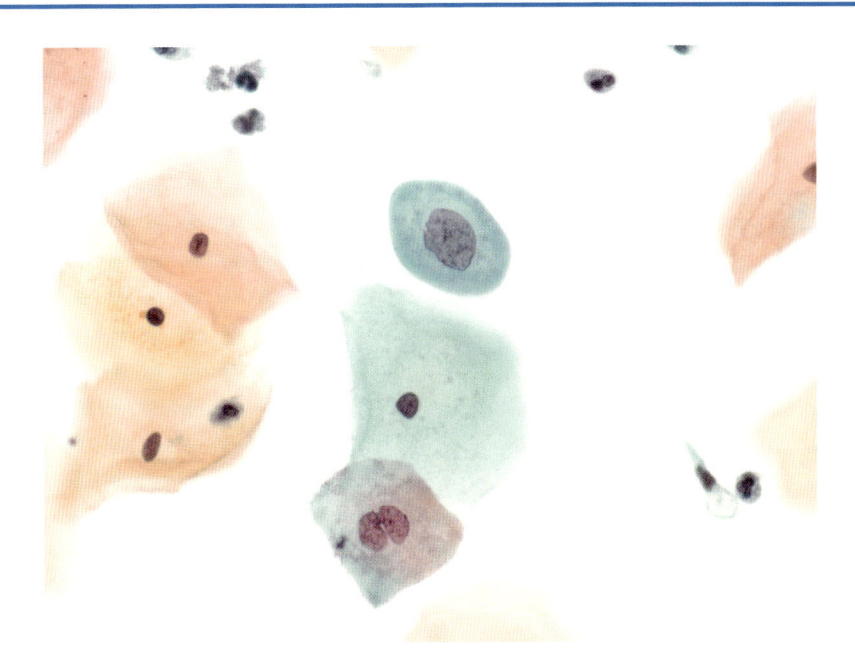

図4.14 ASC-US（液状化検体法，ThinPrep）．30歳女性．厚い細胞質で，わずかに腫大し，若干不整形な核を有する化生細胞が視野の中心に認められる．その下には，核形不整な二核の中層扁平上皮細胞が認められる．これらの細胞所見は，いずれもLSILを示唆するが，完全ではない．高リスクHPVは陽性であった．経過観察によりLSIL（CIN1）と診断された．

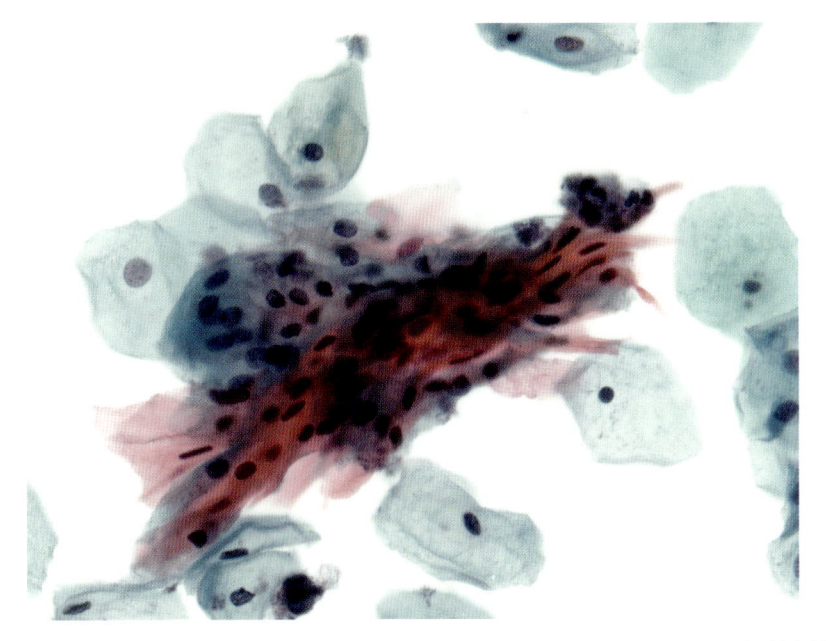

図4.15 ASC-US‒異型角化細胞（液状化検体法，ThinPrep）．25歳女性．紡錘形で結合性を有する角化細胞のシート状集塊．これらの細胞はクロマチンの増量，オレンジ好性の細胞質を有する．高リスクHPVは陽性であった．経過観察により角化傾向が著明なLSILと診断された．

第4章　異型扁平上皮細胞

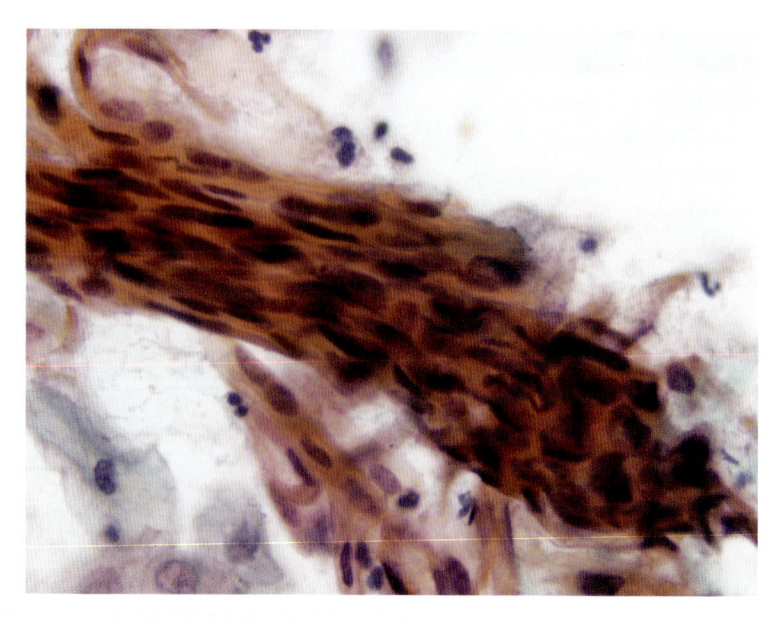

図4.16 ASC-US－異型角化細胞（液状化検体法，ThinPrep）32歳女性．オレンジ好性の細胞質と重なり合い，引き伸ばされ，クロマチンの増量した核を有する異型扁平上皮細胞がシート状集塊で認められる．高リスクHPVは陽性であった．経過観察により角化傾向が著明なHSIL（CIN2）と診断された．

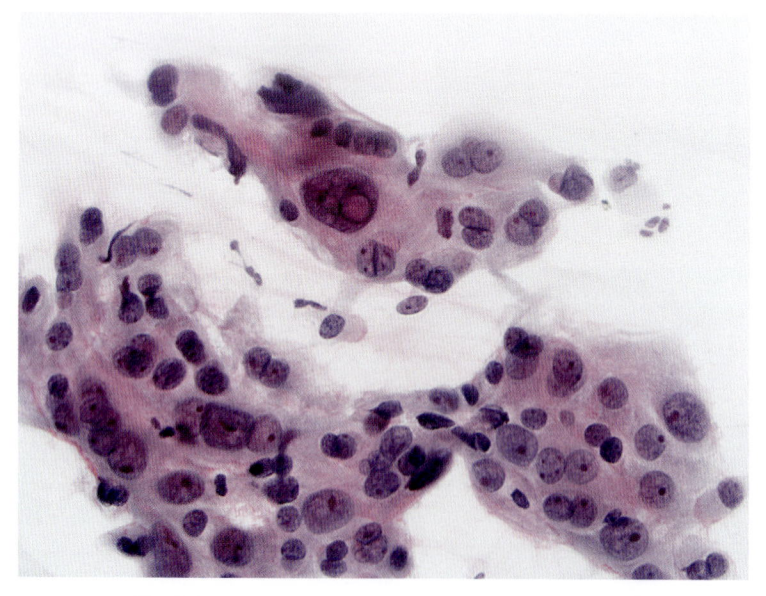

図4.17 ASC-US－異型修復細胞（従来法）．細胞重積像を呈する豊富な細胞質を有するシート状集塊には，塗抹の際に引き伸ばされた変性が認められる．多核細胞も散見され，これらを含む核は，核形不整で大小不同が認められる．ほとんどの核には核小体が目立つ．これらの特徴は，いずれも修復細胞に特徴的であるが，核形の不揃いからASC-USに分類されることもある．修復細胞では，一般的にクロマチンパターンは細かい．

4.5 典型的なASC-US像

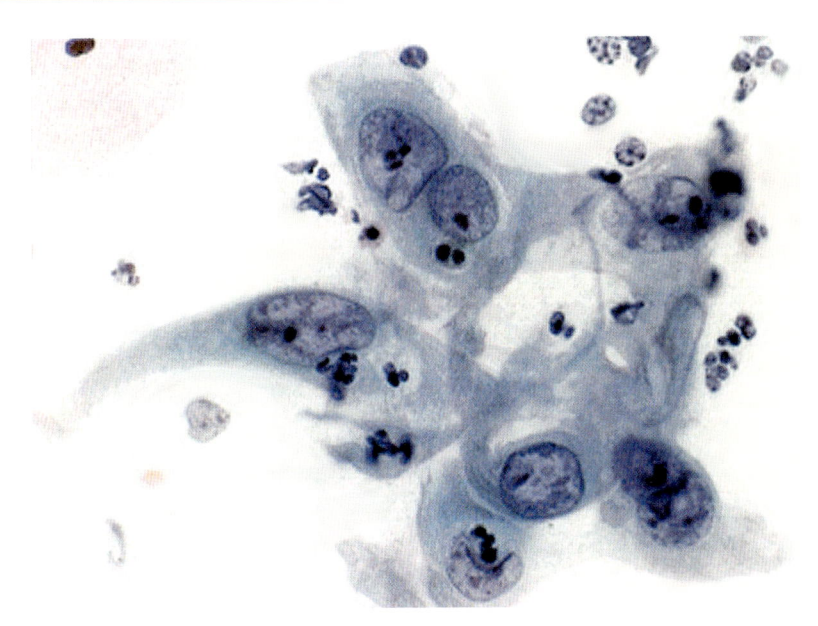

図4.18 ASC-US－異型修復細胞（従来法）．修復細胞所見を示す細胞集塊だが，不規則なクロマチン分布や核・細胞質比増大は典型的ではない（図2.38, 2.39を参照）．異型修復扁平上皮細胞はASC-USに分類されることがある．また，浸潤癌の可能性も疑われる状況では，ASC-Hと判定される場合もある．

4.5 典型的なASC-US像（図4.15〜4.19）

4.5.1 異型錯角化（APK）（図4.15, 4.16）

　濃染性オレンジ好性もしくは好酸性細胞質と小型の濃縮核（錯角化）が認められる場合には，核所見が正常であれば，NILMに分類されるべきである（図2.15, 2.16を参照）．しかし，核の腫大や不整形，クロマチン濃染，重積性を示す細胞集塊が認められる場合には〔異型錯角化（atypical parakeratosis：APK）とみなされる場合がある〕，異型の程度に応じてASC-US，ASC-HもしくはSILと判定されるべきである[10, 17]（図4.15, 4.16; 図5.8, 5.9, 5.26, 5.43, 5.44を参照）．

4.5.2 異型修復細胞（図4.17, 4.18）

　さまざまな細胞重積，集塊からの分離，核の大小不同，核の長軸方向の乱れなど，さまざまな修復に伴う変化は，「異型修復（atypical repair）」とされ，ASC-USに分類される．高リスク群の中で異型修復細胞と判定され，その後，SILに進展する割合は25〜43％と報告されている．しかし，

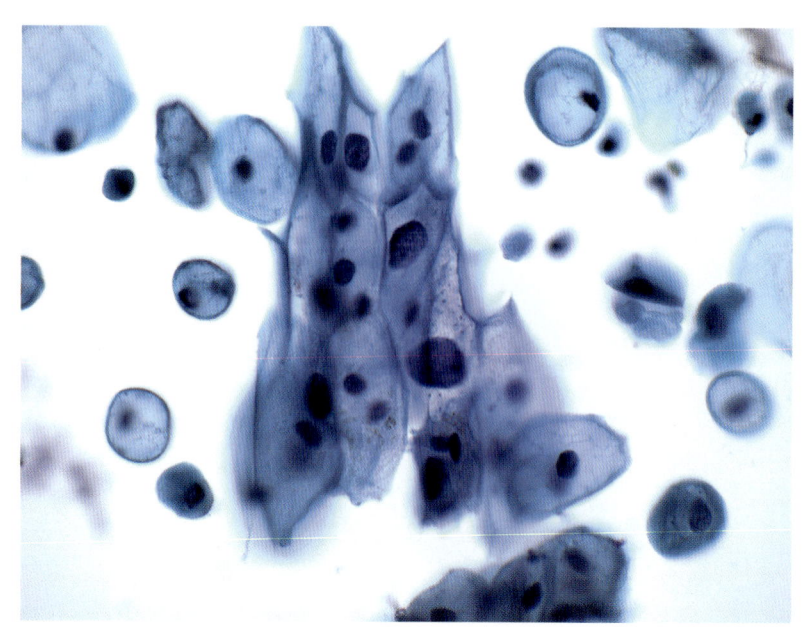

図4.19 閉経後女性に認められる異型細胞（液状化検体法，SurePath）．傍基底細胞主体の萎縮パターン．ときどき認められる核腫大が閉経後異型細胞の特徴であり，これが，時にASC-USと過大に判定されることがある．このような場合には，通常，高リスクHPVは陰性である．

高リスク群以外からのSILへの進展率は，それよりは低い（5.2％）[18]．異型修復細胞と鑑別を要する所見は多い．異型か正常か迷う場合には，ASC-USと判定されることが多い（図4.17, 4.18）．それに対して，浸潤癌が疑われ，高リスク群であった場合には，ASC-Hと判定されるべきである．

4.5.3　閉経後萎縮細胞における異型（atypia in postmenopausal women and in atrophy）（図4.19）

萎縮細胞にクロマチン増量を伴う核腫大が認められる場合で，明らかにSILとは判定できない場合，ASC-USと判定することができる．特に高リスク群においては，ASC-Hと判定されることが望ましい（図4.29を参照）．萎縮した傍基底細胞では，細胞の成熟さに欠け，正常でも核・細胞質比が高いため，HSILと判定することが困難なことがある．低リスク群においては，このような場合にはASC-HよりはむしろASC-USと判定されることが望ましく，その場合には，高リスクHPV検査を引き続いて行うことによって，過剰な医療行為を防ぐことができる．

閉経前後の女性においては，わずかな核腫大がASCと必要以上に判定される原因となり得る．クロマチンの増量を伴わないわずかな核腫大や核形の不整は「閉経後異型細胞（postmenopausal atypia）」と称せられることがあり，その場合の多くはHPV感染と関連していない（図4.19）．明らかな異型所見を欠く場合，特に過去に細胞診の異常や高リスクHPV感染を指摘されていない場合にはNILMと判定されることが望ましい[19, 20]．

4.5.4 その他

　まれに，脱落膜細胞もしくは絨毛膜細胞とSILとの鑑別が困難な場合に，ASC-USと判定される場合がある（図2.28, 2.29, 5.53を参照）．

　裸核細胞はSILに伴って認められる場合があるため，裸核細胞所見が認められる場合にASCと判定されることがある（図5.39を参照）．

4.6　HSILを除外できない異型扁平上皮細胞（ASC-H）
（図4.20〜4.33）

4.6.1　定　義

　ASC-Hは，全ASCの中で10％未満となるように定められており，HSILを示唆する場合に限定される．

　ASC-H細胞は通常はばらばらである．未熟な化生細胞，シート状に重積した細胞集塊，明らかな異型を示す修復細胞，強い萎縮像，放射線治療後で再発や残存癌の可能性がある場合などがある．

4.7　典型的なASC-H像

4.7.1　小型な核・細胞質比の高い細胞（異型化生細胞）（図4.20〜4.26）

4.7.1.1　判断基準
・細胞は，通常は孤立性または10個以下の細胞からなる小型集団として出現する．従来法では粘液内を「流れる」ようにみえることがある（図4.24, 4.25）．
・細胞は正常よりも1.5〜2.5倍の核をもつ化生細胞の大きさを示す（図4.20）．
・核・細胞質比はHSILとほぼ同じである（図4.21, 4.22）．
・ASC-HやHSILの可能性が考慮される際には，濃染核，クロマチンの不規則性，部分的な不整を伴う異常な核の形状があればHSILが示唆される（図4.23, 4.26）．

検体処理法に応じた判断基準
液状化検体法：
・ASC-H細胞の核は小型で，好中球の2〜3倍程度の大きさである．ときどき，1つの核が折れ曲

第4章　異型扁平上皮細胞

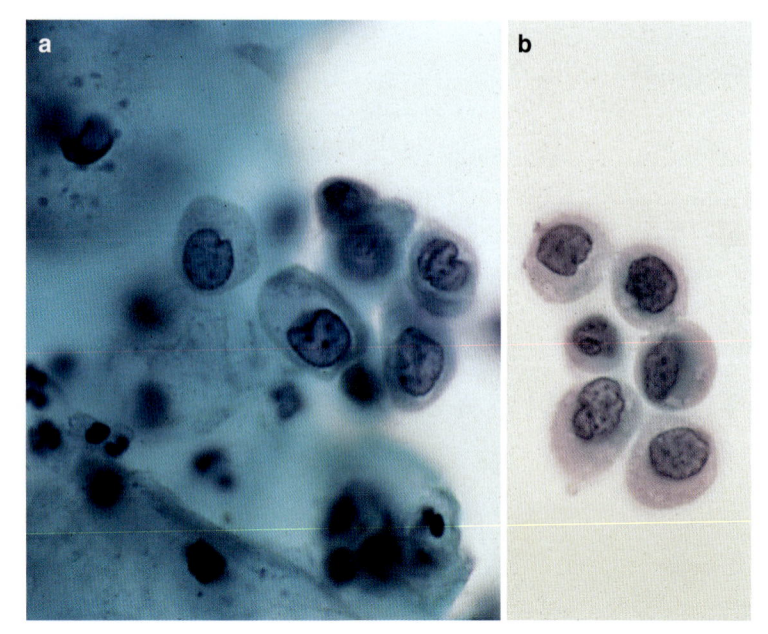

図4.20　ASC-H（液状化検体法，ThinPrep）．27歳女性．（a）ではさまざまな核・細胞質比を示す散在性の小型細胞がみられ，いくつかの細胞は明らかな核の不整を示す．（b）は腫大し，形状不整で変性した核を有する6個の小型細胞の強拡大像である．経過観察によりHSIL（CIN3）と診断された．

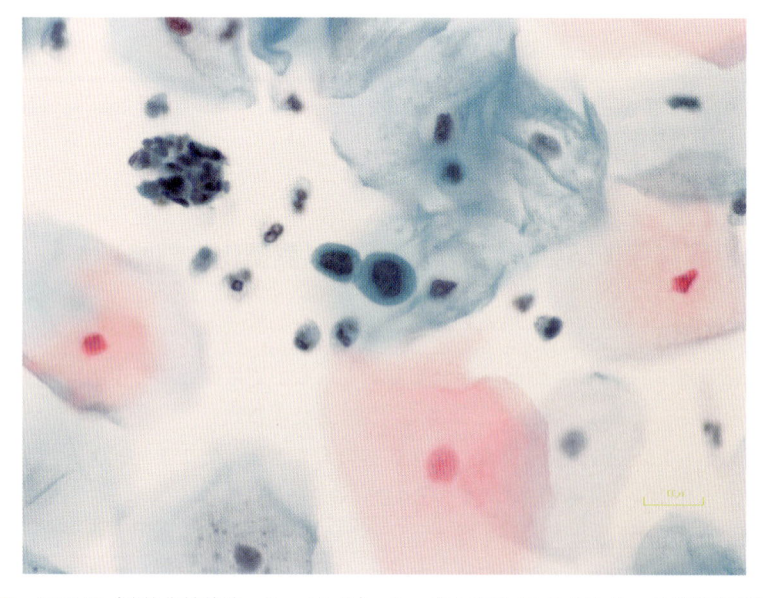

図4.21　ASC-H（液状化検体法，SurePath）．ルーチン検診の30歳女性．急性炎症の背景中に，厚い細胞質を有するクロマチンが増量した核腫大像を呈する化生細胞が認められる．ASC-Hの判定がふさわしい．その後の生検で未熟扁平上皮化生と診断された．未熟扁平上皮化生は，最も一般的なHSIL類似所見の1つである．化生細胞を有し，核・細胞質比が高い異型をうかがわせる細胞が，少数のみ認められる場合には，ASC-Hの判定がふさわしい．

4.7 典型的なASC-H像

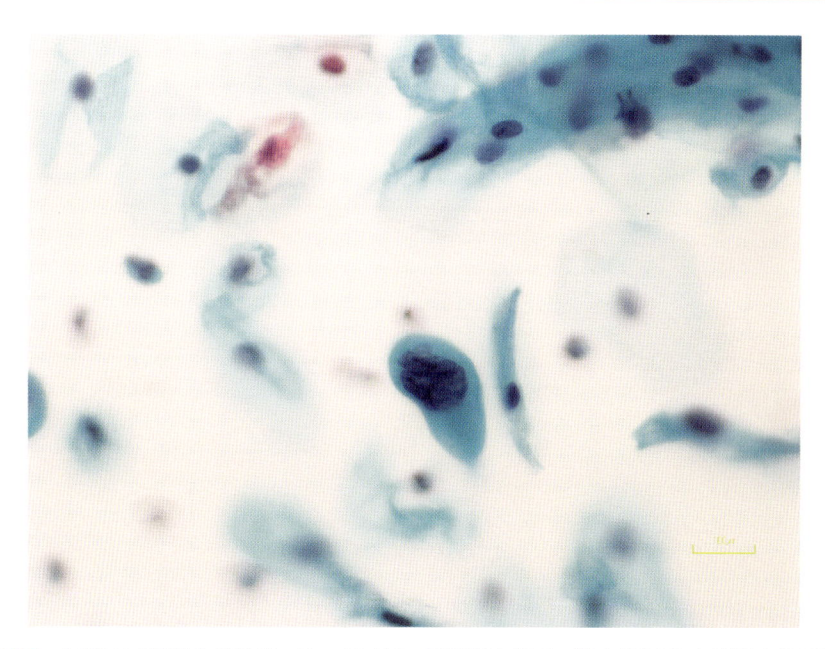

図4.22 ASC-H(液状化検体法,SurePath). 閉経前女性で,過去にLSILと判定されている. 清明な背景中に唯一の異型細胞が認められている. 核形不整とクロマチン増量により, SILが疑われるが断定できない. その後の生検で頸管腺上皮の化生と診断されたが, CIN病変は認められなかった. この場合のように, 単一細胞の所見では, 判定は困難である. 細胞と組織所見との対比によって, 頸管腺細胞の反応性変化とすることは可能であるが, 基底膜や線毛は同定できない.

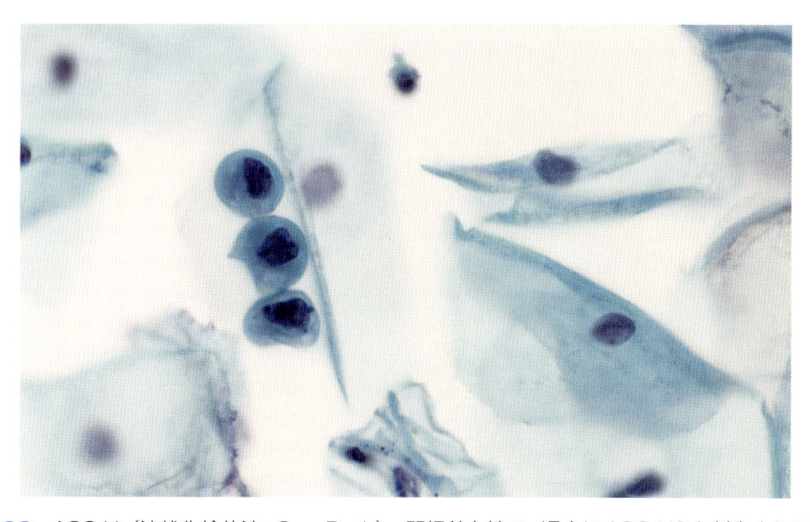

図4.23 ASC-H(液状化検体法,SurePath). 閉経前女性で,過去にASC-USと判定されている. 3個の,クロマチンが増量し,核形不整像を示す小型異型化生細胞が認められる. 未熟化生細胞が考えられるが,高度異型病変も除外できない. そのため, ASC-Hの判定が望ましい. その後のLEEPによって, 未熟化生を伴った限局したHSILが診断された. 同時に施行された細胞診で, これらの細胞はHSILと判定されている.

第4章　異型扁平上皮細胞

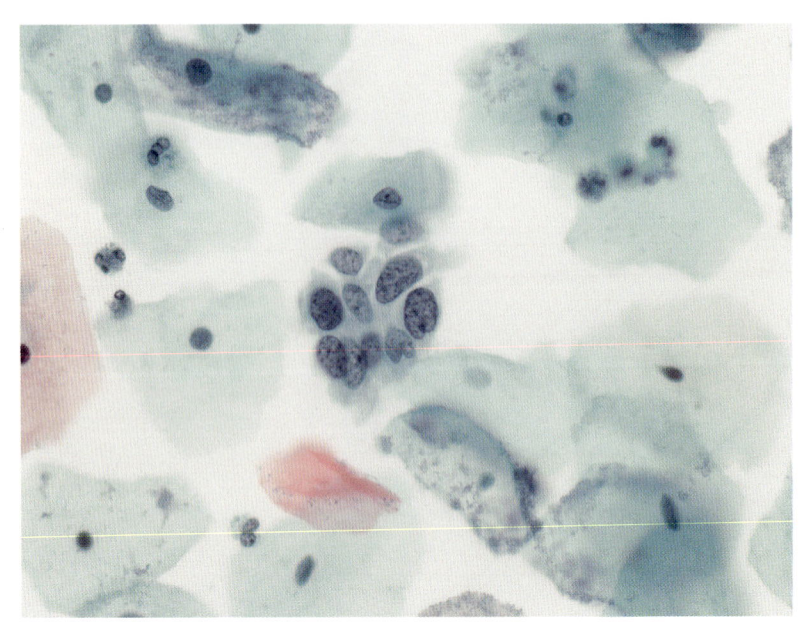

図4.24　ASC-H（液状化検体法，SurePath）．異型化生細胞の集塊において，核腫大，核・細胞質比増大，粗いクロマチンパターン，不整核形像が認められる．これらの細胞所見はHSILを示唆するが，完全には断定ではない．経過観察の生検でHSIL（CIN3）と診断された．

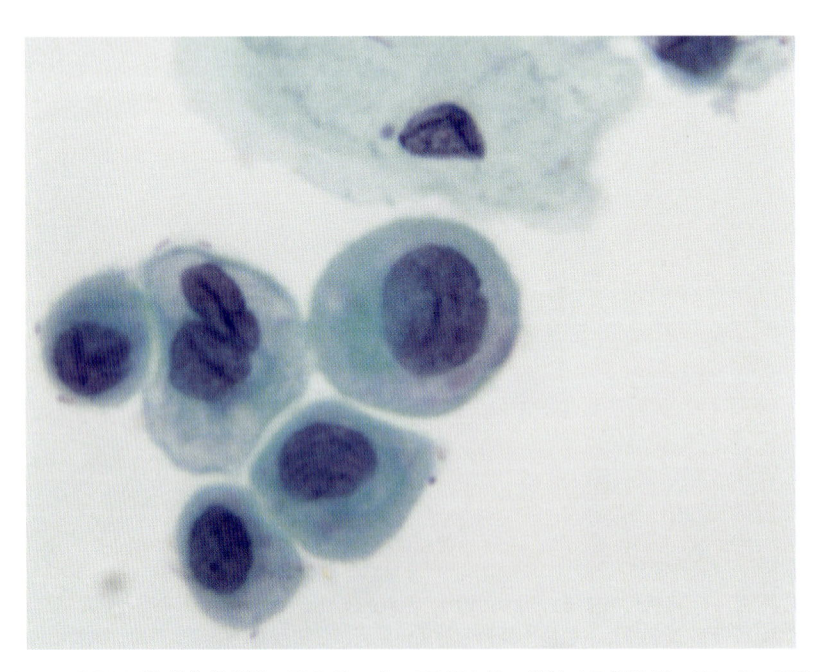

図4.25　ASC-H（液状化検体法，ThinPrep）．35歳女性．濃染する細胞質，高い核・細胞質比，核縁不整で核溝を有する腫大した核を有する異型化生細胞．経過観察の生検でHSIL（CIN2）と診断された．

4.7 典型的なASC-H像

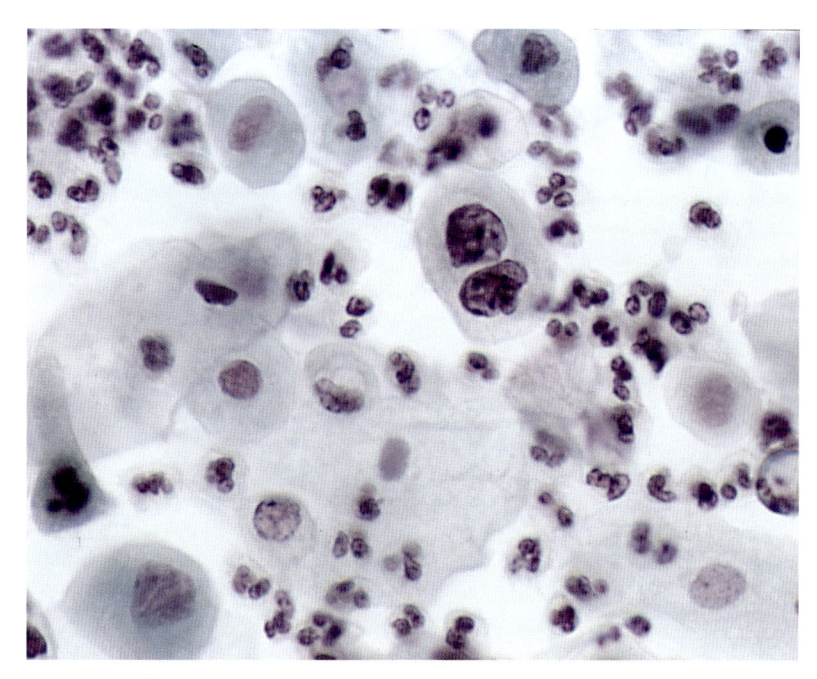

図4.26 ASC-H（液状化検体法，ThinPrep）．過去に腟HSIL（VAIN3）と子宮体癌の病歴をもつ患者から採取された腟細胞診検体．細胞は変性しており，クロマチンが増量した核によりHSILが疑われる．経過観察によってHSIL（VAIN3）と診断された．

がり，2つの核のように重なって観察され，判定が困難な場合があるが，このような場合には倍率を上げ，フォーカスを微調整することで正しく観察することができる．
・化生細胞の大きさの細胞で，まるく不整のない形の核が認められることがあるが，そのような場合には，細胞の大部分を核が占める（図4.31）．

4.7.1.2 注釈

正常の化生扁平上皮細胞は，細胞の大きさ，形状，核の大きさ，核・細胞質比ではかなりのばらつきがある．化生性変化を示す細胞でわずかな核腫大が認められる場合，核縁不整，クロマチンの不均等分布，クロマチン濃染などでは，核・細胞質比が明らかなHSILと同じであることが多く，HSILが考慮される．正常の化生性扁平上皮細胞の大きさと核の形状は，ASC-Hと判断する際の基準になる．

ASC-Hは従来法および液状化検体細胞診の双方で「異型未熟化生」としてもみられることがあり，特に液状化検体細胞診でより多くみられる．SILがない場合の変性核は，しばしば形状が不規則でクロマチンが濃染することはあっても，この形状不整は核の全周にみられ，しわのようにみえる傾向があり，クロマチンはスマッジ状（泥状）である（図4.26）．ASC-H細胞は通常は少数である．多数の小型異型細胞が認められるときには，HSILであることが多い．

第4章　異型扁平上皮細胞

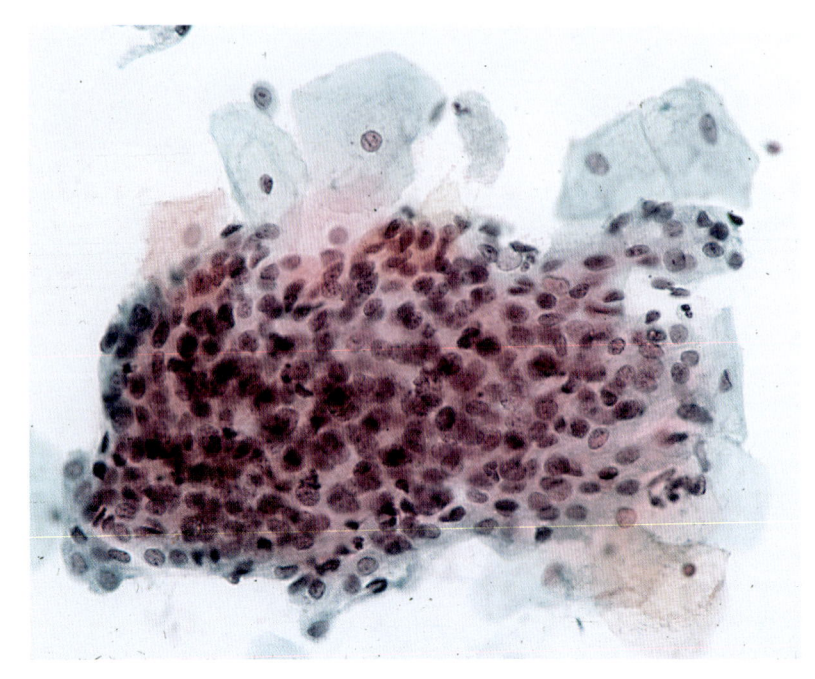

図4.27 ASC-H（従来法）．均等なクロマチンと，揃った輪郭を有する核をもつ細胞が結合し，乾燥性変化を伴い，重なり合った重積性の集塊．細胞の重積性によって，これらの細胞が扁平上皮なのか腺細胞なのかの判断が難しい．細胞の集塊内でに不規則な配列は，高リスク群に属する病変を示唆するが，個々の核所見は断定的な判断を下すには不十分である．

4.7.2　密在するシート状集塊 （図 4.27）

4.7.2.1　判断基準
- 核異型があり，極性が失われている扁平上皮細胞が重層する組織所見の画像を示すことは困難である．厚い細胞質，多形の細胞形態，そして明瞭な辺縁の細胞質を有する場合には，頸管腺細胞の扁平上皮化生を示唆する．

検体処理法に応じた判断基準
従来法：
- 標本乾燥と塗抹のために，細胞は膨化し，平面化することが多い（図4.28）．

4.7.2.2　注　釈
　「密在するシート状集塊（crowded sheet pattern）」は，HSIL（特に子宮頸管内への進展），反応性ないしは腫瘍性子宮内頸部腺細胞，挫滅を伴う萎縮を反映していることがある[21,22]（図5.15, 5.16, 5.34を参照）．これらの場合，「異型腺細胞（atypical glandular cells：AGC）」と分類され，AGCと，その後に診断されるHSILとの間に思いがけない強い関連が示されることがある[23]．厚い細胞質，多形の細胞形態，そして明瞭な辺縁の細胞質を有する場合には，子宮頸管腺細胞の扁

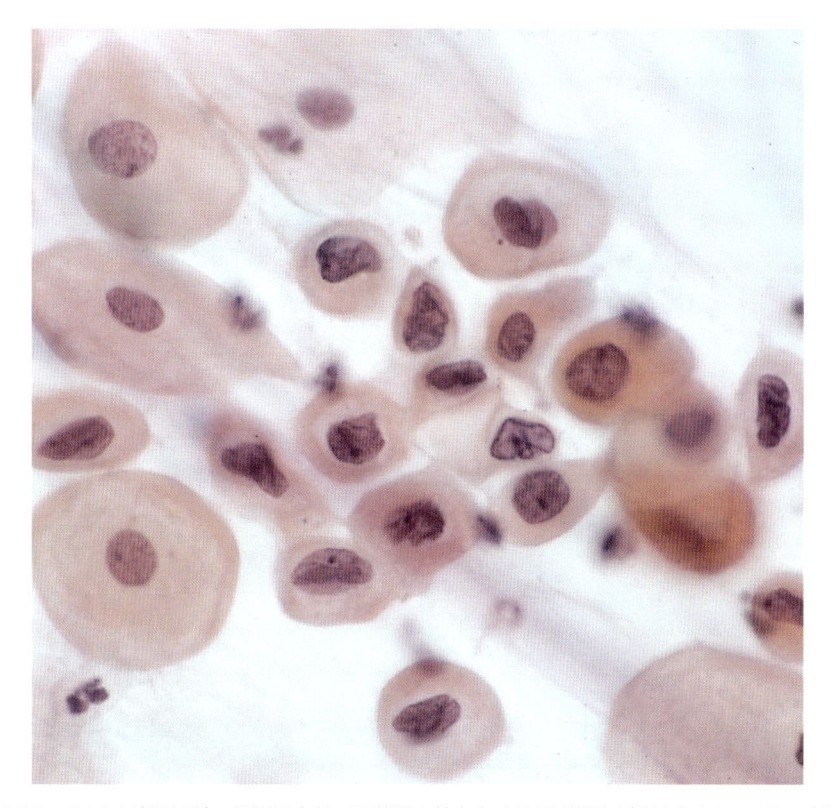

図4.28 ASC-H(従来法). 閉経後女性. 不整形の核を有する円形細胞が認められる. NILM(萎縮), ASC-H, HSILが考えられる.

平上皮化生を示唆する[24]. 採取器具による過剰な削り取りにより, 重積した細胞集塊が採取されることがある.

　明瞭な核小体はHSILよりはむしろ修復細胞に典型的である. しかしながら, 核小体はHSIL例や浸潤癌やHSILが子宮頸管腺に及ぶ場合には認められることがある(図5.32を参照). 平滑な輪郭を示す均質な核や核小体を有する結合性のある細胞のシート状集塊は, 修復過程にあることを示唆する. しかし, 核異型や結合性の欠如がみられれば, 上皮内病変を除外するために, ASC-Hと判定されることが望ましい.

　萎縮性の検体では, 典型的な萎縮細胞にみられる小型で高い核・細胞質比に加え, 特に核の濃染と変性を伴うスマッジ状(泥状)のクロマチンがあれば, HSILが想定される(図4.28, 4.29). 核クロマチンが濃染する良性萎縮細胞は, 同一フォーカスポイントで観察され, 核が互いに重なり合う所見は認められない. それに対し, 異形成細胞が形成する合胞体状細胞集塊では, 細胞は, 互いに重なり合って観察される(図5.45, 5.46を参照). このことは, 判定を行ううえで重要な手がかりである. さらに, 通常, 萎縮細胞では増殖像は認められないのに対して, SILでは細胞増殖像が認められることがある. この所見に高リスクHPV感染の検査が加われば, さらに有益である. 短期間のエストロゲン投与は細胞成熟を促し, 細胞診の再検査に十分な効果を示す[25]. しかし, 2012 ASCCPガイドラインによれば, ASC-Hに対しては, コルポスコピーが推奨されている.

第4章　異型扁平上皮細胞

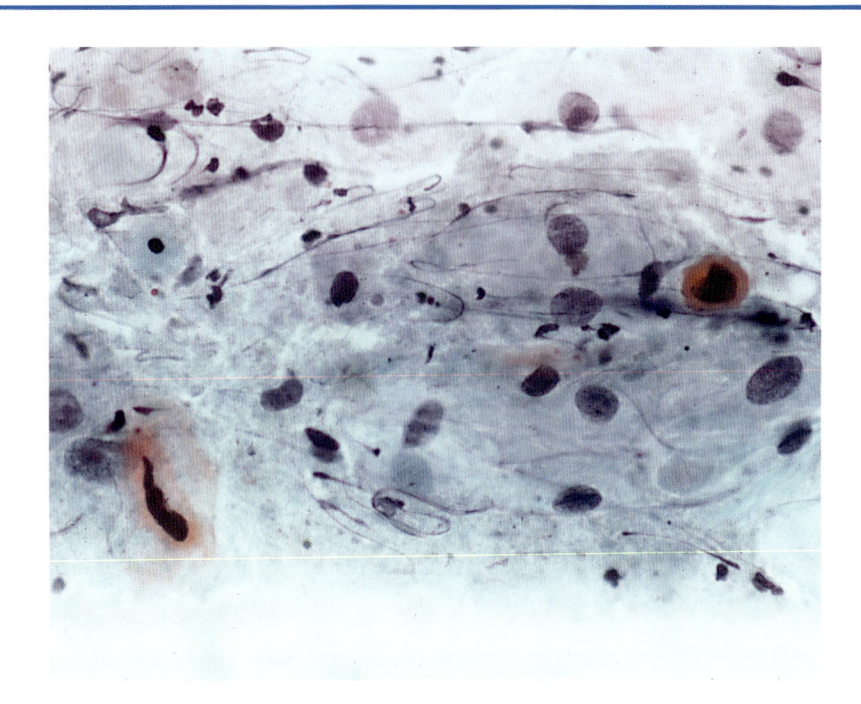

図4.29　ASC-H（従来法）．50歳，閉経後女性．過去の細胞診で，何らかの異常を指摘されている．異常に濃染し変性した核と，オレンジ好性の細胞質を有する2つの細胞がある．背景は萎縮性で，融解した細胞と壊死塊が認められる．経過観察によってHSIL（CIN2）と判明した．

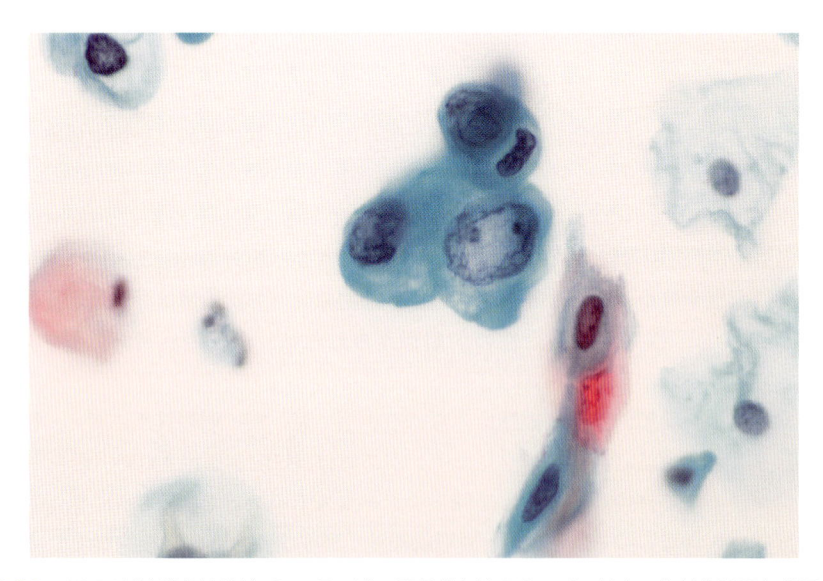

図4.30　ASC-H（液状化検体法，SurePath）．閉経前女性のルーチン検査．比較的清明な背景中に，核・細胞質比が増大した化生細胞集塊が認められる．わずかな核腫大に加え，核内構造の透明化がみられる．過去に細胞診異常を指摘されていないため，ASC-Hと判定された．その後の経過観察における生検で，異常は認められなかった．この異型細胞は，変性した子宮内頸部上皮細胞と判断される．

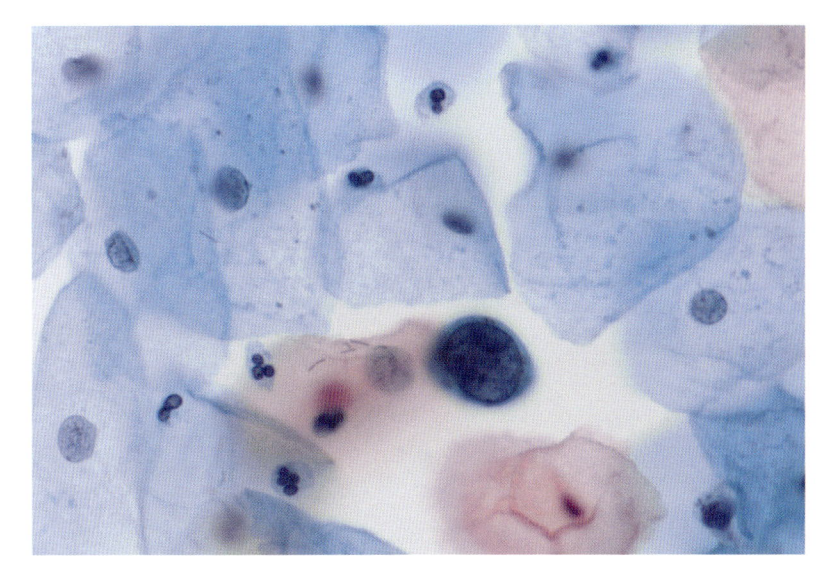

図4.31 ASC-H（液状化検体法，SurePath）．病歴のない閉経前女性．標本中に唯一の異常所見として，ほとんど細胞質を有さない細胞が1個認められる．明瞭な輪郭でまるい形の核には，分布がやや不均一なクロマチンが認められる．これらの所見よりASC-Hと判定された．その後の組織診断では，異常は認められなかった．その後の再評価で，この細胞は変性した子宮内頸部上皮細胞と判断された．周囲の子宮内頸部上皮細胞には，同様の核所見が認められた．

血液や炎症は萎縮性腟炎と癌との双方で出現するが，細胞の壊死（腫瘍性背景）は腫瘍であることを示唆する．

　同様な所見は，癌への放射線治療後のASC-Hの判断にもあてはまる．典型的な被照射良性細胞は核と細胞質の均等な腫大を示し，細胞質と核は変性を伴う（図2.43, 2.44を参照）．しかしながら，HSILや癌との判別が不可能な場合にはASC-Hと判断することが妥当である．もし可能であれば，治療前の元の腫瘍の細胞形態と比較することは，判断の助けとなる．

4.8　ASC-H類似所見

4.8.1　非扁平上皮細胞（図4.30〜4.33）

　孤立性に出現する子宮内頸部細胞（図4.30, 4.31, 4.34），変性した子宮内膜腺細胞（図4.32），マクロファージ（図4.33）などは，HSILに極めて似ている核を有することがあり，その結果，HSIL/ASC-Hと判定される場合がある（図2.4, 2.5, 5.41, 5.51を参照）．同様に，子宮内避妊器具（intrauterine device: IUD）を装着している場合，HSILに似た核・細胞質比が非常に高い細胞が採取され，HSILに類似する場合がある（図2.47を参照）．また，妊娠中もしくは産褥期にお

第4章　異型扁平上皮細胞

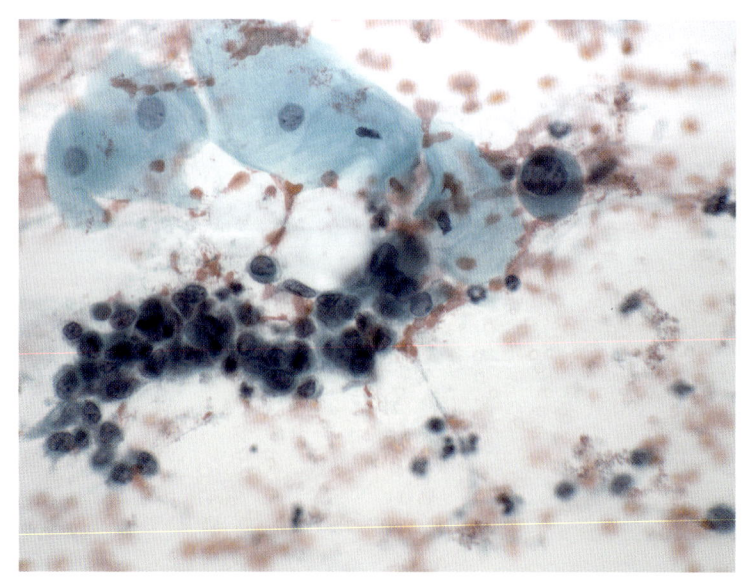

図4.32　HSILに類似した子宮内膜細胞（従来法）．保存状態が不良で重なり合った細胞集塊は，濃染する核と増加した核・細胞質比を示す細胞で構成されている．

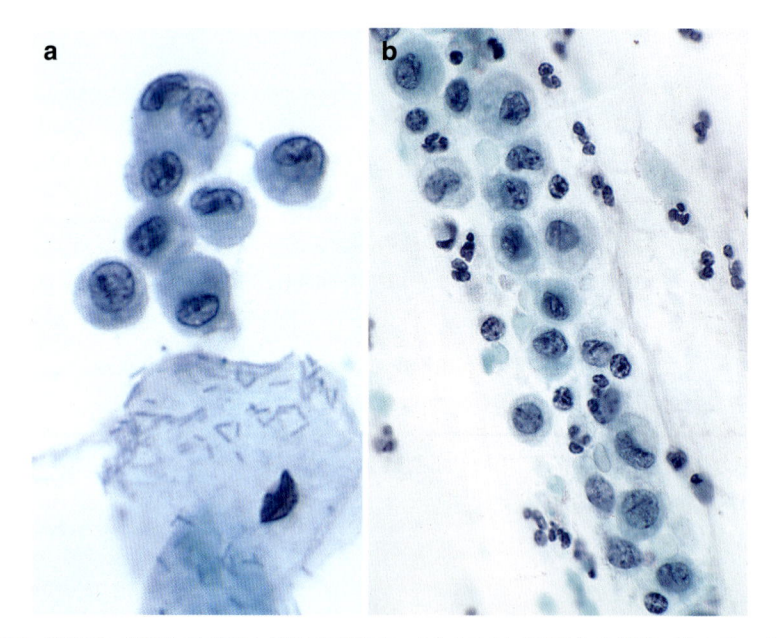

図4.33　組織球：液状化検体法と従来法の標本．(a) NILM（液状化検体法，ThinPrep）．32歳女性，ルーチン検査．細胞は，偏在性の卵形，円形の核と泡沫状の細胞質を有している．従来法と比べると，液状化検体法ではほとんどの細胞がまるくなり，細胞のタイプが不明確になる．しかしながら，確実な評価は通常は高倍率による検鏡で可能である．(b) NILM（従来法）．円形，卵形，豆型の核をもつ孤在性細胞の流れるような配列．細胞は細かい細胞質空胞をもっている．この空胞は，ときに正常の化生細胞，ASC-H，HSILにみられる変性空胞に類似している．これとは対照的に，典型的な扁平上皮系細胞は多稜形を示し，厚い細胞質をもつ．(a), (b) ともに，その後の経過観察でNILMと判定されている．

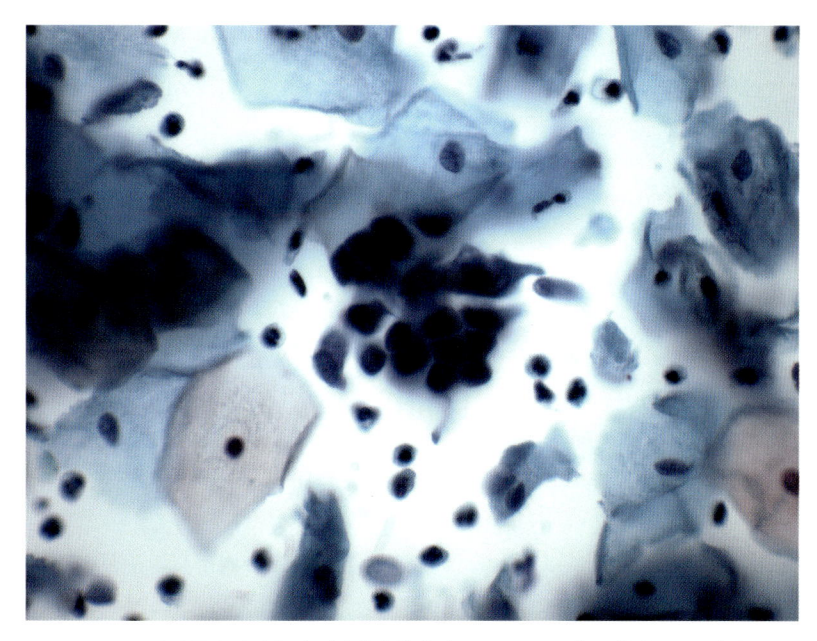

図4.34　NILM，子宮内頸部上皮細胞（液状化検体法，SurePath）．縦列した子宮内頸部上皮細胞は高い核・細胞質比像を呈し，化生細胞を想定させる場合があり，ASC-Hに類似することがある．蜂巣構造と細胞内粘液が子宮内頸部上皮細胞の判定に役立つ．

いて，異型のようにみえる脱落膜細胞が観察される場合がある（図2.28，5.53を参照）．これらの細胞はいずれも核溝と明瞭な核小体を有している．もし，このような変化の原因が明らかではなく，IUDの使用状況が不明であれば，ASC-HやAGCと判断することは妥当であろう（図6.5を参照）．

4.8.2　アーチファクト（図4.34）

化生扁平上皮細胞や子宮内頸部細胞がスライド上に塗抹された際に，すべての細胞質の状態が把握されず，アーチファクトによって核・細胞質比が増加する場合がある（図4.34）．正常と思われるが，判断に迷う化生細胞もしくは子宮内頸部細胞では，他の局所部分における細胞と核所見を比較することが有益である．

4.9　管　理

ASC判定はHSILよりも多く判定に用いられるため，ASCとして経過観察をされた対象はHSILと判定された対象より多くのHSIL以上（CIN2+）と診断されている[9]．ASC-US/ASC-Hと，その後の高リスクHPV検査に関して，組織診断HSILもしくは癌の5年間のリスクは，ASC-US，HPV

(-) では1.1%，ASC-US, HPV (+) では18%，ASC-H, HPV (-) では12%，ASC-H, HPV (+) では45%となる．これらの所見はリスク別に定められた2012 ASCCP管理ガイドラインに掲載されている[26]．

　ガイドラインには，以下のように記載されている[27]．
- ASC-USに対しては，HPV検査が推奨される．
- HPV (-) のASC-USに対しては，2012 ASCCPでは，3年後の検査とされている．
- HPV (+) のASC-USに対しては，コルポスコピーが推奨される．
- HPV (+)，ASC-USでコルポスコピーが施行され，CIN病変が認められない場合，12か月後の再検査が推奨される．もし，次の検査でHPV (-) と診断され，細胞診で正常と判定された場合には，3年後の検査が推奨される．また，再検査ですべて異常なしと判定された場合には，その後は通常の検査方法に戻すことが勧められる．コルポスコピー後の経過観察における12か月以内のHPV検査は行わない．
- HPV感染を伴わないASC-USは，1年後の細胞診が容認される．再検査の結果，ASC-USもしくはそれ以上の判定結果であった場合，コルポスコピーが推奨される．その結果，異状なしと診断された場合には，3年間隔の細胞診が推奨される．
- コルポスコピーで異常所見が認められない，もしくは十分に観察できない場合には，子宮頸管内掻爬が望ましい．また，コルポスコピーで，移行帯が十分に観察できない場合にも子宮頸管内掻爬が容認される．
- 過剰医療行為を防ぐため，HSIL（CIN2+）と診断が確定していないASC-US例に対するルーチンのLEEPは容認されない．
- ASCCPガイドラインでは，21～24歳，65歳以上の女性，および妊娠中にASC-USと判定の初期対応と経過観察について記載されている．
- ASC-Hに対しては，HPV感染の有無にかかわらず，コルポスコピーが推奨される．HPV検査は推奨されない．

4.10　品質保証

　ASCとSILとの比率，および全ASCに占める高リスクHPV感染状況が子宮頸部細胞診の品質保証手段に用いられる[4, 28-30]．米国病理医会（College of American Pathologists：CAP）のような信頼度の高い，基準となるような施設から出されるデータが，ASCの過大もしくは過少評価の基準に用いられる[14, 28, 31]．さらに，個々人に関して，ASCと判定された場合の高リスクHPV感染率，ASC/SIL比率は，個々の実務者による日々の微調整に役立つ重要な品質保証ツールである．ALTSによれば，経験豊かな病理医がASC-USと判定したうちの50.6%で高リスクHPV (+) と診断される．しかし，実際の判定においては，それより若干低く，判定に際してのためらいや先入観の影響で，40～50%程度と考えられる[32, 33]．米国では，平均的なASC/SIL比は1.5である[5, 32, 34-36]．リスクの高い対象を診療する機会の多い施設でも，ASC/SIL比は3：1を超えてはならない[37]．それより

高い比率のASC判定は，ASCの過剰判定である．しかし，ASC，SIL双方を過剰に使用すれば，結果的にASC/SIL比を正常範囲にしてしまう．そのため，ASC-USにおける高リスクHPV陽性率もASC/SIL比も，それ自体を診断精度の尺度とせず，判定における正常と異常との境界を認識することが重要である[29]．細胞診判定結果と，その後の経過観察で施行された組織診断結果と細胞診結果の比較も，品質保証ツールになる．しかし，細胞診，コルポスコピー，生検結果がゴールドスタンダードにはならないことを忘れてはならない[38-42]．

4.11　報告見本

例1

　検体の適否：適正．移行帯成分は同定された．

　判断

　　扁平上皮細胞異常：意義不明な異型扁平上皮細胞（ASC-US）．

　コメント：

　　高リスクHPV検査が望ましい（その後の検査が予定されていない場合，従来法の標本が提出されている場合，もしくは単一標本が提出されている場合）．

　　〔もしくは〕

　　すでに検査施設に送られている検体を用いた臨床医の指示に基づくHPV検査の実施．

例2

　検体の適否：適正．移行帯成分は同定された．

　判断

　　扁平上皮細胞異常：HSILを除外できない異型扁平上皮細胞（ASC-H）．

　コメント：

　　コルポスコピー／生検が実施されるべきである．

※**ASC-USに関連するHPV検査に関しては，第9章を参照．**

参考文献

1. Kurman RJ, Solomon D (eds). The Bethesda System for Reporting Cervical/Vaginal Cytologic Diagnoses. Definitions, Criteria, and Explanatory Notes for Terminology and Specimen Adequacy. New York: Springer-Verlag; 1994.
2. Solomon D, Nayar R, editors. The Bethesda system for reporting cervical cytology. Definitions criteria and explanatory notes. 2nd ed. New York: Springer; 2004.
3. The ALTS Group. Results of a randomized trial on the management of cytology interpretations of atypical squamous cells of undetermined significance. Am J Obstet Gynecol. 2003;188(6):1383–92.
4. Nayar R, Wilbur DC. The Bethesda system for reporting cervical cytology. In: Bibbo M, Wilbur DC, editors. Comprehensive cytopathology. 4th ed. London: Elsevier; 2015.
5. Ho GY, Bierman R, Beardsley L, Chang CJ, Burk RD. Natural history of cervicovaginal papillomavirus infection in young women. N Engl J Med. 1998;338:423–8.
6. Quddus MR, Sung CJ, Steinhoff MM, Lauchlan SC, Singer DB, Hutchinson ML. Atypical squamous metaplastic cells: reproducibility, outcome, and diagnostic features on ThinPrep Pap test. Cancer Cytopathol. 2001;93:16–22.
7. Sherman ME, Solomon D, Schiffman M, ALTS Group. Qualification of ASCUS. A comparison of equivocal LSIL and equivocal HSIL cervical cytology in the ASCUS LSIL Triage Study. Am J Clin Pathol. 2001;116:386–94.
8. Pitman MB, Cibas ES, Powers CN, Renshaw AA, Frable WJ. Reducing or eliminating use of the category of atypical squamous cells of undetermined significance decreases the diagnostic accuracy of the Papanicolaou smear. Cancer Cytopathol. 2002;96:128–34.
9. Kinney WK, Manos MM, Hurley LB, Ransley JE. Where's the high-grade cervical neoplasia? The importance of minimally abnormal Papanicolaou diagnosis. Obstet Gynecol. 1998;91:973–6.
10. Henry M, Kerr SE. Benign proliferative reactions, intraepithelial neoplasia and invasive cancer of the uterine cervix. In: Bibbo M, Wilbur DC, editors. Comprehensive cytopathology. 4th ed. London: Elsevier; 2015.
11. Stoler MH, Schiffman M, ALTS Group. Interobserver reproducibility of cervical cytologic and histologic interpretations: realistic estimates from the ASCUS LSIL Triage Study. JAMA. 2001;285:1500–5.
12. Patten Jr SF. Benign proliferative reactions and squamous atypia of the uterine cervix. In: Wied GL, Bibbo M, Keebler CM, Koss LG, Pattern SF, Rosenthal DL, editors. Compendium on diagnostic cytology. 8th ed. Chicago: Tutorials of Cytology; 1997. p. 81–5.
13. Stoler MH, Wright Jr TC, Sharma A, Zhang G, Apple R, Wright TL, ATHENA Study Group, et al. The interplay of age stratification and HPV testing on the predictive value of ASC-US Cytology: results from the ATHENA HPV study. Am J Clin Pathol. 2012;137:295–303.
14. Howell LP, Wilton M, Bishop J, Afify A. Living with uncertainty: equivocal Pap test results and the evolution of ASC terminology. Diagn Cytopathol. 2010;38:221–32.
15. Cormier K, Schaaf M, Hamilton S, Tickman RJ, Perez-Reyes N, Sturgis CD. NILM Pap slides from women 30 years of age and older with positive high-risk HPV DNA. Focused rescreening prior to report issuance, an enhanced quality control measure. Am J Clin Pathol. 2014;141:494–500.
16. Moriarty AT, Nayar R, Arnold T, Gearries L, Renshaw A, Thomas N, et al. The Tahoe study: bias in the interpretation of Papanicolaou test results when human papillomavirus status is known. Arch Pathol Lab Med. 2014;138:1182–5.
17. Abramovich CM, Wasman JK, Siekkinen P, Abdul-Karim FW. Histopathologic correlation of atypical parakeratosis diagnosed on cervicovaginal cytology. Acta Cytol. 2003;47:405–9.
18. Levine PH, Elgert PA, Sun P, Simsir A. Atypical repair on pap smears: clinicopathologic correlates in 647 cases. Diagn Cytopathol. 2005;33:214–7.

19. Flynn K, Rimm DL. Diagnosis of "ASCUS" in women over age 50 is less likely to be associated with dysplasia. Diagn Cytopathol. 2001;24:132–6.

20. Cibas ES, Browne TJ, Mantel Bassichis MH, Lee KR. Enlarged squamous cell nuclei in cervical cytologic specimens from perimenopausal women ("PM cells") A cause of ASC overdiagnosis. Am J Clin Pathol. 2005;124:58–61.

21. Boon ME, Zeppa P, Ouwerkerk-Noordam E, Kok LP. Exploiting the "toothpick effect" of the Cytobrush by plastic embedding of cervical samples. Acta Cytol. 1991;35:57–63.

22. Drijkoningen M, Meertens B, Lauweryns J. High grade squamous intraepithelial lesion (CIN 3) with extension into the endocervical clefts. Difficulty of cytologic differentiation from adenocarcinoma in situ. Acta Cytol. 1996;40:889–94.

23. Veljovich DS, Stoler MH, Andersen WA, Covell JL, Rice LW. Atypical glandular cells of undetermined significance: a five-year retrospective histopathologic study. Am J Obstet Gynecol. 1998;179:382–90.

24. Ronnett BM, Manos MM, Ransley J, Fetterman BJ, Kinney WK, Hurley LB, et al. Atypical glandular cells of undetermined significance (AGUS): cytopathologic features, histopathologic results and human papillomavirus DNA detection. Hum Pathol. 1999;30:816–25.

25. Wright Jr TC, Cox JT, Massad LS, Twiggs LB, Wilkinson EJ. 2001 Consensus guidelines for the management of women with cervical cytological abnormalities. JAMA. 2002;287: 2120–9.

26. Schiffman M, Solomon D. Cervical-cancer screening with human papillomavirus and cytologic cotesting. N Engl J Med. 2013;369:2324–31.

27. Massad LS, Einstein MH, Huh WK, Katki HA, Kinney WK, Schiffman M, et al. 2012 Updated consensus guidelines for the management of abnormal cervical cancer screening tests and cancer precursors. Obstet Gynecol. 2013;121:829–46.

28. Tworek JA, Jones BA, Raab S, Clary KM, Walsh MK. The value of monitoring human papillomavirus DNA results for Papanicolaou tests diagnosed as atypical as atypical squamous cells of undetermined significance: a College of American Pathologists Q-Probes study of 68 institutions. Arch Pathol Lab Med. 2007;131:1525–31.

29. Cibas ES, Xou KH, Crum CP, Kuo F. Using the rate of positive high-risk HPV test result for ASC-US together with the ASC-US/SIL ratio in evaluating the performance of cytopathologists. Am J Clin Pathol. 2008;129:97–101.

30. Booth CN, Bashleben C, Filomena CA, Means MM, Wasserman PG, Souers RJ, et al. Monitoring and ordering practices human papillomavirus in cervical cytology. Findings from the College of American Pathologists gynecologic cytopathology quality consensus conference working group 5. Arch Pathol Lab Med. 2013;137:214–9.

31. Clary KM, Davey DD, Naryshkin S, Austin M, Thomas N, Chmara BA, et al. The role of monitoring interpretive rates, concordance between cytotechnologist and pathologist interpretations before sign out, and turnaround time in gynecologic cytology quality assurance. Findings from the College of American Pathologists gynecologic cytopathology quality consensus conference working group 1. Arch Pathol Lab Med. 2013;137: 164–74.

32. Juskevicius R, Zou KH, Cibas ES. An analysis of factors that influence the ASCUS/SIL ratio of pathologists. Am J Clin Pathol. 2001;116:331–5.

33. Geisinger KR, Vrbin C, Grzybicki DM, Wagner P, Garvin AJ, Raab SS. Interobserver variability in human papillomavirus test results in cervicovaginal cytologic specimens interpreted as atypical squamous cells. Am J Clin Pathol. 2007;128:1010–4.

34. Eversole GM, Moriarty AT, Schwartz MR, Clayton AC, Souers R, Fatheree LA. Practices of participants in the College of American Pathologists Interlaboratory Comparison Program in Cervicovaginal Cytology, 2006. Arch Pathol Lab Med. 2010;134:331–5.

35. Nascimento AF, Cibas ES. The ASC/SIL ratio for cytopathologists as a quality control measure. A follow-up study. Arch Pathol Lab Med. 2007;128:653–6.

36. Renshaw AA, Deschenes M, Auger M. ASC/SIL ratio for cytotechnologists a surrogate marker of screening sensitivi-

ty. Arch Pathol Lab Med. 2009;131:776–81.
37. Cibas ES, Ducatman BS. Cytology diagnostic principles and clinical correlates. 4th ed. Philadelphia: Elsevier Saunders; 2014.
38. Darragh TM, Colgan TJ, Cox JT, Heller DS, Henry MR, Luff RD, Members of the Last Project Work Groups, et al. The lower anogenital squamous terminology standardization project for HPV-associated lesions: background and consensus recommendations from the College of American Pathologists and the American Society for Colposcopy and Cervical Pathology. Arch Pathol Lab Med. 2012;136:1266–97.
39. Darragh TM, Colgan TJ, Cox JT, Heller DS, Henry MR, Luff RD, Members of the Last Project Work Groups, et al. The lower anogenital squamous terminology standardization project for HPV-associated lesions: background and consensus recommendations from the College of American Pathologists and the American Society for Colposcopy and Cervical Pathology. J Low Genit Tract Dis. 2012;16(3):205–42.
40. Darragh TM, Colgan TJ, Cox JT, Heller DS, Henry MR, Luff RD, Members of the Last Project Work Groups, et al. The lower anogenital squamous terminology standardization project for HPV-associated lesions: background and consensus recommendations from the College of American Pathologists and the American Society for Colposcopy and Cervical Pathology. Int. J Gyne Patho. 2013;32(1):76–115.
41. Crothers BA, Jones BA, Cahill LA, Moriarty AT, Mody DR, Tench WD, et al. Quality improvement opportunities in gynecologic cytologic-histologic correlations. Findings from the College of American Pathologists Gynecologic Cytopathology Quality Consensus Conference Working Group 4. Arch Pathol Lab Med. 2013;137:199–213.
42. Saslow D, Solomon D, Lawson HW, Killackey M, Kulasingam SL, Cain J, et al. American Cancer Society, American Society for Colposcopy and Cervical Pathology, and American Society of Clinical Pathology screening guidelines for the prevention and early detection of cervical cancer. Am J Clin Pathol. 2012;137:518–42.

第5章
上皮細胞異常：扁平上皮系

Michael R. Henry, Donna K. Russell, Ronald D. Luff,
Marianne U. Prey, Thomas C. Wright Jr, and Ritu Nayar

5.1 上皮細胞異常

扁平上皮細胞
・扁平上皮内病変（SIL）
　―軽度扁平上皮内病変（LSIL）
　―高度扁平上皮内病変（HSIL）
　　・浸潤を疑う所見を有する（HSIL）(浸潤の疑いのある場合)
・扁平上皮癌

5.2 背　景

　扁平上皮異常はHPVに関連する非浸潤性の頸部扁平上皮の異常であり，その範囲は，一過性HPV感染に関連する細胞変化から，高度前癌病変そして浸潤扁平上皮癌までの領域である．HPVは実質的にすべての子宮頸癌とその前駆病変の病理学的な主因であることが立証されている[1]．浸潤性頸部癌の大部分とそれらの前駆病変は「高リスク」HPV（hrHPV）といわれるタイプのHPVを有するが，その最も多いタイプがHPV16である[2]．HPV関連の扁平上皮病変は2つの概念に分かれる．一過性感染は一般に1～2年以上の経過で消退[3,4]，HPVが持続する病変は前癌病変あるいは癌に進行するリスクが増加する[5-7]．この概念により，1988年のベセスダシステムにおける，軽度扁平上皮内病変（low-grade squamous intraepithelial lesion：LSIL）と高度扁平上皮内病変（high-grade squamous intraepithelial lesion：HSIL）の二段階命名法が導入された．

　2012年，下部肛門性器扁平上皮専門用語標準化会議（Lower Anogenital Squamous Terminology Standardization Consensus Conference：LAST）は，下部肛門性器におけるHPV関連病変の組織学的診断としてベセスダ分類を反映した二段階命名法を採用した[8]．同様に，2014年版WHO組織病理学用語の扁平細胞前駆病変も，二段階命名法を採用した[9]．これらの勧告の基礎にあるのは，下部肛門性器におけるHPV関連病変は，粘膜および皮膚の両方が，同様な生物学的特徴

をもつこと，浸潤癌に進行するリスクと関連があること，同じような管理がされるべきであること，である．細胞診ベセスダシステムおよび組織病理学LAST/WHOにおいて，LSILはコイロサイトーシス，軽度異形成およびCIN1という古い用語を包含し，HSILはより臨床的に意義のある中等度および高度異形成，CIN2，CIN3および上皮内癌を含む．

　1988年のベセスダワークショップにおいて，扁平上皮内病変の領域が2つのカテゴリーに分けられるにあたり，おもに2つのことが考慮された．1つ目は，上述のようなHPV関連病変の生物学および臨床的管理に関連する形態学的カテゴリーを使用したいという要望があったことであり，2つ目は，従来の3段階あるいは4段階の分類システムは観察者間および同一観察者内における再現性が低いことであった[10, 11]．それ以来，二段階分類（LSIL，HSIL）は三段階分類よりも臨床医へもたらす情報が少ないのではないかという議論がされている[12]．

　しかし，CIN2とCIN3の細胞診分類は再現性が低く，ASCUS/LSILトリアージ研究（ASCUS-LSIL Triage Study：ALTS）において，CIN2とCIN3という生検で確定される細胞診分類を一緒にして，HSILという1つのカテゴリーにすることで再現性が向上することが示された（M. Schiffman，私信による）．二段階分類に対するもう1つの考慮すべき声は，治療しないで経過観察した場合のCIN2の自然史は，CIN3よりもCIN1により近いので，軽度前駆病変と高度前駆病変の境界線は，CIN2とCIN3の間に置くべきだとするものである[13]．欧州の一部ではCIN1とCIN2は治療目的では一緒に分類されている[12]．しかし，スクリーニング法としての頸部細胞診は感度を重要視しなければならない．「細胞学的CIN2」の判断と生物学的態度の多様性から[14]，軽度病変と高度病変の細胞学的な境界をCIN1とCIN2の間に置くことが適切と考えられる．また，この境界線は，ALTSのデータから，陽性・陰性の2つの結果を用いた場合の再現性が最良であることが示された（M. Schiffman，私信による）．

　SILに2つだけのカテゴリーを用いたとしても，頸部細胞診スライドのLSILとHSILの観察者間における不一致は合計で10〜15％になる[15]．また，細胞診は組織診との間にも不一致がある．細胞学的にLSILと判断されたものにさらなる評価検討を行うと，15〜25％がHSIL（CIN2/CIN3）であることが判明する[16]．米国病理医会（College of American Pathologists：CAP）から得られた基準となるデータは，2006年のすべての処理法の標本の2.5％，そして，液状化検体法の2.9％がLSILの平均的割合であることを示した．HSILの平均的割合は，すべての標本で0.5％であった[17]．2013年も，これらの割合はごくわずかしか変化していない．

　子宮頸部細胞診の報告様式であるベセスダシステムは広く使用され，米国における現在のコンセンサス管理ガイドラインは，子宮頸部の異常細胞診結果の経過観察の臨床的決断にLSIL/HSILの二段階命名法が用いられている[18]．特に若年女性においては，多くのCIN1はいずれは消失することになるHPV感染を表すものであるという認識に基づいて，近年米国では，生検で確定されたCIN1の管理が変化してきている[19]．現在の子宮頸がん検診においては，生検で確定される高度病変（CIN2とCIN3との区別は関知しない）の発見と治療に重点が置かれている[18]．

　これらの結果，ベセスダシステム2014においても，LSIL/HSILの二段階命名法による報告を継続する．

5.3 軽度扁平上皮内病変（LSIL）(図5.1〜5.13)

　HPV感染に伴う扁平上皮細胞変化は「軽度異形成」と「CIN1」を包含する．複数の研究により，軽度異形成やCIN1と「コイロサイトーシス」を形態学的に区別する判断基準は研究者間で異なり，臨床的な意義を欠くことが示されている．さらに，どちらの病変も同様な型のHPVを有しており，それらの生物学的態度および臨床的管理も同様であり，LSILという共通の名称でよぶことを支持している[20-22]．

5.3.1　判断基準

・細胞は孤立性，集塊状，または，シート状にみられる．
・細胞学的変化は通常，「成熟した」表層型あるいは中層型細胞質をもつ細胞に限定される．
・細胞全体のサイズは大きく，豊富で「成熟した」，輪郭のはっきりした細胞質をもつ．
・正常中層核の面積の3倍以上の核腫大があり，核・細胞質比は低いがわずかに増加している（図5.1）．
・核クロマチンは一般に濃染するが，正常なこともある．
・核の大きさは多様である（核の大小不同）．
・クロマチンは均一に分布するが，粗顆粒状からスマッジ状（泥状），あるいは濃く不明瞭に染色される（図5.2）．

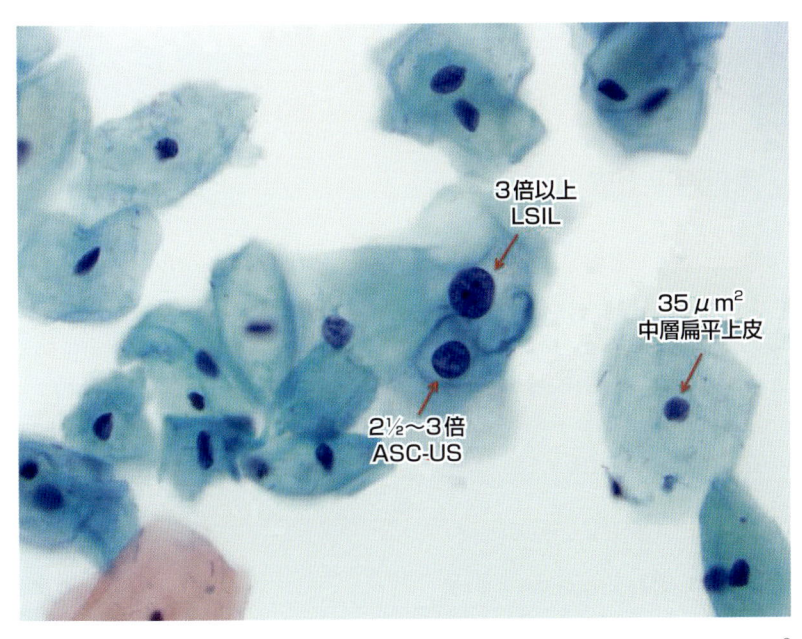

図5.1　核面積（液状化検体法，ThinPrep）．中層扁平上皮細胞の核面積はおよそ35μm^{2}である．これは，ASC-US（約100μm^2）およびLSIL（約150〜175μm^2）のような異常細胞を計測するための参考になる．

- 核膜の辺縁は平滑から著しく不規則で切れ込みをもつ状態まで，多様である（図5.2）．
- 二核または多核がよくみられる（図5.3）．
- 核小体は一般に存在せず，あっても明瞭ではない．
- コイロサイトーシス，あるいは幅広く明瞭に区別された核周囲明庭に濃く染色された細胞質の辺縁を伴う像は，特徴的な形態であるが，LSILの判断に必須のものではない（図5.4，5.6）．
- 細胞質は厚く，オレンジ好性で角質化し，コイロサイトーシスの所見は，目立たないまたは認めないこともある．
- コイロサイトーシスあるいは厚いオレンジ好性を示す細胞がLSILと診断されるには，核異常も認められなければならない（図5.4〜5.6）．核異常の欠如した核周囲明量または透亮像はLSILとは判断しない（図5.7；図2.36を参照）．

検体処理法に応じた判断基準
- LSILにおいては，従来法と液状化検体法の間の差異はわずかである．
- 液状化検体法においては，核クロマチンの濃染を示すことは少ないが，細胞形態は全体として従来法と同様である．

5.4　LSILにおいて問題となるパターン

　LSILの判断は，非特異的形態変化をもつ女性が不必要なフォローアップを受けることのないよう，厳しい判断基準に基づいて行われるべきである．概して，細胞診上のLSILの観察者間再現性は，組織診でのLSIL（CIN1）よりずっと高い[23]．少数のピットフォールとグレーゾーンのことを心に留めておくべきである．

5.4.1　角化扁平上皮（図5.8）

　円形から卵形の，小さく濃縮した核をもつ，核・細胞質比の低い小型の扁平上皮として出現する錯角化は，それのみではHPV関連の変化ではない（第2章を参照）．しかし，錯角化はHPV関連病変の背景に認められることがあるため，HPVによる細胞学的な変化を慎重に検索するための手がかりとなる（図2.15，2.16を参照）．核異常および低い核・細胞質比を示す角化細胞は，核異常の程度に基づき，「意義不明な異型扁平上皮細胞」（atypical squamous cells of undetermined significance：ASC-US）（図4.15，4.16を参照）あるいは，それ以上（図5.8，5.9）の病変と分類されるべきである．

5.4.2　境界性変化（図5.9〜5.11）

　LSILと診断するには不十分な境界上の核変化をもつ標本は，「意義不明な異型扁平上皮細胞」（ASC-US）と分類する（図5.9〜5.11）．

5.4 LSILにおいて問題となるパターン

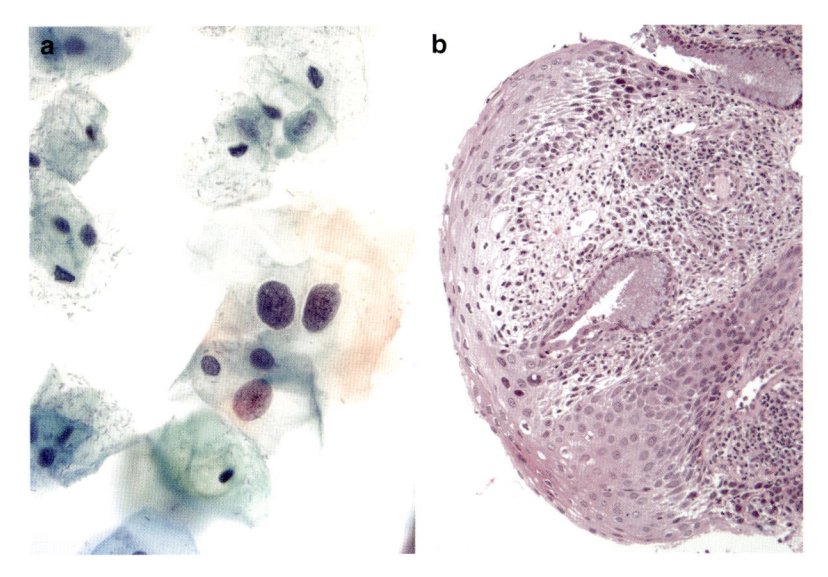

図5.2 軽度扁平上皮内病変（LSIL）（a：液状化検体法，ThinPrep；b：子宮頸部，H&E染色）．核腫大とクロマチンの濃染はLSILと判断するのに十分な程度である．HPV関連の細胞質変化は，LSILのための必要条件ではない．

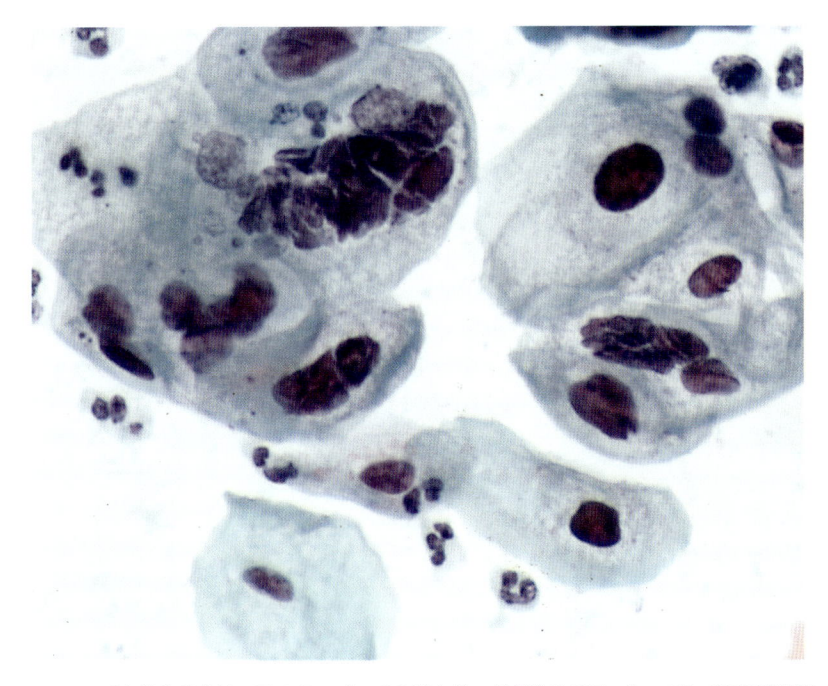

図5.3 LSIL（液状化検体法，ThinPrep）．32歳女性，月経第15日，ルーチンの子宮頸がん検診．細胞が全体に大きく，スマッジ状（泥状）のクロマチンをもち，境界明瞭な細胞質で，多核であることに留意する．

第5章　上皮細胞異常：扁平上皮系

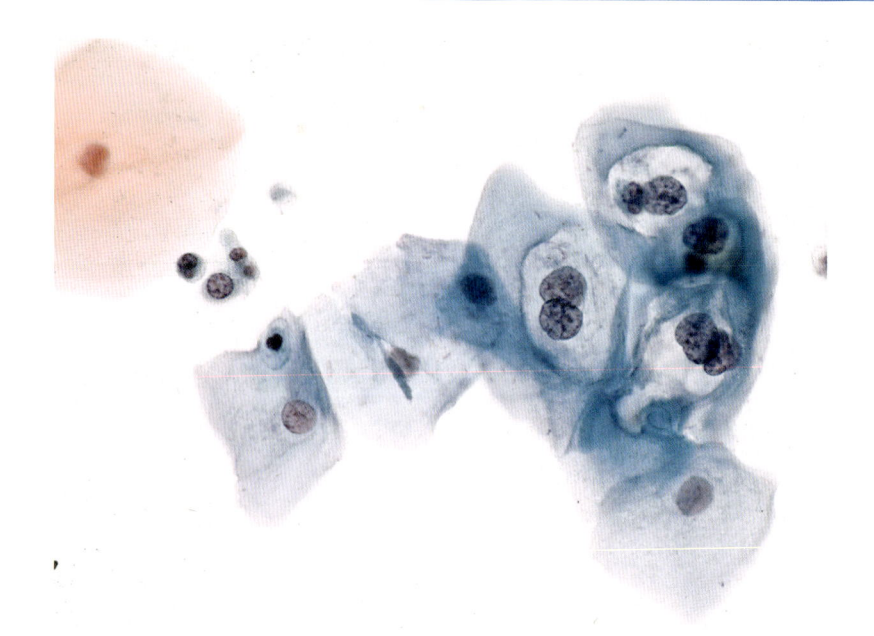

図5.4　LSIL（液状化検体法，ThinPrep）．32歳女性，ルーチンの検診．核異常がLSILとの判断に必要であることに留意する．HPVの細胞病理学的効果である核周囲明庭はたびたびみられるが，LSILであるとの判断に必要条件ではない．

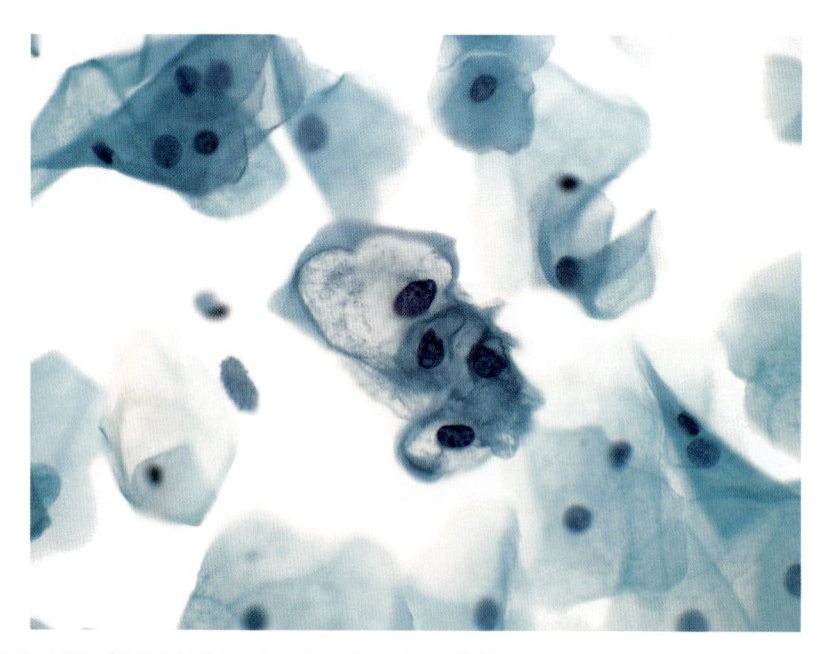

図5.5　LSIL（液状化検体法，SurePath）．LSILの特徴としてのコイロサイトーシスであると判断される細胞は，明瞭な核周囲明庭，周縁の細胞質の濃縮，核腫大や核膜の不整などの異常な核所見をもつ．液状化検体法においては，核の過染性はそれほど明らかではない．

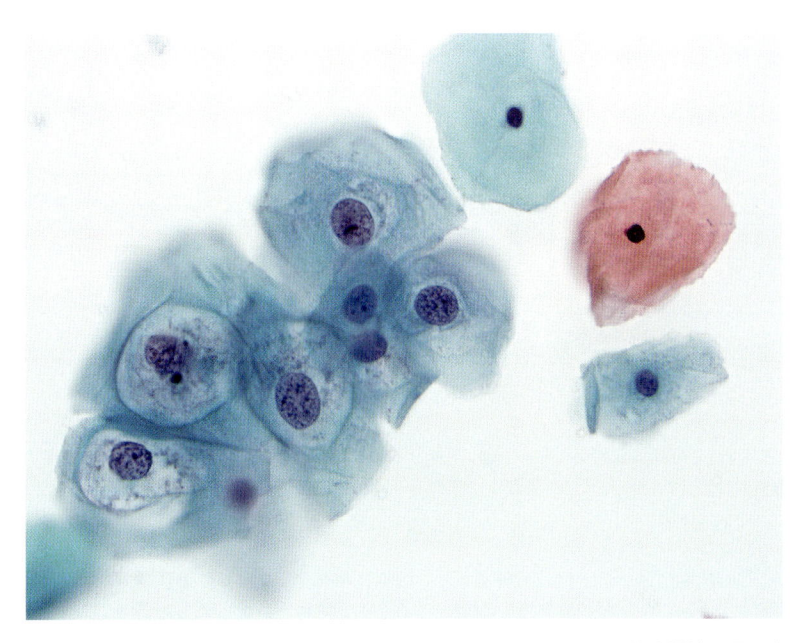

図5.6 LSIL（液状化検体法，ThinPrep）．ASC-USかつ高リスクHPV検査陽性の履歴をもつ28歳女性．細胞診上のLSILは，クロマチンおよび核膜が変化した腫大核をもつ，成熟した扁平上皮細胞に特徴がある．HPVの細胞病理学的な特徴的変化であるコイロサイトーシスあるいは細胞質の核周囲明庭も存在しているが，LSILとの判断のためには必要ではない．

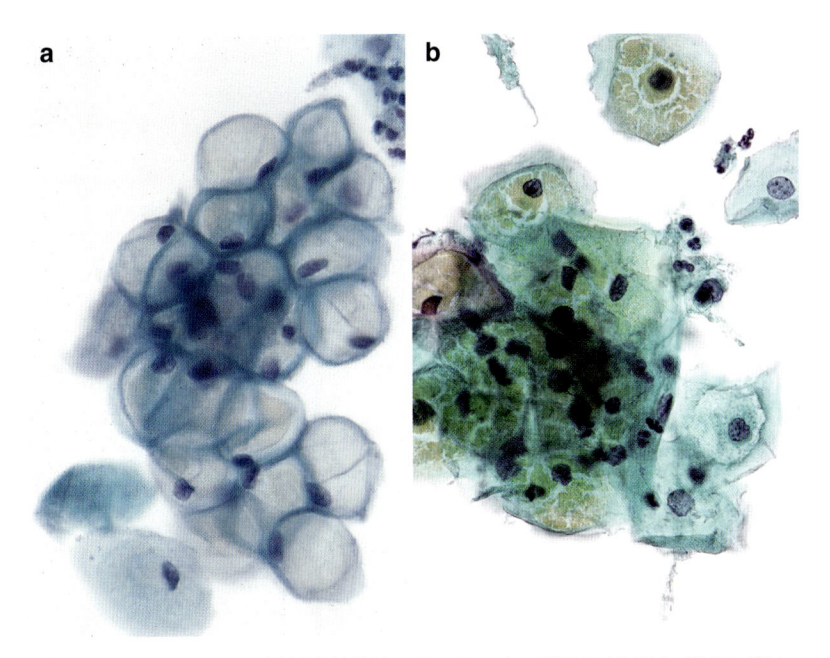

図5.7 偽コイロサイトーシス（液状化検体法，ThinPrep）．扁平上皮細胞におけるグリコーゲンが「偽コイロサイトーシス」としてみえる（a）．この空胞はグリコーゲンと関連しており，しばしば屈折性の黄色にみえる（b）．LSILの判断に必要な核異常はみられない．両者とも経過観察では陰性（上皮内病変ではない／悪性ではない）であった．

第5章　上皮細胞異常：扁平上皮系

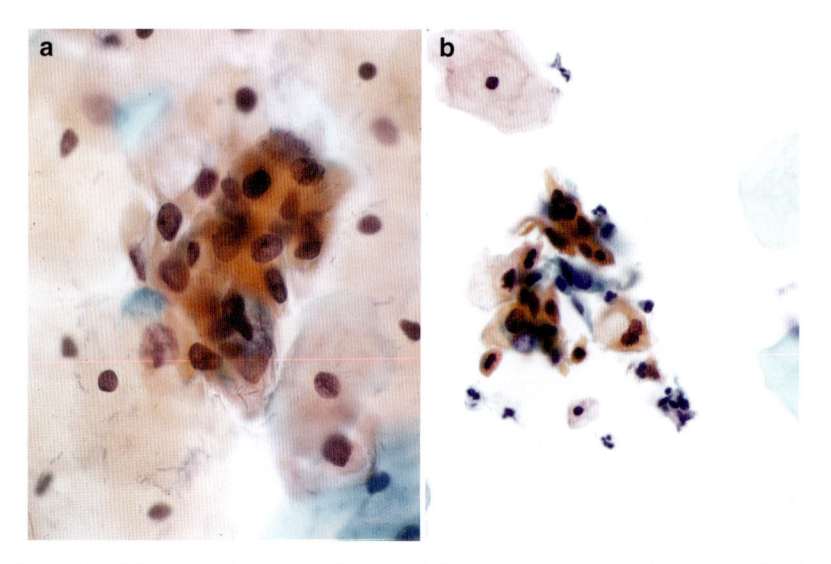

図5.8　ASC-USまたはLSIL（a：従来法；b：液状化検体法，ThinPrep）．オレンジ好性の細胞質（「異型錯角化」）をもつ異型扁平上皮細胞．これらの細胞はSILのいくつかの所見をもっている．しかし，このような角化病変はグレードをつけるのは難しい．臨床的取扱いの決定には高リスクHPV検査によるトリアージが役に立つ．

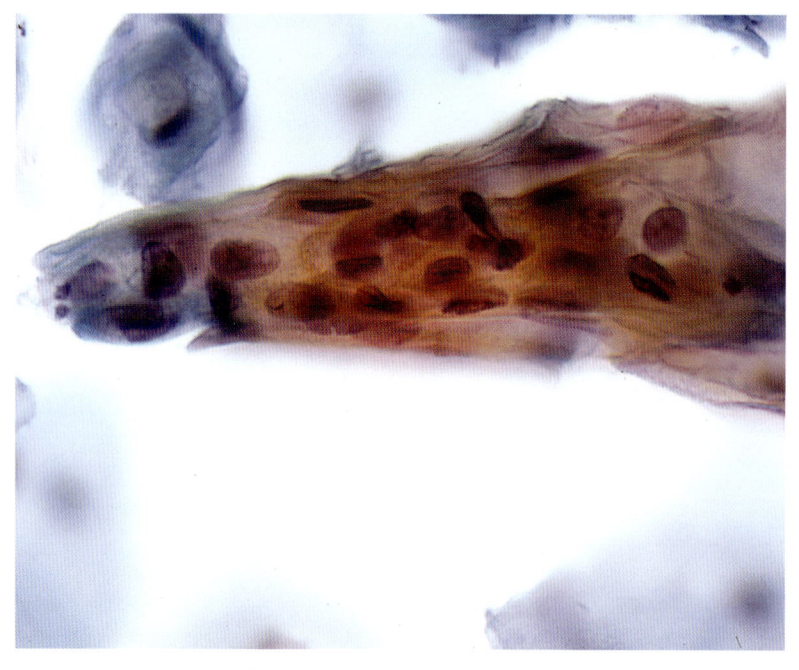

図5.9　ASC-USまたはLSIL（液状化検体法，ThinPrep）．32歳女性．扁平上皮の集団は「スパイク状」にみられる．このような細胞集団は核異常の程度に基づいて分類されるべきである．この患者は今回ASC-USと判断される2か月前に，従来法でLSILと判断された．高リスクHPVは陽性であった．

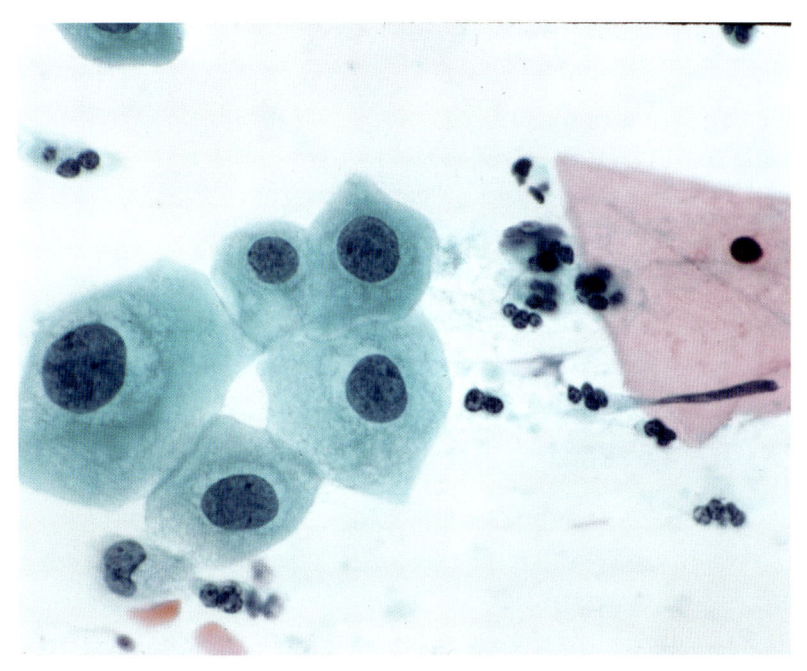

図5.10 ASC-USまたはLSIL（従来法）．核の特徴はASC-USとLSILの境界にある．このような症例は，ベセスダ2001 BIRSTプロジェクトを含むさまざまな研究において示されたように，観察者間再現性が乏しい．

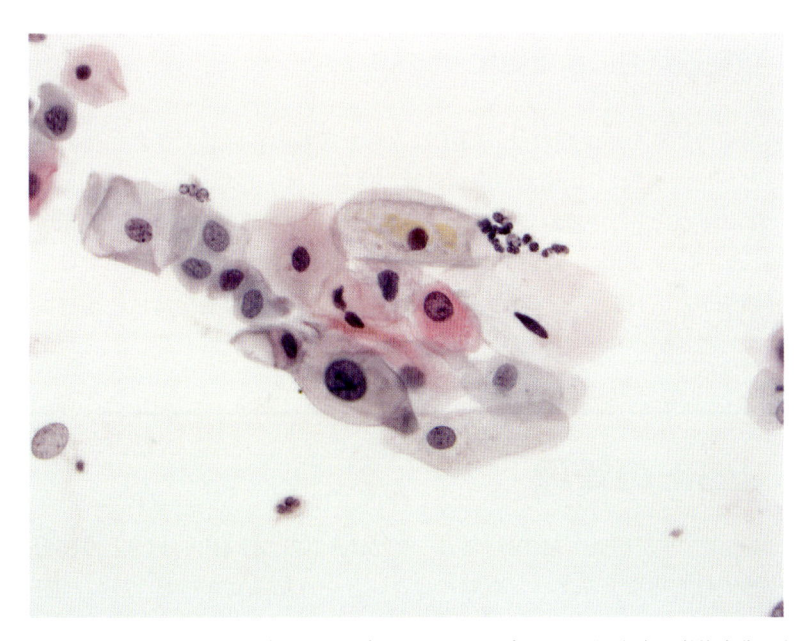

図5.11 ASC-USまたはLSIL（液状化検体法，ThinPrep）．HPV細胞病理学的変化のない異常核腫大が，32歳女性の細胞診にみられる．LSILの根拠は，正常中層細胞核の4倍から6倍の面積に腫大した核の存在である．核・細胞質比は低く，特に液状化検体法では過染性はさまざまである．

5.5 LSILと類似する病変

5.5.1 偽コイロサイトーシス（図5.7）

核異型を伴わない細胞質の核周囲透亮像は，LSILとはすべきではない（図5.7a）．小さく不明瞭な核周囲明庭は，しばしば，トリコモナス感染または他の反応性過程においてみられる（図2.36, 2.52を参照）．グリコーゲンによる細胞質の空胞化はしばしば屈折性の黄色で，ひびが入ったようなみえ方をする（図5.7b）．

5.5.2 ヘルペスによる細胞病理学的効果

核の木目込み像，クロマチンの核辺縁への偏在化，明瞭なすりガラス核を伴う多核化細胞といった，古典的なヘルペスの細胞学的特徴は，LSILとの鑑別上の問題になることは少ない．しかしながら，初期のヘルペス感染細胞においては，診断に役立つ核所見を認めないことがある．核腫大や変性クロマチンがみられ，クロマチン過染性である場合には，LSILと間違われるかもしれない（図5.12b）．これらの細胞は，コイロサイトーシスのようなその他のHPVの細胞学的効果を欠き，標本上のほかの細胞にはより古典的なヘルペスの変化がみられることが多い．時に，ヘルペス性の変化はHSILを模倣することがある（図5.12a）．

5.5.3 放射線照射による変化（図5.13）

イオン化放射線の効果を示す細胞は，LSILにみられるものと同じ大きさに腫大した核と，低い核・細胞質比をもつ．これらの細胞の細胞質は，通常，ツートンカラーで空胞化した所見が特徴的であり，核周囲の透亮像や細胞質辺縁の濃縮といった典型的なコイロサイトの所見は認めない（図5.13a；図2.43を参照）．扁平上皮癌に対する放射線治療を受けた患者では，放射線効果を伴った腫瘍細胞がみられることがあるが（図5.13b），これらの変化は良性細胞にみられる放射線性変化とは区別されるべきである．

5.6 LSILの管理

ASCUS/LSILトリアージ研究（ALTS）のデータでは，高リスクHPVはLSILの85％に検出されるので，HPV検査は有用なトリアージ戦略ではないという結論になった．特に，HPV感染の有病率が高い若年女性においては，なおさらである[24]．反対に，閉経後の女性においては特異度が高いので，LSIL症例に対してのHPV検査が許容される．

30歳以上の女性に対してHPV併用検査が行われると，LSILと判断される女性の多くがHPV検査を併用することになる．したがって，2012 ASCCP管理ガイドラインでは，細胞診でLSILと判

5.6 LSILの管理

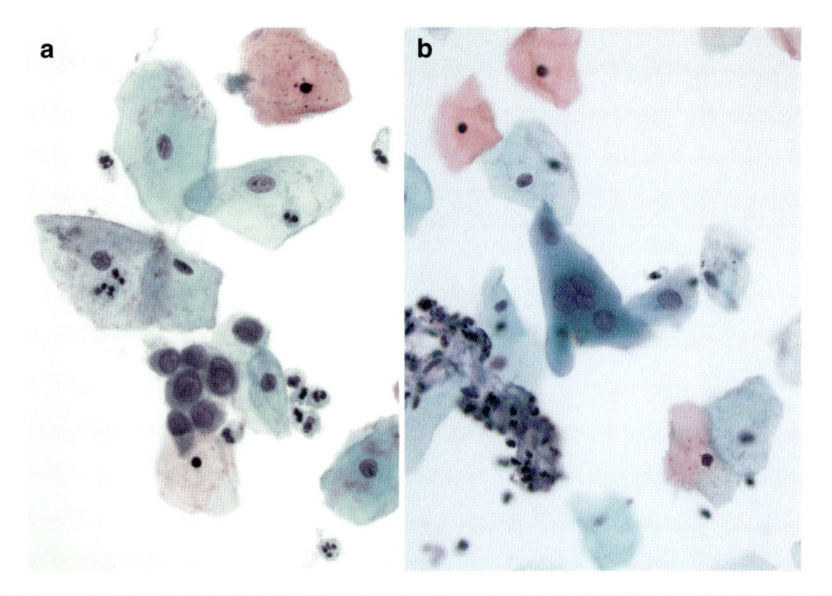

図5.12 ヘルペス（液状化検体法，ThinPrep）．ルーチンの子宮頸部細胞診．25歳女性．頸管内細胞（a）および中層細胞（b）は，ヘルペス細胞病理学的効果であるクロマチンの透亮像を示す．明らかなヘルペス感染関連の核所見がみられないときには，これらの細胞はASC-USまたはLSIL（b），時にはHSIL（a）と間違われる．同じ標本上の他の場所を観察することで，ヘルペスに起因する変化であると判断できる．

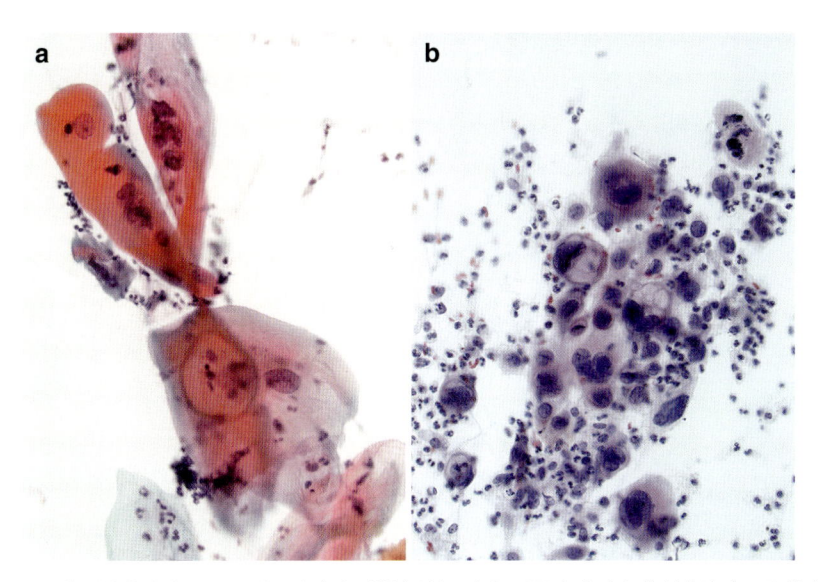

図5.13 放射線性変化または扁平上皮癌（従来法）．（a）扁平上皮癌と放射線治療の既往をもつ61歳女性．成熟した扁平上皮は巨細胞を呈し，低い核・細胞質比，好中球を容れた細胞質内の空胞をもつ．軽度な核腫大をLSILと間違えてはならない．（b）扁平上皮癌の放射線治療を受けた患者では放射線による変化を伴った腫瘍細胞もみられる．これらの変化は良性細胞における放射線による変化と区別されるべきである（a）．

断された25歳未満の女性は，12か月後に細胞診を再検することが推奨されている．25歳以上の女性では，HPVが陰性であれば，3年以内のHPV併用検査でよいが，HPV陽性であればコルポスコピーが推奨される．HPV感染の有無がわからない女性では12か月以内に細胞診を再検すべきである[18]．

5.7 高度扁平上皮内病変（HSIL）(図5.14～5.48)

5.7.1 判断基準

- HSILの細胞はLSILよりも細胞が小さく，「成熟」に欠けるという細胞変化がみられる(図5.14)．
- 細胞は孤立性に，またはシート状，合胞状に出現する(図5.15, 5.16)．
- 異型細胞の合胞状集合はクロマチン過染性の密な細胞集団となる．未熟細胞のクロマチン過染性の密な細胞集団（hyperchromatic crowded groups：HCG）においては核異常を常に注意深く評価すべきである(図5.15～5.17)．
- 一般に，細胞全体のサイズの幅は大きいが，HSILの細胞はLSILの細胞より小さい．高度病変は，しばしば非常に小さな基底型細胞をもつ(図5.28, 5.40, 5.45)．
- 核腫大の程度は，LSILにおいてみられるものよりさらにその変化の幅が大きい．HSILの細胞はLSILにみられるのと同程度の核腫大のこともあるが，細胞質面積は減少し，核・細胞質比は著明に増加する(図5.18, 5.19)．また，非常に高い核・細胞質比をもつ細胞もあるが，実際の核のサイズはLSILよりもかなり小さく，正常中層細胞と同じ程度のこともある(図5.21)．
- 核・細胞質比はLSILに比べて，HSILにおいて高い．
- 核は一般にクロマチン染色性に富むが，正常であったり，低下していたりするものもある(図5.22)．
- クロマチンは細または粗顆粒状で一様に分布している．
- 核膜の辺縁はかなり不規則で，とがったギザギザ(図5.20, 5.23)や溝(図5.24)がみられることが多い．
- 核小体は一般にみられないが，特に，HSILが腺侵襲をきたしたとき，あるいは，反応性または修復性の変化が背景にあるときにはみられることがある(図5.25)．
- 細胞質の所見はさまざまで，「未熟」で，レース状，繊細(図5.19)であったり，厚い化生様(図5.20)にみえることがある．時に細胞質は「成熟」し厚く角化していることがある（角化型HSIL）(図5.26, 5.43)．

検体処理法に応じた判断基準
液状化検体法：
- シート状あるいは合胞状集団よりも，散在性の異常な孤立細胞が多くみられる．孤立した細胞が細胞集団の間の空隙にみられることがある(図5.27, 5.28)．

5.7 高度扁平上皮内病変（HSIL）

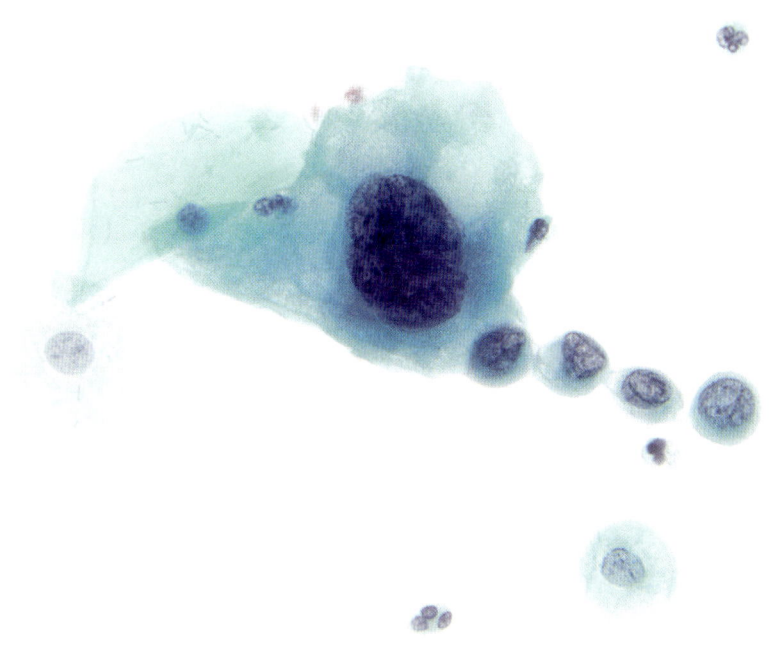

図5.14 高度扁平上皮内病変（HSIL）（液状化検体法，ThinPrep）．異形成細胞の混在がある．1つは大きいLSIL細胞であり，4つの隣接する細胞は，小さく，核・細胞質比が高く，HSILの核の特徴に一致する．

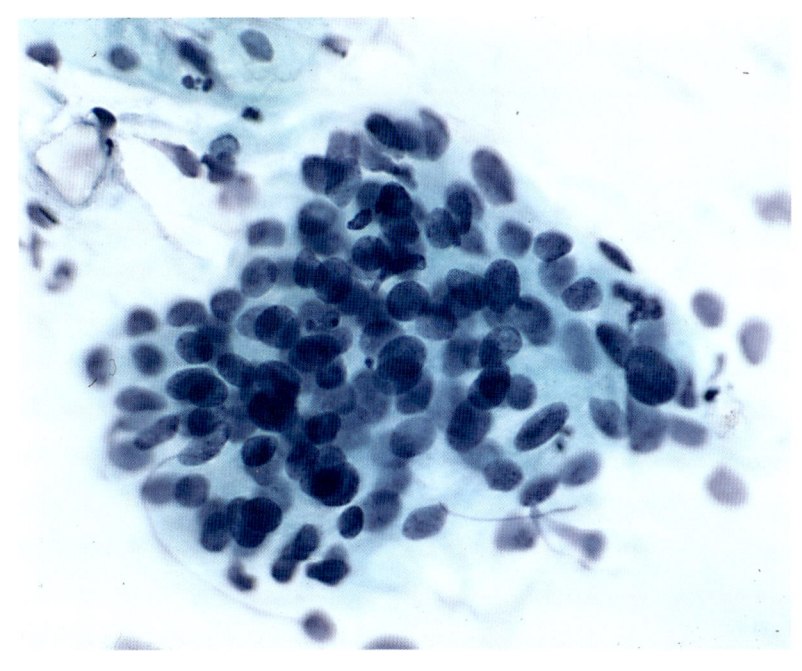

図5.15 高度扁平上皮内病変（HSIL）（従来法）．異形成細胞が合胞状あるいはクロマチンの過染した密な集団としてみられる．

第5章　上皮細胞異常：扁平上皮系

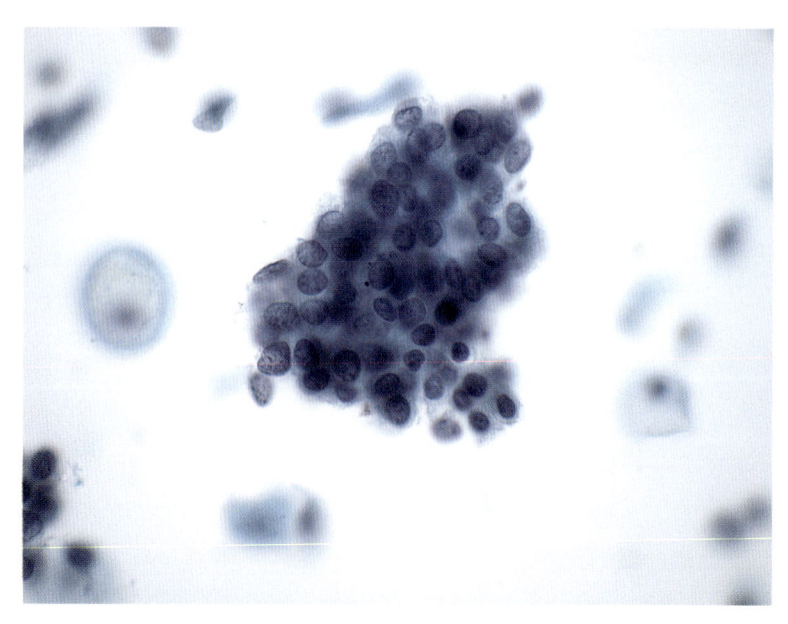

図5.16 HSIL–合胞状集団（液化化検体法, SurePath）．注意深い検鏡を行うと，従来法と同様に，クロマチンの濃染した密な細胞集団がみられる．もし扁平上皮系の異常が疑われるときは，背景に孤立性の異形成細胞がないか徹底した観察が望まれる．フォローアップでは腺侵襲を伴うHSIL（CIN3）であった．

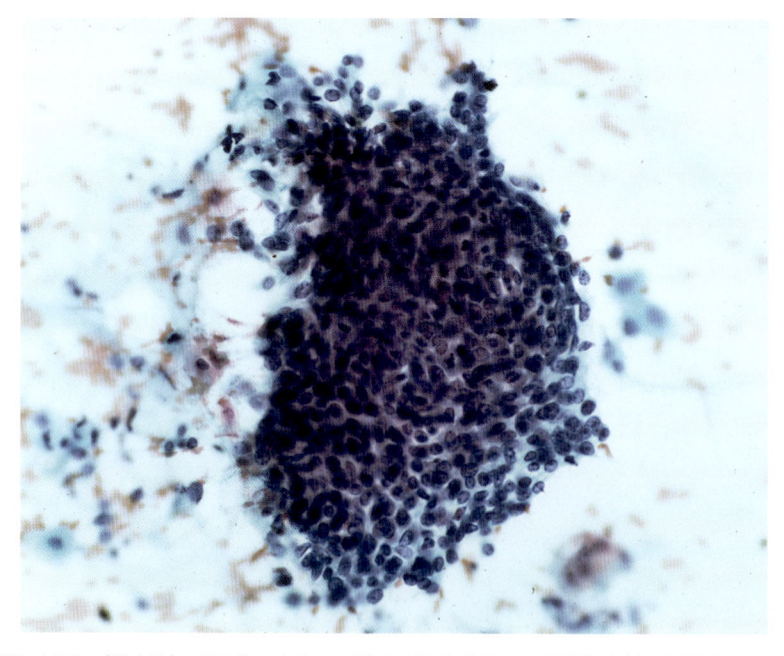

図5.17 HSIL（従来法）．58歳，ホルモン補充療法を受けている閉経女性．低倍率でみられるクロマチンの濃染した密な細胞集団は，高倍率での注意深い観察を要する．細胞集団辺縁の平滑化や中心部の渦巻きは，HSILと腺系の異常の存在を疑う．フォローアップでは腺侵襲を伴うHSIL（CIN3）であった．

5.7 高度扁平上皮内病変(HSIL)

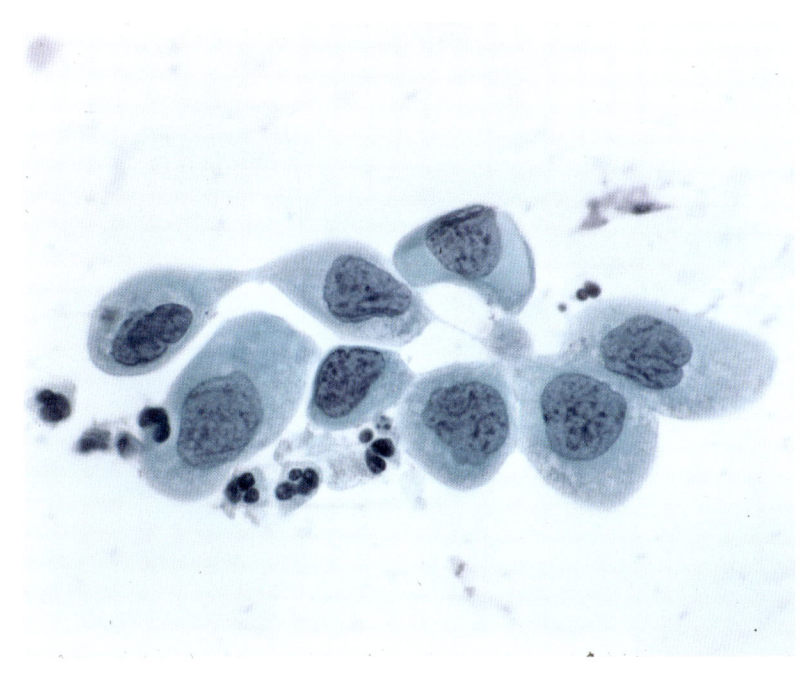

図5.18 HSIL(従来法).核の変化はHSILである.しかし,核・細胞質比はHSILの下限にある.

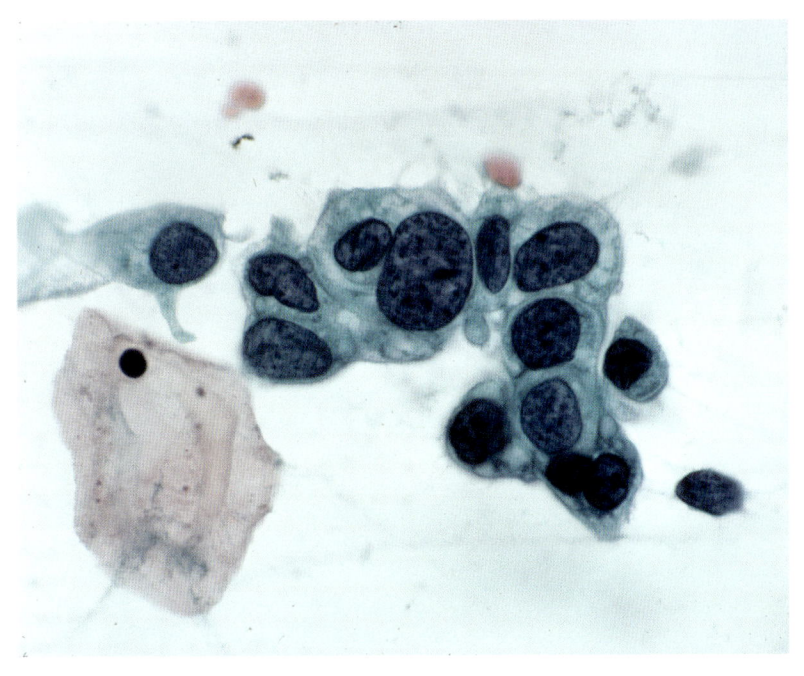

図5.19 HSIL(従来法).核のサイズと形態に差異があることや,繊細な細胞質に留意する.

第5章 上皮細胞異常：扁平上皮系

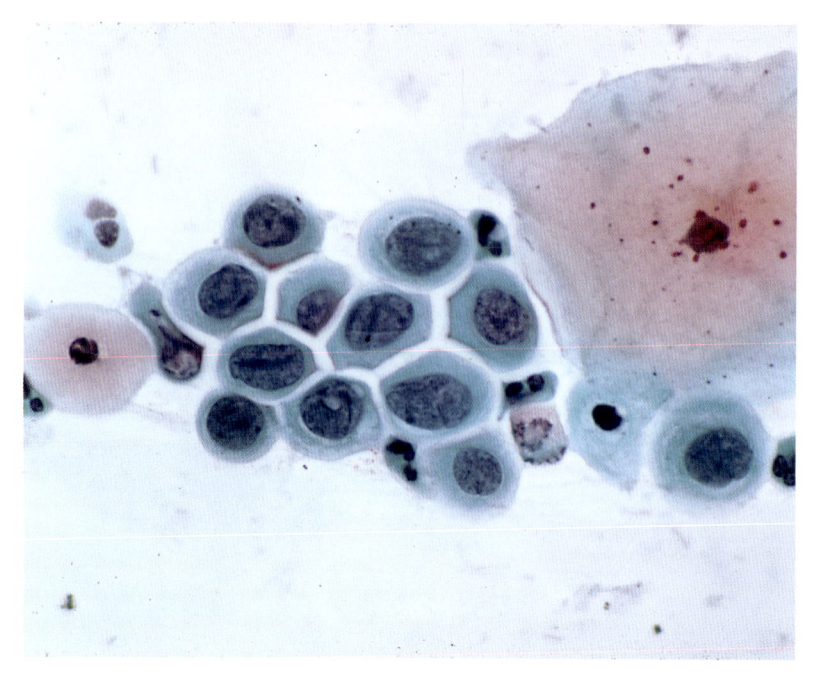

図5.20 HSIL（従来法）．HSILの合胞状集団（図5.19）とは対照的に「化生」あるいは厚い細胞質をもつHSIL．

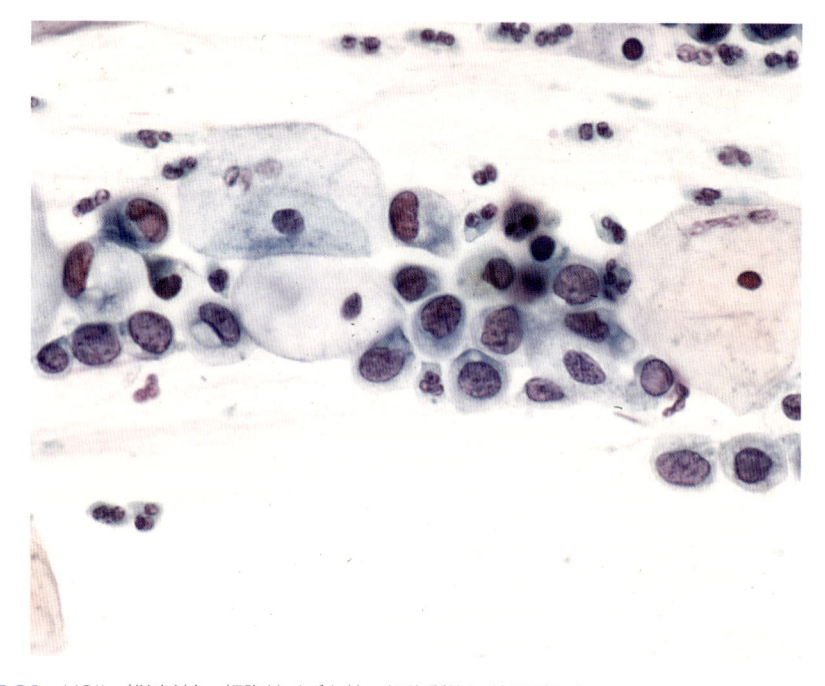

図5.21 HSIL（従来法）．細胞サイズと核・細胞質比に差異がみられるHSIL細胞．このような集団は，もし低倍率だけで観察すると，扁平上皮化生として誤った判断をする可能性がある．フォローアップではHSIL（CIN3）であった．

5.7 高度扁平上皮内病変（HSIL）

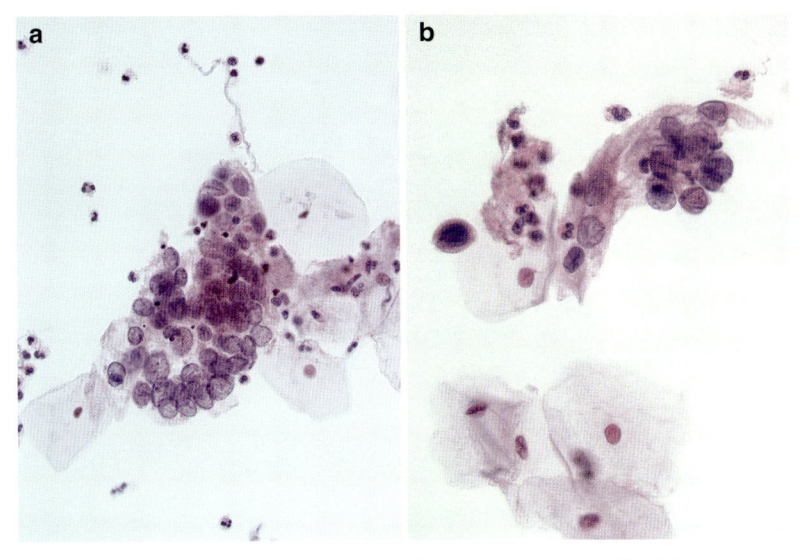

図5.22 HSIL（a, b：液状化検体法，ThinPrep）．顕著にクロマチン濃染するHSIL．ていねいに検索すると，同じスライドの他の場所に多くのより典型的な細胞が観察される．（a）では，合胞状配列および核の溝に注目のこと．（b）では，異常な裸核，および，クロマチン濃染し，核・細胞質比の高い単独のHSIL細胞がみられる．

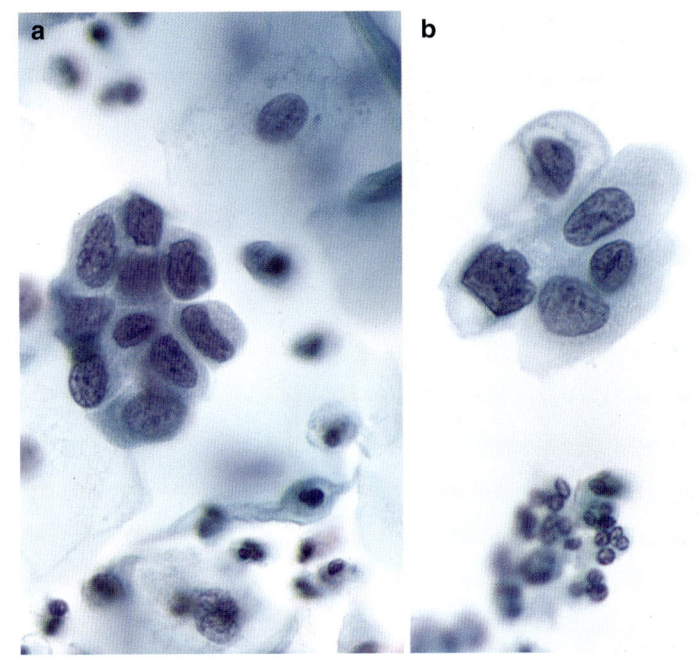

図5.23 HSIL（a, b：液状化検体法，SurePath）．核膜の不整およびクロマチン異常に注目のこと．液状化検体法においては，クロマチンの過染性は従来法ほど顕著でないものが多い．

第5章　上皮細胞異常：扁平上皮系

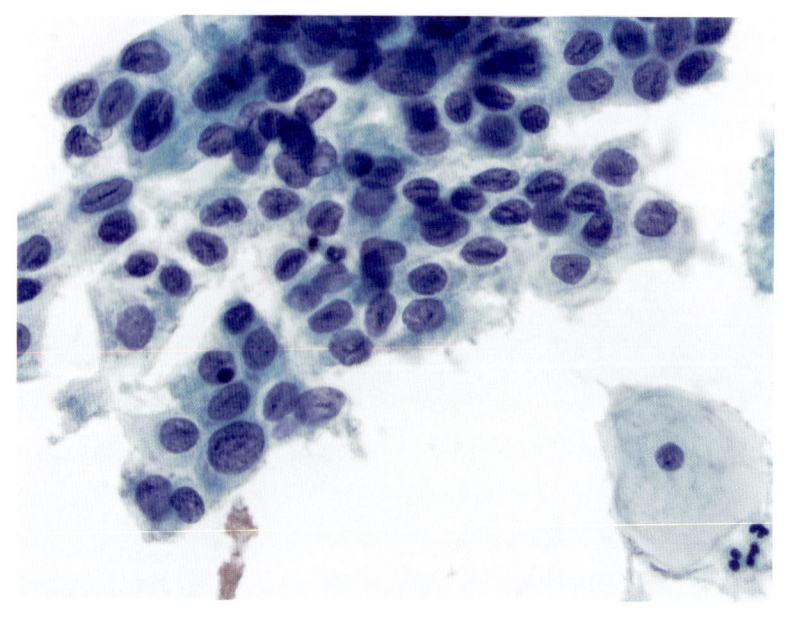

図5.24 HSIL（液状化検体法，ThinPrep）．細胞の大きさには差異があり，核溝の明瞭な卵形核を呈している．この症例において，クロマチンは特に過染性ではなく，細胞質境界は不明瞭である．

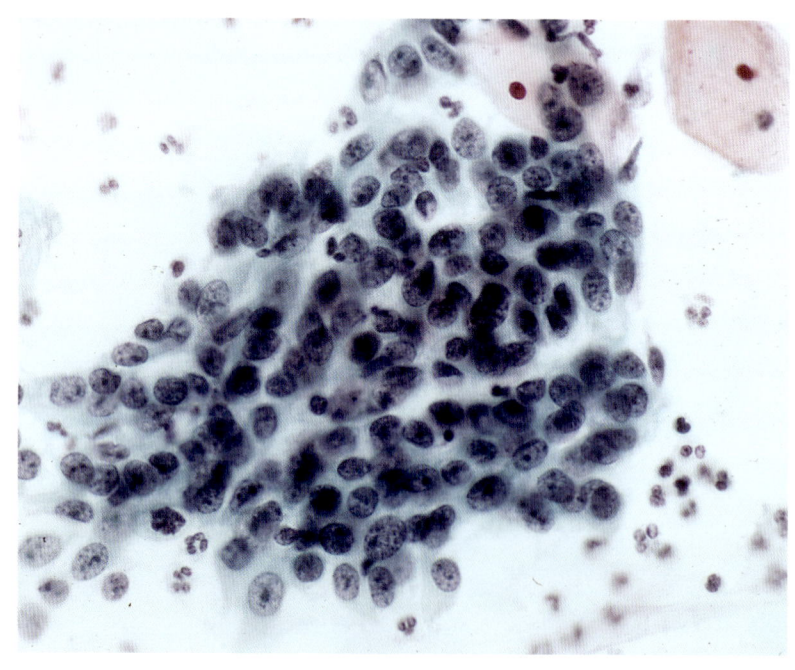

図5.25 HSIL（従来法）．42歳女性．出現頻度は高くないが，特に頸管腺領域への進展では，HSILに核小体がみられる．クロマチンは粗顆粒状の程度が弱い．

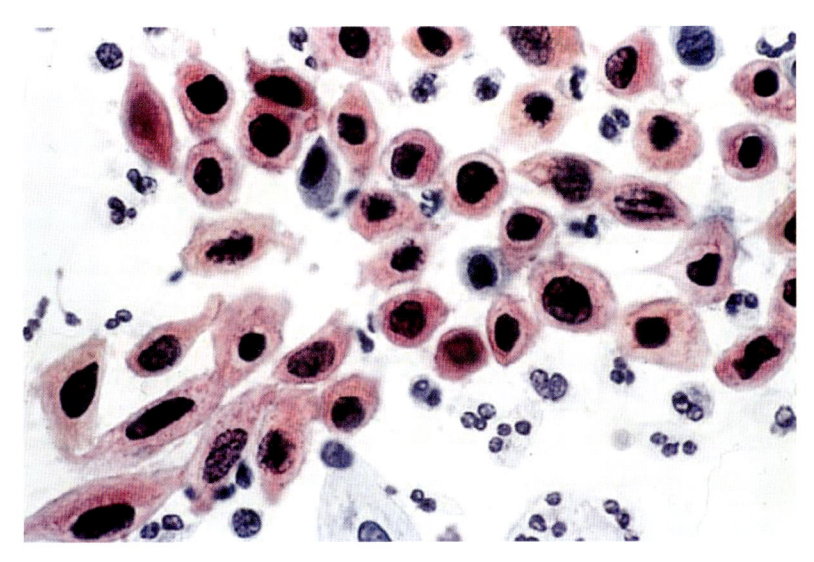

5.7 高度扁平上皮内病変（HSIL）

図5.26 HSIL–角化病変（従来法）．核・細胞質比と核異常の程度によるSILのグレード決定の判断基準は角化病変ではさらに難しくなる．ここでの異常の程度はHSILと判断するのが適当である（図5.8，5.9と比較のこと）．

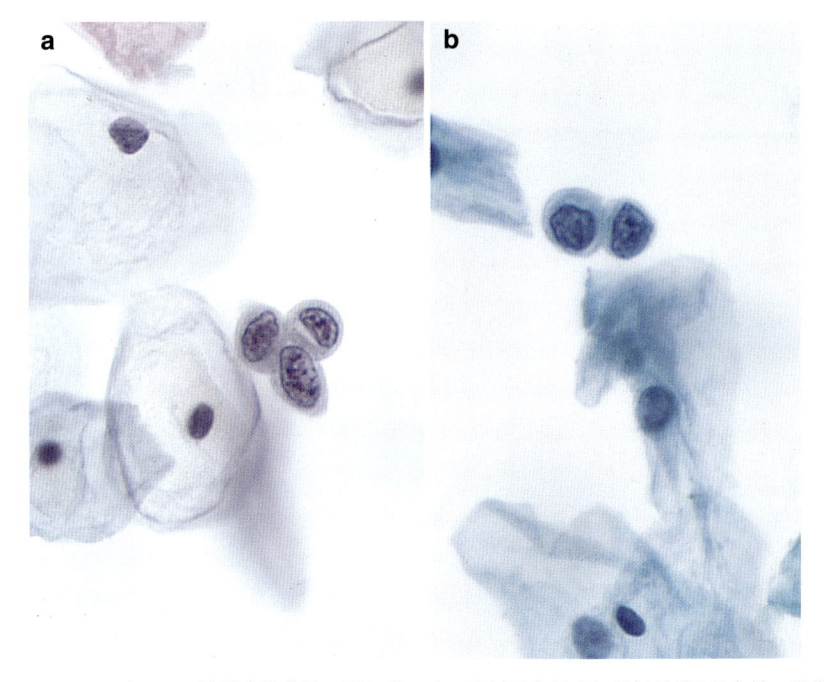

図5.27 HSIL（a，b：液状化検体法，ThinPrep）．高リスク外来における29歳女性．異常な孤立細胞はHSILの細胞集団として出現せず，スライド上の良性細胞集団の間あるいは「空隙」に存在していることがあるから，液状化検体法でのスクリーニングの際には孤立した細胞に注意を傾けることが重要である．HSILの判断基準を満たしたら，そのような細胞はASC-Hではなく，HSILと判断すべきである．（a）（b）の写真ともにそのような細胞を示している．フォローアップではHSIL（CIN3）であった．

第5章　上皮細胞異常：扁平上皮系

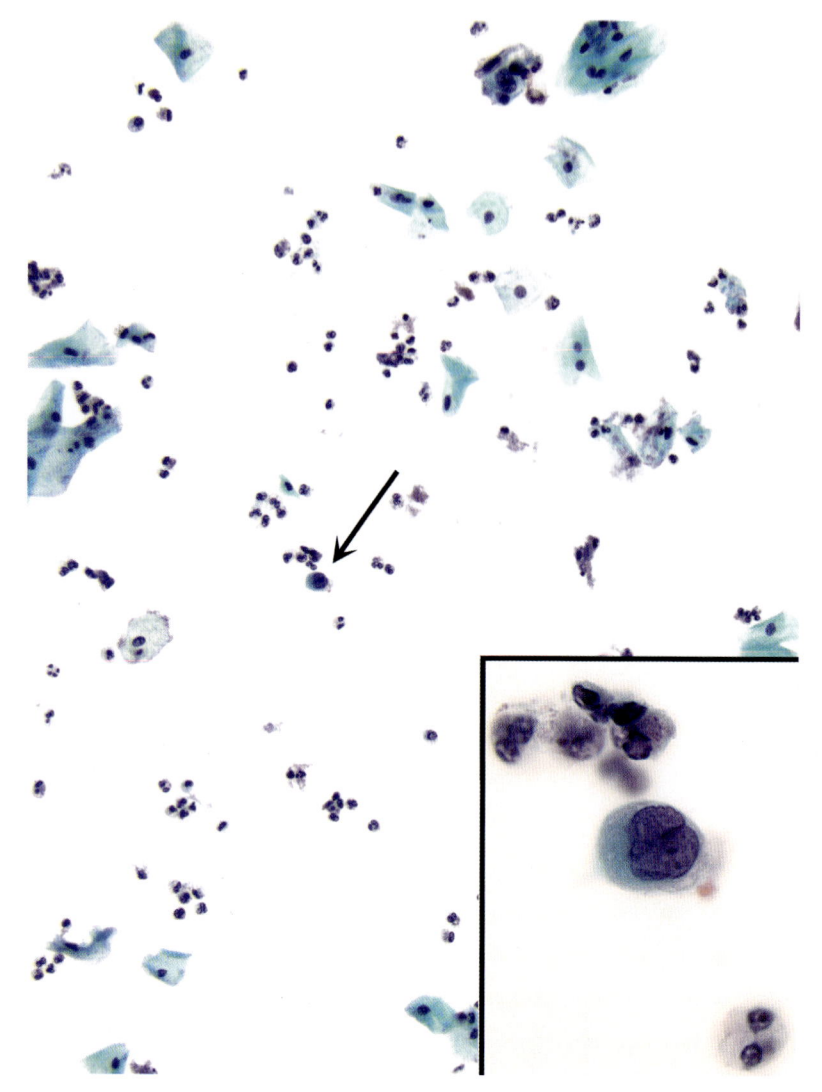

図5.28　HSIL（液状化検体法，ThinPrep）．孤立した単独の異常細胞（矢印）は，液状化検体法においてよりしばしばみられる．これらの小さい細胞はここでみられるように細胞間の空隙にみられ，スクリーニングで見落とされがちかもしれない．挿入図は，矢印によって示された細胞を拡大した．不整な核膜と核・細胞質比の増加した大きなクロマチン過染性核の特徴を示す．

・比較的少ない異常細胞しかみられない．
・細胞は非常に小さいこともあり，組織球または子宮内膜細胞と間違いかねない．
・核はクロマチン正染性あるいは染色性が低下していることさえあるが，他のHSILの細胞病理学的所見（高い核・細胞質比や不規則な核縁）は認められる[25]（図5.22, 5.23）．

5.8 HSILにおいて問題となるパターン

5.8.1 合胞状集団／クロマチン過染性の密な細胞集団(図5.15〜5.17, 5.29)

　従来法スメアにおけるHSILの細胞集団は，細胞質の境界を視覚的には認識できない，集団内で核の極性を失った，合胞状を呈することが多い．現在の採取器具を用いて採取され，液状化検体法で作成された標本は，密な集塊が，細胞の立体的配列に起因するクロマチン過染性を示し，細胞質は乏しく核のクロマチン核染色性は多様であることがほとんどである．これらの集団はHSILと正しく判断できるような異常な特徴を徹底して観察すべきである[26]．

　HSILの細胞形態的な特徴は，核の著しい大小不同，粗顆粒状のクロマチン，不整な核膜，核・細胞質比の増大などである．集団内の核分裂像の存在も上皮異常を示唆する．このような細胞集団の中心は濃く暗く見えるため評価が難しいが，集団の辺縁をよく観察すると，通常，細胞をより良く評価することができる．

　合胞状集団の鑑別診断には，未熟扁平上皮化生，萎縮，良性内頸部細胞あるいは内膜細胞のようなさまざまな良性状態が含まれる．もし，細胞が異常扁平細胞ではあるが，HSILの診断を満

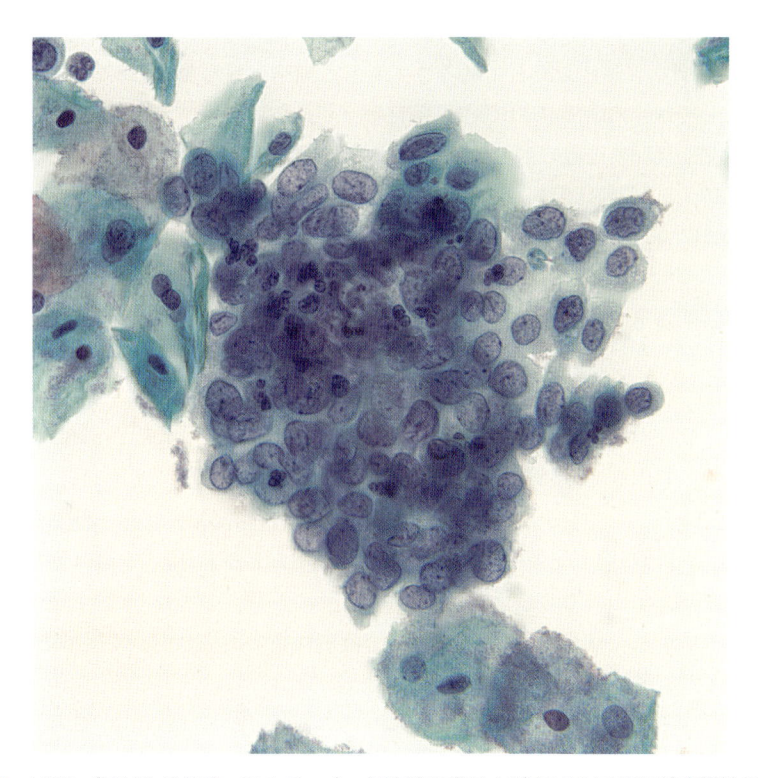

図5.29 HSIL（液状化検体法，ThinPrep）．細胞診異常および高リスクHPV検査陽性の既往をもつ32歳女性．クロマチン過染する核が重積した細胞の合胞状集団がみられる．核は，液状化検体法においてはしばしば染色性が乏しくみえる．円錐生検ではHSIL（CIN3）であった．

第5章　上皮細胞異常：扁平上皮系

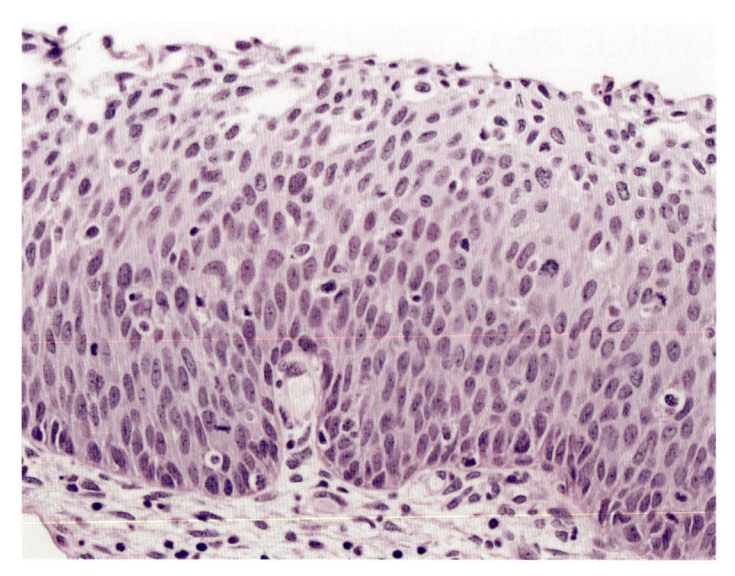

図5.30　HSIL（CIN3）（頸部，H&E染色）．HSIL（CIN3）の組織診は，細胞診において認められるHSILの所見を反映する．異常な未熟細胞は，核のサイズと形の差異を伴い，上皮の基底部から表面への成熟所見に乏しい．

たさなければ，適切な判断はASC-Hであろう．もし，細胞が異常であるが，腺の特徴をもっていれば，鑑別としては，内頸部上皮内腺癌（adenocarcinoma in situ：AIS），内頸部腺癌，体部腺癌が含まれる．細胞集団の辺縁の平坦化あるいは中心細胞の渦巻き，および腺管構造的特徴の欠如（羽毛状，ロゼット，偽層状配列片などの特徴）は，腺の異常よりもHSILを示している（HSILとAISの鑑別診断については表6.1を参照；図5.15〜5.17，5.29，5.30）．

5.8.2　腺侵襲を伴うSIL（図5.31〜5.34）

　SIL，特にHSILが腺侵襲をきたしているときは，細胞集団の由来が腺系であると誤って判断されることがある．病変が本当は扁平上皮であることの手がかりは，中心に位置する細胞が紡錘状または渦巻き状で，細胞集団辺縁の核の平坦化を伴い，平滑でまるい境界を呈していることにある（図5.17，5.31〜5.34）．しかし，上述したHSILの合胞状集団と異なり，腺管に存在する（腺侵襲）HSILは細胞の辺縁柵上配列や核の偽層状化を示すことがあり，これらの所見は通常，腺系の頸部病変に関連するものである[25, 27]．

　液状化検体法において，HSILの腺侵襲では中心細胞極性の消失と細胞集団の中での重積性がみられるが，AISではそれがみられない．また，従来法との対比で，液状化検体法ではHSILの腺侵襲で核小体がみられることがあるが，AISにみられるほど顕著ではない（図5.17）[28]．HSILとAISは同一の標本内に共存する場合もあることは常に念頭に置いておくべきである[29]（図6.33，6.34を参照）．

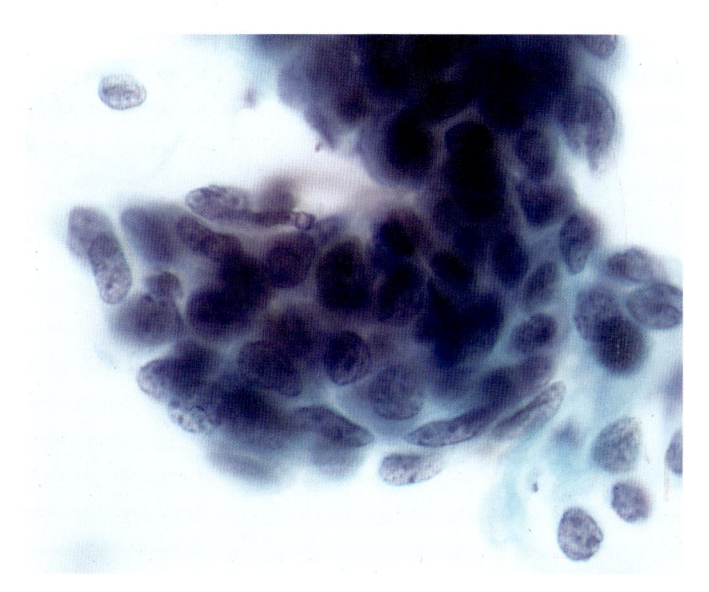

5.8 HSILにおいて問題となるパターン

図5.31 腺侵襲を伴うHSIL（液状化検体法，SurePath）．細胞集団の辺縁における平滑化があり，腺侵襲を伴うHSILであることを示唆する．

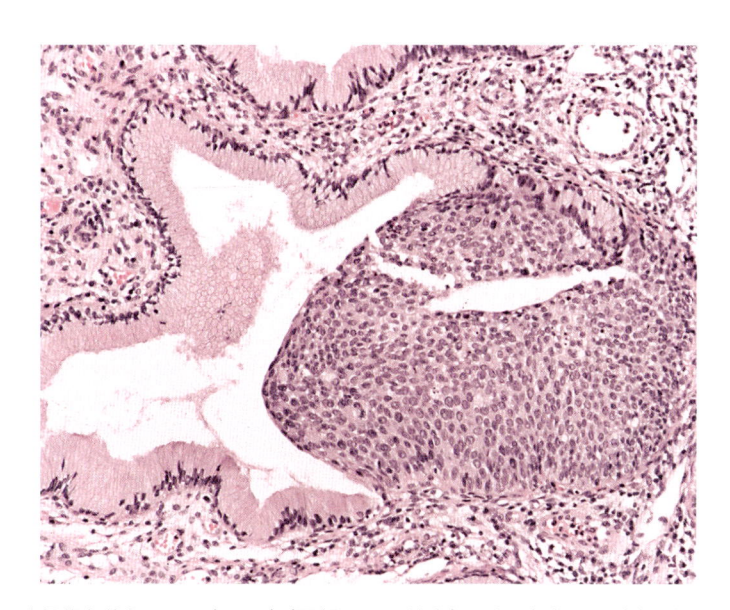

図5.32 腺侵襲を伴うHSIL（CIN3）（頸部，H&E染色）．扁平上皮の異形成，特に高度病変は，しばしば，正常頸管腺細胞を置換して頸管腺に進展する．

第5章　上皮細胞異常：扁平上皮系

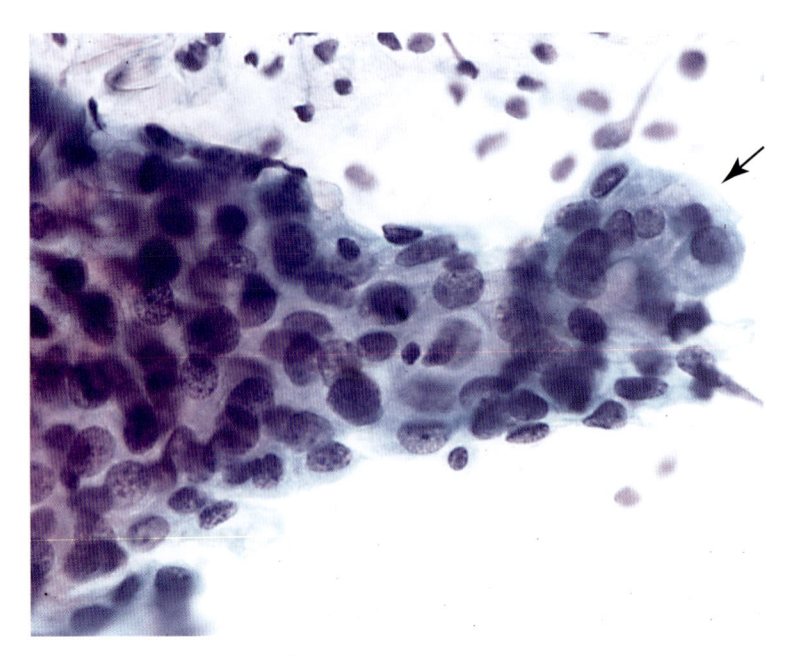

図5.33　HSIL（従来法）．以前に細胞診で異型腺細胞（atypical glandular cells：AGC）であった30歳の女性．HSIL病変が腺侵襲をきたすとき，それらの所見はAISの所見と重なることがある．細胞集団の右上縁にある正常内頸部細胞には粘液が残存することに注目されたい．フォローアップでは腺侵襲を伴うCINであった．

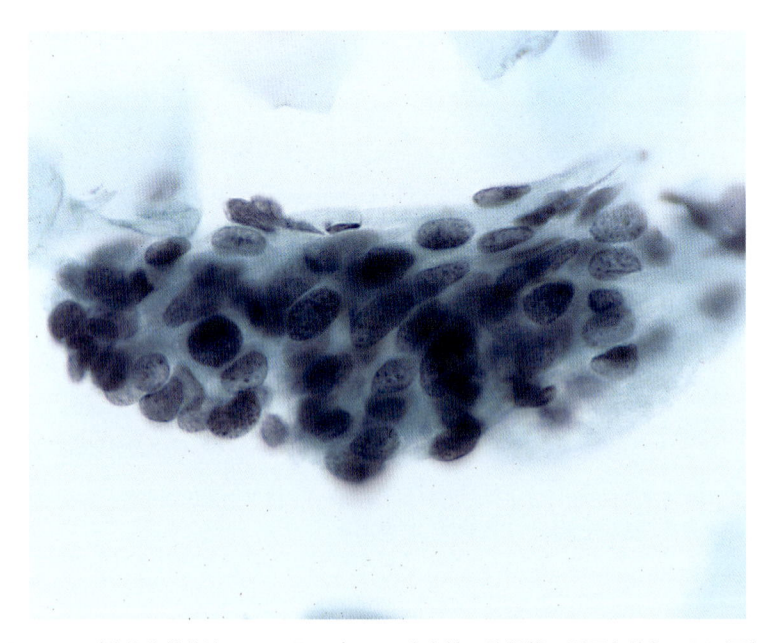

図5.34　HSIL（液状化検体法，SurePath）．44歳女性．腺侵襲の所見を伴うHSIL細胞の合胞性集団．このようなクロマチンの濃染した密な細胞集団は低倍率の検鏡では多くの鑑別診断が想定される．構造パターンと細胞の詳細に注意を向けることが正しい判断のために必要である．フォローアップでは腺侵襲を伴うCIN3であった．

5.8.3　HSIL：子宮内膜細胞および修復と類似するパターン(図5.35〜5.37)

　HSILは，頸部標本において，子宮内膜間質細胞，腺細胞あるいは扁平上皮修復に似たパターンでみられることがまれにある．内膜様パターンは，背景に共存する血液や血液破砕物が月経や共存する炎症反応に似てみえるため，認識することが難しい．このパターンでは，個々の細胞は小さく，変性した核は濃縮し，乏しい細胞質は端に向かって先細りした形状を示すことが多い（図5.35，5.36）．これらの特徴は，剥離した子宮内膜細胞によく似ており，誤った判断につながりやすい．修復様のパターンでは，HSILはより豊富な細胞質を示し，細胞質は延長し，「タフィー(taffy)」というキャンディのような細胞質の付属物，腫大核，顕著な核小体をもつ．後者の特徴は修復反応の典型例に似ている（第2章，図5.66，5.37を参照）．これらのパターンを示すほとんどの症例において，HSILを考慮に入れて標本を注意深く観察すれば，より典型的なHSIL特徴をもつ細胞がみられるだろう．これらのパターンは単独では判断は難しく，それゆえ経過観察標本で前癌病変が判明し，以前の検体を後方視的に再検討した例でみつかることが多い．

5.8.4　単一およびまれな小さいHSIL細胞（図5.27，5.28）

　HSIL細胞は単独に出現することが多く，シート状や集塊でみられることはLSILより少ない．小型の，核・細胞質比の高いHSIL細胞がわずかにしかみられない検体は，異常細胞を認識し（スクリーニングする，あるいは位置誘導される），異常を分類する（判定する）点において問題があるといえる[30]．比較的少数の細胞しか標本に採取されない，あるいは，ごくわずかな腫瘍細胞集団が存在するだけのときには，偽陰性の結果になる可能性が高い[31]．液状化検体法では従来法に比較して細胞はよりきれいにみえるが，診断の手がかりになる細胞がより少数であることが

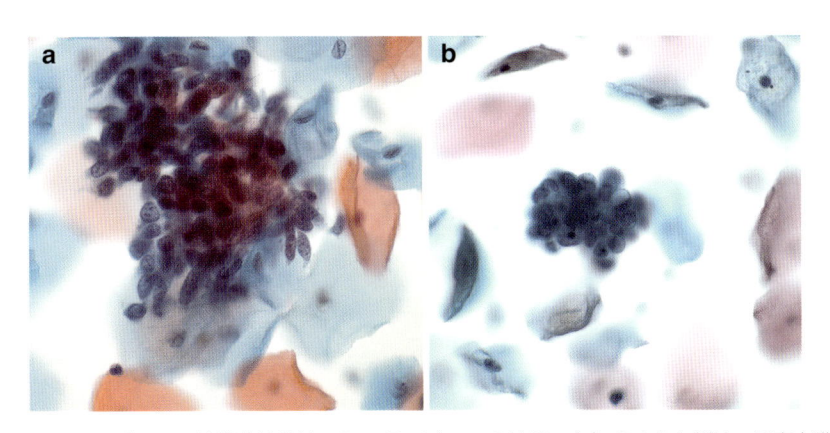

図5.35　HSIL（a, b：液状化検体法，SurePath）．このHSIL（a）のまれな例は，子宮内膜間質細胞を想起させる紡錘形異型細胞の疎な集団である．集団の縁に位置する細胞においては細胞質の境界が不明瞭である．核はクロマチン異常や不規則な核縁を呈し，HSILの特徴を示す．剥離子宮内膜（b）と細胞学的特徴を比較のこと．

第5章　上皮細胞異常：扁平上皮系

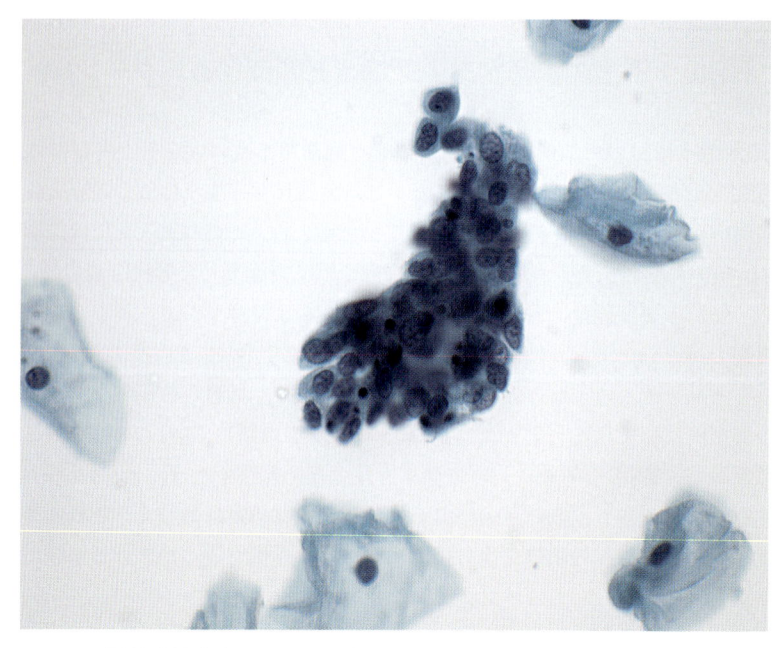

図5.36 HSIL（液状化検体法，SurePath）．HSILは，剥離子宮内膜細胞に似た立体的集団で出現することがある．この例では，核は典型的なHSILより小さいが，クロマチン異常と不整な輪郭を示す．アポトーシス性の細胞破砕物が集団内にみられることも，剥離子宮内膜によくみられる特徴である．

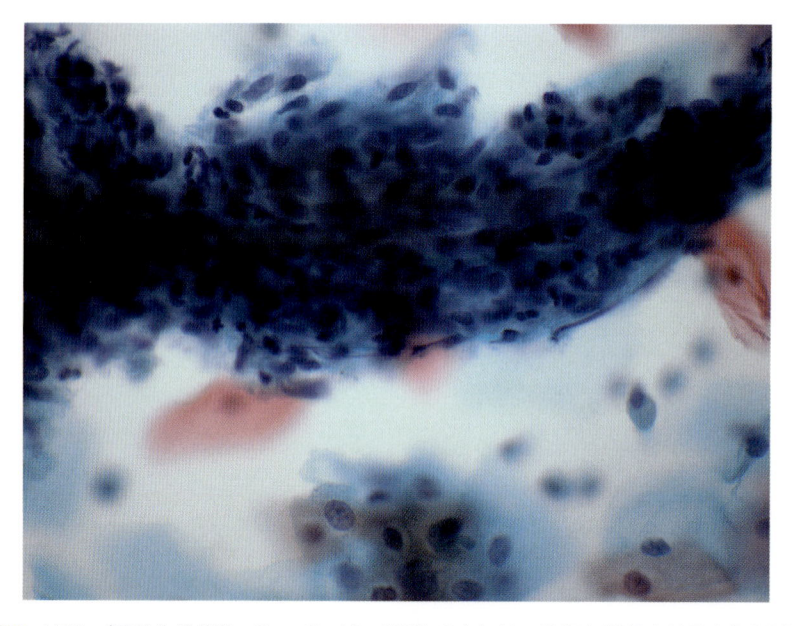

図5.37 HSIL（液状化検体法，SurePath）．HSILの中には，修復を想起させるような延長した細胞質を伴う細胞質の増量がみられることがある．集団内の炎症細胞の混在も認めるが，これは反応性変化とも重なる特徴である．このような標本では注意深い判断が必要とされ，より典型的なHSIL細胞をみつけるように注意を払う．

5.8 HSILにおいて問題となるパターン

多い．液状化検体に小さく単独で出現した，核・細胞質比の高い細胞によく注意すべきである．それらは細胞の間の「空隙」に発見されるかもしれない．HSILにおいては，より綿密な観察を行うと核膜とクロマチン異常が認められる．異常細胞をわずかに認めるがHSILと判断するには不十分な所見のときには，その検体は，ASC-Hと報告されるべきである（図4.20〜4.26を参照）．

高い核・細胞質比をもつ単独細胞が認められたときの鑑別診断には，未熟扁平上皮化生，子宮内避妊器具（intrauterine device：IUD）装着に伴う細胞変化（図2.47，6.5を参照），内頸部あるいは内膜から採られた細胞が含まれる（図5.50を参照）．

5.8.5 HSIL：異常な裸核 （図5.22b，5.38，5.39）

細胞学的に異常な裸核は，細胞融解（図2.62），および萎縮やタモキシフェン治療においてみられる「小型ブルー細胞[32]」（図3.7）と区別されるべきである．標本において異常な裸核を認めた場合は，より典型的なHSIL細胞の徹底的な検索を行うべきである．

5.8.6 粘液の中にみられることが多いHSIL細胞の流れ （図5.40，5.41）

従来法による標本において，粘液成分の中のHSILは，組織球や表層子宮内膜間質細胞，微小腺管過形成におけるような変性内頸部細胞に似ている（図5.40，5.41）．低倍率の検鏡でみられる粘液の流れに存在する少数の細胞は，高倍率での評価が必要である．このパターンは，粘液が

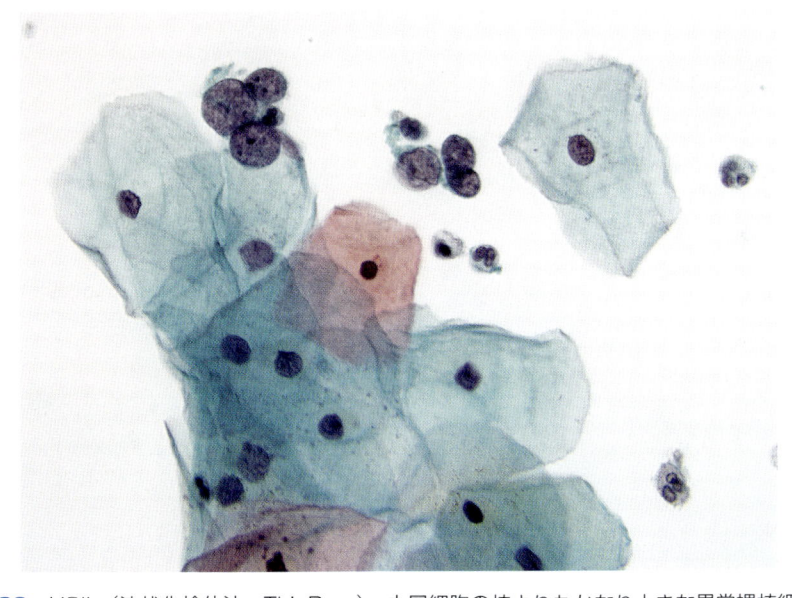

図5.38　HSIL（液状化検体法，ThinPrep）．中層細胞の核よりもかなり大きな異常裸核細胞がみられる．このような細胞をみた場合，同じ標本内に典型的で変性のないHSIL細胞を探すべきである．これらの裸核は，内膜細胞や，萎縮背景の液状化検体法でよくみられる萎縮核の裸核集団と区別すべきである．

第5章　上皮細胞異常：扁平上皮系

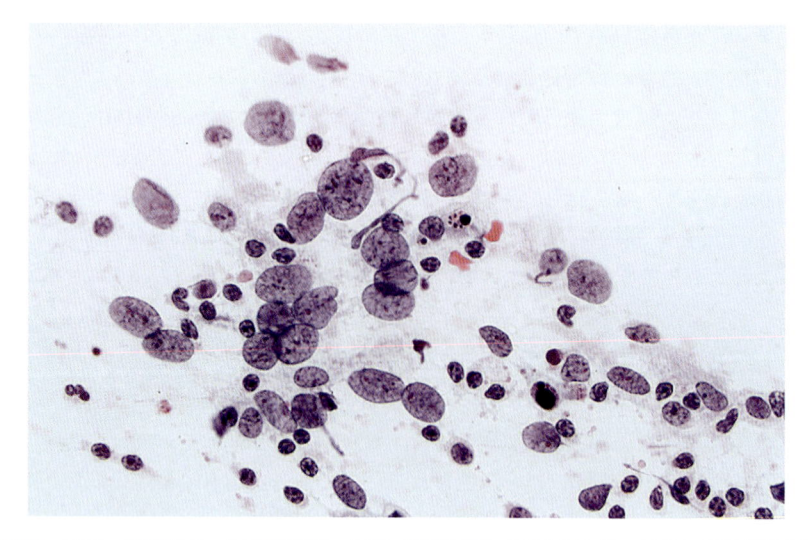

図5.39　HSIL-裸核パターン（従来法）．LSILの既往をもつ38歳女性．これらの異常裸核細胞は，同じ標本上に他の異常細胞が存在するかもしれないという手がかりになる．それらは，細胞崩壊産物を伴う細胞融解性背景と中層細胞の多数の裸核の存在（図2.59），および，「小型ブルー細胞」と区別すべきである（図3.7を参照）．

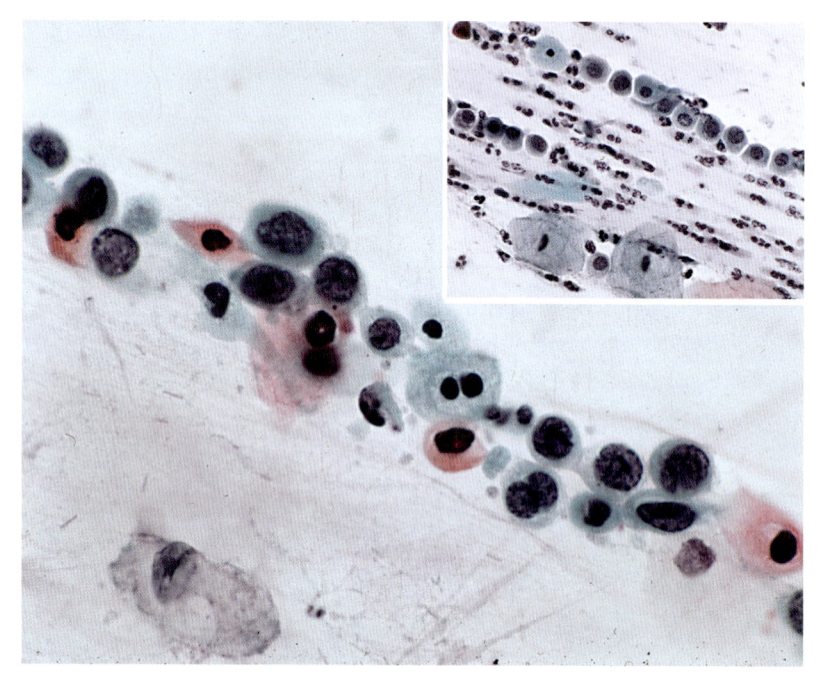

図5.40　HSIL（従来法）．低倍率（右上挿入図）では，HSIL細胞が粘液の中で流れているが，組織球または内頸部細胞，化生細胞に似ているようにみえる．高倍率では，HSILは容易に鑑別できる（図5.35，4.33，4.34も参照）．

5.8 HSILにおいて問題となるパターン

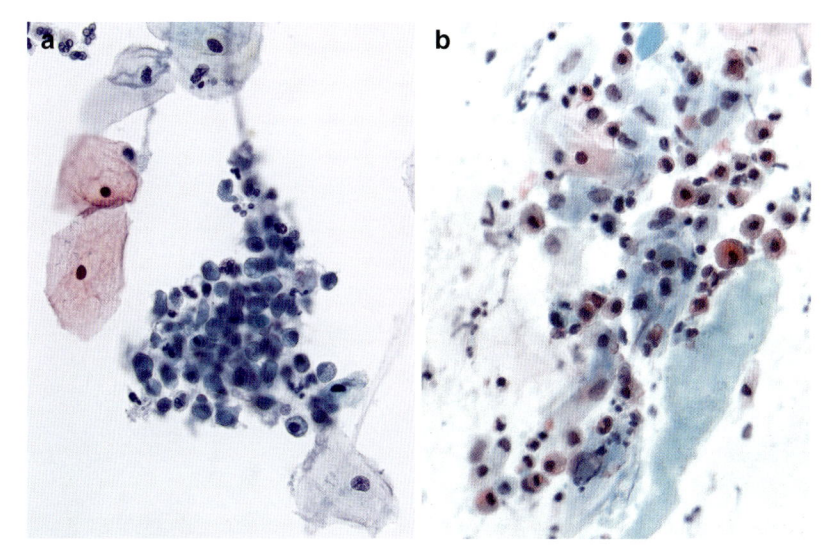

図5.41　陰性（上皮内病変ではない／悪性ではない）．頸管内の微小腺管過形成（a：液状化検体法，ThinPrep；b：従来法）．34歳女性．月経第19日．変性した内頸部細胞が濃い粘液とともに流れているようにみえるパターンは，微小腺管過形成に伴っている（b）．液状化検体法においては，所見はより軽微である（a）．典型的には月経周期の後半の，しばしば経口避妊薬を服用中の女性でみられるが，低倍率ではHSILに似ているようにみえることがある．経過観察では陰性であった．

分散し細胞が不規則に出現するため，液状化検体ではほとんど観察されない．

5.8.7　角化した高度異型病変（図5.26，5.42〜5.44）

　多くのHSILは高い核・細胞質比をもつ細胞によって特徴付けられるが，HSIL病変の中には，豊富だが異常に角化した細胞質をもつ細胞からなるものがある（図5.26，5.42〜5.44）．これらの細胞は孤立性または三次元的な集団で現れ，腫大したクロマチンの濃染した核をもち，しばしば，他の核所見を隠してしまうような厚くて不明瞭なクロマチンをもつ．さらに，これらの細胞はしばしば，核の大きさに著しい差異があり（核の大小不同），また，細胞の形が細長，紡錘状，尾状，おたまじゃくし状と多形である．

　浸潤扁平上皮癌との対比では，一般に，核小体や腫瘍背景を欠く．このような病変は「atypical condyloma」，「keratinizing dysplasia」，「pleomorphic dysplasia」などさまざまな用語でよばれてきた．しかしながら，これら病変のほとんどはHSILであるので，HSIL以外の用語は使われるべきではない．標本に異常細胞が比較的わずかしか存在しない場合には，これらの角化病変は浸潤癌との区別ができないこともある．このような場合には，鑑別診断には「浸潤扁平上皮癌を含む」という注釈を付けてもよいし，あるいは，「浸潤を疑う所見を有するHSIL」という判断用語を用いてもよい（図5.44）．

第5章　上皮細胞異常：扁平上皮系

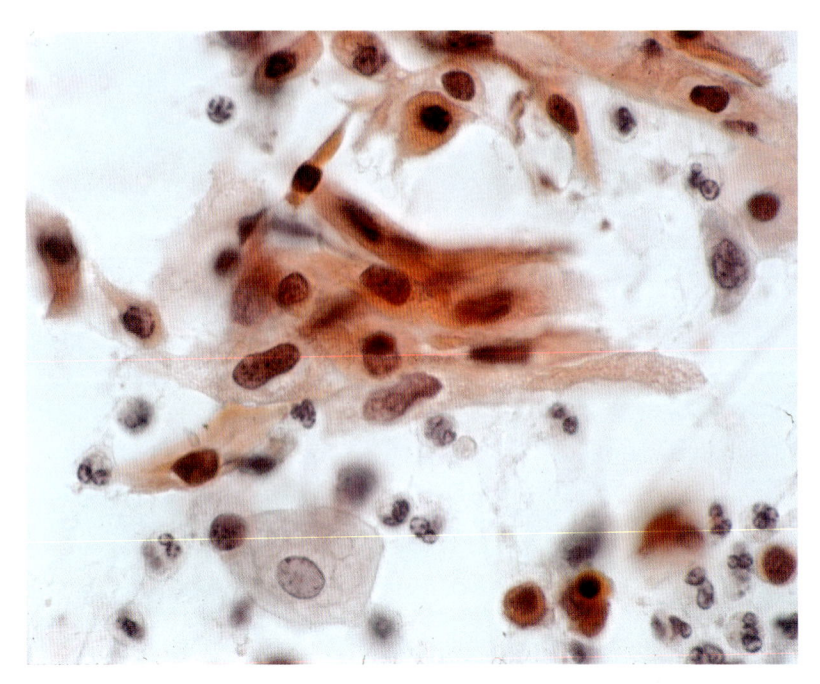

図5.42 HSIL（従来法）．異型角化細胞の分類は，核異常の程度，核・細胞質比，異常細胞の多形性の程度に従ってなされる．この図では，中心にみられるLSIL細胞から周辺付近にみられるHSIL細胞までの範囲を表している．HSIL細胞は，細胞質の形がより多様で，核・細胞質比が高い**（図5.8，5.26も参照）**．

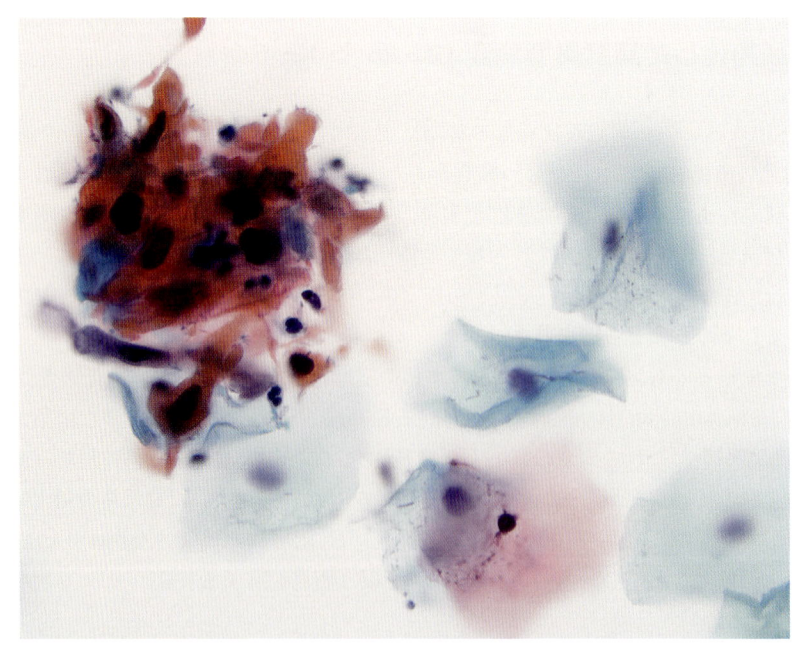

図5.43 HSIL（液状化検体法，ThinPrep）．これらの細胞は，核や角化細胞質の多形性に富む．細胞の多形性と高い核・細胞質比の存在がHSILの判断に合致する．

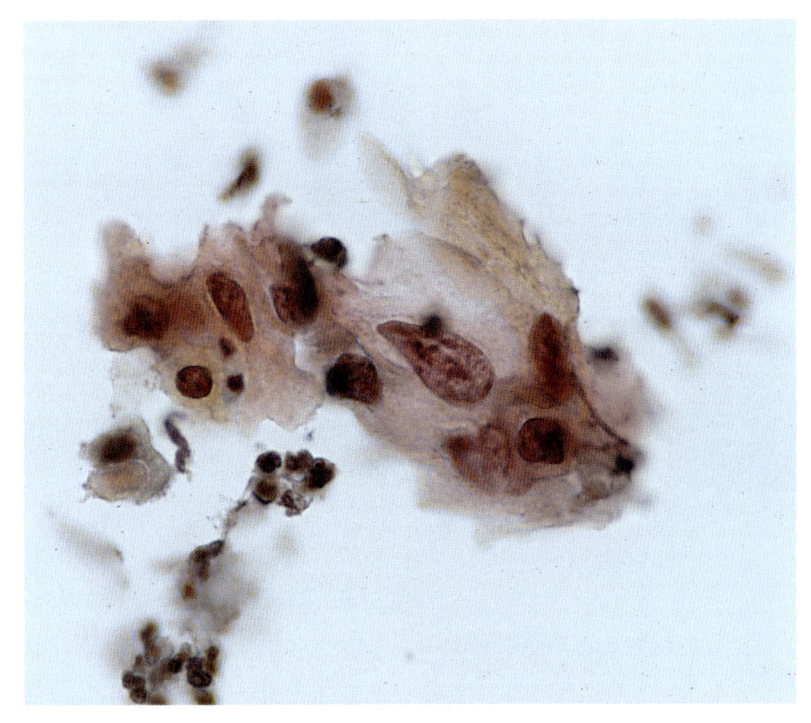

図5.44 HSIL（液状化検体法，ThinPrep）．42歳女性．核小体をもち，湾曲あるいはニンジンの形をした核をもつ角化異形成細胞は浸潤を疑わせ，浸潤を疑う所見を有するHSILと判定された．フォローアップでは角化型HSIL（CIN3）のみであった．

5.8.8 萎縮におけるHSIL（図5.45，5.46）

　萎縮の背景に出現したHSILは，扁平細胞の成熟の欠如や，小さな萎縮細胞と異型細胞の類似性のために，正しく評価することが難しいことが多い．萎縮におけるHSILの細胞は，概して小さく，傍基底細胞あるいは未熟扁平上皮化生の細胞と同じ大きさである．一般に，萎縮細胞の核・細胞質比は低く維持され，HSILにみられるような核膜の不整はみられない（図5.45）．萎縮細胞の核は，変性のためクロマチンが濃染することがあるが，クロマチンは粗よりも泥状であることが多い．萎縮標本において，密な集団におけるHSILの存在を検出するには，1つの強拡大焦点面において細胞集団を観察する操作が役に立つことがある．核が単一面で重なっている所見があれば，その集団はHSILの合胞状配列である可能性が非常に高い．単一面で核が重なっていなければ，その集団は傍基底細胞である可能性が高い．

5.8.9 HSILの共存を示唆する特徴をもつLSIL（図5.42，5.47，5.48）

　細胞がLSILとHSILの中間的な細胞学的所見を呈することがある．そのような症例では，典型的なHSILの特徴をもたないが，濃い好酸性の細胞質をもつ角化細胞が典型的なLSILにみられる

第5章 上皮細胞異常：扁平上皮系

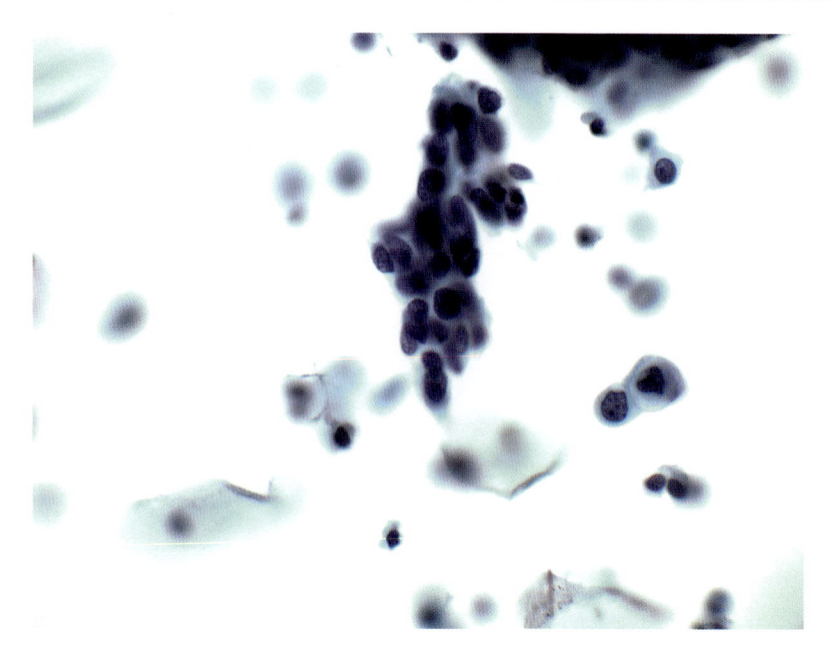

図5.45 HSIL（液状化検体法，SurePath）．萎縮を背景とするHSILは，良性萎縮扁平細胞の集団と区別しにくいかもしれない．HSILにおいては，ここでみられるように，細胞は合胞性配置を示し，異なる焦点面で細胞集団を観察することで，背景にある傍基底細胞から区別することができる．

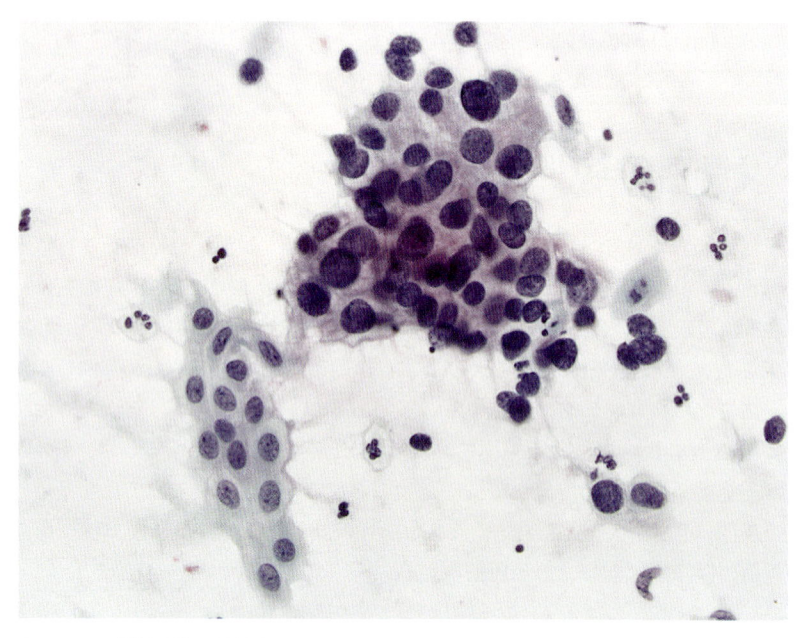

図5.46 HSIL（従来法）．傍基底細胞集団は，萎縮のHSILの背景に高頻度に認められる．ここで示したHSILは，HSILにしばしばみられるパターンであるシート状配置を示し，核は大きさが多様で極性を失い，核の重なりを認める．萎縮背景のHSILの診断は難しい．

よりも高い印象の核・細胞質比を呈することが多い（図5.42）．LSIL細胞が優勢であるものの，未熟な細胞質をもち，典型的なLSILよりも核・細胞質比が高い細胞が少数みられるというパターンもある（図5.47）．そのような症例においては，形態的特徴に注意すれば，通常，LSILかHSILのいずれかに判断することができる．HSILとの判断においては，細胞形態学的基準さえ満たせば，LSIL細胞の共存は，HSILの判断を行うのに必要ではない．LSIL細胞が優勢である背景の中に，HSILと定義される細胞がたとえわずかな割合でも存在すれば，HSILと判断されることを認識することが重要である（図5.48）．

最近，LSILまたはHSIL以外の中間的な形態学的パターンに対しての診断用語が提案されてきている．HSILを除外できないLSILやLSIL-Hなどの用語が提案された[33-36]．驚くには値しないが，そういった症例においては，通常のLSIL細胞診に比べて，コルポスコピーと生検において，HSIL（CIN2以上）の発生率が高い[37-39]．今回のベセスダシステム改定に際し，このトピックについての意見を広く求め討議した結果，公式のベセスダシステムはLSILとHSIL，つまり二段階分類に限定されることが合意された．LSIL-Hなどの専門用語の追加は，ベセスダシステムの二段階命名法の利点の側面を減弱させ，事実上の三段階命名システムの導入につながるだろう．現在の管理ガイドラインでは，中間的な分類を用いないLSILとHSILの命名法が使われており，ま

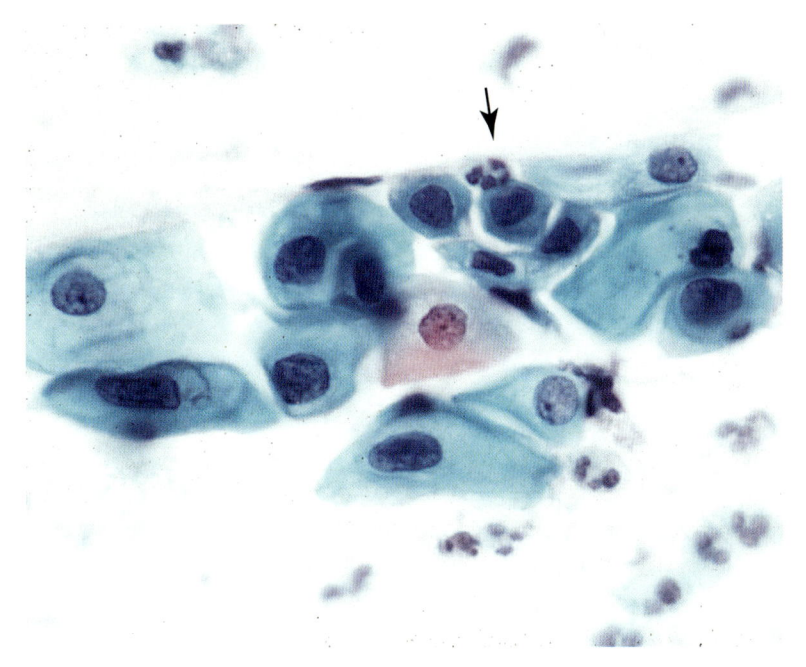

図5.47　HSILの共存の可能性を示唆するLSIL（従来法）．ルーチンのスクリーニング検査．28歳女性．ほとんどがLSILを示すが，上部中央に3つの異型化生細胞が存在する（矢印）ことから，HSILの可能性もある．このような症例では，LSILの判断にHSILの可能性を説明するコメントを付ける．あるいは，LSILの判断にASC-Hの補足を加えることになるであろう．多数のLSILの中に少数のHSILと診断される細胞が存在する場合は，HSILと判断されるべきである．フォローアップではHSIL（CIN2）であった．

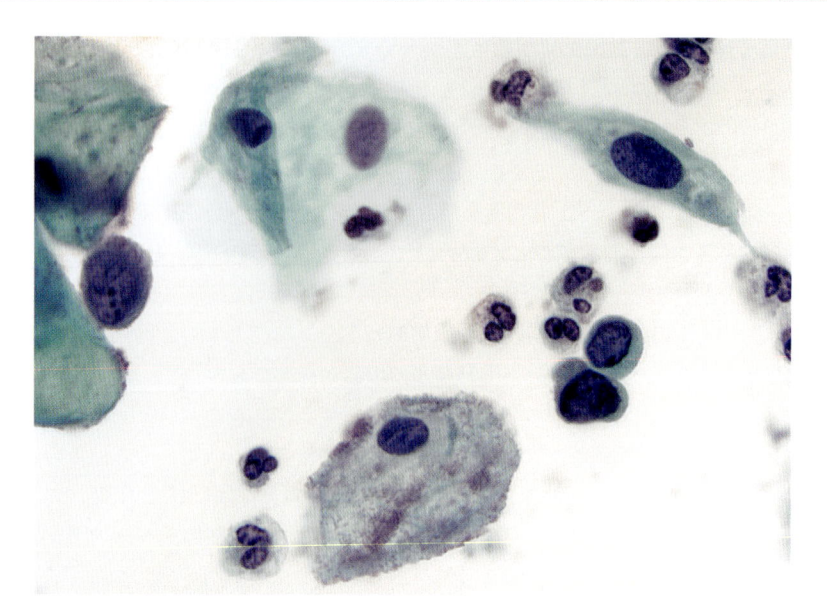

図5.48 HSIL（液状化検体法，ThinPrep）．この症例では，HSILと診断すべき細胞が存在する．これらの細胞がみられた場合，大多数がLSILであったとしても，最終判断はHSILとすべきである．

た，組織学の報告もLSIL/HSILでの表記を推奨している[8,9]．再現性に乏しく明確性を欠く中間的な細胞診の用語の使用は，臨床医の混乱と不適切な管理に容易につながるであろう[19]．

軽度あるいは高度と明瞭にグレード付けができないSILの標本[23,40]に対しては，不確実性の内容を説明するコメントを行うことが適当である（図5.32，5.47を参照）．場合によっては，LSILの判断にASC-Hの判断が加えられるかもしれない．これは，明確なLSILに加えて，HSILの可能性を示唆する細胞も同様に存在する場合に適用される．一般に，これらの判断のフォローアップのガイドラインは，コルポスコピーや生検であるが，（若年女性のような）症例によっては，LSILとASC-Hのガイドラインは異なり，ASC-Hの判断の追加により，コルポスコピーが必要となる．

慎重で総合的な細胞形態学の評価を行えば，ほとんどの症例はLSILあるいはHSILのいずれかへの分類が可能であり，中間的な判断はどの検査室においてもごくわずかな症例にとどまるべきであることが強調される（図5.48）．

5.9 HSILと類似する病変

5.9.1 単離細胞

子宮頸部細胞では，多くの種類の単離細胞がHSILと類似する．

5.9.2 単離上皮細胞 （図5.49〜5.52）

HSILに類似する単離上皮細胞には，予備細胞，傍基底細胞，未熟な扁平上皮細胞がある．これらの細胞はお互いにとても似ており，低い核・細胞質比，核膜不整の欠如，および／または，クロマチン過染性の欠如によってHSILと区別され得る．剥離して頸管粘液から採取された内頸部細胞は，「集合性の」所見と高い核・細胞質比をもつため，HSILに似る（図5.50）．良性の内頸部由来細胞であると正しく判断するための鍵は，小さな核小体，微細な顆粒状で均一に分布するクロマチン，平滑な核輪郭，および伸長した顆粒状の細胞質，の存在である．第2章で論じたように，IUDからの炎症に関連する丈の高い反応性内頸部細胞も，HSILに似ている（図2.47を参照）．剥離した子宮内膜細胞は，時にHSILに似るが，特に単独細胞として出現するときはなおさらである．それらの，非常に小さくて変性した核や，標本上の他の場所にみられるより典型的

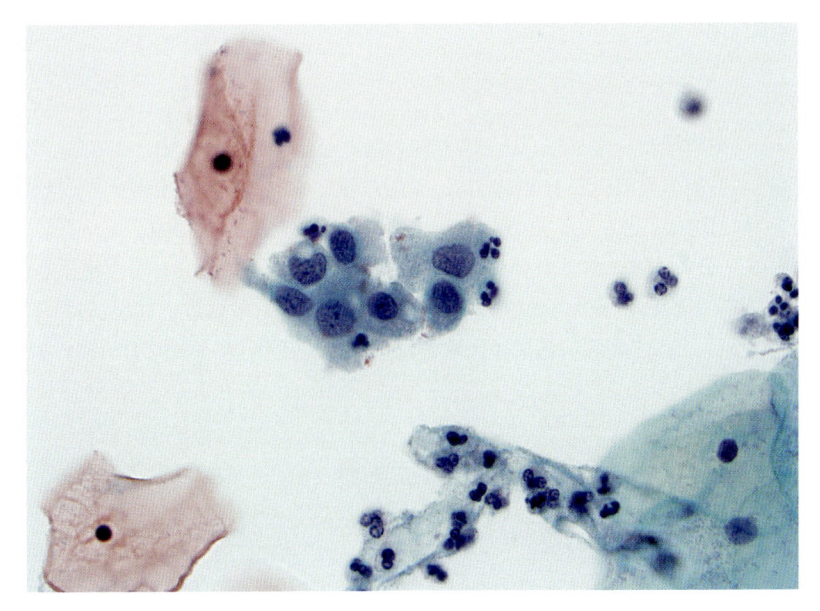

図5.49 未熟扁平化生（液状化検体法，ThinPrep）．未熟化生細胞は異形成の細胞に似る．小型の扁平細胞にみられるこのような変性および反応性変化は，異形成あるいは癌と混同されやすい．核の均一性，平滑な核境界，繊細で均一に分布するクロマチンといった細胞学的特徴が，良性の判断を支持する．

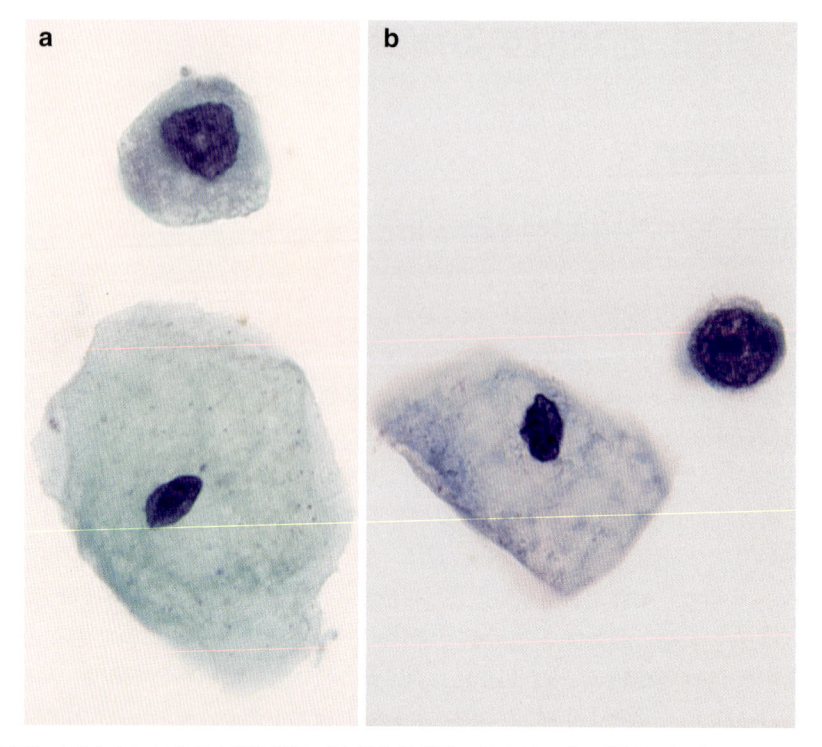

図5.50 HSILまたは良性内頸部細胞（液状化検体法，ThinPrep）．単独細胞が液状化検体法でランダムに出現している．単独の良性内頸部細胞は，細胞質の溶解に陥りやすく（b），HSILの単独細胞に似ることがある．HSIL細胞の特徴である（a），不整な核膜，核小体の不在，およびクロマチン濃染は，正しい判断の助けになる．

な立体構造の子宮内膜細胞の存在が，適切な判断の鍵となる（図5.51a, b）．

単独で出現する高度の異型扁平上皮細胞は，萎縮が強い標本において出現することがある（図5.52）．これらの細胞は，非常に大きな核に，特徴的な泥状あるいは変性クロマチンと高い核・細胞質比をもつ．リスク因子が乏しい，あるいは認められない患者において観察される場合，HSILの懸念が否定できなければ，ASC-USとして高リスクHPVを検査するなどの保存的な対応が適当かもしれない．HSILの判断基準に合致する異常細胞を伴う萎縮例では（図5.45を参照），HSILとの判断がされるべきである．

5.9.3　組織球やリンパ球などの炎症細胞（図2.41, 2.42, 3.6, 3.8）

組織球は，小さい卵形またはコーヒー豆形の核をもち，時に，著明な縦溝（図3.6）をもつ．小さいリンパ球は，濃く粗顆粒状のクロマチンを呈する小さなまるい核と，最小限の細胞質をもつ（図2.41, 2.42, 3.8）．より大きな反応性リンパ球，あるいは，よりまれではあるが，リンパ腫においては，異常上皮細胞と間違われるかもしれない．反応性リンパ球は核片呑食マクロファージ（tingible body macrophage）を伴う粗なクラスターの中に存在する（図2.41）．これら

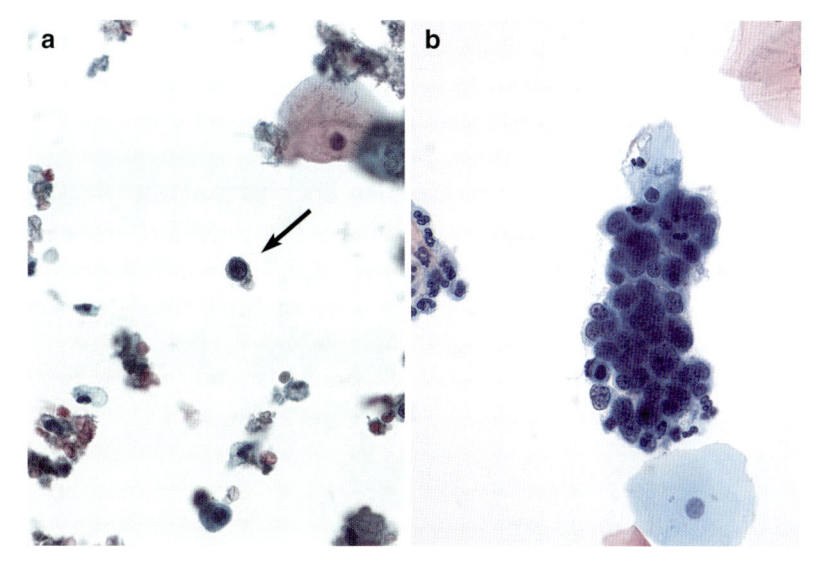

図5.51 陰性（上皮内病変ではない／悪性ではない）．子宮内膜細胞（液状化検体法，ThinPrep）．単一の子宮内膜細胞（a，矢印）を，HSILと誤るかもしれない．平滑な核膜をもつ小さい円形核は，これを良性と分類するのに役立つ．同じスライド（b）からの子宮内膜細胞のより典型的な集団と比較することが役立つ．

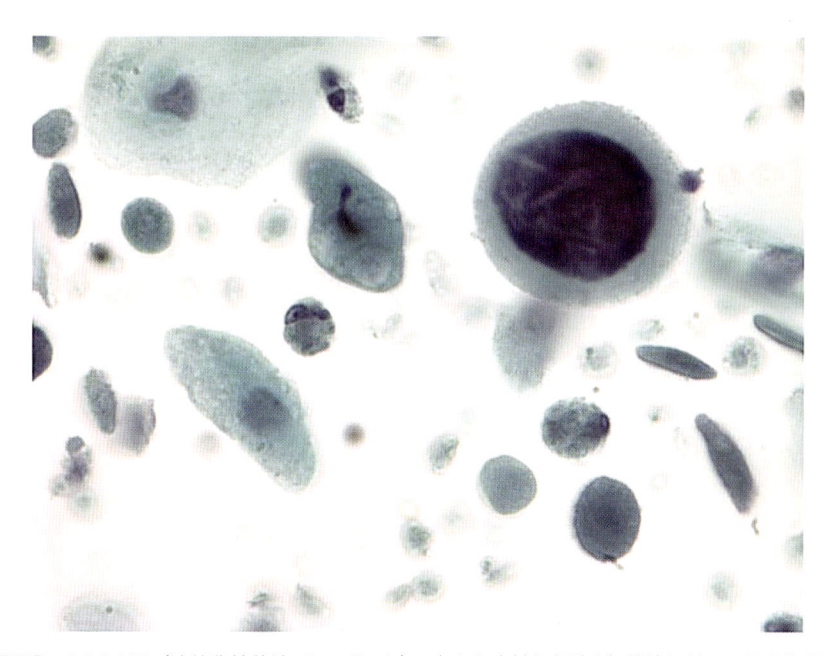

図5.52 ASC-US（液状化検体法，SurePath）．大きな奇妙な細胞が，萎縮においてみられる．核・細胞質比が高いため，これらの細胞からHSILを疑うかもしれないが，変性核の特徴や萎縮背景は良性との判断に傾くであろう．この症例では，ASC-USの判断がASC-Hより適切であろう．フォローアップでは高リスクHPVは陰性で，コルポスコピー下生検および細胞診の繰り返しでは異常は認めなかった．

の細胞では，HSILで認める核膜の切れ込みや核膜不整を欠く．

5.9.4 脱落膜化間質細胞（図2.28, 5.53）

脱落膜細胞は，LSILまたはHSILと類似することがある．この細胞はLSILの所見に似た，核・細胞質比の低い単離大型細胞としてみられることが多い．LSILとは異なり，この細胞はより顆粒状で，薄い細胞質と，目立つ塩基性の核をもち，HPVの細胞病理学的効果の所見がない（図2.28）．時に，脱落膜細胞は，高い核・細胞質比のより小型細胞として出現し，HSILに似る．妊娠の情報，HSILの特徴やHPVの細胞病理学的効果の欠如により，適切な分類が可能である（図5.53）．

5.9.5 過染性の密な細胞集団（HCGs）

良性および腫瘍性の多くの病変において，典型的なHSILの合胞状配列に類似するクロマチン過染性の密な細胞集団が出現する．厚みのある細胞集団は，扁平上皮，内頸部，あるいは，内膜上皮細胞由来の組織片から構成されることがある．集団の中心部分の観察ができないので，核の重なりに起因するクロマチン過染性の所見が，腫瘍性病変の存在を懸念させる．これらの集団を観察するときは，核の特徴が比較的よく認識できる集団辺縁の細胞に注意をすることが重要である．

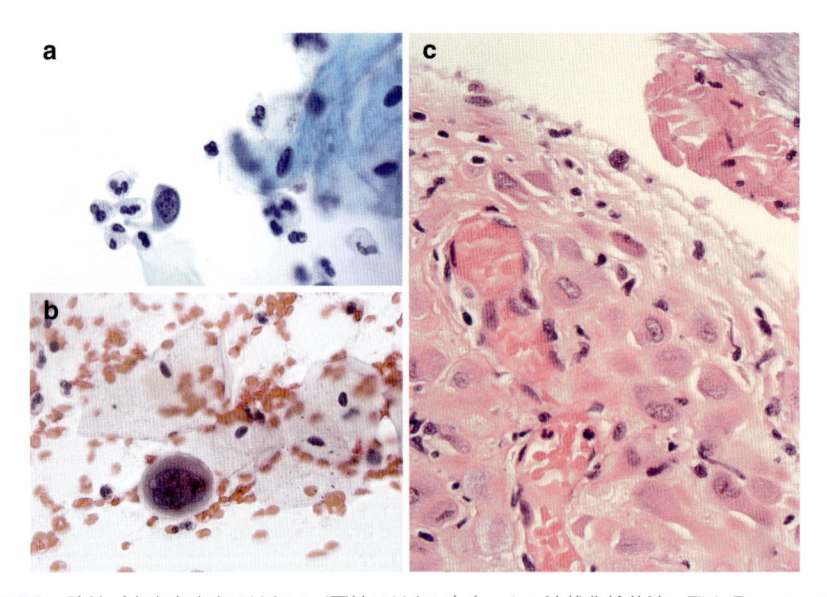

図5.53　陰性（上皮内病変ではない／悪性ではない）（a, b：液状化検体法，ThinPrep；c：頸部H&E染色）．妊娠第2三半期後期の若い女性．増大した核・細胞質比および核の過染性をもつこれらの単一細胞（a, b）はHSILを疑わせる．細胞の真の間質脱落膜性質を示唆する特徴は，泥状クロマチンと核小体の存在である．同様な細胞がフォローアップの頸部生検にみられる（c）．

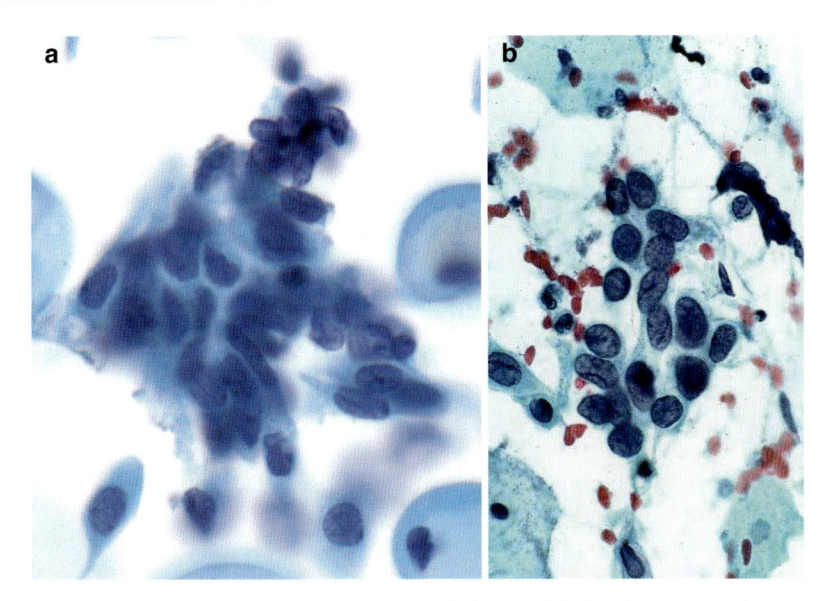

図 5.54 陰性（上皮内病変ではない／悪性ではない）（a：液状化検体法，ThinPrep）または HSIL（b：従来法）．異形成および良性扁平細胞ではともに核の縦溝を示すことがある．良性細胞は（a）移行細胞化生から由来し，他の異形成の特徴はなく，核溝は明瞭である．（b）HSIL 細胞においては，核溝に加え，核の大きさの多様性や核膜の切れ込みといった異形成の他の特徴を認める．

　HSILと対比すると，過染性の密な細胞集団（HCGs）として出現する萎縮や未熟な化生扁平細胞は，核・細胞質比は正常であり，細胞のサイズの多様性はわずかで，平滑な核縁をもつ．単焦点面の核の重なりは，最小限である（図2.23を参照）．移行上皮化生の密な集団（扁平上皮の良性化生は萎縮に多くみられる）は，HSILに似る．移行上皮化生は特徴的な所見として縦溝と平滑な核縁をもつ（図5.54）．

　HCGsとして観察される内頸部および内膜細胞は，扁平および腺系の高度前癌病変に似ることがある．良性の内頸部細胞は，偏心的に存在する核を伴う円柱状の細胞質と，顆粒状のまたは微細な空胞状の細胞質を保っている（図2.4を参照）．卵管化生を伴う頸管上皮の集団は，核の偽重層が正常内頸部細胞にみられるよりもはるかに過密な集団となることから，特に区別が難しいかもしれない（図6.2を参照）．剥離した子宮内膜細胞の集団は，不明瞭で濃縮した核，アポトーシス体の存在，といった特徴的な変性所見を示す（図3.4を参照）．直接擦過による子宮内膜細胞の集団は，典型的な組織構造と内膜間質細胞の存在をみせる（図2.7，2.8，3.5を参照；表5.1）．

5.10　浸潤を疑う所見を有するHSIL（図5.44，5.55）

　少数のHSIL症例では，浸潤癌を除外することが難しい．このような状況は，高度に多形化し角化した細胞質をもつHSIL細胞が出現しているが，浸潤に特徴的な腫瘍背景は伴わない場合に起こる（壊死や腫瘍背景については図5.44を参照）．反対に腫瘍背景（背景における血液，壊死，

第5章　上皮細胞異常：扁平上皮系

表5.1　HSIL/ASC-Hとそれらの類似病変の鑑別のための鍵となる特徴

	単独細胞と集団内の個々の細胞について	細胞集団（クラスターやシート）について
HSIL/ASC-H	核・細胞質比はさまざま，非常に大きいこともある	著明な核の大小不同
	核膜の切れ込みと著しい核膜不整	合胞状配置
	概してクロマチン過染性核だが，正染性あるいは寡染性のこともある	時に核分裂像あり
	粗で均等に分布するクロマチン	核の極性喪失
	核小体欠如	集団辺縁においては核の水平性配列が欠如する
扁平上皮		
扁平上皮化生	核・細胞質比は高い	核のサイズの大小不同はわずか
	平滑な核膜あるいは1つの核溝	細胞質境界をもつ多角形細胞
	反応性では核小体を認めることもある	修復では正常核分裂像を認めることもある
		概して核の極性は保たれる
萎縮	核・細胞質比はさまざま	核のサイズの大小不同はわずか
	平滑な核膜，核クロマチンは変性	核分裂像は認めない
	明らかな良性から判定困難な変化までさまざま	
腺上皮		
良性頸管内腺上皮	核・細胞質比は低い	平行な核配列
	核は基底に配列する	核小体は目立つこともある
	平滑な核膜	
	クロマチン正染性	核の極性は保たれる
	空胞化した細胞質	
剥離した子宮内膜腺上皮	高い核・細胞質比をもつ小さい細胞	核の大小不同はわずか
	小さい核小体を認めることもある	わずかな細胞質をもつ合胞状配列
	単独細胞として出現することはまれ	
直接採取された内膜腺上皮	中層細胞核よりもわずかに大きい核	核の大小不同はわずか
	核・細胞質比は低い	核の極性は保たれる
	平滑な核膜	増殖期には核分裂を認めることがある
		間質細胞に関連する微小管形成を認めることがある
卵管化生	先端のターミナルバーと線毛	密な集団を形成することがあるが極性は通常保たれる
	扁平化生核と同様の核のサイズ	
	核は基底に配列する	平行な核配列
	平滑な核膜	
	核・細胞質比は正常より高い	

表5.1 （つづき）

	単独細胞と集団内の個々の細胞について	細胞集団（クラスターやシート）について
IUDによる変化	核・細胞質比は多様で，概して低いがとても高いこともある	小さい細胞集団
	核は変性し，泥状に濃いクロマチンをもつ	内頸部あるいは内膜由来のこともある
	細胞質はしばしば空胞化	
上皮内腺癌	細かいあるいは粗いクロマチンをもつクロマチン過染性核	平行な核配列
	核膜は不整あるいは切れ込みをみせることもある	核は基底にあるいは隊列上に配列することが多い
	核・細胞質比の増大	
その他の細胞型		
リンパ球	成熟細胞では核は小さく，杯中心の細胞では核は大きい	接着する集団としてはみられないが結合のゆるい集団を形成することもある
	クロマチンは大きな細胞では粗からまばら	核片呑食マクロファージ（tingible body macrophage）を伴うことがある
組織球	小型から中型で，卵円形あるいは腎形をとり，縦溝をもつ核	接着する集団としてはみられないが結合のゆるい集団を形成することもある
	クロマチン正染性	エクソダスの内膜細胞を伴うことがある
	泡状から空胞状の細胞質	

あるいは，顆粒状のタンパク質の残骸）がみられても悪性細胞がみつからないことがある．時に，HSILで浸潤はないが腺侵襲を伴う場合に，局所の上皮細胞壊死または微小核小体をみることがある．そのような症例では，壊死はその細胞集団内に限られ，背景はきれいで，浸潤癌の腫瘍背景に典型的な破壊された血液や炎症は混ざっていない[41]（図5.55，5.56）．

5.11　HSILの管理

　細胞学的な結果がHSILとなった多くの女性は，コルポスコピーの結果，生検でHSIL（CIN2またはそれ以上）と診断される[42]．したがって，2012 ASCCPコンセンサスガイドラインは，細胞診でHSILと判断された25歳以上の女性で，コルポスコピーによって病変が同定できた場合には，直ちに切除術が施行されてもよいとしている．また，細胞診でHSILと判断されたにもかかわらずコルポスコピー下の生検がHSILでなかった場合には，細胞診および組織診検体を再検鏡し，病理材料の再切り出しやp16免疫組織化学を追加することで病変が明らかになることがある[8]．

第5章　上皮細胞異常：扁平上皮系

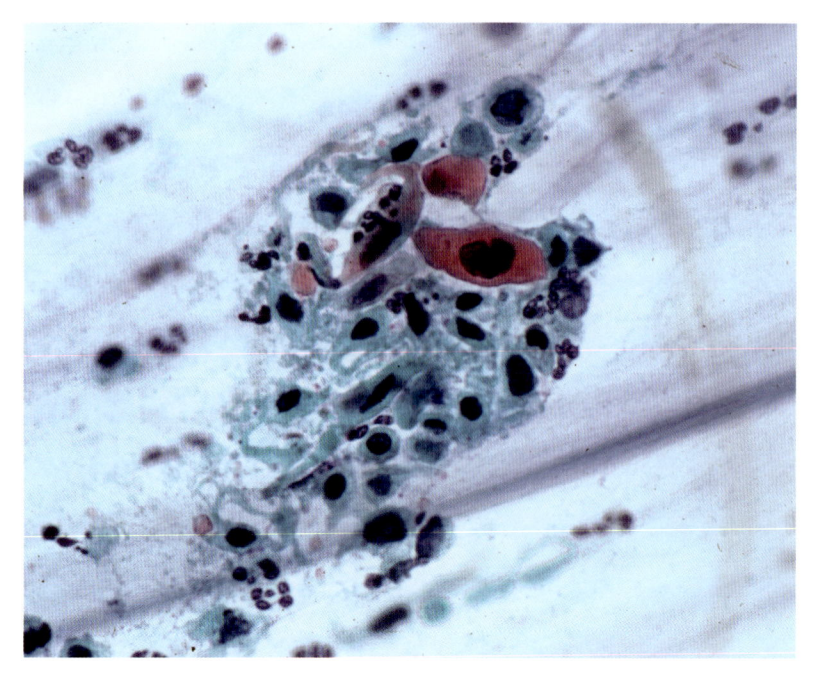

図5.55　浸潤を疑う所見を有するHSIL（従来法）．71歳の閉経女性．内頸部腺管を占めたHSILは浸潤病変に関連してみられる腫瘍背景に似た局所壊死をきたすことがある．フォローアップでは局所上皮壊死を伴う腺侵襲のあるHSIL（CIN3）であったが，浸潤はなかった．

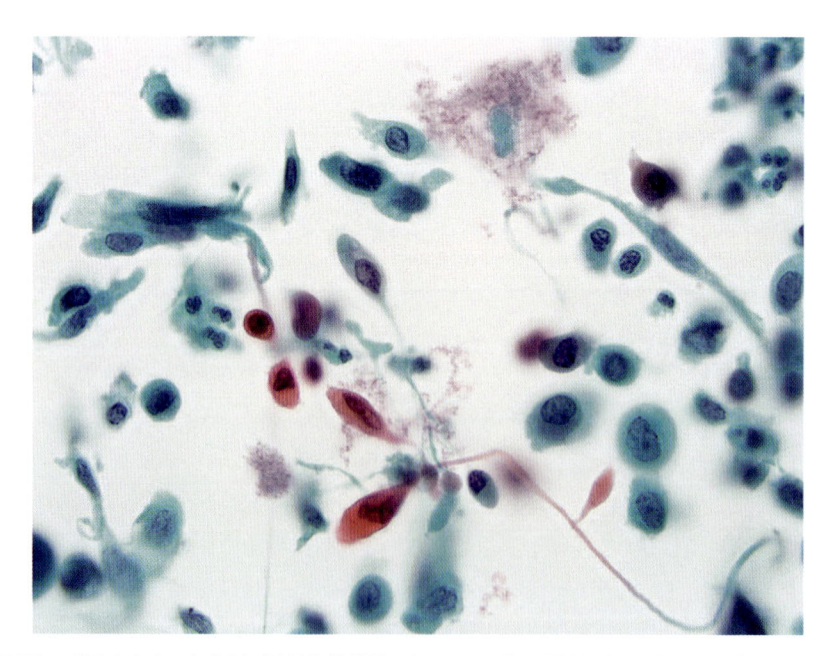

図5.56　扁平上皮癌，角化型（液状化検体法，SurePath）．悪性細胞は形とサイズが多様であり，角化した「おたまじゃくし」細胞もある．核は不整な核縁と核小体をもつ小嚢状のものから角化細胞に核濃縮をみるものまで多様である．細胞質は厚く，濃い好酸性または青染性である．頸部生検は浸潤性の扁平上皮癌であった．

5.12 扁平上皮癌

5.12.1 定　義

- 2014WHO分類による定義では，扁平上皮癌は「さまざまな程度の分化を示す扁平細胞から構成される浸潤性の上皮性腫瘍である[9]．」
- ベセスダシステムは扁平上皮癌を細分類していない．しかし，記述的目的のために，ここでは非角化型および角化型を分けて論じる．

5.12.2　角化型扁平上皮癌（図5.56〜5.59）

5.12.2.1　判断基準
- 通常は，孤立した単独細胞として認められ，多くは集団をつくらない．
- 細胞サイズと形態に非常な差異があることが典型的であり，尾状，紡錘状細胞は厚いオレンジ好性の細胞質をもっていることがよくある．
- 核のサイズにも非常に差があり，核膜は輪郭が不規則で，著しく厚く染まる核がしばしばみられる．

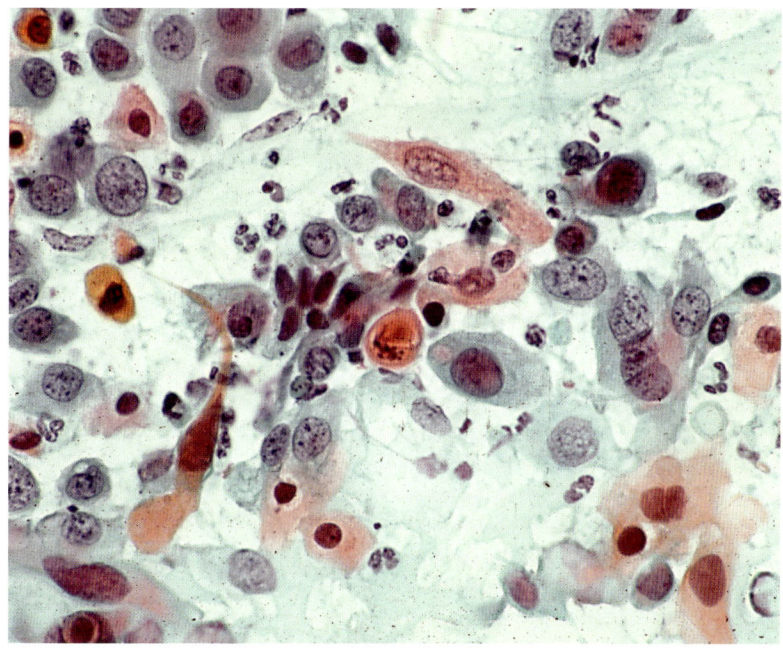

図5.57　扁平上皮癌，角化型（従来法）．細胞サイズと形の多形性と細胞質の角化，および腫瘍背景がみられる．

第5章 上皮細胞異常：扁平上皮系

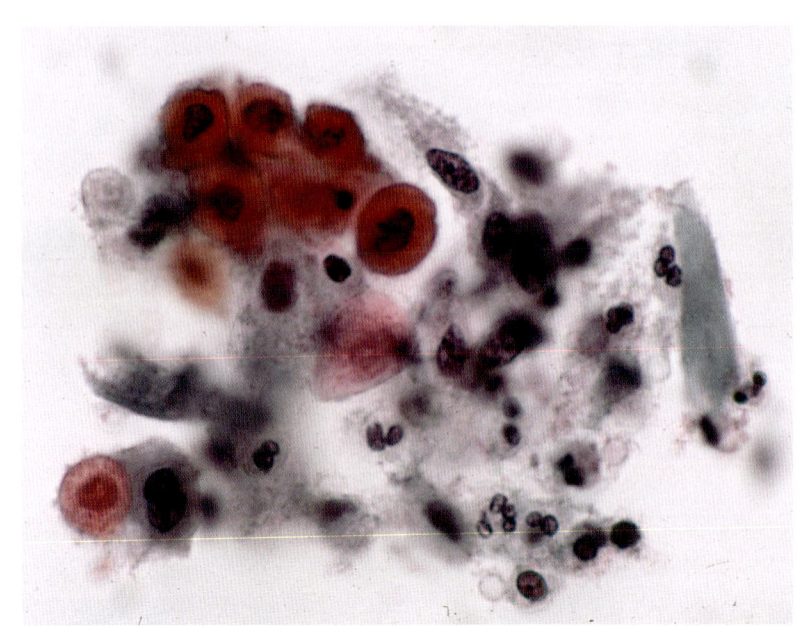

図5.58 扁平上皮癌，角化型（液状化検体法，ThinPrep）．68歳女性．液状化検体法では腫瘍背景はわずかで細胞集団の周囲に集まる傾向にある．「細胞にまとわりつく腫瘍背景」とよばれる．フォローアップでは扁平上皮癌であった．

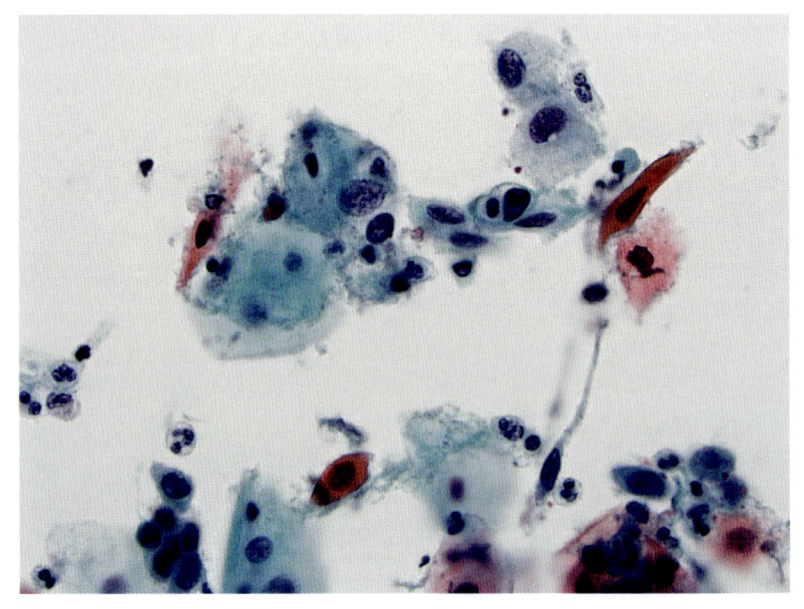

図5.59 扁平上皮癌，角化型（液状化検体法，ThinPrep）．57歳女性．腫瘍背景，異常角化細胞，紡錘形細胞に注意されたい．生検で浸潤性の扁平上皮癌であった．

- クロマチンパターンが識別できるときは，粗顆粒状でクロマチンの透亮像を伴い不規則に分布する．
- 大きな核小体がみられるが，非角化型癌よりは頻度は低い．
- 随伴する角化所見（過角化あるいは錯角化）がみられても核異常がない場合は，癌と判断するには不十分である．
- 腫瘍背景はみられることもあるが，通常，非角化型扁平上皮癌でみられるよりは少ない．

5.12.3 非角化型扁平上皮癌（図5.60〜5.63）

5.12.3.1 判断基準
- 細胞は単独または，境界不明瞭な集団として出現する（図5.60）．
- 細胞は多くのHSIL細胞よりもいくらか小さいことが多いが，HSILにみられる細胞所見が多くみられる．
- 核においては，粗く固まったクロマチンが著しく不均等に分布，クロマチン透亮像を伴う．
- 核小体は目立つこともある（図5.61）．
- 壊死物質と破砕された血液成分から構成された腫瘍背景がしばしばみられる．

検体処理法に応じた判断基準
液状化検体法：

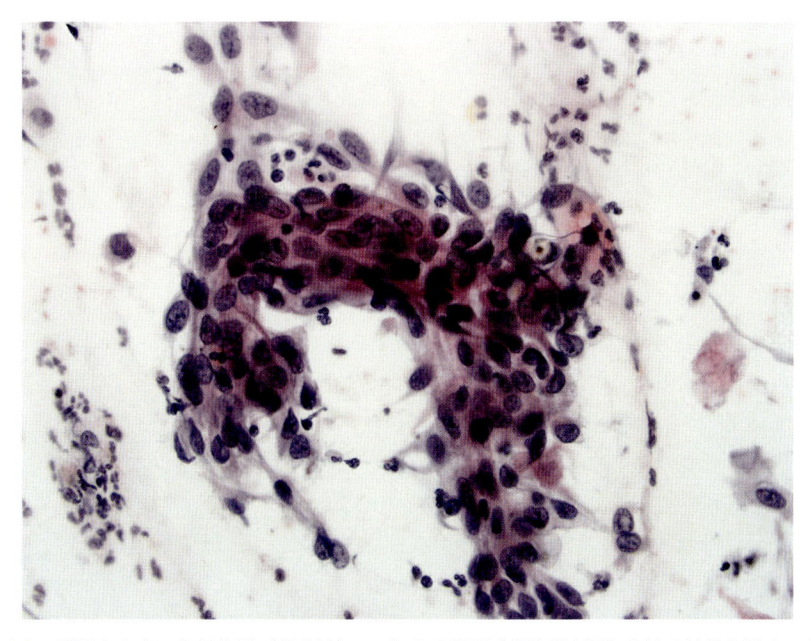

図5.60　扁平上皮癌，非角化型（従来法）．これらの異形成細胞はHSILの核の特徴を示す．多形性に富む細胞形から，この視野では顕著な核小体や腫瘍背景は認められないとはいえ，浸潤の存在を想起するべきである．生検で浸潤性の扁平上皮癌が明らかになった．

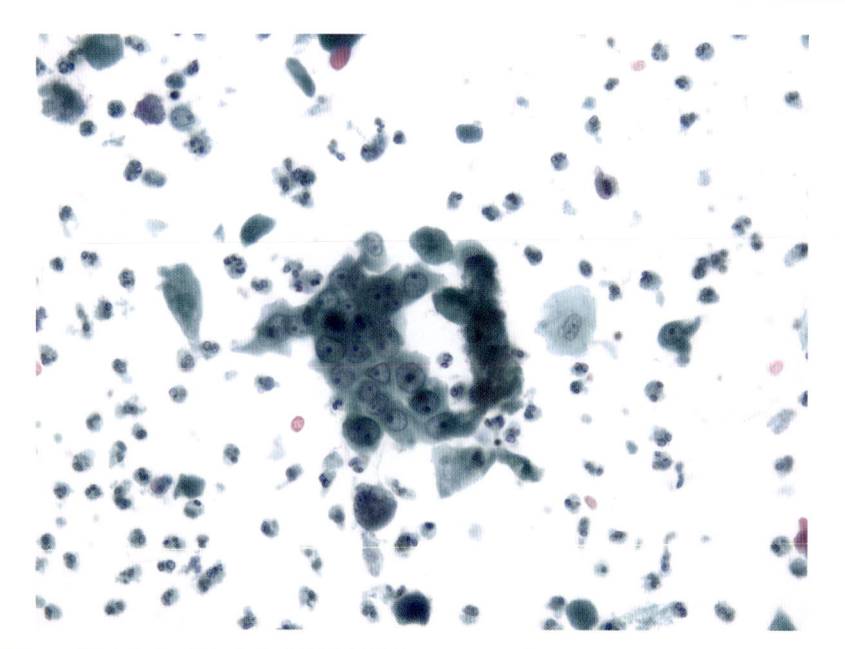

図5.61 扁平上皮癌，非角化型（液状化検体法，SurePath）．閉経後の出血のある59歳女性．著明な核小体とクロマチンの不均等分布を伴う異常な核がみられる．単独の異常細胞もみられる．腫瘍背景がみられる．フォローアップでは，子宮頸部の非角化型扁平上皮癌であった．

- 液状化検体法ではしばしば腫瘍細胞が少ないことが特徴である[43]．
- 個々の細胞または細胞集団が重積性をもち，扁平上皮よりも腺系にみえ，腺癌であるとの誤った判断を導くことがある（図5.62，5.63）．
- 通常，腫瘍背景がみられるが，従来法に比べると目立たず，壊死物質はしばしば，細胞集団の周囲に集まる．従来法では背景に出現するのに対して，液状化検体法では「細胞にまとわりつく腫瘍背景」とよばれる[44,45]（図5.58）．

5.12.4 注 釈

　浸潤扁平上皮癌は最も多い子宮頸部の悪性腫瘍である．2014 WHO分類では，扁平上皮癌を，角化型，非角化型，乳頭状，類基底，コンジローマ様，疣状，扁平移行上皮およびリンパ上皮腫様に分類している[9]．これら組織学的分類は細胞診においてはしばしば明確に区別できない．また，組織型による予後の違いはなく，病期によって予後に明瞭な違いが出る．したがって，組織型の区別は細胞病理学的報告書には必ずしも必要ではない．

　歴史的には，「小細胞癌」は異なる腫瘍のグループ，すなわち，低分化型扁平上皮癌および神経内分泌性格を有する腫瘍（小細胞あるいは燕麦細胞型）を含んでいた．現在の分類は，「小細胞癌」との用語の使用を高度の神経内分泌分化が認められる非扁平上皮癌に限定している．このような腫瘍は，肺癌の場合と同様に，WHO分類では扁平上皮癌とは別に分類されている[9]（第7章を参照）．

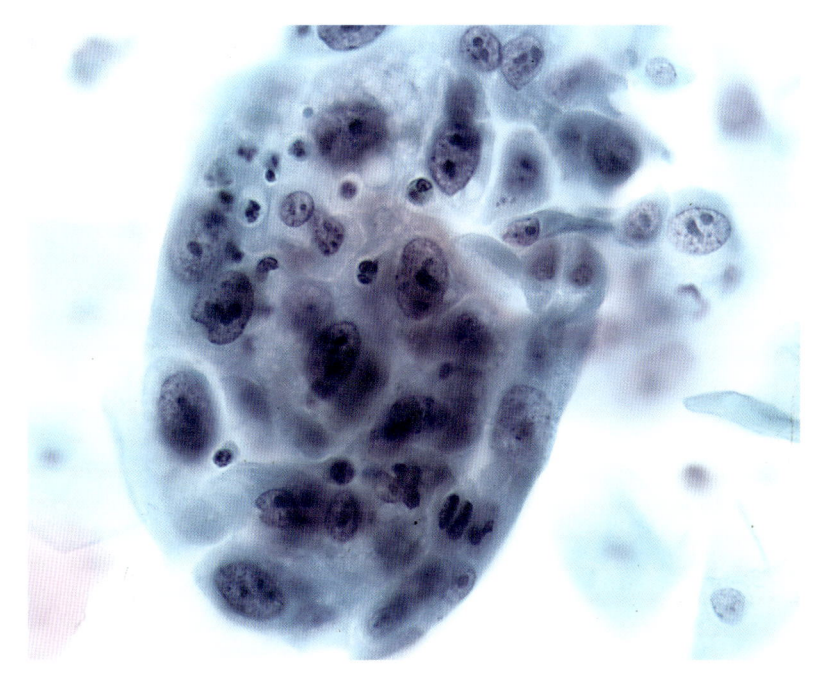

図5.62 扁平上皮癌(液状化検体法,SurePath).液状化検体法では悪性細胞集団がよりまるくなっている.扁平上皮なのか腺病変なのか鑑別が難しいことがある.背景にある孤立した異型細胞に注意を払うべきである.

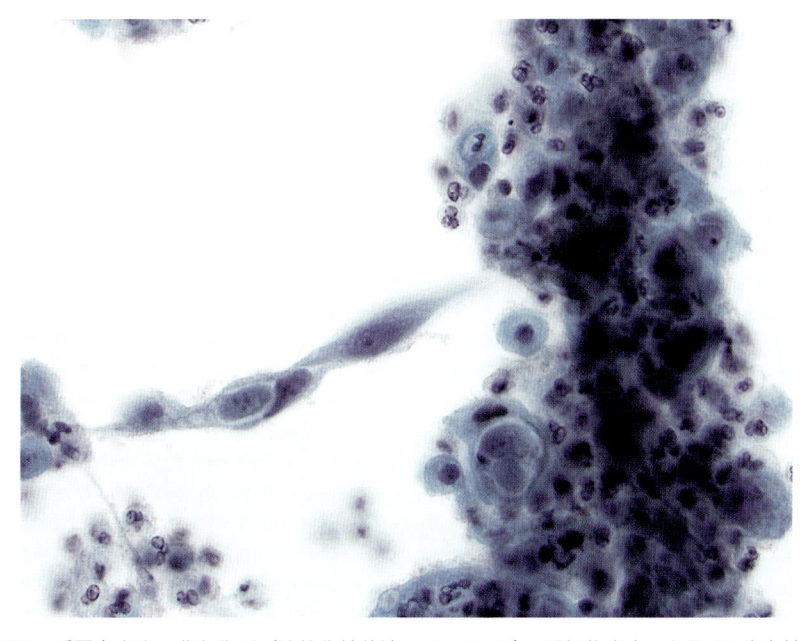

図5.63 扁平上皮癌,非角化型(液状化検体法,ThinPrep).閉経後出血のある63歳女性.細胞集団および単独の異常細胞が炎症性背景の中に認識される.子宮頸部の非角化型扁平上皮細胞癌が明らかになった.

第 5 章　上皮細胞異常：扁平上皮系

5.12.5　扁平上皮癌に関連した，問題となるパターンとピットフォール

5.12.5.1　細胞数の少ない標本と血液によって覆われてみえない場合（図5.64, 5.65）

　扁平上皮癌の標本は，血まみれであることがあり，不適正とせざるを得ないほど，細胞が少ないことがある．重要な病変を見逃さないためには，これらの不適正標本を注意深くスクリーニングすることが重要である．血性のThinPrep検体は，フィルターに目づまりし，その結果，細胞成分が認められず円の中心に大きな穴をもつ標本になることがある．ThinPrep検体では，氷酢酸による処理で，適正標本が得られることがある[46]（図5.64, 5.65）．

5.12.5.2　異型修復（図5.66）

　核小体は細胞代謝活動の指標であり，一般的に扁平上皮癌または良性の修復性あるいは反応性上皮細胞の双方の核にみられる．癌は，細胞の接着が少ないこと，単独細胞の存在，より目立つ核異常，透亮像を伴う不規則なクロマチン分布，異常核分裂，腫瘍背景の存在，によって修復から区別される．修復の極端な例（いわゆる異型修復）においては，浸潤癌の形態的特徴とよく類似することもある（図5.66）．それゆえ異型修復では，臨床と病理で連携し，厳重な検査を行うことが必要で，適切なフォローアップが求められる[47]．

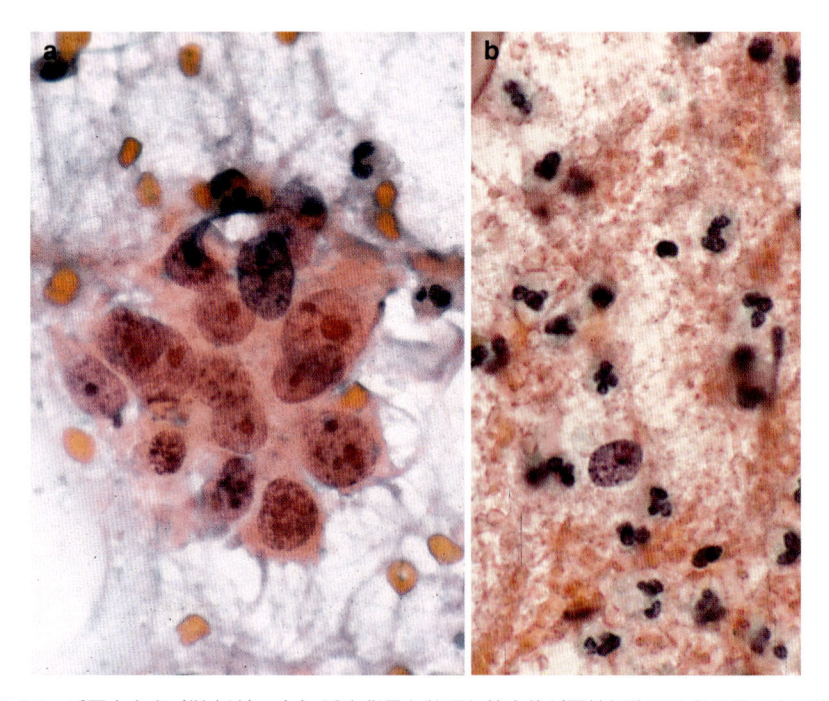

図5.64　扁平上皮癌（従来法）．(a) 腫瘍背景と著明な核小体が悪性細胞にみられることに注意されたい．(b) は，違う症例であるが，この観察野では腫瘍背景が著明でわずかに1つの裸核細胞がみられるだけである．

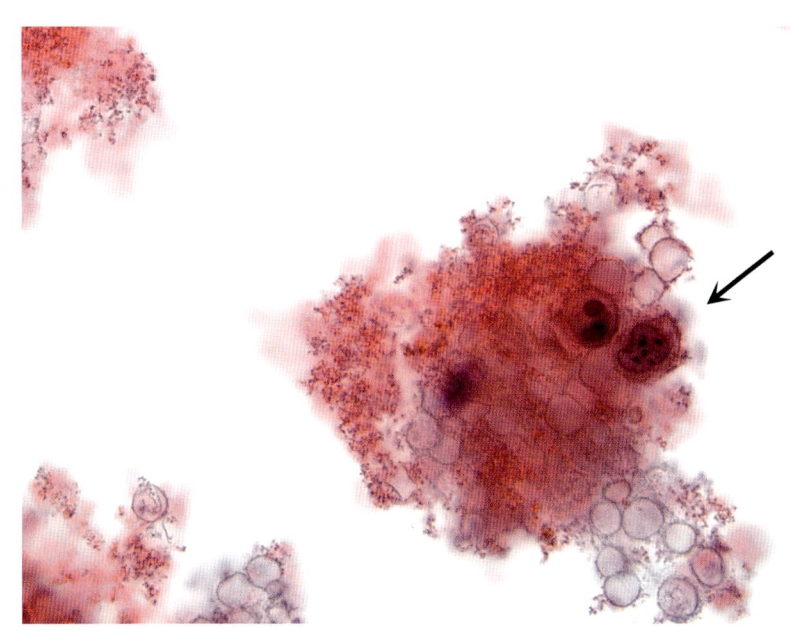

図5.65 扁平上皮癌（液状化検体法，ThinPrep）．扁平上皮癌においては血性の検体がしばしばみられる．血液はThinPrepフィルターの目づまりを起こし，細胞成分が少なく不適正な検体となることがある．血性の不適正検体においては，この図に示したような血液中に埋没した少数の異常細胞（矢印）をみつけ出すべく，観察を行う．氷酢酸による再処理により，細胞成分がより多いプレパラートになることがある．

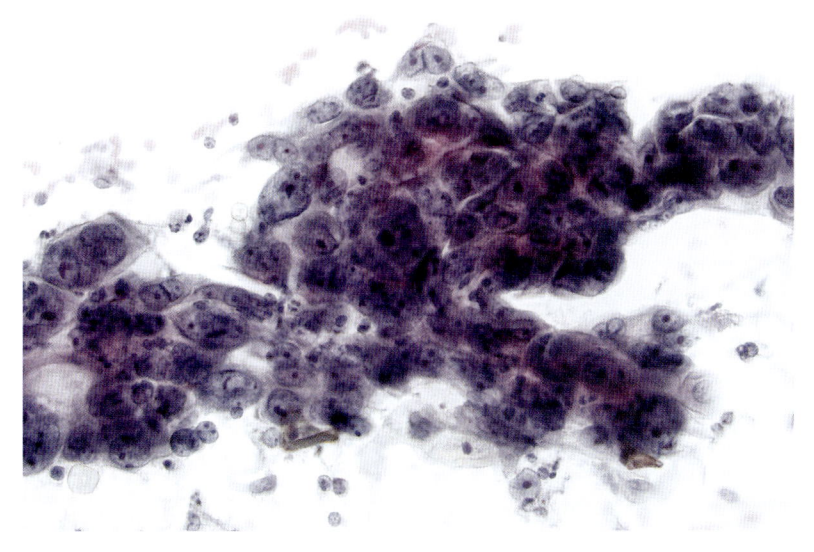

図5.66 異型修復（従来法）．これまでに異常指摘歴のない48歳女性．著明な核小体を観察範囲のすべての細胞核に認める．細胞は結合性であり，クロマチンの不均等分布は認めない．このような異型修復は子宮頸癌の鑑別を要する．

第5章 上皮細胞異常：扁平上皮系

5.12.5.3 腫瘍背景と類似する病変（図5.67, 5.68）

浸潤癌はしばしば腫瘍性および正常組織の壊死を引き起こし，炎症性反応を伴う．壊死性物質，炎症性細胞および血液は，浸潤性腫瘍の細胞診標本の背景に通常認められる（いわゆる，腫瘍背景）．従来法においては，腫瘍背景物質はスライドの背景に均一に広がる．液状化検体法では，腫瘍背景物質は集まる傾向にあり，ボール状あるいは細胞物質の周囲に凝集する（いわゆる「細胞にまとわりつく」腫瘍背景）．

非腫瘍性の病変からの背景パターンは腫瘍背景に似ることがある．萎縮性検体は，著しい炎症に伴い，無構造な顆粒状の細胞破砕物が背景にびまん性に出現することがある（図5.67；図2.24を参照）．表層の潰瘍を伴うような頸管ポリープの症例においては，壊死および炎症性の細胞破砕物が，腫瘍背景のようにみえることがある．潤滑材（ゼリー）は，液状化検体法における腫瘍背景パターンに類似するような細胞周囲にまとわりつく顆粒状素材で，腫瘍背景に似てみえることがある（図5.68；図1.25を参照）．

5.12.6　扁平上皮癌　または　腺癌（図5.69）

非角化型扁平上皮癌は腺癌（特に内頸部型）との鑑別が困難な所見を示すことがある（図5.61, 5.62を参照）．より低分化の腫瘍では，組織を構築する特徴も厚く豊富な細胞質も角化所見も明らかでないクロマチン過染性の細胞がほとんどであり，液状化検体法の残りから作成されるセルブロック作成が役立つことがある．厚みのある細胞集団を切片にすることで，鑑別診断の鍵となる細胞質の特徴が観察しやすくなる（図5.69）[48]．

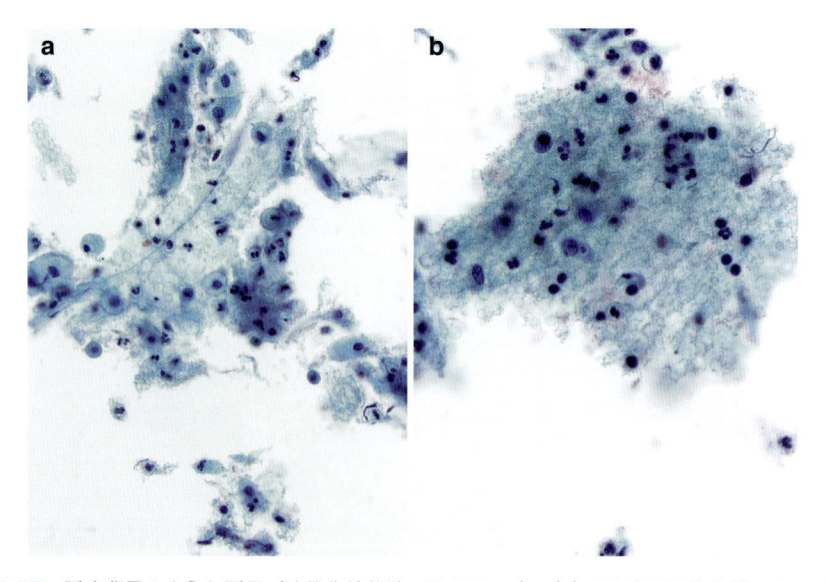

図5.67　腫瘍背景のような所見（液状化検体法，ThinPrep）．（a）66歳閉経後女性．ルーチンの頸部細胞診．（b）39歳女性，月経12日目．背景の萎縮性変化（a）と炎症性細胞破砕物（b）は腫瘍背景と似てみえる．過染性の密な細胞集団（＝HCGs）や多形性の異型角化細胞を認めないことが正しい判断の一助となる．

5.12 扁平上皮癌

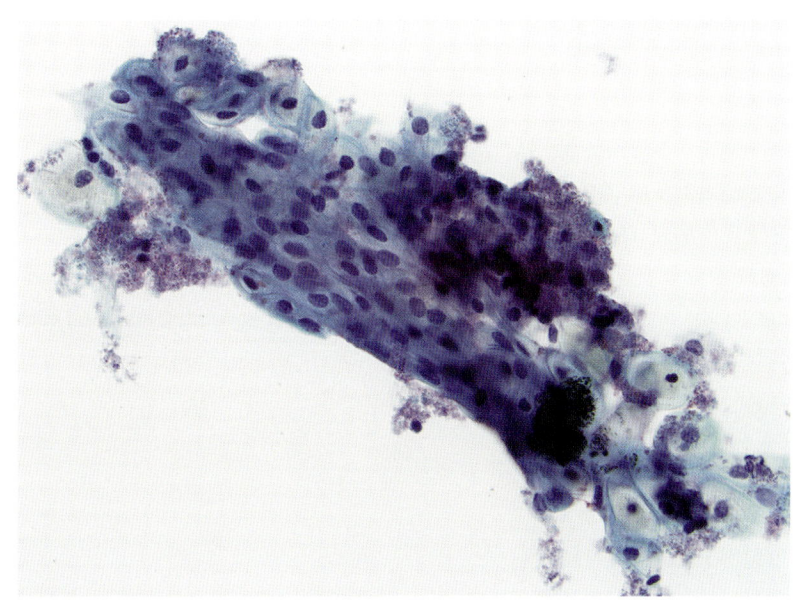

図5.68 腫瘍背景のような所見（液状化検体法，ThinPrep）．63歳閉経後女性．細胞診採取時に潤滑剤が使用された可能性がある．これは，腫瘍背景に類似した顆粒状の細胞破砕物のように現れる．

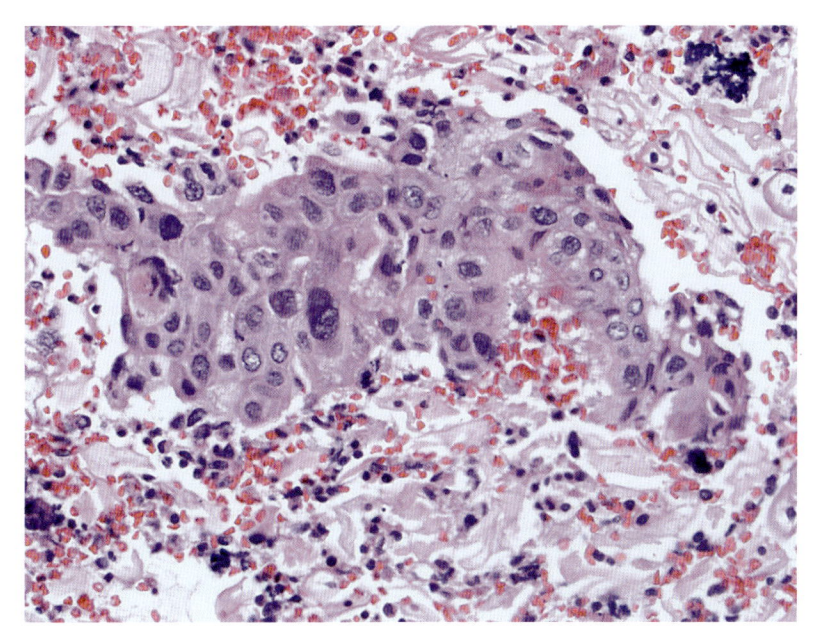

図5.69 扁平上皮癌，セルブロック（セルブロック，H&E染色）．57歳閉経後出血のある女性．ThinPrepの残余検体からセルブロックを作成．異常な細胞集塊はピンク色の細胞質と異常核をみせる．生検にて浸潤性の扁平上皮癌であった．

5.13　報告見本

例1

　検体の適否：適正．子宮内頸部／移行帯細胞が認められる．

　判断：上皮細胞異常：扁平上皮．

　　軽度扁平上皮内病変（LSIL）．

　注：臨床的にさらなるフォローアップを求める（Massad LS, et al. 2012 updated consensus guidelines for the management of abnormal cervical cancer screening tests and cancer precursors. Obstet Gynecol. 2013;121:829–46）

例2

　総括区分：上皮細胞異常：扁平上皮．

　検体の適否：適正．

　判断：高度扁平上皮内病変（HSIL）．

　注：臨床所見に応じてコルポスコピーの実施（内頸部の評価も）を提案する．（Massad LS, et al. 2012 updated consensus guidelines for the management of abnormal cervical cancer screening tests and cancer precursors．Obstet Gynecol. 2013;121:829–46）．

例3

閉経後女性症例の報告

　検体の適否：適正．子宮内頸部／移行帯細胞が認められない．

　判断：上皮細胞異常：扁平上皮．

　　萎縮を背景とした軽度扁平上皮内病変．

　注：コルポスコピーと生検，高リスクHPV検査，あるいは，6および12か月後の細胞診再検を提案する．（Massad LS, et al. 2012 updated consensus guidelines for the management of abnormal cervical cancer screening tests and cancer precursors. Obstet Gynecol. 2013;121:829–46）．

例4

　適正．子宮内頸部／移行帯細胞が認められる．

　判断：上皮細胞異常：扁平上皮．

　　高度扁平上皮内病変を除外できない異型扁平上皮細胞（ASC-H）．軽度扁平上皮内病変（LSIL）の背景．「注」を参照．

　注：LSILが大多数だが，高度病変（HSIL）を示唆する細胞をわずかに伴う．コルポスコピー／生検を提案する．

参考文献

1. Bosch FX, Lorincz A, Munoz N, et al. The causal relation between human papillomavirus and cervical cancer. J Clin Pathol. 2002;55:244–65.

2. Munoz N, Bosch FX, de Sanjose S, et al. Epidemiologic classification of human papillomavirus types associated with cervical cancer. N Engl J Med. 2003;348:518–27.

3. Castle PE, Gage JC, Wheeler CM, Schiffman M. The clinical meaning of a cervical intraepithelial neoplasia grade 1 biopsy. Obstet Gynecol. 2011;118:1222–9.

4. Ho GY, Bierman R, Beardsley L, et al. Natural history of cervicovaginal papillomavirus infection in young women. N Engl J Med. 1998;338:423–8.

5. Ylitalo N, Josefsson A, Melbye M, et al. A prospective study showing long-term infection with human papillomavirus 16 before the development of cervical carcinoma in situ. Cancer Res. 2000;60:6027–32.

6. Schlecht NF, Kulaga S, Robitaille J, et al. Persistent human papillomavirus infection as a predictor of cervical intraepithelial neoplasia. JAMA. 2001;286:3106–14.

7. Ellerbrock TV, Chiasson MA, Bush TJ, et al. Incidence of cervical squamous intraepithelial lesions in HIV-infected women. JAMA. 2000;283:1031–7.

8. Darragh TM, Colgan TJ, Cox JT, Heller DS, Henry MR, Luff RD, et al. For The Members of LAST Project Work Groups. The lower anogenital squamous terminology standardization project for HPV-associated lesions: background and consensus recommendations from the College of American Pathologists and the American Society for Colposcopy and Cervical Pathology. Arch Pathol Lab Med. 2012;136:1266–97.

9. Kurman RJ, Carcangiu ML, Herrington CS, Young RH. WHO classification of tumours of female reproductive organs. 4th ed. Lyon: IARC; 2014.

10. Ismail SM, Colelough AB, Dinnen JS, et al. Observer variation in histopathological diagnosis and grading of cervical intraepithelial neoplasia. Br Med J. 1989;298:707–10.

11. Robertson AJ, Anderson JM, Beck JS, et al. Observer variability in histopathological reporting of cervical biopsy specimens. J Clin Pathol. 1989;42:231–8.

12. Schneider V. Symposium part 2: should the Bethesda system terminology be used in diagnostic surgical pathology? Counterpoint. Int J Gynecol Pathol. 2002;22:13–7.

13. Syrjänen K, Kataja V, Yliskoski M, et al. Natural history of cervical human papillomavirus lesions does not substantiate the biologic relevance of the Bethesda system. Obstet Gynecol. 1992;79:675–82.

14. Mitchell MF, Tortolero-Luna G, Wright T, et al. Cervical human papillomavirus infection and intraepithelial neoplasia: a review. J Natl Cancer Inst Monogr. 1996;21:17–25.

15. Woodhouse SL, Stastny JF, Styer PE, et al. Interobserver variability in subclassification of squamous intraepithelial lesions: results of the College of American Pathologists Interlaboratory Comparison Program in cervicovaginal cytology. Arch Pathol Lab Med. 1999;123:1079–84.

16. Cox JT, Solomon D, Schiffman M. Prospective follow-up suggests similar risk of subsequent CIN 2 or 3 among women with CIN 1 or negative colposcopy and directed biopsy. Am J Obstet Gynecol. 2003;188:1406–12.

17. Eversole GM, Moriarty AT, Schwartz MR, Clayton AC, Souers R, Fatheree LA, et al. Practices of participants in the College of American Pathologists Interlaboratory Comparison Program in cervicovaginal cytology, 2006. Arch Pathol Lab Med. 2010;134:331–5.

18. Massad LS, Einstein MH, Huh WK, Katki HA, Kinney WK, Schiffman M, et al. For The 2012 ASCCP Consensus Guidelines Conference. 2012 updated consensus guidelines for the management of abnormal cervical cancer screening tests and cancer precursors. Obstet Gynecol. 2013;121:829–46.

第5章　上皮細胞異常：扁平上皮系

19. Committee on Adolescent Health Care. ACOG committee opinion no. 436: evaluation and management of abnormal cervical cytology and histology in adolescents. Obstet Gynecol. 2009;113:1422–5.
20. Kadish AS, Burk RD, Kress V, et al. Human papillomavirus of different types in precancerous lesions of the uterine cervix: histologic, immunocytochemical and ultrastructural studies. Hum Pathol. 1986;17:384–92.
21. Willett GD, Kurman RJ, Reid R, et al. Correlation of the histological appearance of intraepithelial neoplasia of the cervix with human papillomavirus types. Int J Gynecol Pathol. 1989;8:18–25.
22. Wright TC, Ferenczy AF, Kurman RJ. Precancerous lesions of the cervix. In: Kurman RJ, editor. Blaustein's pathology of the female genital tract. 5th ed. New York: Springer; 2002. p. 253–354.
23. Stoler MH, Schiffman M. Atypical Squamous Cells of Undetermined Significance-Low-Grade Squamous Intraepithelial Lesion Triage Study (ALTS) Group. Interobserver reproducibility of cervical cytologic and histologic interpretations: realistic estimates from the ASCUS-LSIL Triage Study. JAMA. 2001;285:1500–5.
24. The ALTS Group. Human papillomavirus testing for triage of women with cytologic evidence of low-grade squamous intraepithelial lesions: baseline data from a randomized trial. J Natl Cancer Inst. 2000;92:397–402.
25. Hoda RS, Loukeris K, Abdul-Karim FW. Gynecologic cytology on conventional and liquid-based preparations: a comprehensive review of similarities and differences. Diagn Cytopathol. 2013;41:257–78.
26. Demay RM. Hyperchromatic crowded groups: pitfalls in pap smear diagnosis. Am J Clin Pathol. 2000;114(Suppl):S36–43.
27. Selvaggi SM. Cytologic features of squamous cell carcinoma in situ involving endocervical glands in endocervical cytobrush specimens. Acta Cytol. 1994;38:687–92.
28. Selvaggi SM. Cytologic features of high-grade squamous intraepithelial lesions involving endocervical glands on ThinPrep cytology. Diagn Cytopathol. 2002;26:181–5.
29. Zafar N, Balazs L, Benstein BD. Synchronous high-grade squamous intraepithelial lesion and adenocarcinoma in situ of cervix in a young woman presenting with hyperchromatic crowded groups in the cervical cytology specimen: report of a case. Diagn Cytopathol. 2008;36:823–6.
30. Frable WJ. Litigation cells: definition and observations on a cell type in cervical/vaginal smears not addressed by the Bethesda System. Diagn Cytopathol. 1994;11:213–5.
31. Bosch MM, Rietveld-Scheffers PE, Boon ME. Characteristics of false-negative smears tested in the normal screening situation. Acta Cytol. 1992;36:711–6.
32. Yang YJ, Trapkin LK, Demoski RK, Bellerdine J, Powers CN. The small blue cell dilemma associated with tamoxifen therapy. Arch Pathol Lab Med. 2001;125:1047–50.
33. Barron S, Li Z, Austin RM, Zhao C. Low-grade squamous intraepithelial lesion/cannot exclude high-grade squamous intraepithelial lesion (LSIL-H) is a unique category of cytologic abnormality associated with distinctive HPV and histopathologic CIN 2+ detection rates. Am J Clin Pathol. 2014;141:239–46.
34. Elsheikh TM, Kirkpatrick JL, Wu HH. The significance of "low-grade squamous intraepithelial lesion, cannot exclude high-grade squamous intraepithelial lesion" as a distinct squamous abnormality category in Papanicolaou tests. Cancer. 2006;108:277–81.
35. Ince U, Aydin O, Peker O. Clinical importance of "low-grade squamous intraepithelial lesion, cannot exclude high-grade squamous intraepithelial lesion (LSIL-H)" terminology for cervical smears 5-year analysis of the positive predictive value of LSIL-H compared with ASC-H, LSIL, and HSIL in the detection of high-grade cervical lesions with a review of the literature. Gynecol Oncol. 2011;121:152–6.
36. Zhou H, Schwartz MR, Coffey D, Smith D, Mody DR, Ge Y. Should LSIL-H be a distinct cytology category?: a study on the frequency and distribution of 40 human papillomavirus genotypes in 808 women. Cancer Cytopathol. 2012;120:373–9.

37. Nasser SM, Cibas ES, Crum CP, Faquin WC. The significance of the Papanicolaou smear diagnosis of low-grade squamous intraepithelial lesion cannot exclude high-grade squamous intraepithelial lesion. Cancer. 2003;99:272–6.
38. Thrall MJ, Galfione SK, Smith DA. The impact of LSIL-H terminology on patient follow-up patterns: a comparison with LSIL and ASC-H. Diagn Cytopathol. 2013;41:960–4.
39. Walavalkar V, Tommet D, Fischer AH, Liu Y, Papa DM, Owens CL. Evidence for increasing usage of low-grade squamous intraepithelial lesion, cannot exclude high-grade squamous intraepithelial lesion (LSIL-H) Pap test interpretations. Cancer Cytopathol. 2014;122: 123–7.
40. Adams KC, Absher KJ, Brill YM, et al. Reproducibility of subclassification of squamous intraepithelial lesions: conventional versus ThinPrep Paps. J Lower Genital Tract Disease. 2003;7:203–8.
41. Covell JL, Frierson Jr HF. Intraepithelial neoplasia mimicking microinvasive squamous-cell carcinoma in endocervical brushings. Diagn Cytopathol. 1992;8:18–22.
42. Jones BA, Novis DA. Cervical biopsy-cytology correlation. A College of American Pathologists Q-Probes study of 22, 439 correlations in 348 laboratories. Arch Pathol Lab Med. 1996;120:523–31.
43. Clark SB, Dawson AE. Invasive squamous-cell carcinoma in ThinPrep specimens: diagnostic clues in the cellular pattern. Diagn Cytopathol. 2002;26:1–4.
44. Inhorn SL, Wilbur D, Zahniser D, Linder J. Validation of the ThinPrep Papanicolaou test for cervical cancer diagnosis. J Lower Genital Tract Disease. 1998;2:208–12.
45. Renshaw AA, Young NA, Colgan TJ, et al. Comparison of performance of conventional and ThinPrep gynecologic preparations in the College of American Pathologists gynecologic cytology program. Arch Pathol Lab Med. 2004;128:17–22.
46. Rowe LR, Bentz JS. A simple method to determine the need for glacial acetic acid treatment of bloody ThinPrep Pap tests before slide processing. Diagn Cytopathol. 2004;31:321–5.
47. Renshaw AA, Davey DD, Birdsong GG, Walsh M, Styer PE, Mody DR, et al. Precision in gynecologic cytologic interpretation: a study from the College of American Pathologists Interlaboratory Comparison Program in cervicovaginal cytology. Arch Pathol Lab Med. 2003;12:1413–20.
48. Sakamoto H, Takenaka M, Ushimaru K, Tanaka T. Use of Liquid-Based Cytology (LBC) and cell blocks from cell remnants for cytologic, immunohistochemical, and immunocytochemical diagnosis of malignancy. Open J Pathol. 2012;3:58–65.

第6章
上皮細胞異常：腺系

David C. Wilbur, David C. Chhieng, Barbara Guidos, and Dina R. Mody

6.1　上皮細胞異常

腺細胞
- 特定不能な異型（AGC-NOS）
  - 特定不能な異型内頸部細胞（特定できる場合はコメントを記載）
  - 特定不能な異型内膜細胞（特定できる場合はコメントを記載）
  - 特定不能な異型腺細胞（特定不能または特定できる場合はコメントを記載）
- 腫瘍性を示唆する異型（AGC-favor neoplastic）
  - 腫瘍性を示唆する異型内頸部細胞
  - 腫瘍性を示唆する異型腺細胞
- 内頸部上皮内腺癌（AIS）
- 腺癌
  - 内頸部腺癌
  - 体部腺癌
  - 子宮以外の腺癌
  - 特定不能な腺癌

6.2　背　景

　子宮頸部腺上皮発癌の理解と細胞形態学的判断基準の改良が連続的に進展したので，これらの病巣の判断の感度と正確性はかなり改善してきた．検査室と臨床医の間の意思疎通が改善し，それによって，患者の適切な管理が促進した[1]．子宮頸部細胞診は扁平上皮内病変や扁平上皮癌のためのスクリーニング検査であり，腺病変の検体採取法やその評価法の課題により腺病変の検出感度には限界がある[2]．

　内頸部上皮内腺癌（adenocarcinoma in situ：AIS）は腺細胞の高度扁平上皮内病変（high-grade squamous intraepithelial lesion：HSIL）に相当する病変であり，浸潤性内頸部腺癌の前病変である．

浸潤性内頸部腺癌とAISでは同じタイプのHPVが検出されている[3,4]．扁平上皮癌に比し，腺癌ではHPV18型の関与が大きい．適切な判断基準に従えば，細胞診上のAISは組織結果にみごとに一致する．しかしながら，軽度扁平上皮内病変（low-grade squamous intraepithelial lesion：LSIL）に相当する軽度の腺病変という区分は確立されていない．いわゆる，組織学的な腺異形成ではHPV DNA検出率が明らかに低いことから，腺異形成のほとんどは頸部癌化に関連しない可能性が示唆された．したがって，内頸部腺異形成や軽度腺上皮病変といった名称はベセスダシステムでは使用しない[1]．ベセスダシステムにおける異型——内頸部／内膜／腺——細胞は，特定の前癌病変を指すのではなく，リスクが高いことを示す分類である．

このカテゴリーにおける他の重要な点は以下のことである．
- 意義不明な異型腺細胞（atypical glandular cells of undetermined significance）という名称は，扁平上皮細胞異常におけるASC-US（atypical squamous cells of undetermined significance）との混同を避けるため用いない．
- 由来する細胞によって，臨床的意義や，患者に対する管理法が異なるため，異型腺細胞はできる限り由来細胞（内頸部か子宮内膜）を区別する．区別できない場合には，一般的な異型腺細胞（atypical glandular cells：AGC）という名称を用いる．
- 異型内頸部細胞およびAGCについては，さらに「腫瘍性を示唆する（favor neoplastic）」という但し書きをつけることもある．以前の「反応性変化を疑う」は用いない．もし特別明示できない場合には，「特定不能な（not otherwise specified：NOS）」という名称を用いる．
- 異型内膜細胞はこれ以上細分化できるという根拠がないため，「特定不能な」や「腫瘍性を示唆する」といった細目はない．

6.3　異型内頸部細胞

6.3.1　定　義

- 反応性変化や修復変化を越えた異常を認めるが，明らかな内頸部AISや浸潤性腺癌の特徴がないもの．
- 異型腺細胞（AGC）と判断するとき，できるだけ内頸部由来か子宮内膜由来かを区別すべきである．由来がわからない場合には，単に腺という名称を用いる．異型内頸部細胞はその所見を認めた場合，腫瘍性を示唆するという細目を加える．

6.3.2　特定不能な異型内頸部細胞（図6.1〜6.7）

6.3.2.1　判断基準
- 細胞がシート状や線状に集積し，細胞重積や核の重積，および／または，偽層状配列を認める

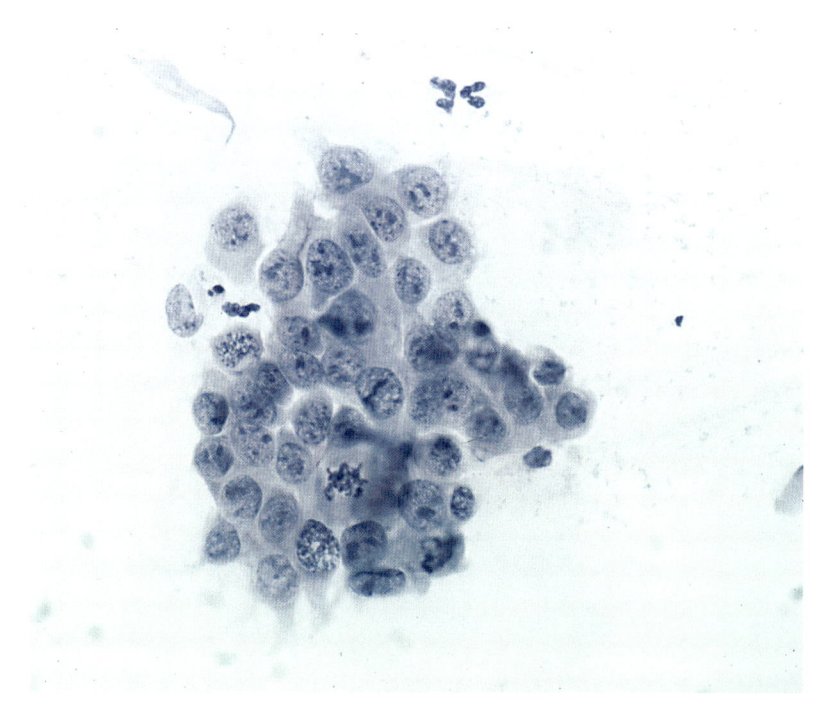

図6.1 修復細胞を示唆する異型内頸部細胞(従来法).ルーチンのスクリーニング検査,39歳女性.シート状の細胞は核腫大,核・細胞質比の増大,明瞭でときに複数の核小体と核分裂像を認める.3年のフォローアップでは陰性(上皮内病変ではない/悪性ではない)であった.

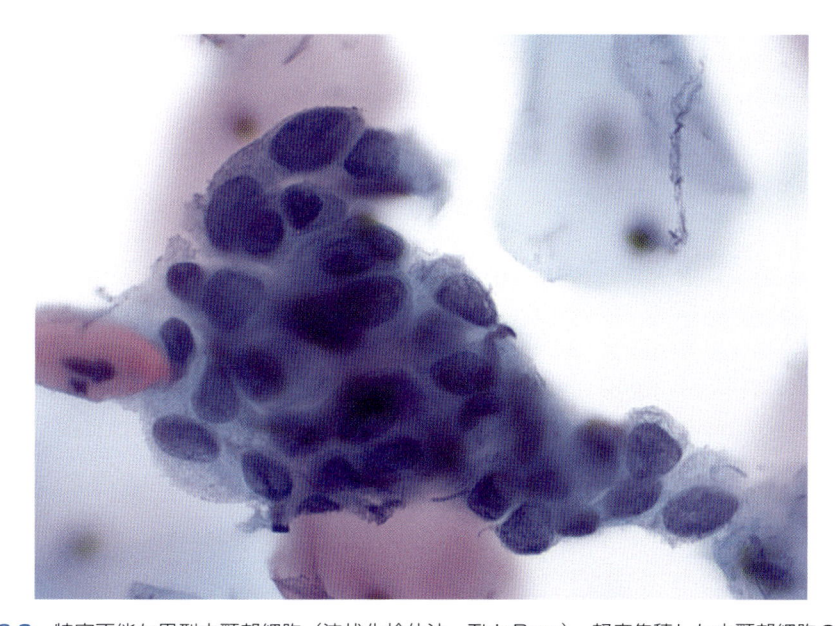

図6.2 特定不能な異型内頸部細胞(液状化検体法,ThinPrep).軽度集積した内頸部細胞の核はいくぶん集積し,円形から卵円形で,いわゆる「洗いざらし」(クロマチン濃度の低下)を示す.フォローアップでは卵管化生であった.終末板や線毛はこの例でははっきりしない.細顆粒状のクロマチンパターンは卵管化生の重要な特徴である.

第6章 上皮細胞異常：腺系

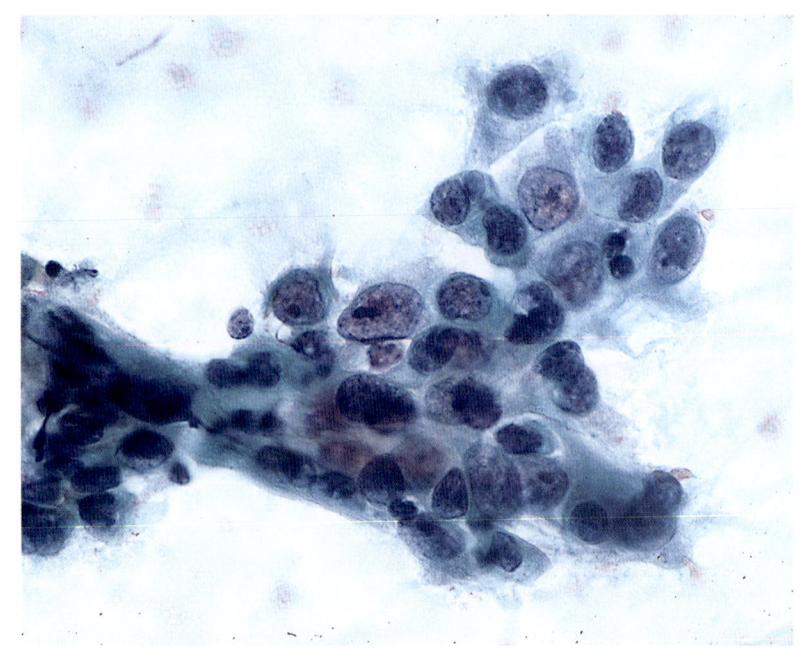

図6.3 放射線治療後変化を示唆する異型内頸部細胞（従来法）．子宮頸癌に対する放射線治療後4か月の54歳女性．核腫大，核の大小不同，核小体，明確な細胞境界を示すシート状腺細胞集団．フォローアップでは陰性（上皮内病変ではない／悪性ではない）であった．

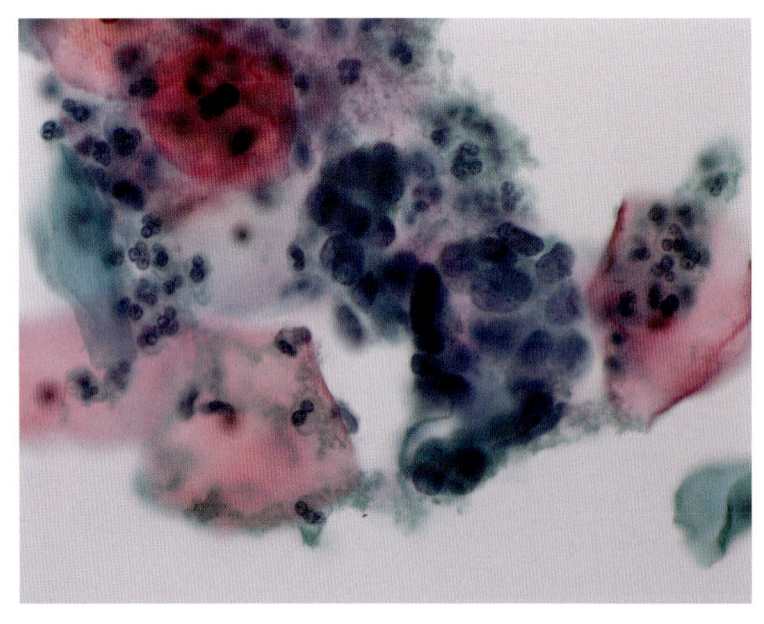

図6.4 特定不能な異型内頸部細胞（液状化検体法，ThinPrep）．核の腫大，重積，不均一性を認める内頸部細胞が集積した集塊．11時方向にロゼット形成様の所見．フォローアップではAISとHSILであった．プレパラート上に同様のAISを示唆する異型内頸部細胞集塊が3〜4個認められ，他の場所にはHSILの細胞を認めた．

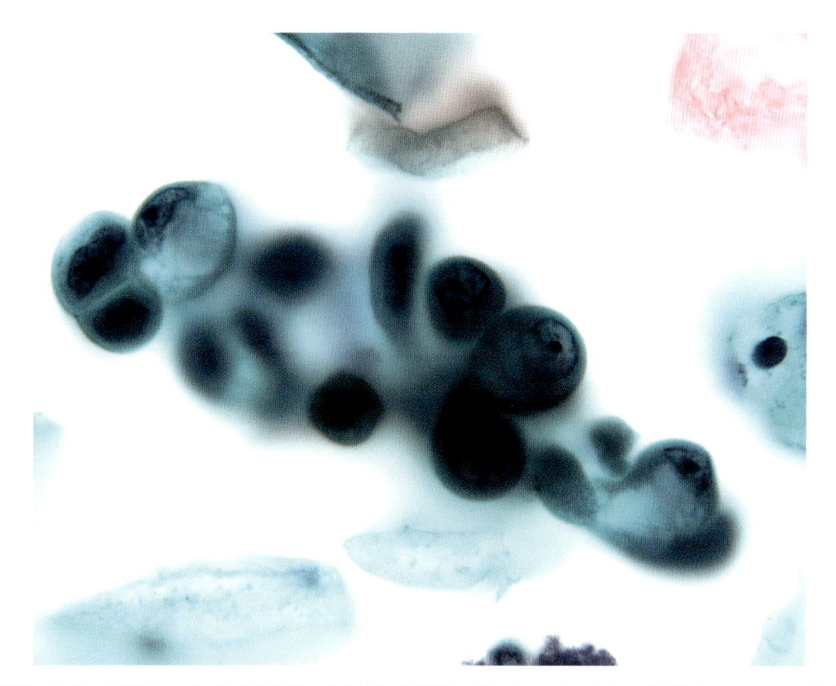

図6.5 IUDに関連した反応性腺細胞（液状化検体法, ThinPrep）．IUDを装着している45歳女性．内頸部細胞と思われる細胞は，核腫大，核小体，細胞質内空胞などIUDに特徴的な変化がみられる．IUD装着の情報がなければ，このような変化は特定不能な異型腺細胞と報告されるであろう．

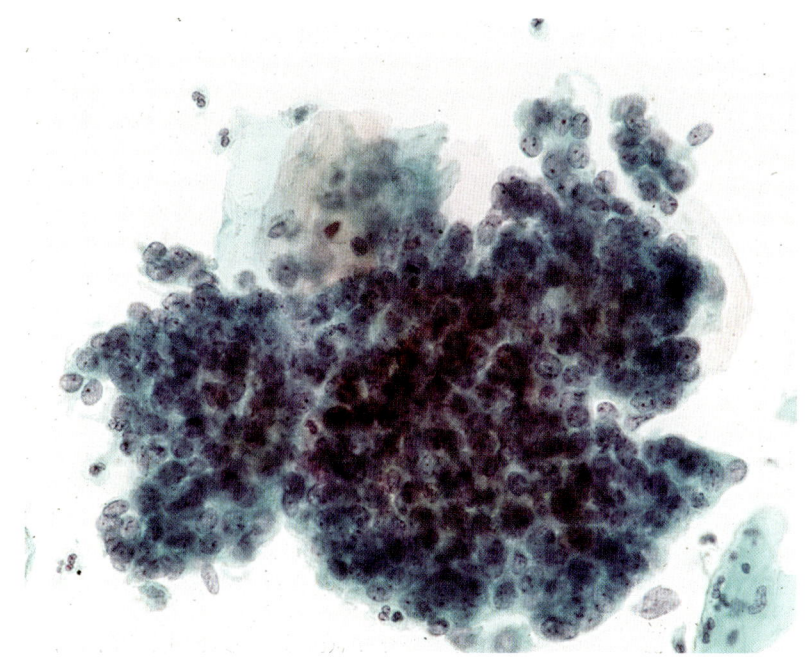

図6.6 特定不能な異型内頸部細胞（従来法）．核の集積や重積，核腫大，クロモセンターと小型の核小体を認める細胞集塊．フォローアップの組織診断で頸管腺へ進展するHSILであった．

第6章　上皮細胞異常：腺系

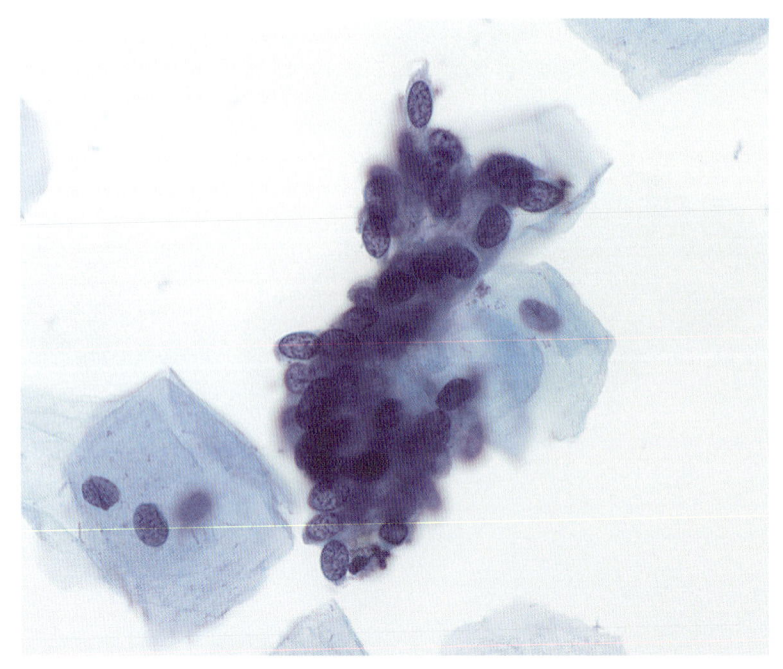

図6.7　特定不能な異型内頸部細胞（液状化検体法，ThinPrep）．内頸部細胞集塊の核は濃染し，集塊の部分的な羽毛状変化，核の軽度重積を認める．フォローアップでは陰性であった．ThinPrepイメージャーではクロマチンが濃染してみえ，過剰判定をもたらすことがある．

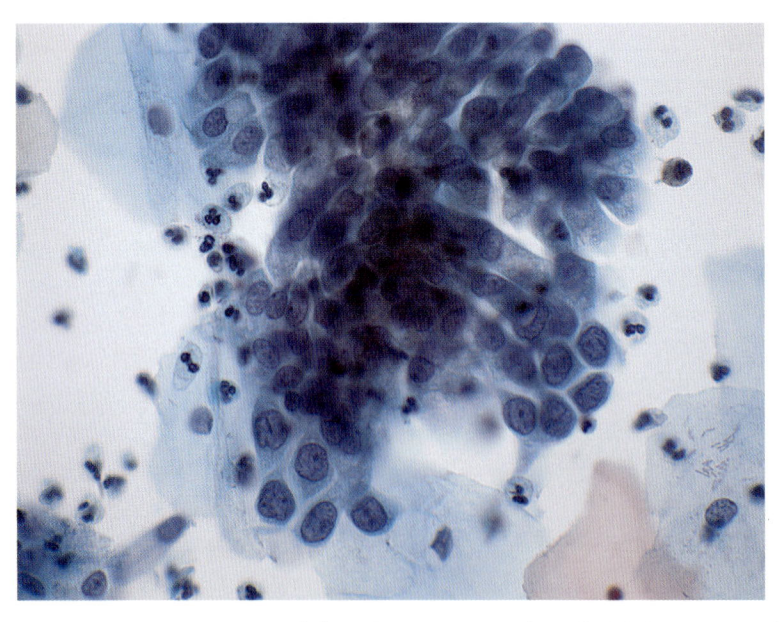

図6.8　正常な内頸部細胞，いわゆる「ブラシ効果」を認める（液状化検体法，SurePath）．内頸部をブルーム型ブラシで強くこすった細胞採取にて，プレパラート上に同様の細胞集塊を多数認めた．内頸部細胞は均一で均等に分布し，細顆粒状のクロマチン，明瞭な細胞質境界を示し，良性と判断される．

(図6.1, 6.2, 6.4).
- 正常内頸部腺細胞の3～5倍の核腫大 (図6.4).
- 核の大きさや形状がやや不均一 (図6.3, 6.5).
- 軽度のクロマチン濃染 (図6.7).
- 軽度のクロマチン不均一性.
- 核小体がみられることもある (図6.6).
- 核分裂像はまれ.
- 細胞質は比較的豊富，核・細胞質比は増加している.
- 細胞境界は明瞭.

検体処理法に応じた判断基準
液状化検体法：
- 細胞集団はよりまるく，かつ細胞が集積し立体的となり，中央部の個々の細胞所見は観察しにくい.

6.3.3　　腫瘍性を示唆する異型内頸部細胞 (図6.9～6.11)

6.3.3.1　　定　義
細胞形態は異常であるが，量的質的に内頸部AISや浸潤性腺癌の判断に至らないもの.

6.3.3.2　　判断基準
- 異型細胞がシート状または線状に配列し，核の集積や重積，および／または偽層状配列を伴う (図6.9, 6.10).
- まれにロゼット形成（腺管形成）や羽毛状変化（feathering）をみることがある (図6.11).
- 核は腫大，しばしば長形化し，核クロマチンはやや濃染する.
- クロマチンは粗く不均一.
- 時に細胞分裂像および／またはアポトーシス性破砕物をみることがある.
- 核・細胞質比は増大.
- 細胞境界は不明瞭である.

検体処理法に応じた判断基準
液状化検体法：
- 細胞は立体的，高度にひしめき合った集団となり，細胞中心部の核所見は不明瞭となることがある.

第6章 上皮細胞異常：腺系

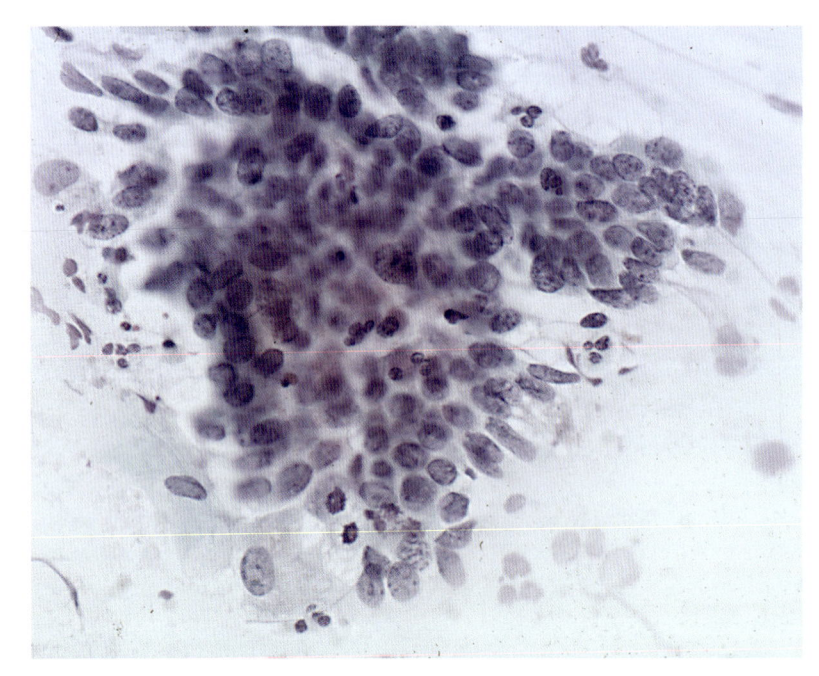

図6.9 腫瘍性を示唆する異型内頸部細胞（従来法）．ルーチンのスクリーニング検査，29歳女性．核・細胞質比の増加と，細胞分裂像を伴ったシート状の細胞集団．細胞シートの辺縁には羽毛状変化を認める．フォローアップでは内頸部AISであった．

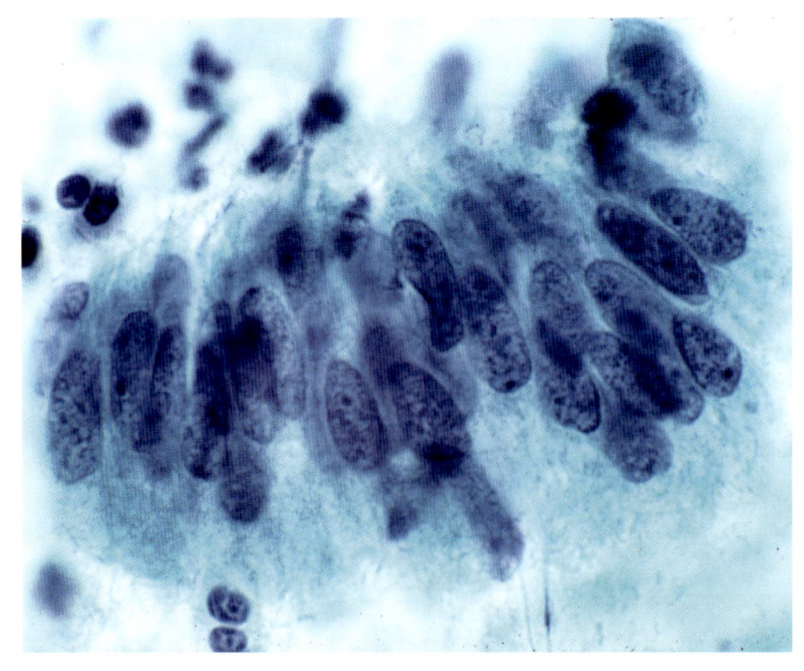

図6.10 腫瘍性を示唆する異型内頸部細胞（従来法）．腫大し長い核をもち，顆粒状のクロマチンを有する細胞が偽層状配列をとっている．

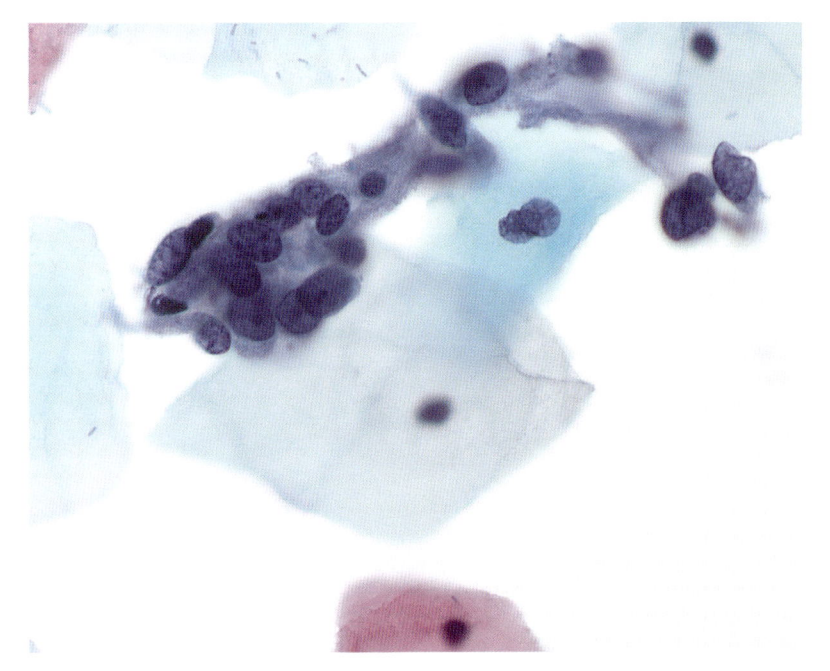

図6.11 腫瘍性を示唆する異型内頸部細胞（液状化検体法，ThinPrep）．円形から卵円形の核に腫大・集塊化・配列の乱れを認め，ときに核小体を認める．ロゼット形成のような配列を認める．フォローアップでは内頸部AISであった．

6.3.4 注　釈

　内頸部腺細胞や内膜腺細胞は，内頸部や内膜におけるさまざまな良性変化の過程で細胞形態が変化する[5]．このような反応性変化の多くは特定の疾患に特有の所見ではないが，子宮頸部の細胞診において悪性腺細胞に似た所見を呈するという点で重要である[6]．反応性変化をきたした内頸部細胞は蜂巣状またはシート状に配列する特徴があり，豊富な細胞質を有し，細胞境界が明瞭で，核重積はほとんど認めない．軽度の細胞の大小不同や核腫大を認め得るが，核は円形か卵円形であり，輪郭平滑でクロマチン濃染は細顆粒状，均一に分布する．修復や炎症によって核小体は明瞭となり，多核化も起こり得る．細胞質内のムチンが減量するためにかえってクロマチンの濃染が目立つようになる．このような一連の反応性変化がみられる場合には，「AGC」のカテゴリーに入れずに「陰性（上皮内病変ではない／悪性ではない）」とする（図2.4, 2.32, 2.33を参照）[1]．

　「異型内頸部細胞」という分類は，内頸部AISや浸潤性腺癌の判断基準のすべてを満たさないが，いくつかは認められるような症例に用いられる．その判断基準には，核腫大，核の密集，大小不同，クロマチンの濃染，クロマチンの不均一性，および／または増殖所見が含まれる．細胞変化を誘導して診断を難しくさせる良性変化の要因として，子宮下部からの検体採取，卵管化生，修復，内頸部ポリープ，微小腺過形成，Arias-Stella（妊娠性）反応，放射線の影響などがある[5,7-10]．

　頸管ブラシを使って強くこすって細胞採取すると，クロマチンが濃染した正常の内頸部細胞集

第6章　上皮細胞異常：腺系

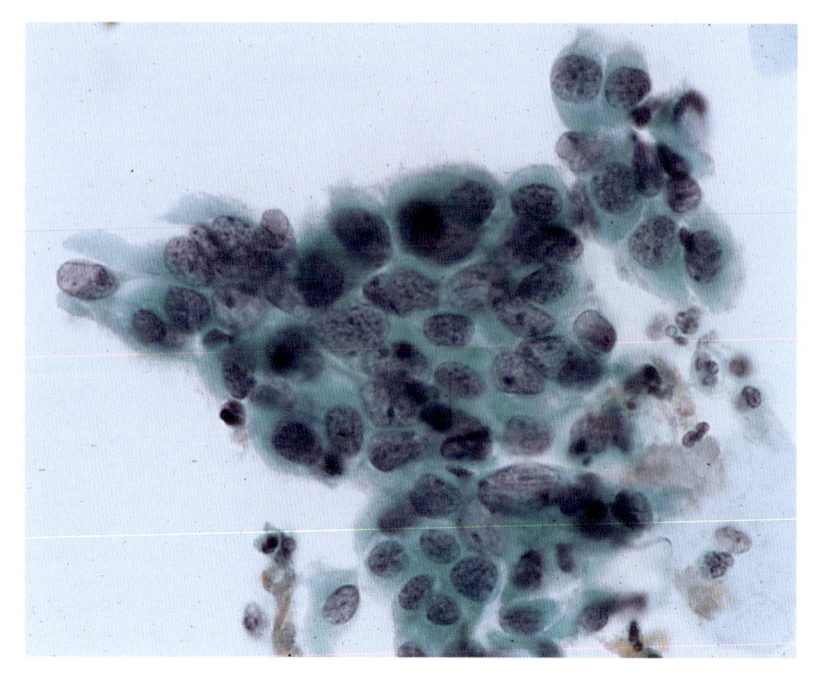

図6.12 卵管化生を示唆する異型内頸部細胞（従来法）．ルーチンのスクリーニング検査，38歳女性．大型で大小不同のある核を有する細胞がシート状に配列，核は密集し重積している．細胞集塊の上縁の線毛に注目．フォローアップの組織診で卵管化生のみであった．

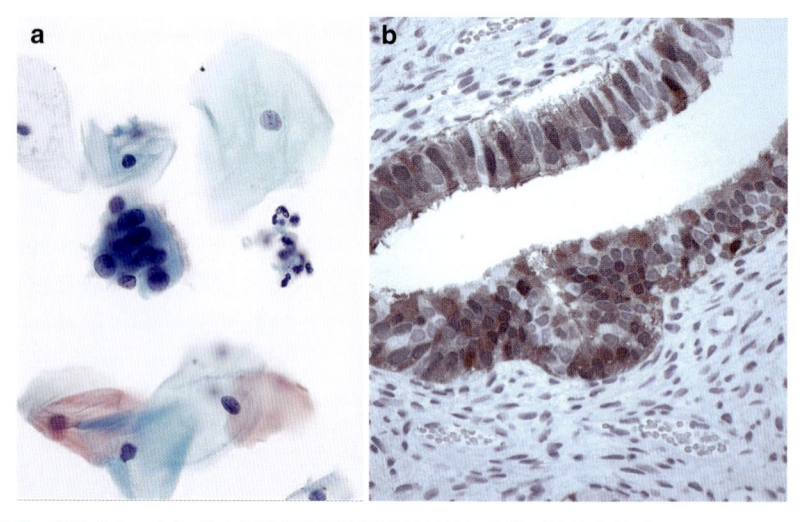

図6.13 卵管化生．（a）核の偽層状配列を認める線状細胞塊（液状化検体法，ThinPrep）．明瞭な終末板と線毛に注目．（b）卵管化生における免疫染色ではp16陽性細胞を認め得る（組織）．AISでは典型的にはびまん性に染色陽性細胞を認めるのに対し，卵管化生ではすべての上皮細胞が染色陽性になるわけではない（図6.20を参照）．

団を採取することがあり，いわゆる「ブラシによる人工産物」とよぶ（図6.8を参照）．細胞が重積して中央部の細胞構造がみにくくなるために，クロマチンの濃染が誤解されるのである．このような場合には，異型と判断する前に，腫瘍に特徴的な核や腺構造があるかどうか注意深く観察する必要がある．

　卵管化生は，通常「陰性（上皮内病変ではない／悪性ではない）」に分類される．しかし，この変化も診断上の落とし穴となる[10]．したがって，悪性を疑わせる所見が十分そろった場合にのみ異型内頸部細胞と判断すべきである．卵管化生の細胞核は，大型でクロマチンが濃染し偽層状配列をとるために，内頸部AISの所見に似るからである（図6.12～6.14）．構造や細胞所見の特徴はAISと共通するところがあるが，卵管化生の核は円形または卵円形であり，より細顆粒状で均一なクロマチン分布を有する．卵管化生でも羽毛状所見，ロゼット形成，細胞分裂を認めることもあるが，典型的AISに比べるとそのような所見は少ない．最も鑑別に役立つ所見は，細胞を強拡大で観察したときにみられる細胞線毛や終末板 (terminal bar) の存在である．腺癌において，まれには線毛のある悪性細胞もあると報告されているが，終末板や線毛は通常は良性を示す所見である．さらに，卵管化生では，杯細胞，細長い形をした「楔」細胞の混在がみられる（図6.14；図2.19～2.21を参照；表6.1）．しかしながら，卵管化生は内頸部から子宮体下部において高頻度に認められる変化であることから，内頸部腫瘍と併存する可能性を忘れてはならない．つまり，検体上に卵管化生を認めるからといって，異型または腫瘍の存在が否定されるわけではない．

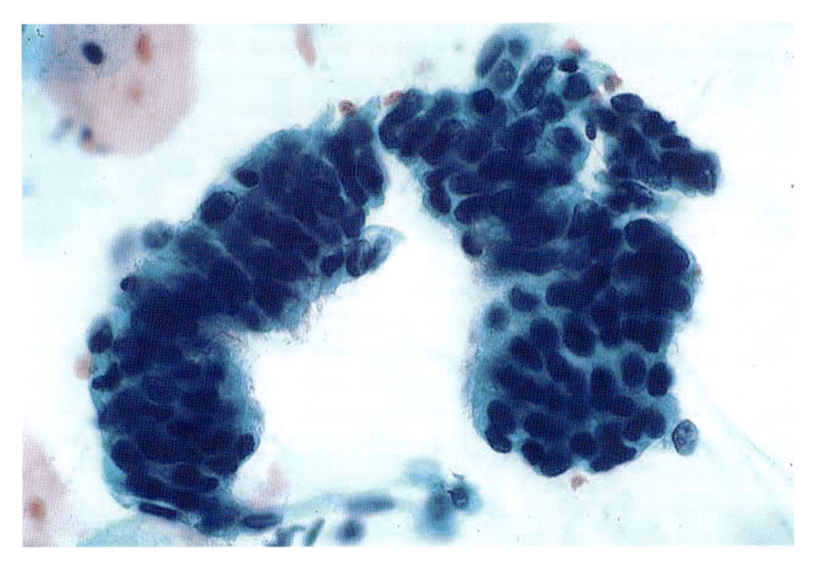

図6.14　卵管化生を示唆する異型内頸部細胞（従来法）．卵管化生由来の細胞集団は，内頸部AISとの鑑別が必要．卵管化生では，核に重なってみえる杯細胞中のムチンの存在や多彩な細胞像（杯細胞，線毛細胞，楔細胞）によって，ところどころに核クロマチンの淡染化した細胞が存在するいわゆる「洗いざらし」に注目することが役立ち，AIS（図6.21）のように均一な変化は認めない．

6.3.5　AGCと類似する病変（図6.12〜6.14）

6.3.5.1　高度扁平上皮内病変（HSIL）（図5.15〜5.17, 5.25, 5.29, 5.31, 5.33, 5.34）

　腺侵襲を伴うHSILでは，腺病変に似た構造の細胞配列をみることがある（図6.6を参照）．高い核・細胞質比と粗顆粒状に濃染したクロマチンを有する細胞がひしめき合った細胞集団を形成する．これらに加え，核小体を認めることもある．細胞質に特別の分化傾向はみられない．細胞集団の辺縁の扁平な細胞，集塊内の細胞極性の消失，背景に異型扁平上皮細胞がある場合は，HSILを示唆する助けとなる（図5.15〜5.17, 5.25, 5.29, 5.31, 5.33, 5.34を参照）．また，

表6.1　AIS/AGCと類似病変

判断基準	AIS	HSIL	修復	卵管化生	直接擦過された内膜細胞／子宮内膜症
細胞数	多い	通常多い	まれに断片化	頻度がまれ	少ない／状況によって変動
クロマチンの濃染した集団	多い	多いこともある	認めない	まれ	認める／多いこともある
シート状／線状	羽毛状／立体的となり多く認める	合胞化	平坦なシート状	認めない／まれ	認める，立体的
核の密集／重積	認める	認める	認めない	認めるが軽度	認める
核の局在	認める	認めない	認めない	認める	認め得る
クロマチン濃染	認める	認める	認めない	軽度	軽度
核の形状	卵円形／長形	円形／不整形	円形	卵円形／葉巻型	卵円形／葉巻型
羽毛状変化	認める	認めない／部分的	認めない	まれ	認めない／まれ
線状配列	認める	認めない	認めない	認める	認める
ロゼット形成	認める	認めない	認めない	認めない	認め得る／腺状開口部／管状
終末板／線毛	認めない	認めない	認めない	認める／診断の根拠	まれ／認め得る
紡錘形の間質	認めない	認めない	認めない	認めない	認める
細胞分裂像／アポトーシス像	認める	認め得る	まれ	まれ	認め得る
p16染色パターン	まとまって陽性	まとまって陽性	陰性	斑状に陽性	斑状，部分的からまれに腺細胞

〔Mody 2014[11]〕より改変

腺侵襲を伴うHSILでは，羽毛状配列，ロゼット形成，円柱上皮の偽層状配列などAISに特徴的な所見はみられない．腺侵襲を伴うHSILでは細胞集塊の一部で細胞極性が保持されることがあるが，細胞極性の保持は腺系病変でより高頻度に認められる所見であり，HSILの典型的特徴ではない（表6.1, 図6.23, 6.24, 6.26を参照）[5, 11-13]．

6.4 異型内膜細胞（図6.15〜6.18）

6.4.1 定義

子宮内膜細胞について，細胞学的に良性か異常かの区別は，核の大きさが基準となる．

異型内膜細胞に対しては通常は腫瘍性を示唆する，という細目の判断はしない．再現性に乏しいからである．しかしながら，子宮内避妊器具（intrauterine device：IUD）装着やポリープといった臨床情報があるなら，コメントを付記してもよい[1]．

6.4.2 判断基準

・出現する細胞集団は5〜10細胞で構成され，小さい（図6.15, 6.18）．
・正常子宮内膜細胞に比べ軽度の核腫大．
・軽度のクロマチンの濃染．
・不均一なクロマチン．
・小型の核小体がみられることもある（図6.16）．
・細胞質は少なく，しばしば空胞状（図6.17）．
・細胞境界は不明瞭．

検体処理法に応じた判断基準
液状化検体法：
・核クロマチンの濃染はより顕著となることがある．
・核小体はより明瞭になることがある．

6.4.3 注釈

異型内膜細胞は細胞学的に区別が難しい良性変化の場合や，内膜ポリープ，慢性内膜炎，IUD，内膜増殖症，内膜癌に関連して現れる（図6.16を参照）．液状化処理した子宮内膜細胞の評価には注意が必要である．なぜなら，ホルモンの変動や月経によって剥離した内膜細胞は，液状化検体法では従来法に比べ，核の大きさや形状に多形性がみられるからである（図3.2, 3.4を参照）．液状化処理によって月経中の血液・炎症・細胞破砕物が除去された結果として，変性し

第6章 上皮細胞異常：腺系

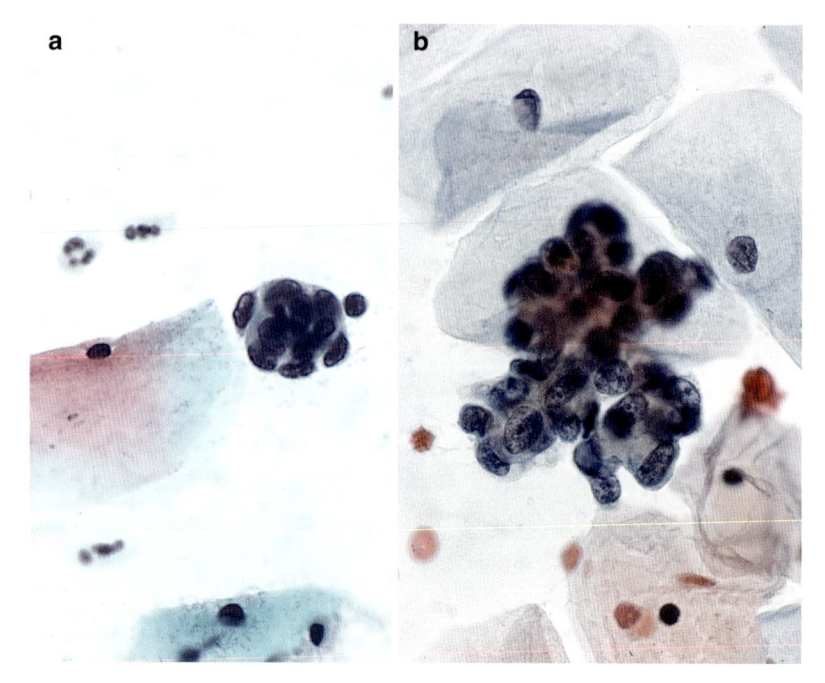

図6.15 異型内膜細胞（従来法）．閉経後出血を訴えた82歳女性．核クロマチンが軽度に濃染し，小型核小体と空胞化細胞質を有する細胞が立体的に集合している．（a）密な集塊．（b）細胞密度が疎な細胞集塊．フォローアップで子宮内膜増殖症であった．

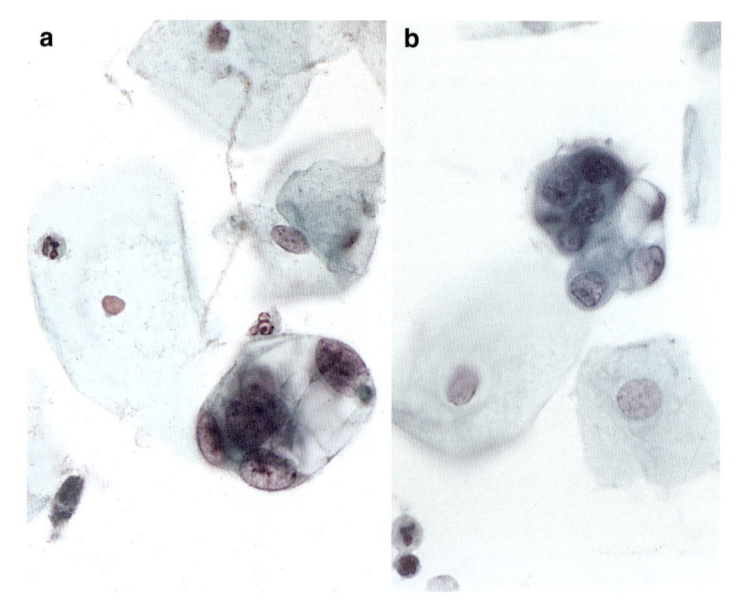

図6.16 異型内膜細胞（液状化検体法，ThinPrep）．核の軽度腫大，小型核小体と細胞質内空胞を有する細胞の小集団．（a）63歳女性．フォローアップではグレード1の体部腺癌であった．（b）55歳女性．フォローアップでは子宮内膜増殖症であった．

6.4 異型内膜細胞

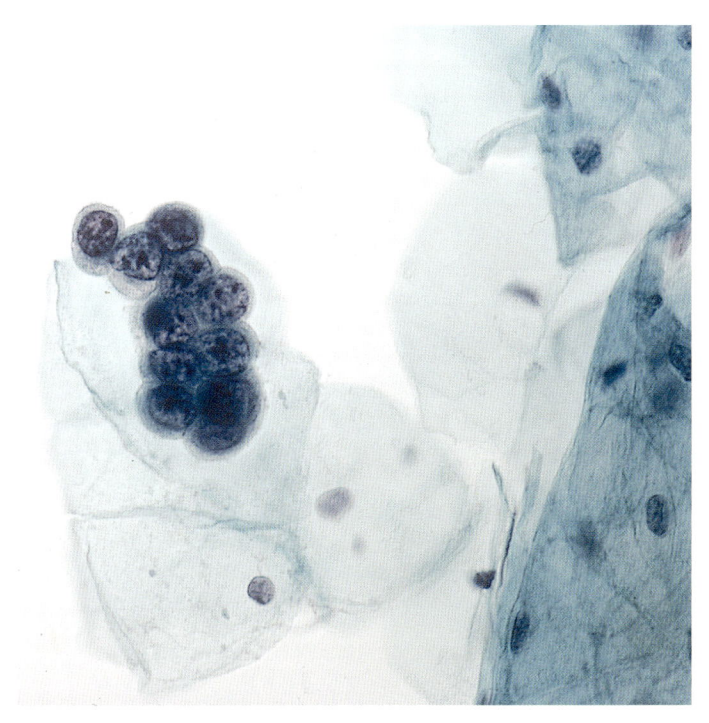

図6.17 異型内膜細胞(液状化検体法, ThinPrep). 閉経後の出血を伴う63歳女性. やや腫大した円形または卵円形の核, 小型核小体, 細かく空胞化した細胞質を有する小細胞の集塊. フォローアップではグレード1の体部腺癌であった.

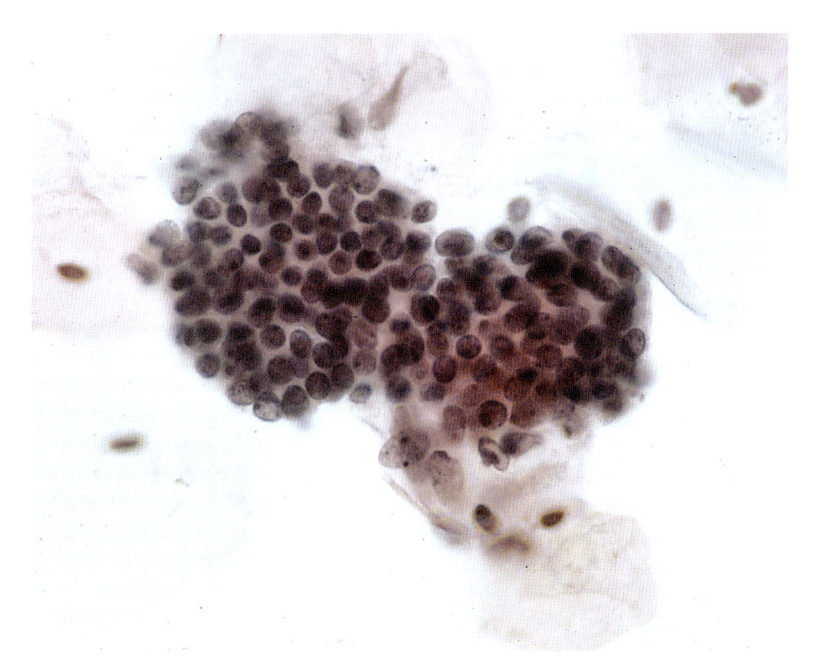

図6.18 異型内膜細胞(液状化検体法, ThinPrep). ホルモン補充療法中の52歳女性. 密集した円形または卵円形の核を有する小型細胞による立体的細胞集塊. フォローアップでは子宮内膜増殖症であった.

第6章　上皮細胞異常：腺系

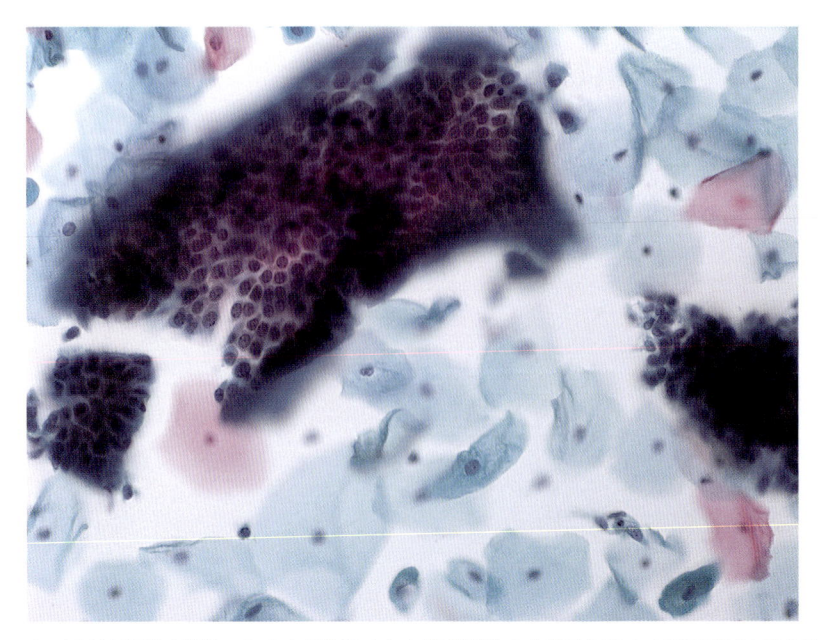

図6.19　子宮頸部摘出術後のため直接擦過された管状構造の内膜腺細胞と内膜間質（液状化検体法，ThinPrep）．内膜腺が幾何学的／管状構造をとっていることが，内膜の直接擦過であることの手がかりとなる．間質は紡錘形細胞から構成され，液状化検体法においては腺上皮とは別れて観察されることもある．

た内膜細胞が観察されやすくなるが，異常とすべきでない．臨床情報がこれらの区別に有用である[5,14]．いわゆるエクソダス状の出現や背景に存在する子宮内膜間質細胞が判定に役立つ．

　子宮頸部摘出術後には，直接擦過された内膜／内頸部細胞が異型腺細胞のような見え方をすることがある（図6.19；図2.7〜2.9, 3.5を参照）．腺管構造が双極性の内膜間質細胞に接していることが特徴的である．間質細胞が出現していない場合は，辺縁部の羽毛状配列を伴わない幾何学的構造の腺集塊を低倍率で認めることが判断に役立つ[15-17]．

　液状化処理後の余剰検体を用いてセルブロックを作製することで，月経による内膜，直接擦過された内膜，卵管化生などの類似病変と異型腺細胞とを区別できることがある．H&E染色やp16免疫染色法などにより密な細胞集塊の由来を明らかにできることがある[18-21]（図6.20）．

6.5　AGCの管理

　2012 ASCCPコンセンサスガイドラインでは，ベセスダシステム2001によってAGCと判断された女性に対する初期対応法と管理方針が示されている[22]．

　異型内膜細胞を除くAGC症例においては，コルポスコピーと内頸部生検が行われる．35歳以上または内膜病変のリスクのある女性においては内膜生検も行うべきである．異型内膜細胞症例では内膜生検および内頸部生検を行うべきで，内膜に病変が検出された場合はコルポスコピーは

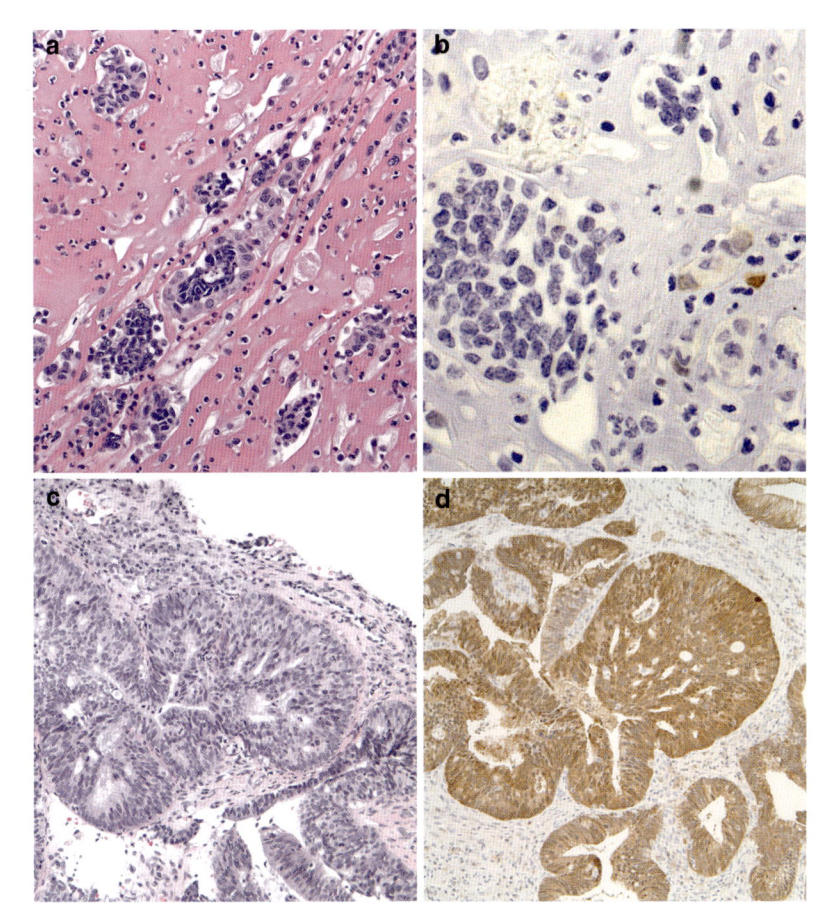

図6.20 p16免疫染色による良性の内膜組織と内頸部AISの比較．(a) 剥離した内膜細胞（セルブロック，H&E）．(b) 剥離した内膜細胞（セルブロック，p16染色）．(c) AIS（組織，H&E）．(d) AIS（組織，p16染色）．AISにおいてはp16はびまん性に陽性であるが，剥離内膜細胞においてはほぼ陰性である．余剰検体によるセルブロックはバイオマーカー検索にも役立つ（図6.13に示された卵管化生のp16染色も参照）．

第一選択ではない．これらの結果を受けて臨床的管理方針が決まる．AGCは高リスクで，扁平上皮癌，腺癌が存在することがあるため，細胞診のみを繰り返すことは選択肢とされていない．細胞診で腫瘍性を示唆する異型腺細胞，腫瘍性を示唆する異型内頸部細胞，内頸部AISと判定された症例で浸潤癌が同定されなかった場合は，試験的切除が推奨される．

2012 ASCCPガイドラインにおいては，AGCの管理方針の決定に高リスクHPV検査は推奨しない．米国における2つの大規模試験においてAGC症例の25％が高リスクHPV陽性を示した[23-25]．検出されたHPVのうち18/45型が最多で次が16型だった[26,27]．HPV16型と18型が高リスクHPV陽性AGCの20〜53％を占めた[26-28]．AGCのサブカテゴリーにおける高リスクHPVについての研究はほとんどない．高リスクHPV陽性のAGCのおよそ50％の症例においてHSIL，AIS，内頸部腺癌などの高度病変が検出されるが，高リスクHPV陰性のAGC症例ではこれらの病変の検出は5％未満にとどまる[22,23,29]．つまり，高リスクHPV陽性のAGCはAIS，内頸部腺癌，扁平上皮内病変，

扁平上皮癌といった子宮頸部病変をもっている可能性が高く，高リスクHPV陰性のAGCは子宮内膜癌や子宮以外の癌，または内頸部や内膜ポリープといった良性反応性病変である可能性が高い．

6.6　AGCの報告頻度および結果

　米国のCAP（College of American Pathologists，米国病理医会）認定施設におけるAGCの報告頻度の50パーセンタイル値は，従来法，液状化検体法ともに0.1～0.2％，最低値0％，最高値0.8％であった[30]．AGCと判断された症例のフォローアップでは，10～40％に高度病変が認められ，内訳は腺病変よりもHSIL（CIN2，CIN3），つまり扁平上皮病変の方が多い[5, 11, 23]．また，AISとHSILは高頻度に共存する．

6.7　内頸部上皮内腺癌（AIS）（図6.21～6.32）

6.7.1　定　義

　非浸潤性の高度の内頸部腺病変で，核の増大，クロマチンの濃染，クロマチン異常，偽層状配列，細胞分裂像がみられる．

6.7.2　判断基準

- 細胞は，シート状配列，集塊状，偽層状の線状配列，ロゼット配列をとり，核の密集や重積がみられるが，きちんとした蜂巣状の所見はみられない．異型細胞が単独で出現することもあるが，まれである（図6.21, 6.23～6.25, 6.29, 6.30）．
- 典型的な円柱上皮細胞の形態を示す細胞もある．
- 細胞核は柵状に配列し細胞集団の辺縁部から核や細胞質の紐状の突出がみられる〔羽毛状変化（feathering）〕．
- 核は大型，大小不同で，卵円形または長形をしている．
- 濃染する核クロマチンは均一に分布し粗顆粒状．
- 核小体は通常小型または不明瞭．
- 細胞分裂像やアポトーシス体がよくみられる．
- 核・細胞質比は高く，細胞質と細胞質粘液は少ない．
- 典型例では背景はきれい（腫瘍背景はない．炎症による細胞破砕物はみられることもある）．
- 扁平上皮病変が共存する場合には異型扁平上皮細胞がみられることがある．

AISと類似病変の判断基準についてまとめた表6.1も参照のこと．

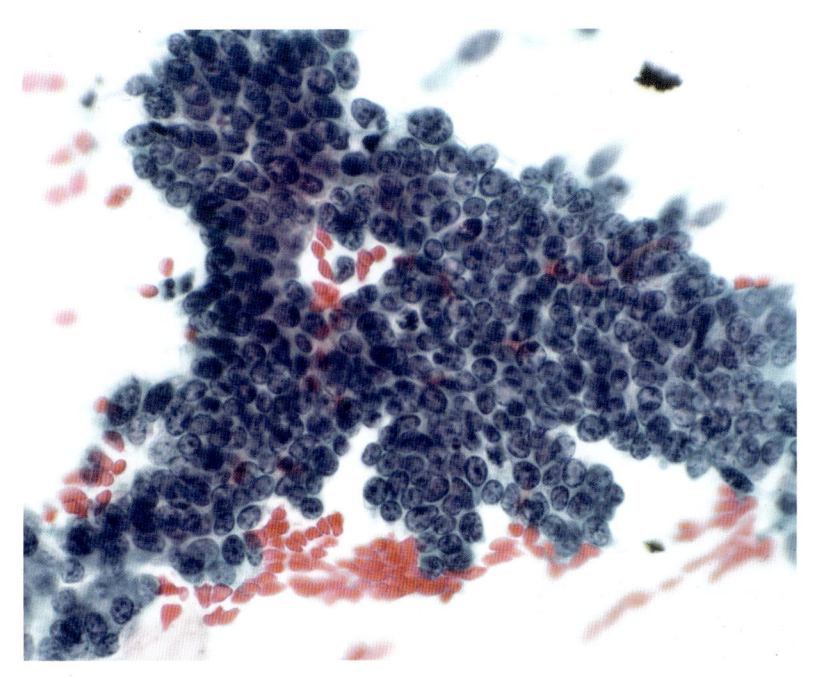

図6.21 内頸部AIS（従来法）．大型でクロマチンが濃染した核を有し，核・細胞質比の増加した細胞がシート状に配列し，細胞集団辺縁部には羽毛状配列がみられる．卵管化生細胞の核の変化は多彩であるのに対して(図6.12, 6.14と比較のこと)，AISの細胞では，クロマチン濃染した核は均一であることに注目されたい．

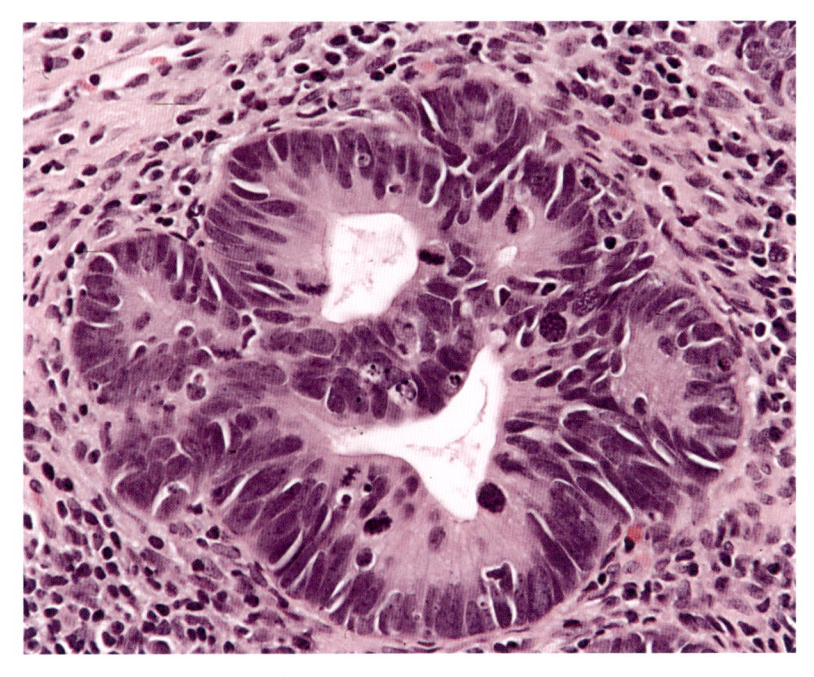

図6.22 内頸部AIS（組織，H&E）．

第6章 上皮細胞異常：腺系

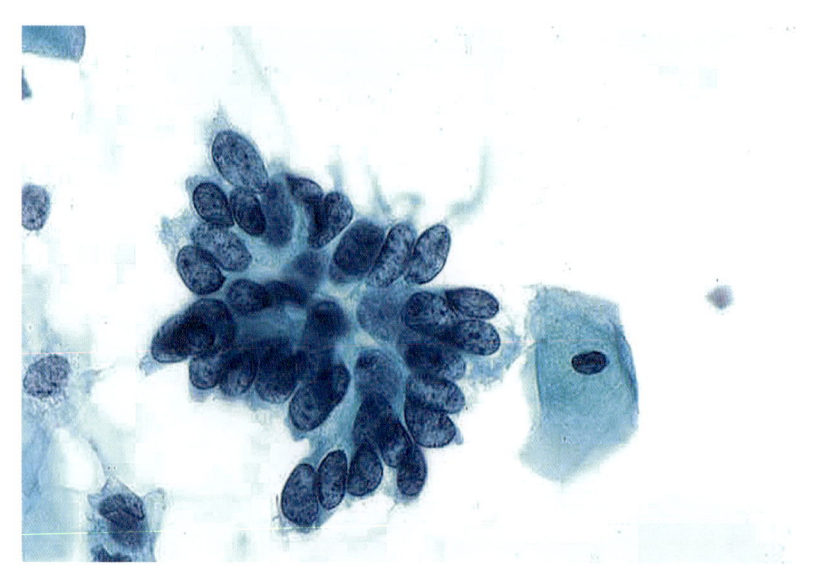

図6.23 内頸部AIS（従来法）．典型的な卵円形核は密集して，重なり合い，核クロマチンは濃染し，均一に分布するが，粗顆粒状である．腺形成様の配列に注目のこと（ロゼット形成）．

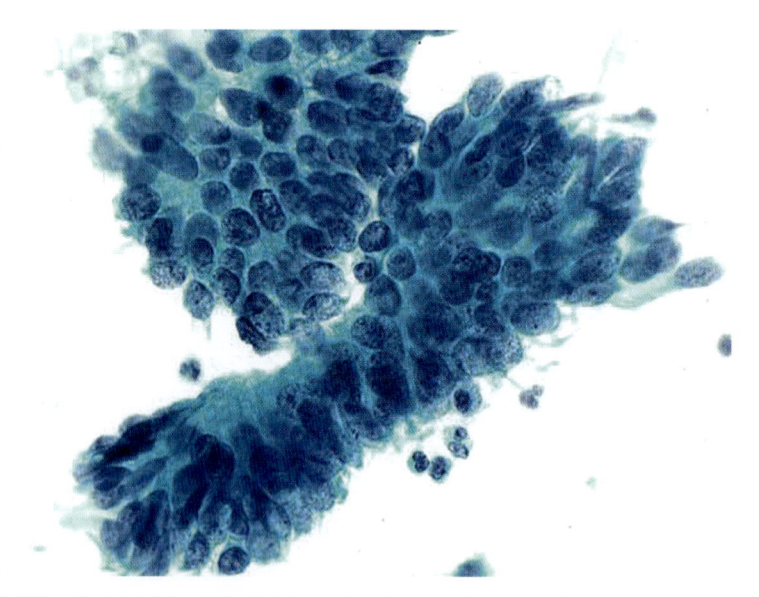

図6.24 内頸部AIS（従来法）．偽層状配列した細胞集団．密集し，核の増大，辺縁の羽毛状変化を示す．

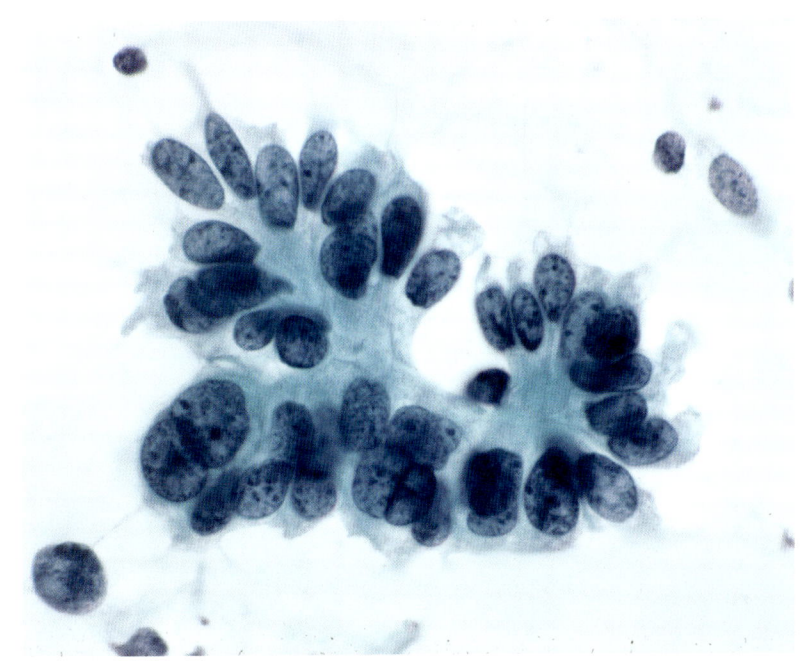

図6.25 内頸部AIS（従来法）．ロゼット様配列を示す細胞集団．核は卵円形または長形，クロマチンは濃染し，顆粒状で均一に分布するクロマチン所見を示す．

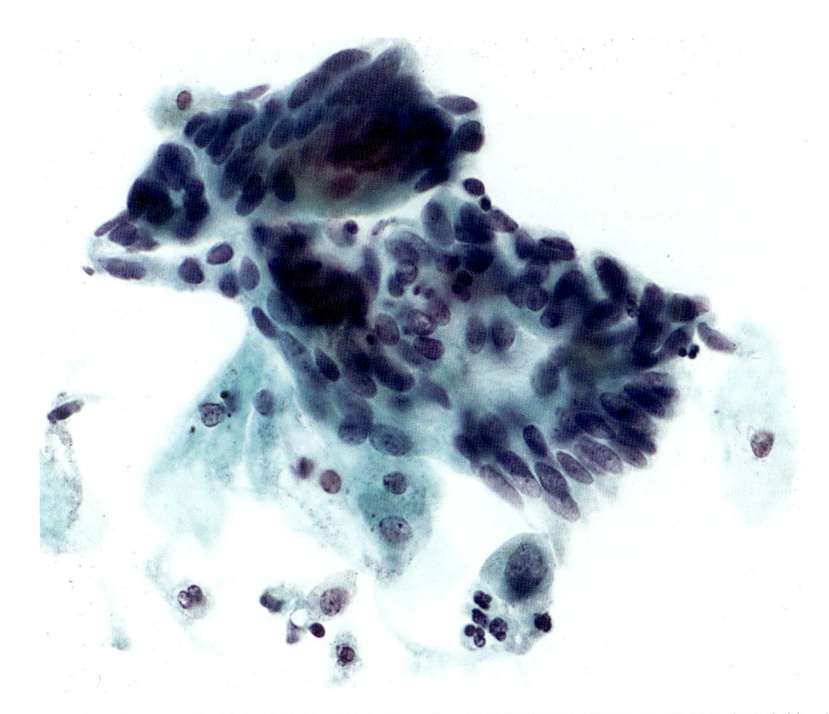

図6.26 内頸部AIS（液状化検体法，ThinPrep）．以前に細胞異常を示した64歳の女性．液状化検体法では，細胞集団はより立体的になり，辺縁が平滑で角張ってみえる．羽毛状変化は不明瞭となる．フォローアップでは一部に浸潤を伴うAISであった．

第6章 上皮細胞異常：腺系

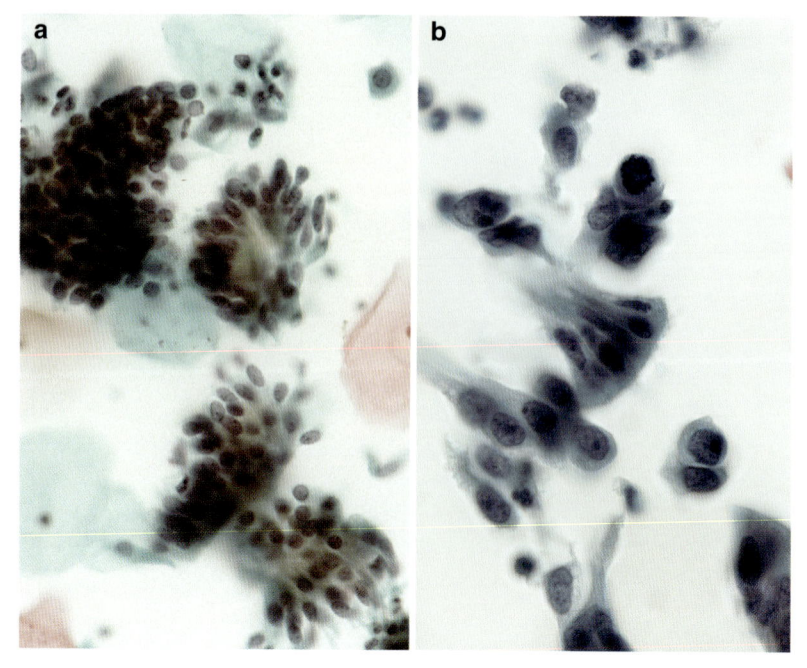

図6.27 内頸部AIS（液状化検体法，SurePath）．ルーチンのスクリーニング検査，25歳女性．偽層状配列はしばしば，（b）に示すような短い「鳥の尾羽」様の配列をとる．従来法に比べると不明瞭ではあるが，（a）に羽毛状所見をみる．フォローアップではAISであった．

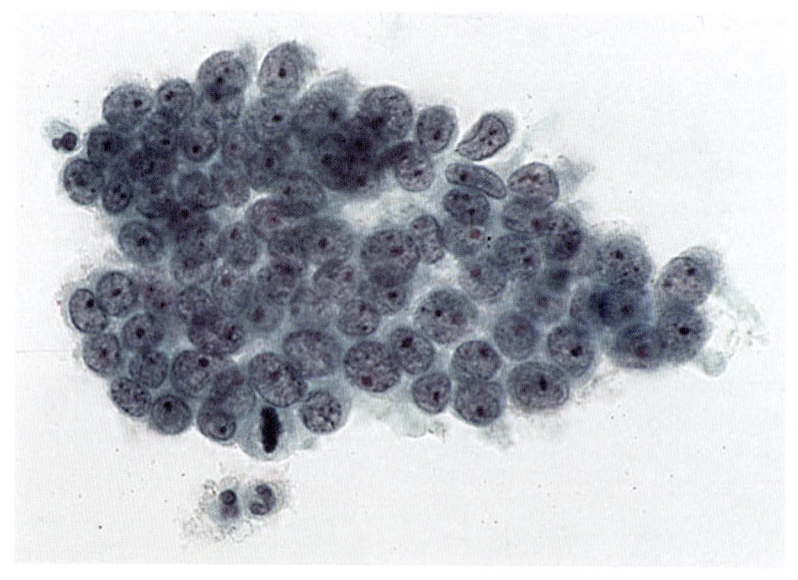

図6.28 内頸部AIS（液状化検体法，ThinPrep）．AISではときおり核小体を示すことがあり，浸潤癌との鑑別が必要になる（図6.40を参照）．

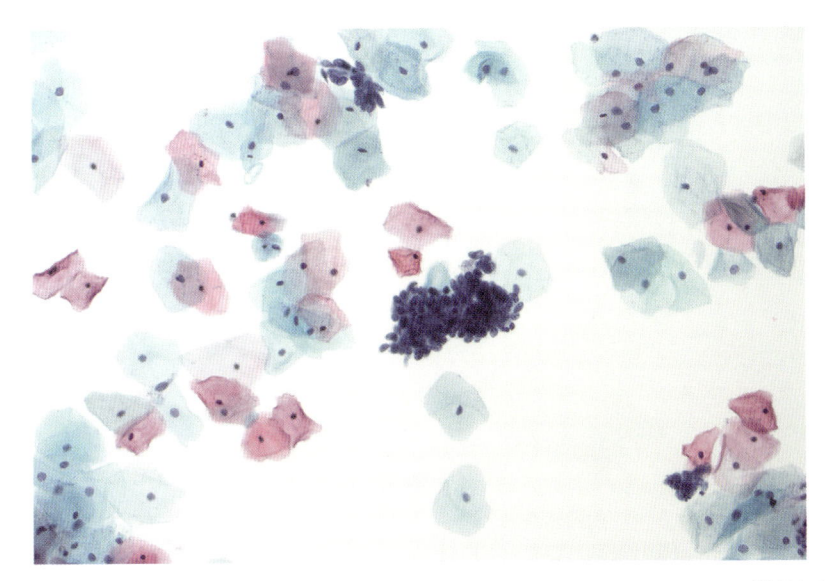

図6.29 低倍率の内頸部AIS（液状化検体法，ThinPrep）．写真中央のクロマチンが濃染した細胞集団は，シート状配列し，密集した核と辺縁の羽毛状変化を示す．写真上縁近くにはクロマチン増量した核が密集，重積した線状配列の細胞集団を認める．低倍率で観察される密集した細胞集団の存在が腺病変判断の第一歩となる．

検体処理法に応じた判断基準
液状化検体法：
・完全な単独細胞がみられやすい．
・クロマチンが濃染した核をもつ細胞集団は，より小型で，密集し，より立体的となり，辺縁は平滑で角張っている．
・偽層状配列がしばしば短い「鳥の尾羽（bird-tail）」様の配列をとる（特にSurePathで）が，この所見は最も特徴的な構造所見である（図6.26, 6.27）．
・辺縁部の羽毛状所見，ロゼット形成，線状配列などの構造は目立たなくなる．
・核クロマチンは粗または細顆粒状．
・核小体は観察されやすくなることがある（図6.28）．

6.7.3 注 釈

　内頸部AISを細胞診で判断することは難しいため，判断基準を十分満たす場合にのみAISとすべきである．疑問が残る症例では，「腫瘍性を示唆する異型内頸部／腺細胞」との判断が適当である[1]．

　液状化検体法においては，細胞集団の密度は解釈が難しく，また核小体の観察が容易であることが問題をより難しくする．このような細胞集団を腺系と判断するためには，拡大して集団辺縁の細胞を特に注意深く精査することが重要である．上述したようなAISに関する判断基準は，最

第6章　上皮細胞異常：腺系

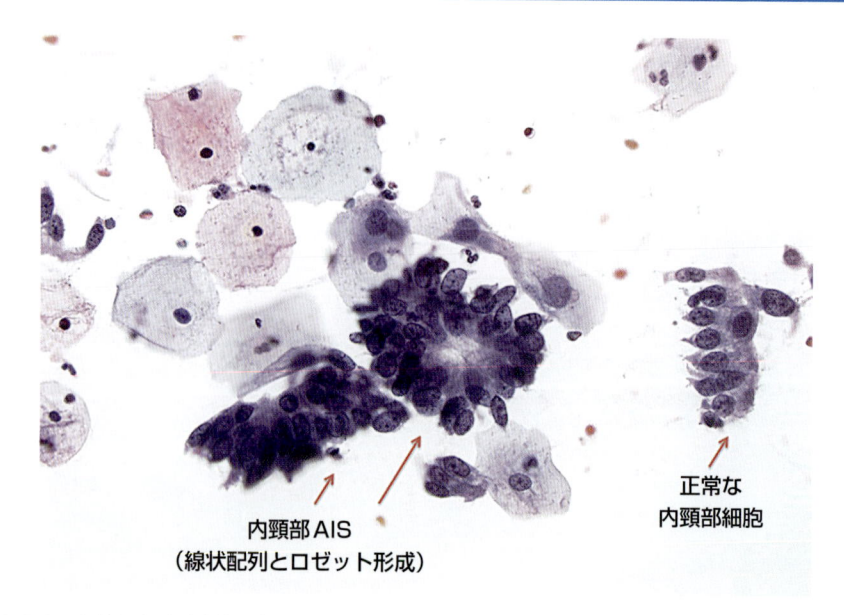

図6.30　良性および腫瘍性の内頸部細胞（液状化検体法，ThinPrep）．画像の右側の細胞集団は線状配列した正常な内頸部細胞であり，核・細胞質比は低く重積も認めない．これに対して，左側の細胞集団は線状配列およびロゼット形成したAISであり，核・細胞質比は高く，核のクロマチン濃染，密集，羽毛状の辺縁，重積を認める．

も一般的な内頸部のAISのものである[5, 11, 31-34]．まれではあるが粘液性，腸型（図6.31），類内膜（図6.32），明細胞などのAISも存在し，その場合は別の所見を呈する[5, 11, 35-38]．類内膜型はまれな組織型ではあるが，AISの中では最も見逃されがちである．類内膜型の異型細胞は核が小さく，正常内膜由来と判定されやすい[36]．

6.7.4　内頸部AISの管理

　2012 ASCCPコンセンサスガイドラインにおいて，ベセスダシステム2001によって腺細胞の異常と判断された女性に対する初期対応法と管理方針が示されている[22]．

　AIS症例においては，コルポスコピーと内頸部生検が行われる．HPV検査は推奨されておらず，HPV陰性の症例でも初期対応に変更はない．35歳以上または不正出血や慢性的な無排卵といった子宮内膜病変の存在を示唆する症状を伴う症例においては，内膜生検も行われるべきである．浸潤癌が同定されなかった場合は，試験的切除が推奨される．組織学的にAISと診断した場合の治療の選択枝は，子宮全摘出である．妊孕性温存のための子宮温存を試みる場合，コールドナイフまたはLEEPによる切除を行い，切除断端を評価することが推奨される．AISで切除断端陽性の場合，再切除が推奨される．少数ながらAISは複数箇所に同時発生することがあり，切除断端陰性でも病変が完全に切除されたとは保証されないため継続的なフォローアップが重要である．切除断端陰性では，6か月間は頻回のコルポスコピーと内頸部生検が推奨される．子宮摘出以外の症例においては長期間にわたる継続的フォローアップが望ましい．

6.7 内頸部上皮内腺癌（AIS）

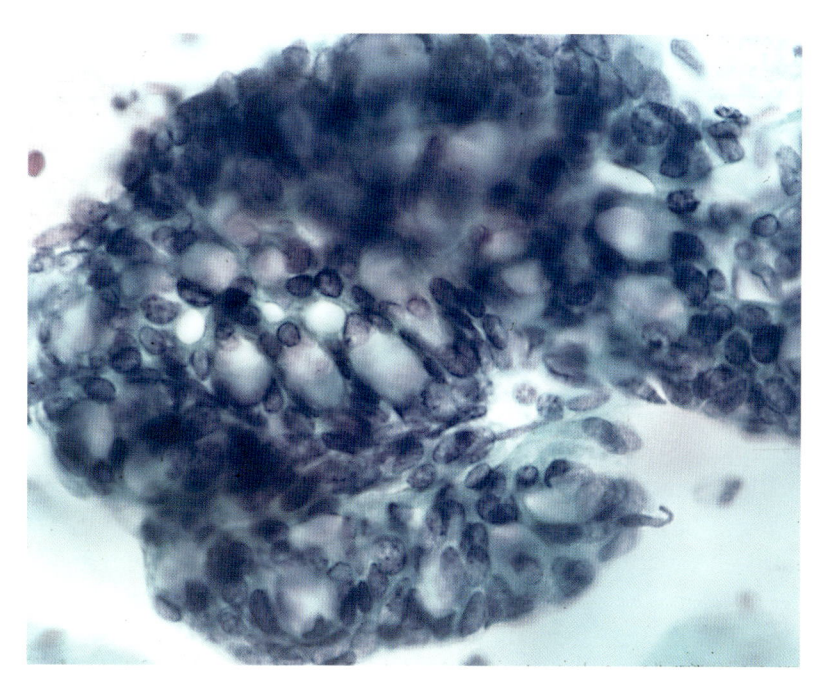

図6.31 腸型内頸部AIS（従来法）．密集，重積して長い核を有する細胞集団．多数の杯様の細胞に注目．

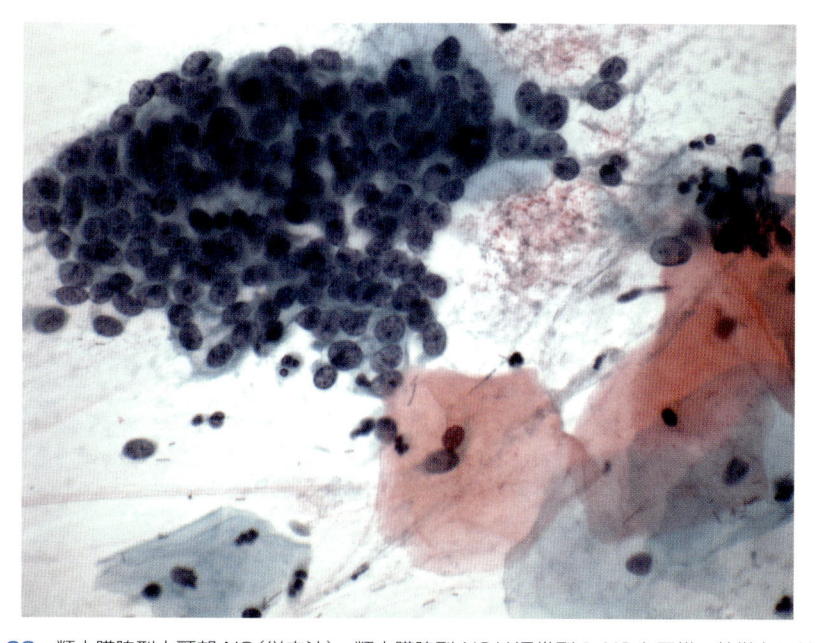

図6.32 類内膜腺型内頸部AIS（従来法）．類内膜腺型AISは通常型のAISと同様の特徴をみせるが，その核は平均して小さい（同一視野内の中層型扁平上皮細胞と比較のこと）．そのため，類内膜型AISは直接擦過された正常内膜と誤られやすい．全体の構造と間質細胞の欠如が鑑別の一助になる．

第6章　上皮細胞異常：腺系

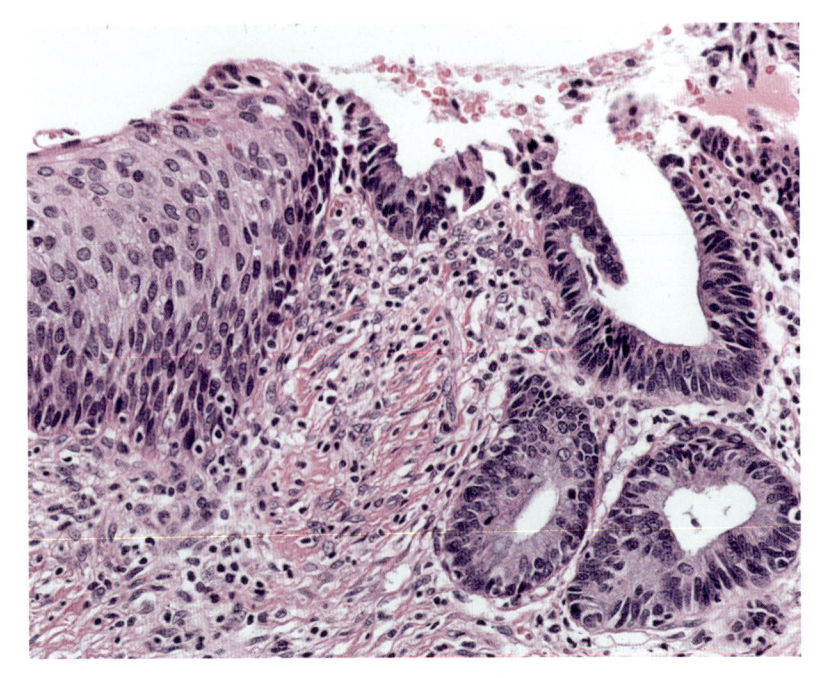

図6.33　AISとHSIL（組織，H&E）．腺病変と扁平上皮病変が混在することがある．図の左側の扁平上皮領域にはHSIL，図の右側の腺領域には内頸部AISをみる．〔American Society for Clinical Pathology より〕

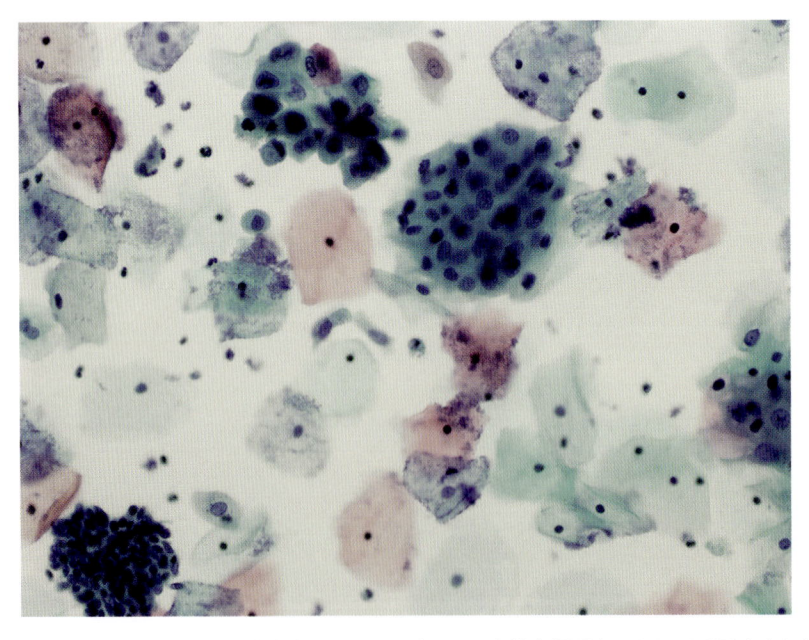

図6.34　AISとHSIL（液状化検体法，ThinPrep）．同一中倍率視野内の11〜12時方向にHSIL，3時方向にLSIL，7〜8時方向に類内膜腺型AISを認める．AISの細胞集団では細胞は小さく，辺縁に羽毛状変化を伴うことに注目されたい．フォローアップではHSILとAISであった．

AISにおいては，たとえば妊娠中であるとか若年であるといった条件で管理方針が変わることはない．

6.8　腺病変と扁平上皮病変の併存 (図6.33，6.34)

　内頸部AISと判断する際には，腺病変と扁平上皮病変が混在する場合があることを常に考えておくべきである（図6.33，6.34）[5,11]．いくつかの研究では，AIS症例の半数近くに扁平上皮内病変（squamous intraepithelial lesion：SIL）が混在し，その多くはHSILであると報告されている．細胞の所見や配列所見から，腺・扁平上皮それぞれの発癌過程を区別できることも多い．

6.9　腺　癌

6.9.1　内頸部腺癌 (図6.35〜6.45)

　細胞像はAISの所見に重なるが，浸潤を示す所見がみられることがある（図6.35）．

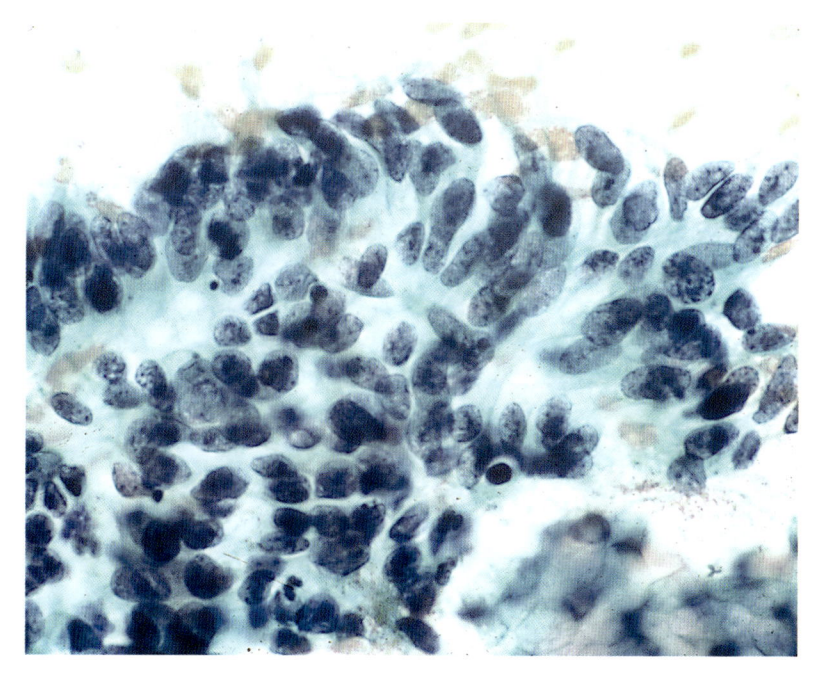

図6.35　内頸部腺癌（従来法）．診察で子宮頸部異常を呈した32歳女性，月経中の細胞．細胞所見は内頸部AISと共通している．フォローアップでは浸潤性内頸部腺癌であった．

第6章　上皮細胞異常：腺系

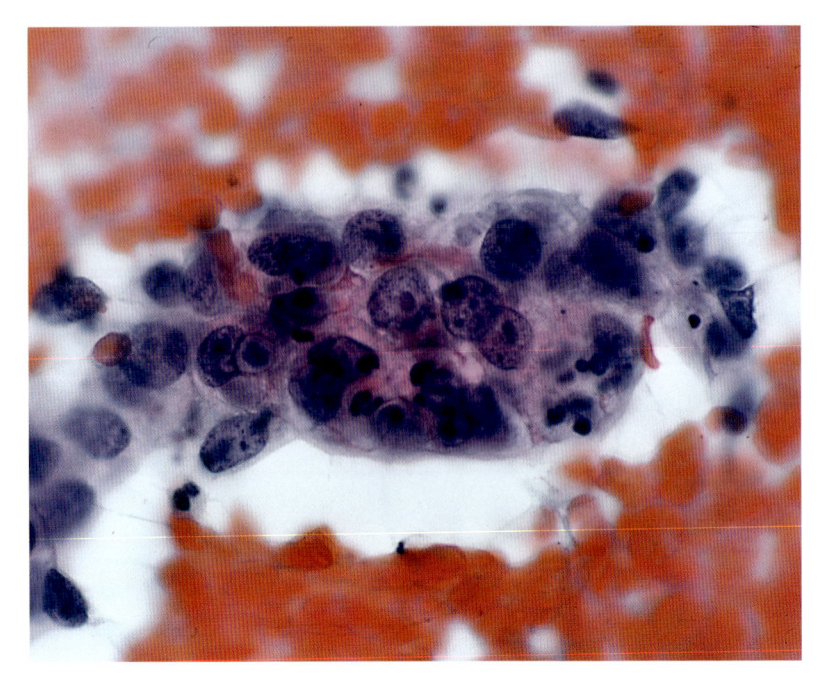

図6.36　内頸部腺癌（従来法）．増大した核は多形性に富み，クロマチン分布は不均一で，大型の核小体をみる．細胞質は細空胞状．血性背景であることにも注目されたい．

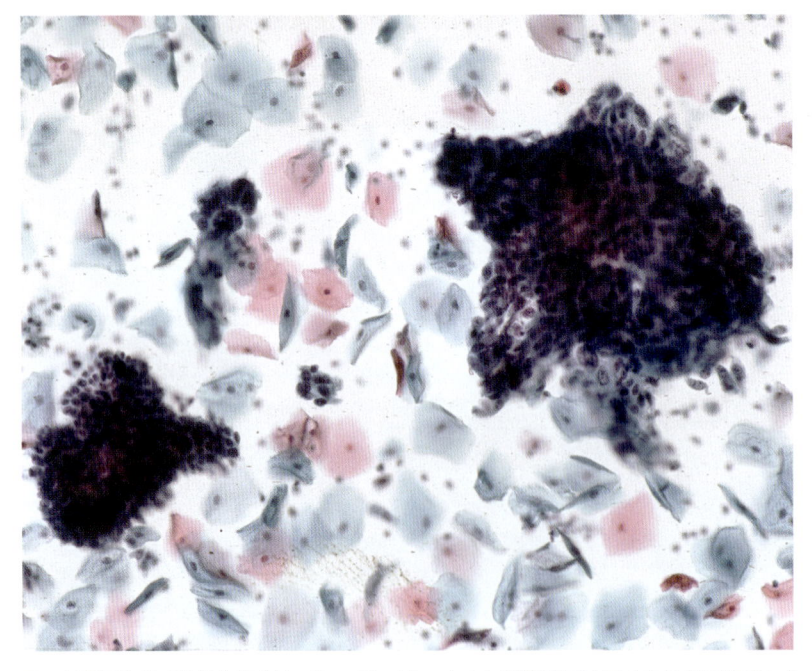

図6.37　内頸部腺癌（液状化検体法，SurePath）．大きな細胞集団は厚く立体的であるため，構造の判定は困難であり，核所見はみにくい．

6.9 腺癌

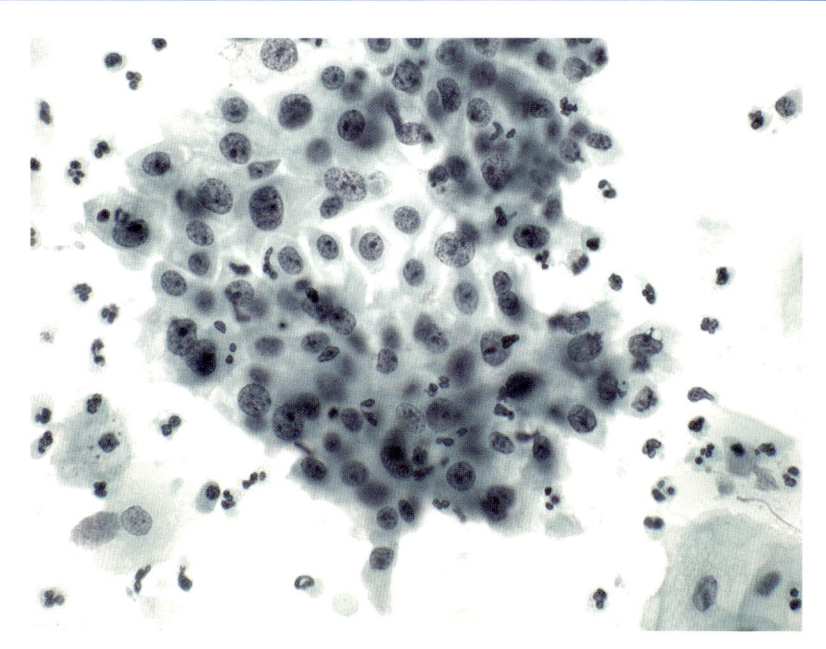

図6.38 内頸部腺癌（液状化検体法，SurePath）．腺構造を示す細胞集団．大型の核，クロマチンの不均一な分布，大型の核小体を認める．この細胞集団では細胞境界は明瞭で修復変化を思わせるため，鑑別が問題となる．

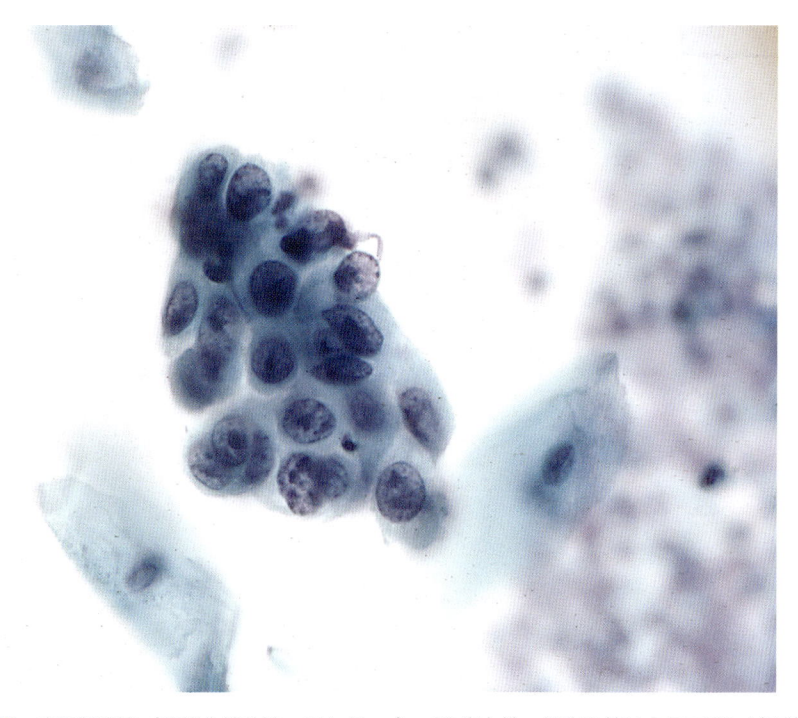

図6.39 内頸部腺癌（液状化検体法，ThinPrep）．46歳女性．細胞の核はクロマチンが不均一に分布し空胞状を呈し，クロマチン透亮像と大型の核小体を有する．フォローアップで浸潤性内頸部腺癌であった．

第6章　上皮細胞異常：腺系

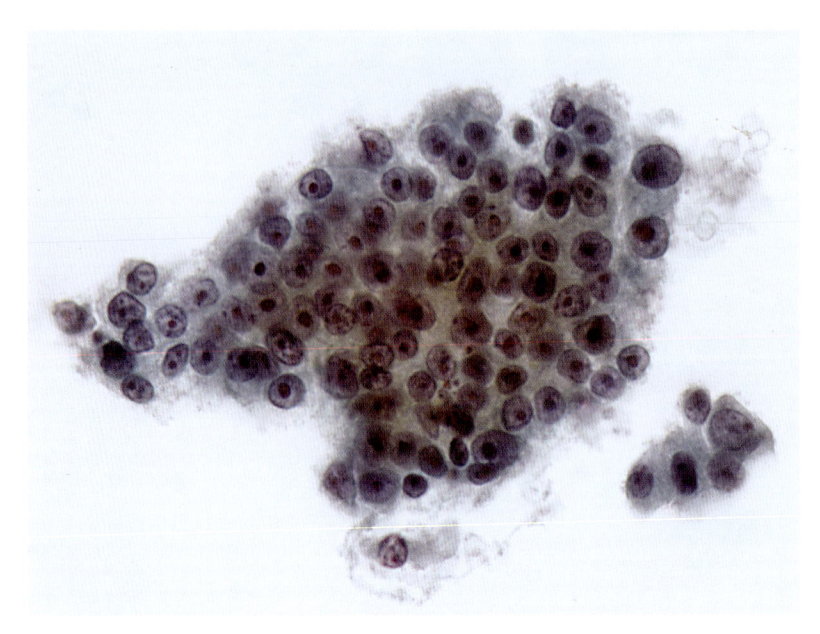

図6.40　内頸部腺癌（液状化検体法，ThinPrep）．39歳女性の月経周期12日目の所見．液状化検体法では，腫瘍背景は不明瞭となり，異常細胞辺縁部に細胞破砕物が付着している．フォローアップでは浸潤性内頸部腺癌であった．

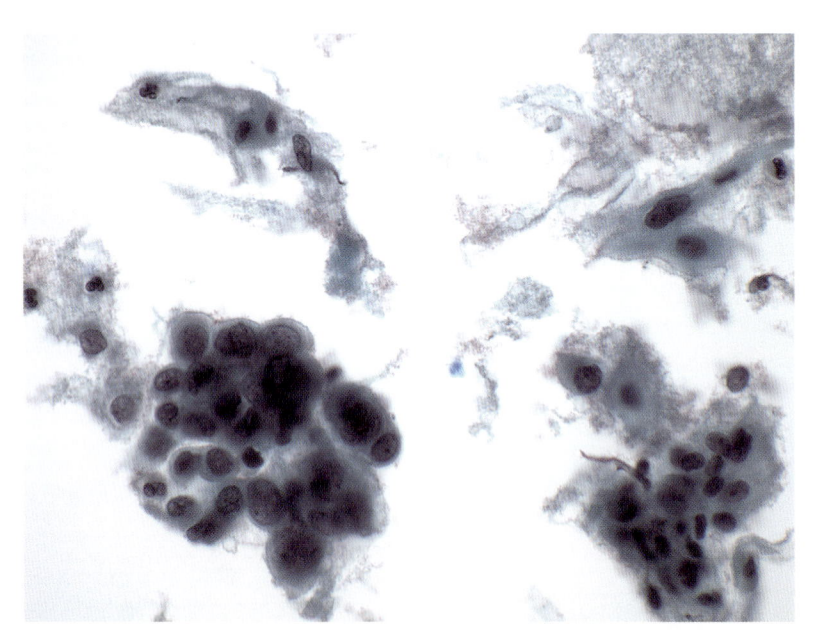

図6.41　内頸部腺癌（液状化検体法，ThinPrep）．レース状または泡沫状の腫瘍性物質が異型細胞を囲む．液状化検体法では検体を瞬間的に固定するためこのような腫瘍背景をとることが多い．

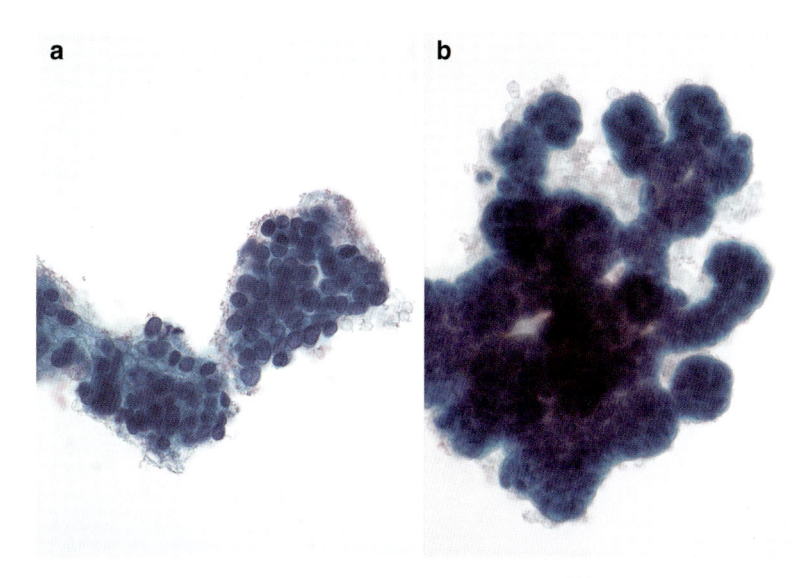

図6.42 腺癌，内頸部絨毛腺管（villoglandular）状（液状化検体法，ThinPrep）．子宮頸部ではまれな悪性腫瘍で，大きく凝集した内頸部細胞集団が，密集した核，蜂巣状配列の消失，乳頭状集塊を示すのが特徴である．細胞異型は少ない（a）ため，弱拡大で構造異常をみつけることが重要（b）．

6.9.1.1 判断基準
- 多数の異常細胞，典型例では円柱上皮様配列を示す．
- 単一細胞，平面的シート，立体的重積像，合胞体様集塊（図6.37）．
- 腫大し，多形性を増した核はクロマチンの不均一分布，クロマチン透亮像，核膜不整を示す（図6.36）．
- 大型核小体．
- 通常，細胞質は細かい空胞状である．
- 壊死組織による腫瘍背景を示すことが多い．
- 異型扁平上皮細胞が共存するときには，扁平上皮病変を合併する場合や扁平上皮化生を伴う腺癌の場合がある．

検体処理法に応じた判断基準
液状化検体法[33,34]：
- 細胞集団は密，球状，立体的になり，中心部の細胞の核所見はほとんど不明瞭となる．
- 孤立した異常細胞がみられやすい．
- クロマチンは空胞状，不均一分布，クロマチン透亮像をみる（図6.39）．
- 核小体がより明瞭（図6.38）．
- 腫瘍背景が目立たなくなりタンパク質や炎症による破砕物は個々の細胞や細胞集団の辺縁に付着し「まとわりつく腫瘍背景」とよばれる（図6.40）．SurePathではより細かい（「綿菓子状」）腫瘍物質を認める（図6.41）．

第6章　上皮細胞異常：腺系

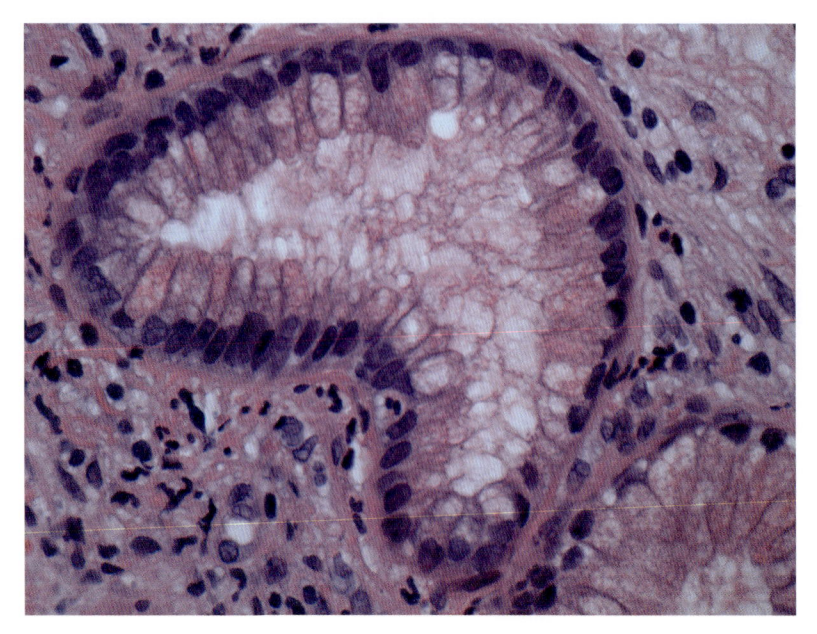

図6.43　粘液癌，adenoma malignum（組織，H&E）．腫瘍性特徴のない核所見と，正常の粘液性内頸部上皮との類似を認める．

6.9.1.2　注　釈

　腫瘍背景，核の透亮像，クロマチン不均一分布，大型核小体があれば，浸潤癌を強く疑うべきである[5, 6, 11]．しかしながら，分化型腺癌では，腫瘍背景や大型核小体が目立たないこともある．各々の組織型を示す浸潤性内頸部腺癌における細胞学的特徴も報告されている[5, 11, 36-39]．絨毛腺管状腺癌（villoglandular adenocarcinoma）は重要である．なぜなら若年女性に好発し，表在性であるので，低悪性度で妊孕性温存希望がある場合，温存療法の適応になるからである．偽層状配列した上皮の線状配列が，分岐状・球根状に出現することが多い[39]（図6.42）．

　最少偏倚型粘液性腺癌，つまり高分化型の粘液性腺癌（adenoma malignum）は，細胞診での判定が困難なことがある．胃型の分化をみせ，通常HPVとの関連はなく，高リスクHPVやp16は陰性である．核所見は腫瘍性の特徴に乏しく，核・細胞質比は低い．細胞質は粘液に富み杯細胞への分化をみせ，胃腺窩上皮と同様の黄色調を呈する例もある[37, 38]．異常に大きなシート状細胞，密集した核，腫瘍背景，背景の粘液，まれに認める異型の強い細胞の存在が正しい判定の助けとなる（図6.43〜6.45）．

6.9.2　体部腺癌（図6.46〜6.54）

6.9.2.1　判断基準

・細胞は孤立性または密に集合した小集塊として出現する（図6.46）．
・分化型癌では，正常の子宮内膜に比べ核がやや大きいだけであるが，腫瘍のグレードが上がるほど大型化する（図6.49）．

6.9 腺 癌

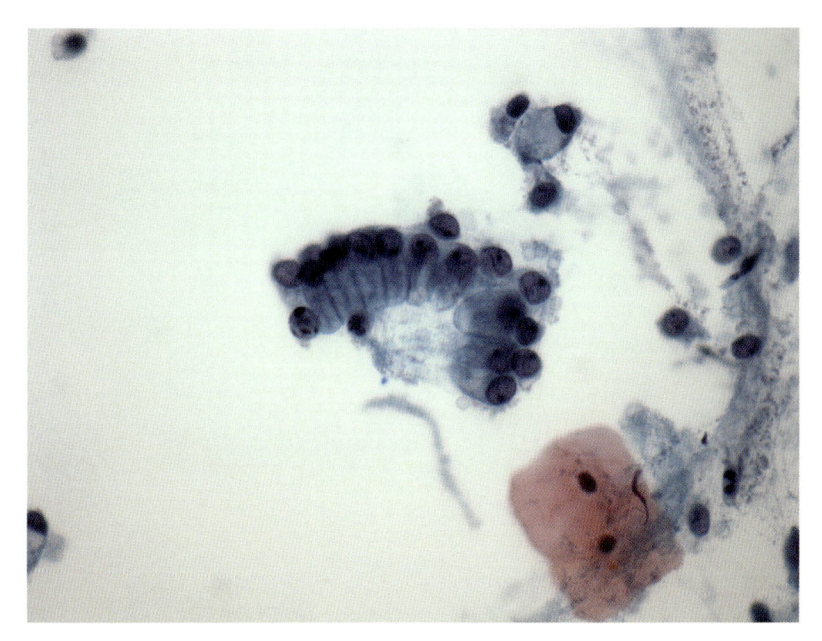

図6.44 粘液癌，adenoma malignum（液状化検体法，SurePath）．粘液を含む細胞質に富み，ところどころに杯細胞を認める．腫瘍性特徴のない核所見は組織所見と同様である．

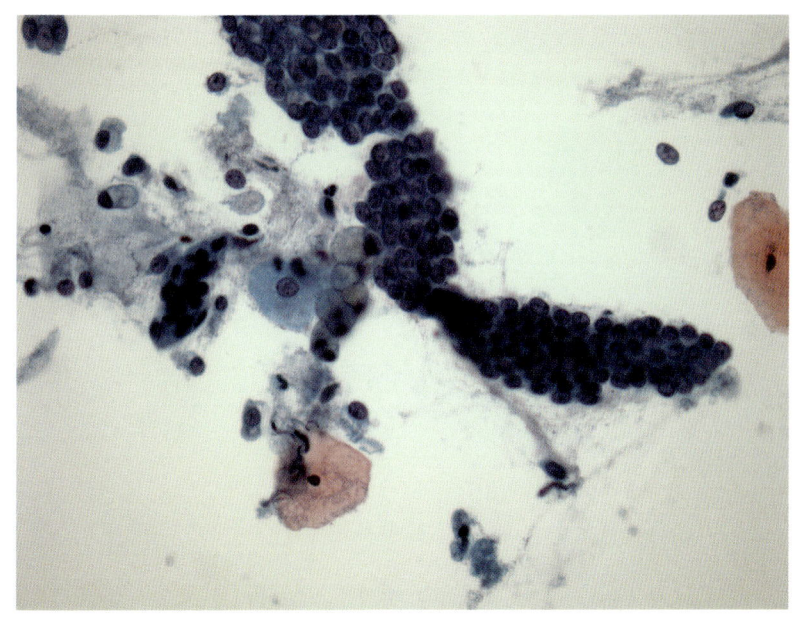

図6.45 粘液癌，adenoma malignum（液状化検体法，SurePath）．中心部に存在する杯細胞は粘液が典型的な茶／黄の色調をみせ，幽門腺様の分化所見である．

第6章 上皮細胞異常：腺系

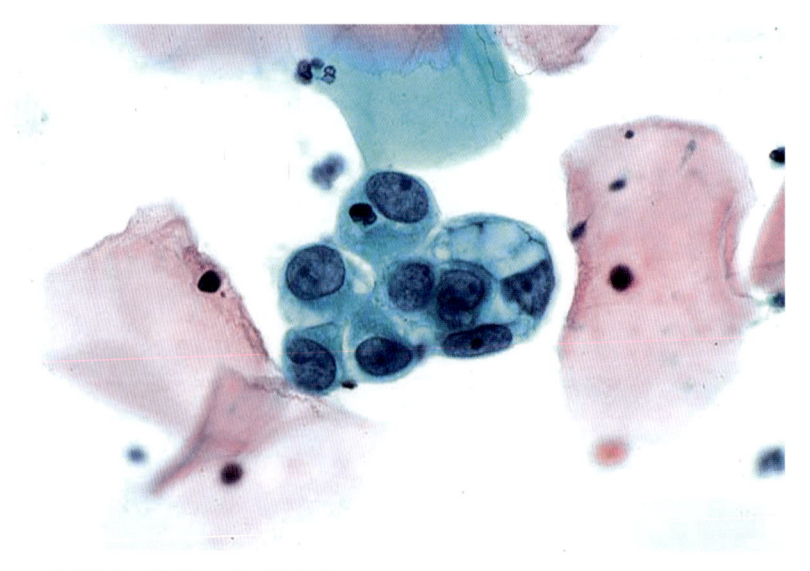

図6.46 体部腺癌，低グレード（従来法）．

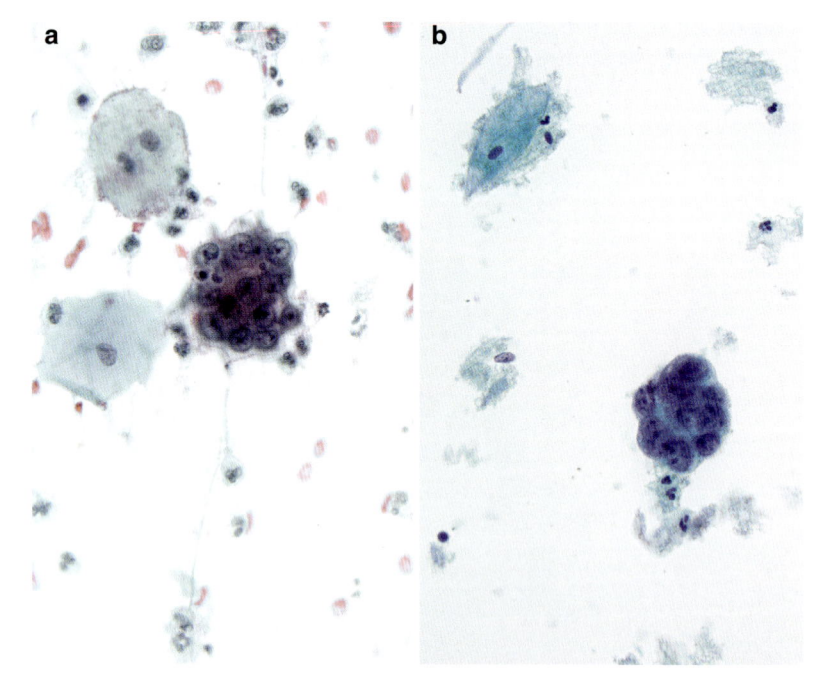

図6.47 体部腺癌，高グレード．（a）閉経後の不正性器出血のある61歳女性（従来法）．（b）閉経後の不正性器出血のある57歳女性（液状化検体法，ThinPrep）．高グレードの体部腺癌は，背景に顆粒状や無細胞性の腫瘍破砕物を伴い，クロマチン増量した大型の核をもつ内膜腺細胞の密な集塊が特徴である．グレードが高いほど，剥離した腫瘍細胞が頸部細胞診に多く出現する．フォローアップでは双方ともFIGOグレード3の体部腺癌であった．

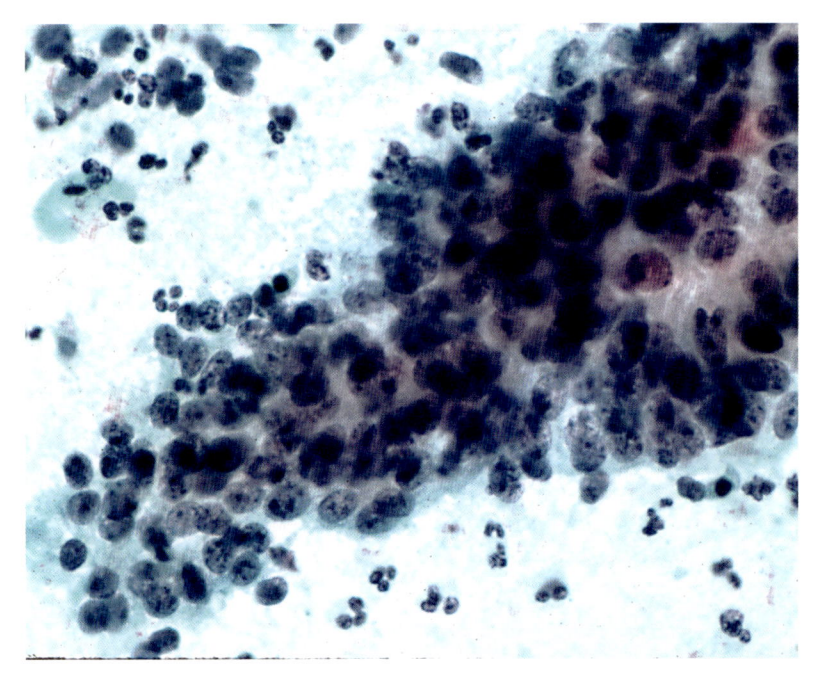

図6.48 体部腺癌，高グレード（従来法）．閉経後の不正性器出血を伴う58歳女性．高悪性度腫瘍の核は大きく，中等度に濃染したクロマチンが不均衡に分布する．細顆粒状の腫瘍背景に注目のこと．フォローアップで高グレードの体部腺癌であった．

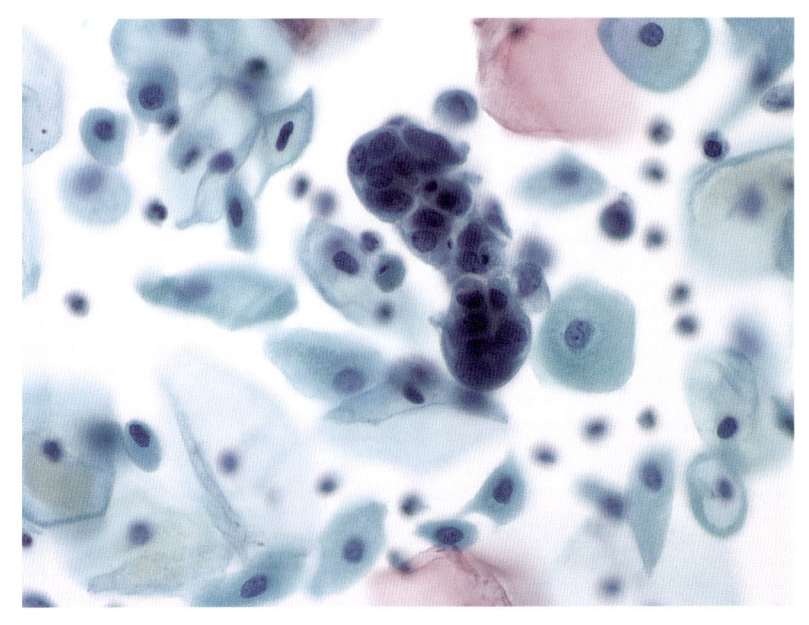

図6.49 体部腺癌（液状化検体法，SurePath）．クロマチン増量し腫大した内膜細胞の密な集塊で，背景には少数の正常細胞を認める．組織診ではFIGOグレード2の類内膜腺癌であった．

第6章 上皮細胞異常：腺系

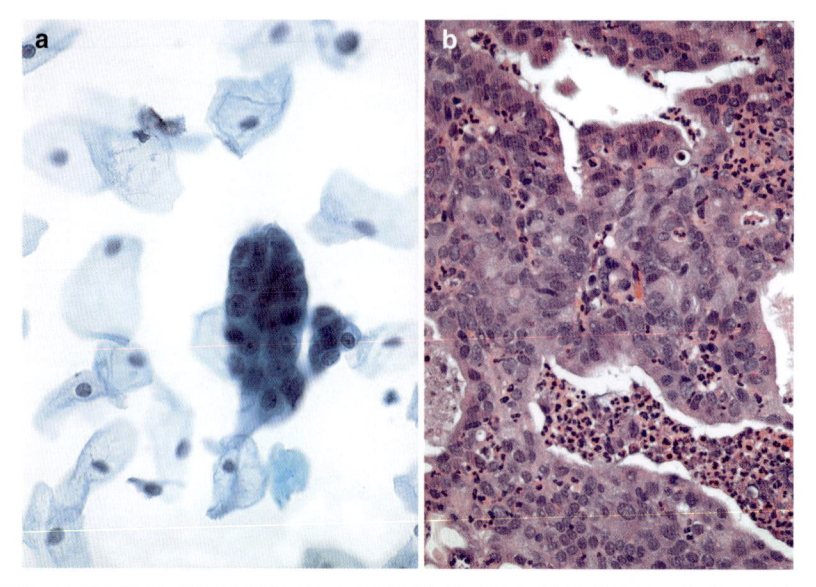

図6.50 体部腺癌．閉経後の不正性器出血の67歳女性．(a)立体的細胞集塊で乳頭状配列をみる（液状化検体法，SurePath）．(b) フォローアップではグレード1〜2の体部腺癌であった（組織，H&E）．

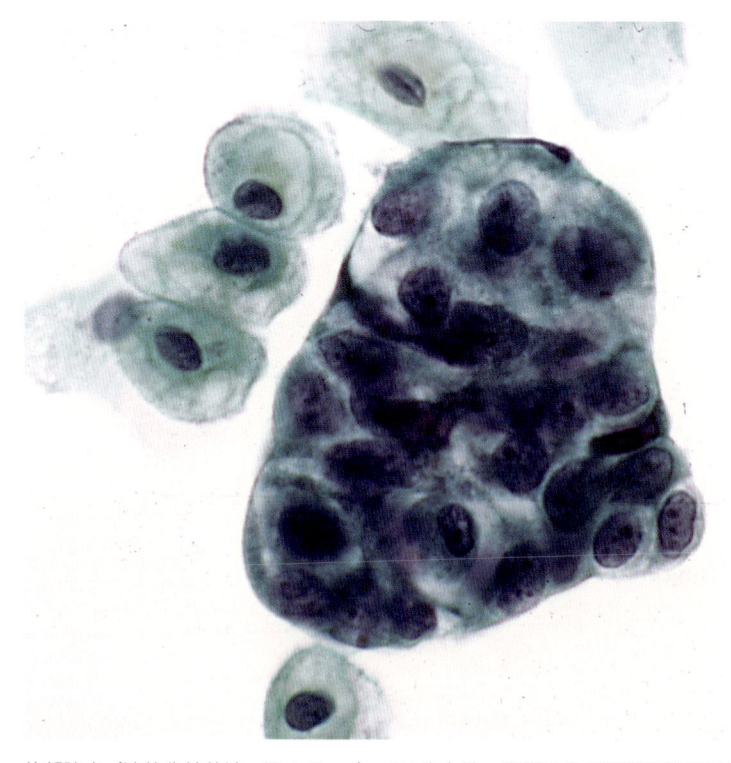

図6.51 体部腺癌（液状化検体法，ThinPrep）．64歳女性．卵巣の乳頭状漿液性腺癌に似た子宮の乳頭状漿液性腺癌で，乳頭状集団，大型細胞，明瞭な核小体をみる．フォローアップでは乳頭状漿液性腺癌であった．

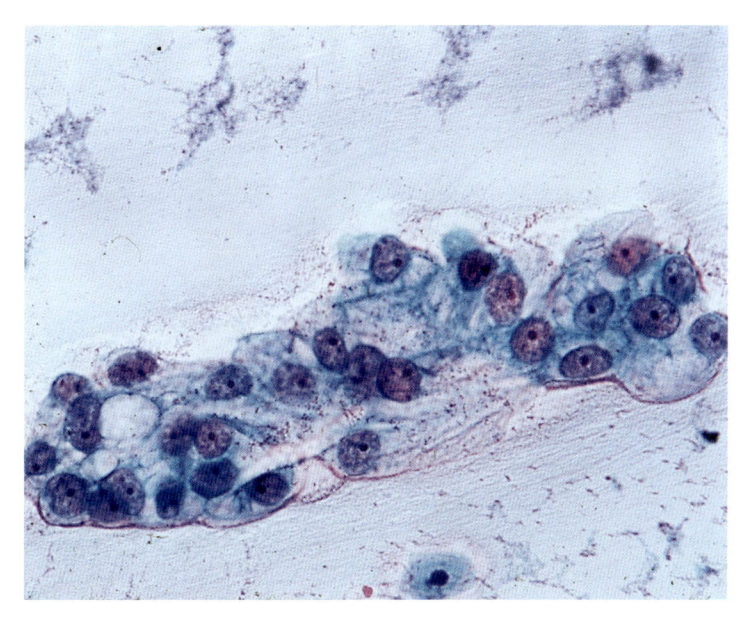

図6.52 体部腺癌，高グレード（従来法）．腫瘍背景は水様性であり，腫瘍背景があっても判断が難しいことがある．〔Kurman, 1994[40]〕より転載〕

- 核の大小不同，極性の消失．
- 核クロマチンの中等度の濃染，不均等分布，クロマチン透亮像を認める．高度悪性病変ほどその傾向が強い（図6.48）．
- 核小体は小型なものから明瞭なものまでみられる．悪性度が上がるほど核小体は大型化する．
- 細胞質はほとんどなく，青っぽく，しばしば空胞状である．
- 孤立性細胞または小集団においては細胞質内に好中球がみられることがあり，いわゆる「多数を容れた袋」とよばれる（図6.54）．
- さまざまな程度の，細顆粒状または水様性の腫瘍背景がみられる．従来法で認められやすい（図6.47）．

検体処理法に応じた判断基準
液状化検体法：
- 立体的な集団や集塊，あるいは乳頭状形態をとることが多い（図6.50）．
- 核はより大型化し，クロマチンは細顆粒状．
- 腫瘍背景は不明瞭となり，細胞または細胞集塊の周辺に付着する細顆粒状の破砕物であったり，凝集した破砕物としてみえることがある（図6.53）．

従来法：
- 背景全体に顆粒状の破砕物が行き渡る腫瘍性背景が存在する（「水様性の」腫瘍背景）（図6.52）．

第6章　上皮細胞異常：腺系

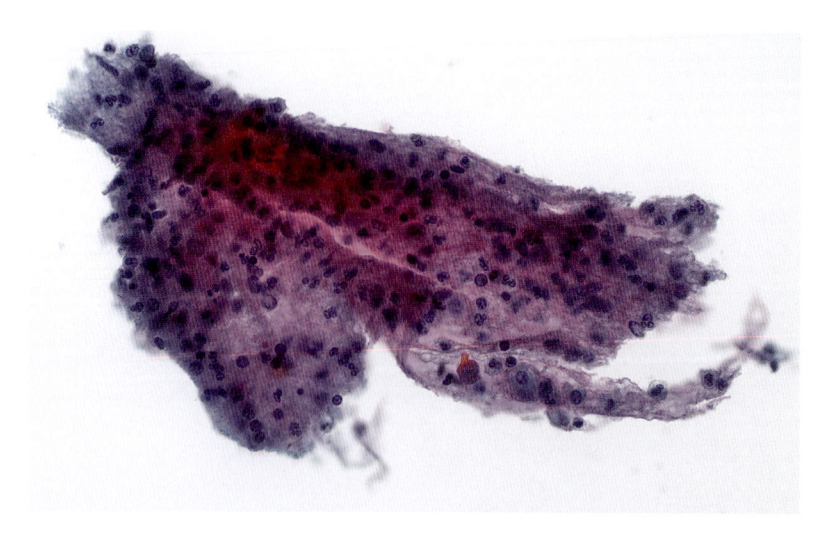

図6.53　体部腺癌（液状化検体法，ThinPrep）．無定形細顆粒状（しわくちゃのティッシュペーパー状）の腫瘍破砕物．腫瘍細胞や炎症細胞が内包されている．ThinPrepではアルコール固定処理があるためこのような腫瘍破砕物は収縮し，周囲は通常透明になる．

6.9.2.2　注　釈

体部腺癌の細胞診所見は腫瘍のグレードによって異なる．グレード1の腫瘍は，剥離してくる細胞は少数で，細胞異型はわずかであり，通常は異型内膜細胞と判断される（図6.15～6.18を参照）．子宮頸部検体では，よく保存された異型細胞はほとんど出現せず，細胞の異型変化も少ないため，体部腺癌，特に分化型腺癌の診断には限界がある．体部腺癌の診断は，内頸部腺癌のように細胞を直接採取するのではなく，採取された子宮頸部検体中に混在する少数の剥離内膜細胞を評価する．したがって，内頸部腺癌と比較すると，体部腺癌細胞は少数しか出現してこない（図6.46, 6.50）．さらに，内膜腺癌細胞は小型で，核も小型であり，核小体はより不明瞭で，腫瘍背景は「水様性」または細顆粒状であるために診断が難しい[5, 6, 11, 14]．高グレードの漿液性子宮内膜癌は，卵巣の漿液性腺癌と同じような細胞像を示し，核小体が明瞭な大型の細胞が乳頭状細胞集団を形成する（図6.54）．体部腺癌はHPV陰性である．

6.9.3　子宮外腺癌（図6.55～6.59）

背景がきれいな腺癌や，子宮内膜や子宮頸部の腫瘍とは異なる形態の腺癌では，子宮以外の癌を考慮すべきである．女性の生殖器からは，卵巣や卵管由来のものがある[6, 11]．特異的ではないが，乳頭状細胞集団と砂粒体の存在はこれらミューラー管由来の癌を示唆する（図6.55～6.57）．子宮以外の腺癌は剥離した細胞であり，遠方からくるために変性所見を呈することがある．子宮以外の腫瘍であっても腫瘍背景がある場合には，通常は子宮や腟への転移を伴っている．原発巣として多いのは結腸や膀胱である[11]（図6.58）．乳癌も子宮頸部細胞診に出現することがあり，萎縮性背景に小葉癌が出現すると認識するのが特に困難である（図6.59）．子宮内膜や頸部に転移

6.9 腺癌

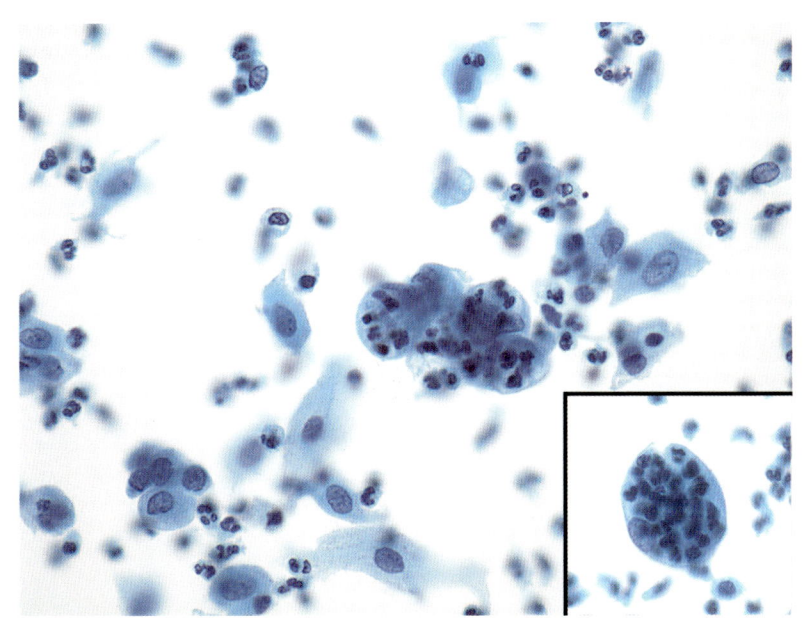

図6.54 体部腺癌，（液状化検体法，SurePath）．体部腺癌細胞ではしばしば大きな細胞質内空胞内に好中球が多数認められる（いわゆる「多数を容れた袋」）．右下の挿入図は高倍率．

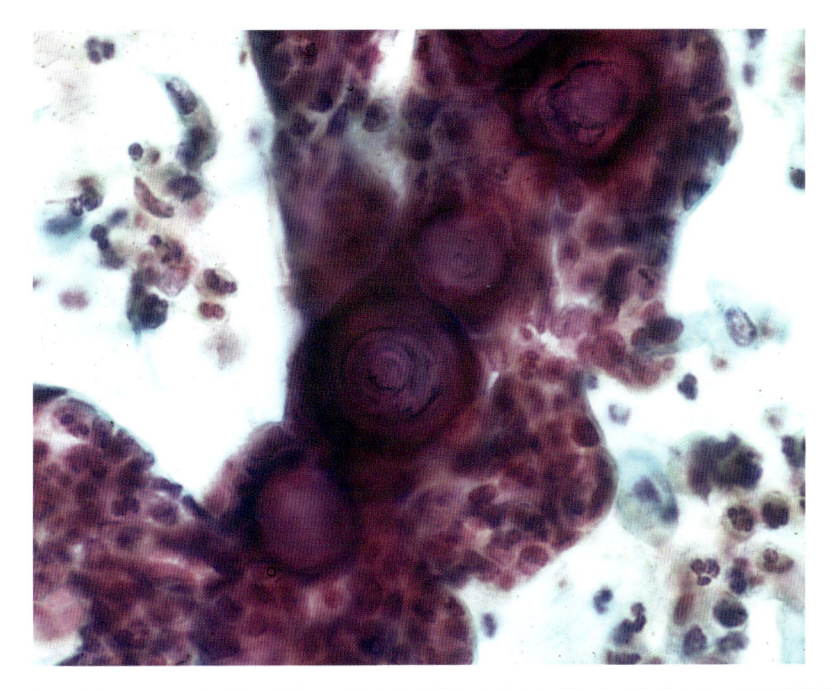

図6.55 子宮以外の腺癌（従来法）．大型の骨盤腫瘍と腹水を認めた70歳女性．乳頭状細胞集塊と砂粒状の石灰化（砂粒体）の存在は卵巣／卵管／腹膜癌の特徴である．フォローアップでは原発性卵巣癌であった．

第6章　上皮細胞異常：腺系

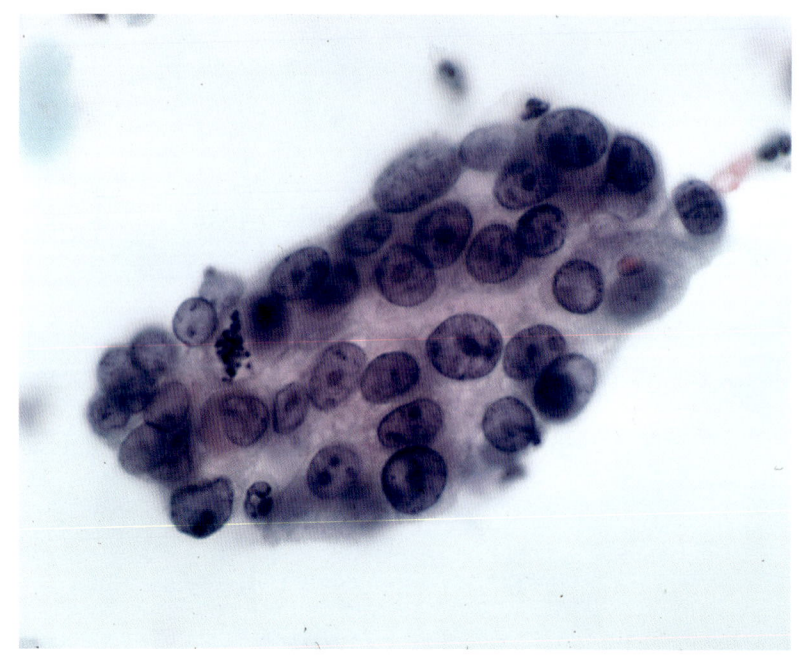

図6.56　子宮以外の腺癌（従来法）．卵巣由来の細胞集団は，明瞭な核小体を伴った大型で大小不同の円形または卵円形の核をもつ細胞集団である．典型的なきれいな背景である．

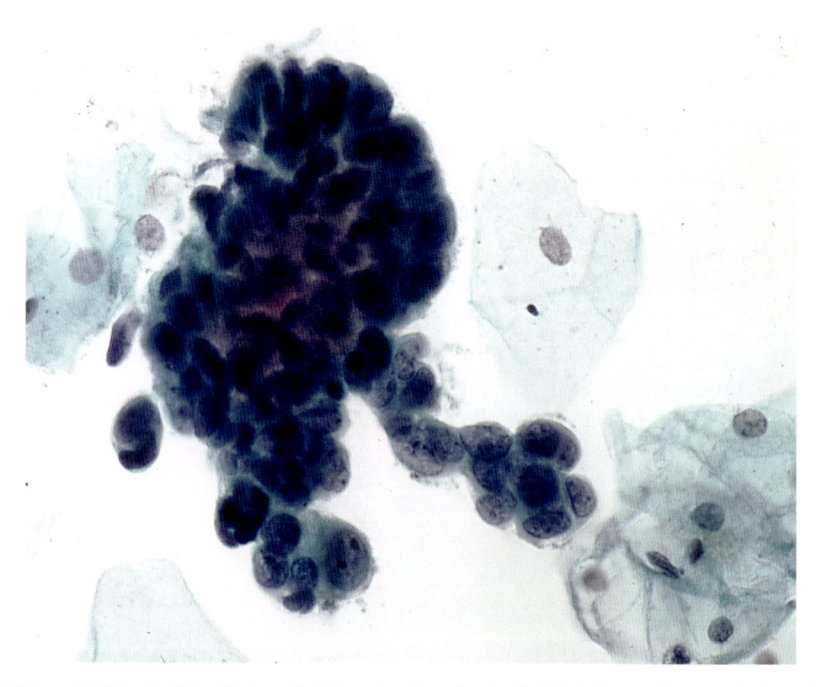

図6.57　子宮以外の腺癌（液状化検体法，ThinPrep）．骨盤腫瘍と腹水を認めた66歳女性．卵巣癌由来の乳頭状細胞集団は立体的で，それを構成する細胞の確認が難しい．フォローアップで卵巣癌の腹腔内播種であった．

6.9 腺癌

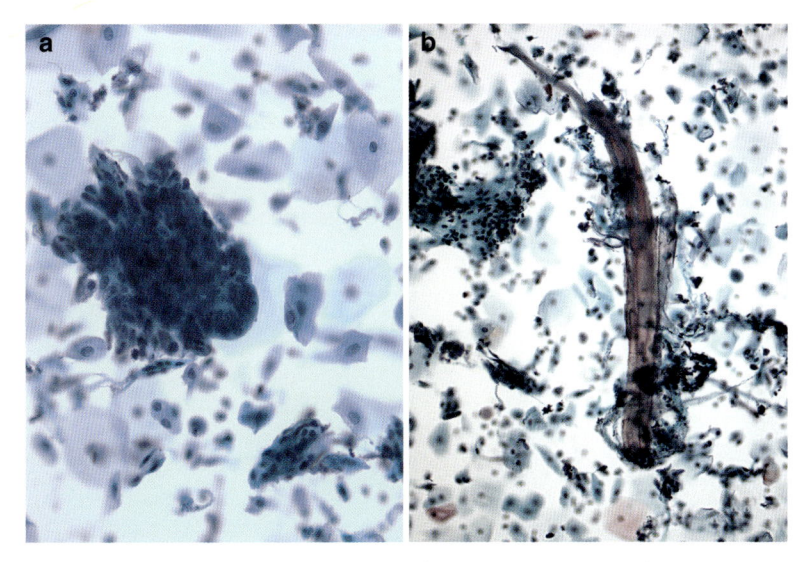

図6.58　結腸の腺癌（液状化検体法，SurePath）．結腸の腺癌は通常直接浸潤によって子宮頸部に出現する．（a）円柱状構造であり，内頸部腺癌と似ている．（b）背景に食物繊維状の物質を認め（便の構成成分），診断の手がかりとなる．

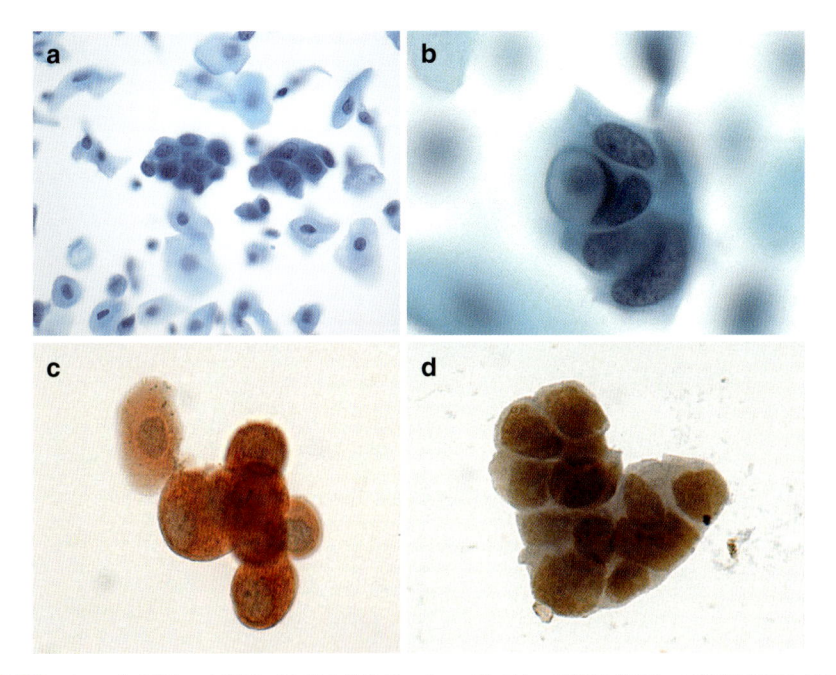

図6.59　（a〜d）乳腺，小葉癌（液状化検体法，SurePath）．萎縮性背景に小葉癌が出現すると診断困難である．（a）腫瘍細胞の小集塊．（b）集塊を構成する細胞は粘液性の小空胞をもち，背景の傍基底細胞と対照的．gross cystic disease fluid protein 15 染色（c），エストロゲン受容体染色（d）のような免疫染色が診断の一助となる．

表6.2 内頸部，体部，子宮以外の癌についての細胞学的鑑別

特徴	内頸部癌	体部腺癌	子宮以外の癌
細胞数	多い	通常は少ない	ごく少数（例外としては直接浸潤や転移）
出現パターン	線状，ロゼット状，シート状であり，羽毛状変化や孤立性の悪性細胞を認める	小集塊，まれに乳頭状，孤立性の出現	原発巣と進展様式によってさまざま
腫瘍背景	認める．細胞処理法によって出現様式が異なる	さまざまであり，水様，軽度，認めないこともある	直接浸潤や転移以外では認めない
細胞の形状	卵円形，円柱状，多形	円形，不整形，通常小型	さまざま，どこにも属さない
核所見	卵円形，長形，多形，小胞状	円形，高グレードでは不整形	さまざま
細胞質	ムチン＋	変性した小胞	さまざま
SILまたは扁平上皮癌	＞50％に認める	認めない	認めない
高リスクHPV	多くは陽性	陰性	陰性
p16	まとまって陽性	高グレードや漿液性を除き，斑状／部分的	組織型によりさまざま

〔Mody, 2014[11]〕より改変〕

する他臓器の腫瘍については第7章「その他の悪性腫瘍」に解説されている．
　腺癌の細胞学的特徴のまとめを表6.2に示した．

6.10　報告見本

例1
　検体の適否：適正．子宮内頸部／移行帯細胞が認められる．
　総括区分：上皮細胞異常，腺細胞．
　判断：特定不能な異型内膜細胞．

例2
　適正．子宮内頸部／移行帯細胞が認められる．
　上皮細胞異常，腺細胞．
　特定不能な異型内頸部細胞．「注」を参照のこと．
　注：良性変化である卵管化生を反映する所見かもしれないが内頸部腫瘍性病変を否定できない．
　　臨床所見に応じて，検索追加を推奨する．

例3

適正．子宮内頸部／移行帯細胞が認められる．

上皮細胞異常，腺細胞．

腫瘍性を示唆する異型腺細胞（AGC-favor neoplastic）．「注」を参照のこと．

注：臨床所見に応じて，コルポスコピーの実施（内頸部の評価も）と子宮内膜組織診（35 歳以上または不正性器出血がある場合）を提案する．

参考文献：Massad LS, Einstein MH, Huh WK, et al. 2012 updated consensus guidelines for the management of abnormal cervical cancer screening tests and cancer precursors. J Low Genit Tract Dis. 2013;17:S1–27.

例4

適正．

上皮細胞異常，腺細胞．

内頸部上皮内腺癌（AIS）．

例5

検体の適否：適正．

判断：上皮細胞異常，腺細胞．

腺癌，内膜由来を示唆する．

参考文献

1. Solomon D, Davey D, Kurman R, Moriarty A, O'Connor D, Prey M, et al. The 2001 Bethesda System: terminology for reporting results of cervical cytology. JAMA. 2002;287:2114–9.

2. Moriarty AT, Wilbur DC. Those gland problems in cervical cytology: faith or fact? Observations from the Bethesda 2001 terminology conference. Diagn Cytopathol. 2003;28:171–4.

3. Ronnett BM, Manos MM, Ransley JE, Fetterman BJ, Kinney WK, Hurley LB, et al. Atypical glandular cells of undetermined significance (AGUS): cytopathologic features, histopathologic results, and human papillomavirus DNA detection. Hum Pathol. 1999;30:816–25.

4. Pirog EC, Kleter B, Olgac S, Bobkiewicz P, Lindeman J, Quint WG, et al. Prevalence of human papillomavirus DNA in different histologic subtypes of cervical adenocarcinoma. Am J Pathol. 2000;157:1055–62.

5. Wilbur DC. Benign changes and mimics of malignant and premalignant epithelial lesions. In: Wilbur DC, Henry MR, editors. Gynecologic cytopathology. Chicago: CAP Press; 2008. p. 25–68.

6. Solomon D, Nayar R. The Bethesda System for reporting cervical/vaginal cytologic diagnoses. New York: Springer; 2003. p. 123–56.

7. Babkowski RC, Wilbur DC, Rutkowski MA, Facik MS, Bonfiglio TA. The effects of endocervical canal topography, tubal metaplasia, and high canal sampling on the cytologic presentation of non-neoplastic endocervical cells. Am J Clin Pathol. 1996;105:403–10.

8. Novotny DB, Maygarden SJ, Johnson DE, Frable WJ. Tubal metaplasia—a frequent potential pitfall in the cytologic diagnosis of endocervical glandular dysplasia on cervical smears. Acta Cytol. 1992;36:1–10.

9. De Peralta-Venturino MN, Purslow MJ, Kini SR. Endometrial cells of the "lower uterine segment" (LUS) in cervical

smears obtained by endocervical brushings: a source of potential diagnostic pitfall. Diagn Cytopathol. 1995;12:263–71.

10. Johnson JE, Rahemtulla A. Endocervical glandular neoplasia and its mimics in ThinPrep Pap tests: a descriptive study. Acta Cytol. 1999;43:369–75.

11. Mody DR. Glandular cell abnormalities. In: Mody DR, editor. Diagnostic pathology cytopathology. Salt Lake City (Utah): Amirsys Publishing Inc.; 2014. p. 2–28. Part 1, Section 4.

12. Selvaggi SM. Cytologic features of squamous cell carcinoma in situ involving endocervical glands in endocervical brush specimens. Acta Cytol. 1994;38:687–92.

13. Selvaggi SM. Cytologic features of high-grade squamous intraepithelial lesions involving endocervical glands on ThinPrep cytology. Diagn Cytopathol. 2002;26:181–5.

14. Guidos BJ, Selvaggi SM. Detection of endometrial adenocarcinoma with the ThinPrep Pap test. Diagn Cytopathol. 2000;23:260–5.

15. Lanowska M, Mangler M, Grittner U, Akbar GR, Speiser D, von Tucher E, et al. Isthmic- vaginal smear cytology in the follow-up after radical vaginal trachelectomy for early stage cervical cancer: is it safe? Cancer Cytopathol. 2014;122:349–58.

16. Ghorab Z, Ismiil N, Covens A, Nofech-Mozes S, Saad RS, Dubé V, et al. Postradical vaginal trachelectomy follow-up by isthmic-vaginal smear cytology: a 13-year audit. Diagn Cytopathol. 2009;37:641–6.

17. Feratovic R, Lewin SN, Sonoda Y, Park KJ, Abu-Rustum NR, Moreira AL, et al. Cytologic findings after fertility-sparing radical trachelectomy. Cancer. 2008;114:1–6.

18. Ge Y, Mody DR, Smith D, Anton R. p16(INK4a) and ProEx C immunostains facilitate differential diagnosis of hyperchromatic crowded groups in liquid-based Papanicolaou tests with menstrual contamination. Acta Cytol. 2012;56:55–61.

19. Halloush RA, Akpolat I, Jim Zhai Q, Schwartz MR, Mody DR. Comparison of ProEx C with p16INK4a and Ki-67 immunohistochemical staining of cell blocks prepared from residual liquid-based cervicovaginal material: a pilot study. Cancer. 2008;114:474–80.

20. Oberg TN, Kipp BR, Vrana JA, Bartholet MK, Fales CJ, Garcia R, et al. Comparison of p16INK4a and ProEx C immunostaining on cervical ThinPrep cytology and biopsy specimens. Diagn Cytopathol. 2010;38:564–72.

21. Risse EK, Ouwerkerk-Noordam E, Boon ME. Endometrial cells in liquid-based cervical cytology: a diagnostic pitfall solved by preparing cytohistology from the residual thin layer sample. Acta Cytol. 2011;55:327–33.

22. Massad LS, Einstein MH, Huh WK, Katki HA, Kinney WK, Schiffman M, et al. 2012 ASCCP Consensus Guidelines Conference. 2012 updated consensus guidelines for the management of abnormal cervical cancer screening tests and cancer precursors. J Low Genit Tract Dis. 2013;17:S1–27. doi:10.1097/LGT.0b013e318287d329. Erratum in: J Low Genit Tract Dis. 2013;17:367. PubMed PMID: 23519301.

23. Zhao C, Florea A, Austin RM. Clinical utility of adjunctive high-risk human papillomavirus DNA testing in women with Papanicolaou test findings of atypical glandular cells. Arch Pathol Lab Med. 2010;134:103–8.

24. Katki HA, Kinney WK, Fetterman B, Lorey T, Poitras NE, Cheung L, et al. Cervical cancer risk for women undergoing concurrent testing for human papillomavirus and cervical cytology: a population-based study in routine clinical practice. Lancet Oncol. 2011;12:663–72.

25. Mulhem E, Amin M, Copeland J, Sharma J, Hunter S. Type-specific human papillomavirus DNA detected in atypical glandular cell Pap tests. Acta Cytol. 2012;56:155–9.

26. Rabelo Santos SH, Derchain SF, Willa LL, Costa MC, Sarian LO, do Amaral Westin MC. Human papillomavirus-specific genotypes in cervical lesions of women referred for smears with atypical glandular cells or adenocarcinoma in situ. Int J Gynecol Pathol. 2009;28:272–8.

27. Namugenyi SB, Balsan JM, Glick SN, Jordan JA. Prevalence and genotype distribution of human papillomavirus in cytology specimens containing atypical glandular cells: a case-control study. J Clin Virol. 2013;58:432–6.
28. Zeferino L, Rabelo-Santos SH, Villa LL, Sarian LO, Costa MC, Do Amaral Westin MC. Value of HPV-DNA test in women with cytological diagnosis of atypical glandular cells (AGC). Eur J Obstet Gynecol Reprod Biol. 2011;159:160–4.
29. Sharpless K, O'Sullivan D, Schnatz P. The utility of human papillomavirus testing in the management of atypical glandular cells on cytology. J Lower Genital Tract Dis. 2009;13:72–8.
30. CAP Accreditation Program. Cytopathology Checklist. College of American Pathologists, Northfield, IL. September 25, 2012. http://www.cap.org/apps/cap.portal.
31. Ayer B, Pacey F, Greenberg M, Bousfield L. The cytologic diagnosis of adenocarcinoma in situ of the cervix uteri and related lesions: I. Adenocarcinoma in situ. Acta Cytol. 1987;31: 397–411.
32. Lee KR, Manna EA, Jones MA. Comparative cytologic features of adenocarcinoma in situ of the uterine cervix. Acta Cytol. 1991;35:117–25.
33. Wilbur DC, Dubeshter B, Angel C, Atkison KM. Use of thin-layer preparations for gynecologic smears with emphasis on the cytomorphology of high-grade intraepithelial lesions and carcinoma. Diagn Cytopathol. 1996;14:201–11.
34. Ozkan F, Ramzy I, Mody D. Glandular lesions of the cervix on thin-layer Pap tests. Validity of cytologic criteria used in identifying significant lesions. Acta Cytol. 2004;48:372–9.
35. Wilbur DC, Colgan TJ, Ferenczy AS, Hirschowitz L, Loening T, McCluggage WG. Chapter 7. Landular tumours and precursors, part of tumours of the uterine cervix. In: Kurman RJ, Carcangiu ML, Herrington CS, Young RH, editors. WHO classification of tumours of female reproductive organs. 4th ed. Lyon: IARC; 2014. p. 183–94.
36. Lee KA, Genest DR, Minter LJ, Granter SR, Cibas ES. Adenocarcinoma in situ in cervical smears with a small cell (endometrioid) pattern: distinction from cells directly sampled from the upper endocervical canal or lower segment of the endometrium. Am J Clin Pathol. 1998;109:738–42.
37. Khalbuss WE, Pantanowitz L, Monaco SE. Cytomorphology of unusual primary tumors in the Pap test. Cytojournal. 2013;10:17. doi:10.4103/1742-6413.117356. Review, PubMed PMID: 24082913, PubMed Central PMCID: PMC3779403.
38. Kusanagi Y, Kojima A, Mikami Y, Kiyokawa T, Sudo T, Yamaguchi S, et al. Absence of high- risk human papillomavirus (HPV) detection in endocervical adenocarcinoma with gastric morphology and phenotype. Am J Pathol. 2010;177:2169–75.
39. Hagiwara T, Kaku T, Kobayashi H, Wake N, Saito T. Well-differentiated villoglandular adenocarcinoma of the uterine cervix: assessment of cytological features by histological subtypes. Acta Cytol. 2013;57:61–8.
40. Kurman RJ, editor. Blaustein's pathology of the female genital tract. 4th ed. New York: Springer; 1994.

第7章
その他の悪性腫瘍

Sana O. Tabbara and Walid E. Khalbuss

7.1　背　景

　扁平上皮癌および腺癌以外の悪性腫瘍が子宮頸部にできるのはまれであるが，それでも，子宮頸部細胞診検体でみられる場合がある[1-4]．ほとんどの場合，こういう腫瘍は，子宮体部や子宮付属器に発生する珍しい原発性腫瘍であり，その剥離細胞や，子宮頸部や腟に直接拡大進展した腫瘍から直に採取された細胞が子宮頸部標本でみられる．子宮頸部では，リンパ排出機構および低血管分布という性質があるため，続発性あるいは転移性腫瘍はほとんどみられない[2,5]．一般に，採取により得られるものは限られており，さらに他疾患と細胞所見も重複しているため，本章で取り上げる腫瘍を，細胞診検体だけで明確に分類するのは不可能と思われる．しかし，このような細胞に習熟しておくことは，まれな腫瘍形態所見と遭遇したときに有用である．これらまれな腫瘍を認識することが誤判断を減らし，適切な患者管理へつながる．

7.2　子宮頸部および子宮体部の稀有な原発性腫瘍
（図7.1～7.9）

7.2.1　癌

7.2.1.1　紡錘形扁平上皮癌（図7.1）
　紡錘形扁平上皮癌は，低分化の扁平上皮癌で，有糸分裂活性の高い多形性紡錘形非角化細胞を特徴とする[6,7]．鑑別診断としては，紡錘細胞という特徴をもつ肉腫と悪性黒色腫が挙げられる．上皮由来であることを証明するには，サイトケラチンに対するビメンチン，S100タンパク，サイトケラチン免疫細胞染色が陽性であることが役に立つ．

7.2.1.2　小細胞性低分化扁平上皮癌（図7.2）
　小細胞性低分化扁平上皮癌は，形態学的に小細胞性の高度扁平上皮内病変（high-grade squa-

第7章　その他の悪性腫瘍

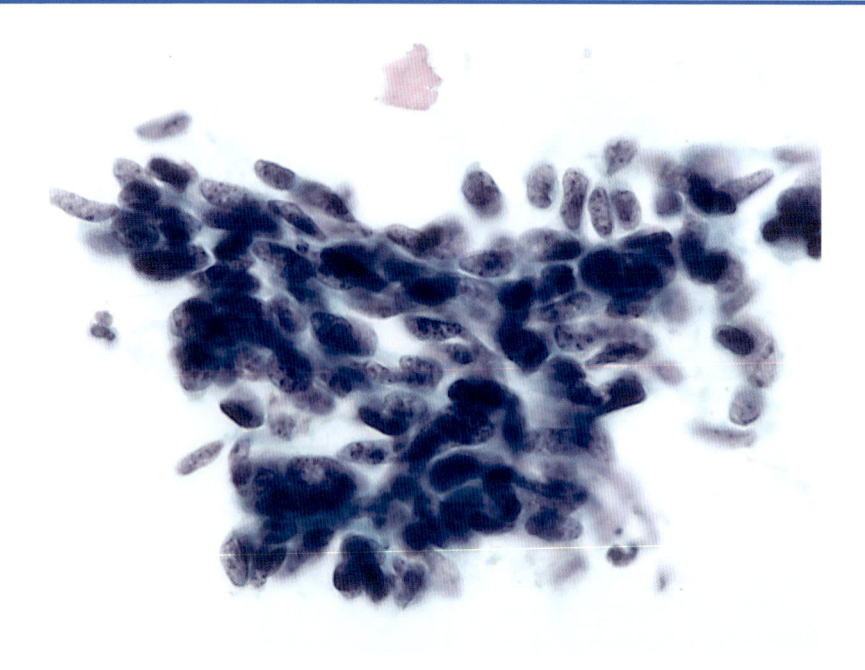

図7.1　紡錘形細胞癌（従来法）．核の大小不同，核膜不整，粗顆粒状クロマチン，核小体明瞭な紡錘形非角化細胞が，疎結合性の集塊として配列している．細胞学的所見は，特有のものではなく，肉腫や紡錘形細胞癌，悪性黒色腫に共通してみられる．

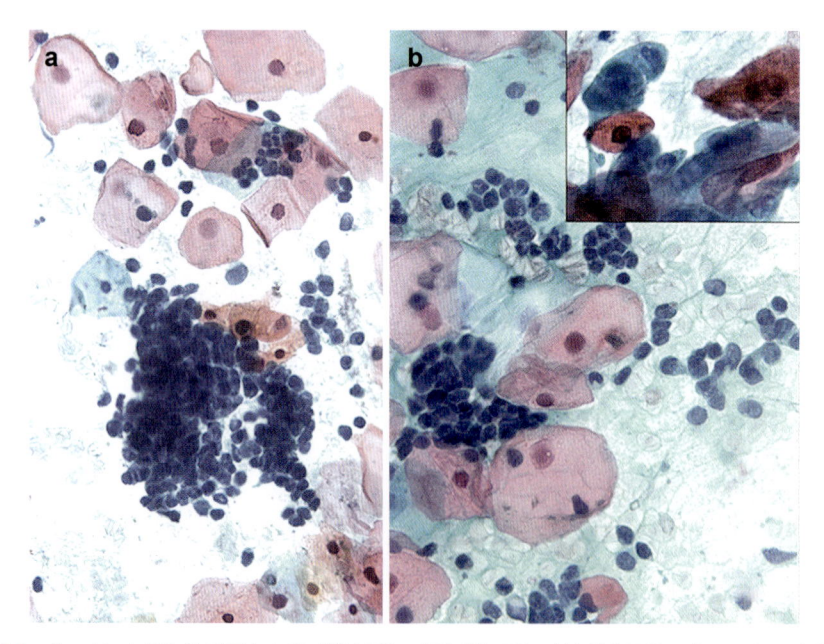

図7.2　（a，b）小細胞性扁平上皮癌（従来法）．細胞質に乏しく核が木目込み像のように密集した小細胞の集塊．右上挿入図は扁平上皮細胞の特徴と密度の高い細胞質の特徴を認める孤立性の細胞．

mous intraepithelial lesion：HSIL）と類似し，神経内分泌腫瘍である小細胞癌と混同されることもある[6]（後述）．この癌は，小細胞癌と比較して，細胞質が大きく，細胞質密度が高く，細胞境界が明瞭，クロマチンは粗顆粒状で，挫滅によるアーチファクトが起こりにくい[3]．明らかな核の木目込み像や背景の壊死を欠き，扁平上皮成分を認めることが扁平上皮癌を示唆する[4]．補助診断（後述）として，神経内分泌マーカーは扁平上皮癌では陰性であり，p63，p40はある程度陽性であることが役立つ．

7.2.2 神経内分泌腫瘍

　神経内分泌腫瘍は幅広い年代に発生し，全子宮頸癌中で占める割合は1〜5％である．2014年のWHO分類において，神経内分泌腫瘍は低グレード神経内分泌腫瘍（カルチノイドおよび非定型的カルチノイド）と高グレード神経内分泌癌（小細胞癌および大細胞神経内分泌癌）に分類された[8]．

7.2.2.1　高グレード神経内分泌癌（小細胞癌）（図7.3）

　小細胞癌が全子宮頸癌中で占める割合は，わずかである[1,6]．身体の他の部位と同様，この腫瘍は悪性度が高く，他の子宮頸癌とは異なる治療が施行される．小細胞癌は，比較的均一な小細

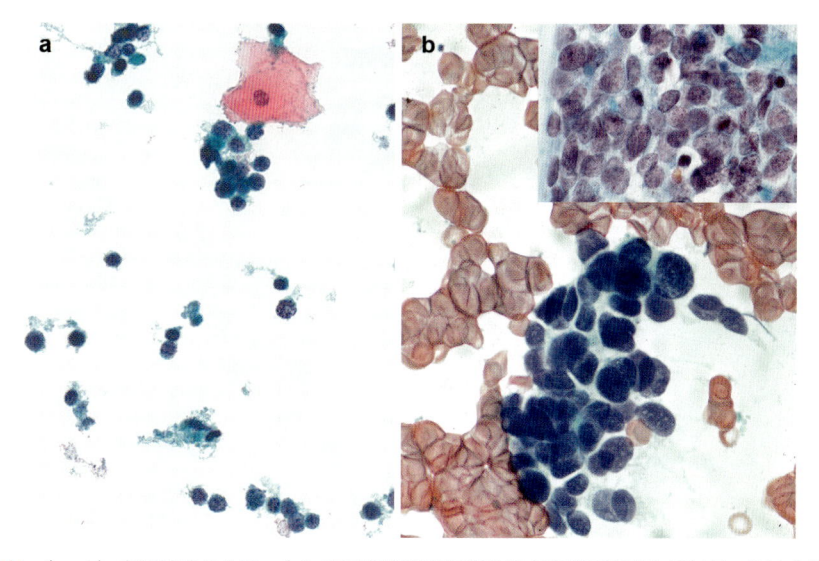

図7.3 （a，b）小細胞未分化癌．（a）悪性細胞は疎な結合性の集塊で散在している．核は多形で核小体は明瞭．核の木目込み像を認めるがあまり明瞭ではなく，挫滅によるアーチファクトは認めない（液状化検体法，ThinPrep）．（b）小〜中型の細胞で，細胞質に乏しく，核・細胞質比が高く，核クロマチンに富み，核小体は不明瞭で，顕著な核の木目込み像がみられる．右上挿入図は，特徴的な微細顆粒状点状の「神経内分泌」クロマチンパターンを示す（従来法）．

胞からなり，その細胞質は少量，好青性である．特徴的には，細胞は単独または疎な結合の集塊で出現し，核の木目込み像や挫滅によるアーチファクトをしばしば認める．核は角張っていて濃染したクロマチンが顆粒状あるいは点状を呈し，核小体は不明瞭である．腫瘍背景や核分裂像がみられることが多い．子宮頸部の小細胞癌の細胞学的特徴は，肺など身体の他の部位で報告されている腫瘍の特徴と似ている[6, 9-11]．ただし，子宮頸部のこの腫瘍では，HPV16型と18型が強く関連しているという特徴があり，これは，他の原発部位では認められない[12]．

　鑑別診断としては，小細胞性低分化扁平上皮癌，低分化腺癌，低悪性度子宮内膜間質肉腫，リンパ腫がある．小型の細胞をもった腫瘍で，扁平上皮あるいは腺への分化がみられないか，乏しいときは，小細胞癌という判断も念頭に置いておくべきである[6]．異常な角化細胞が存在するときは，低分化扁平上皮癌である可能性が高い．液状化検体法の残余が入手できる場合，神経内分泌マーカー（CD56，シナプトフィジン，クロモグラニン，まれにTTF-1）に対する免疫細胞化学染色が，神経内分泌形質を証明するのに有用である．鑑別疾患として他に原始神経外胚葉腫瘍（PNET）[13, 14]，骨髄性肉腫[15]，黒色腫，未分化型肉腫，未分化型癌が挙げられる．

7.2.2.2　大細胞神経内分泌癌（図7.4）

　非常にまれで悪性度が高い低分化な癌である．妊娠中に発生したり頸管ポリープから発生したりする．細胞形態は扁平上皮癌と間違えられることがある．子宮頸部細胞診では孤立性に散在し

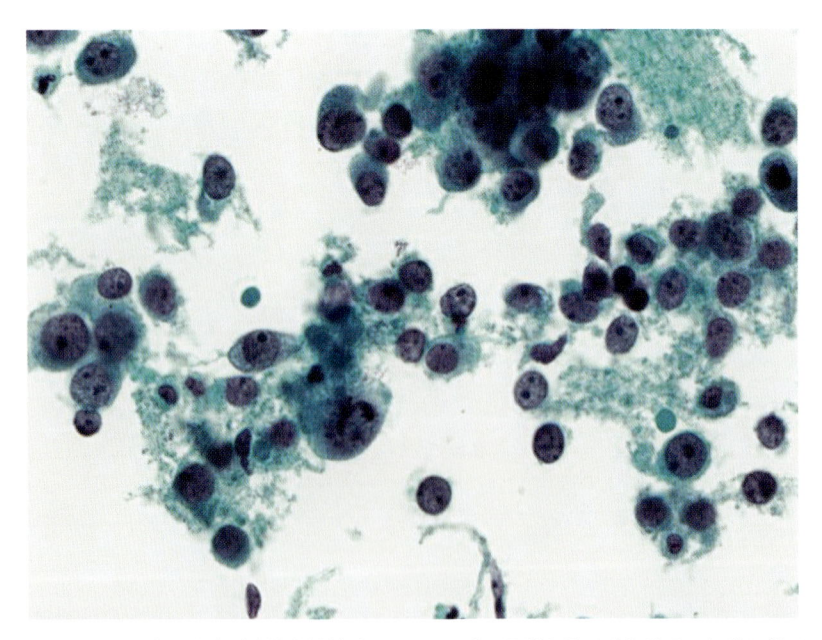

図7.4　大細胞神経内分泌癌（液状化検体法，ThinPrep）．悪性細胞は小細胞癌の細胞に比べ，大型，細胞質に富み，疎な結合の集塊で配列している．核は軽度に多形で，1個以上の明瞭な核小体をもち，クロマチンはより粗い．挫滅によるアーチファクトや木目込み像は認めない．

たり，疎な結合性のシート状やクロマチン増量した密な集団，または腺管状に配列した，大型の細胞として認める．腫瘍細胞の細胞質は中等度に豊富で，小型から大型の角張ってクロマチン濃染した核をもつ．核は軽度に多形性でクロマチンは粗く，核小体が明瞭である[16]．しばしば核分裂像を認め，核崩壊破砕物を認めることもあるが，角化は認めない．セルブロックを用いた補助診断として，小細胞癌と同様に神経内分泌マーカーの免疫染色が陽性を示す．

7.2.2.3　低グレード神経内分泌腫瘍（カルチノイド腫瘍）

　カルチノイド腫瘍は，子宮頸部の原発性腫瘍としてはめったにみられない．核・細胞質比の高い小細胞は，小細胞癌の小細胞と似ているが，核の木目込み像，壊死，細胞分裂像はみられない[5,12]．顆粒状の細胞質に富み，「臓器様の分化構造（organoid）」をしばしば認めることが高グレード神経内分泌腫瘍との違いである．子宮頸部の腺癌でも，「カルチノイド様」所見を呈する場合がある[8]．

7.2.3　すりガラス細胞癌（図7.5）

　子宮頸部のすりガラス細胞癌はまれな低分化型の腺扁平上皮癌であり，若年者に発し[4,17] HPV18型や16型との関連が示されている[18]．特徴的には，大型で顆粒状（すりガラス状）の細

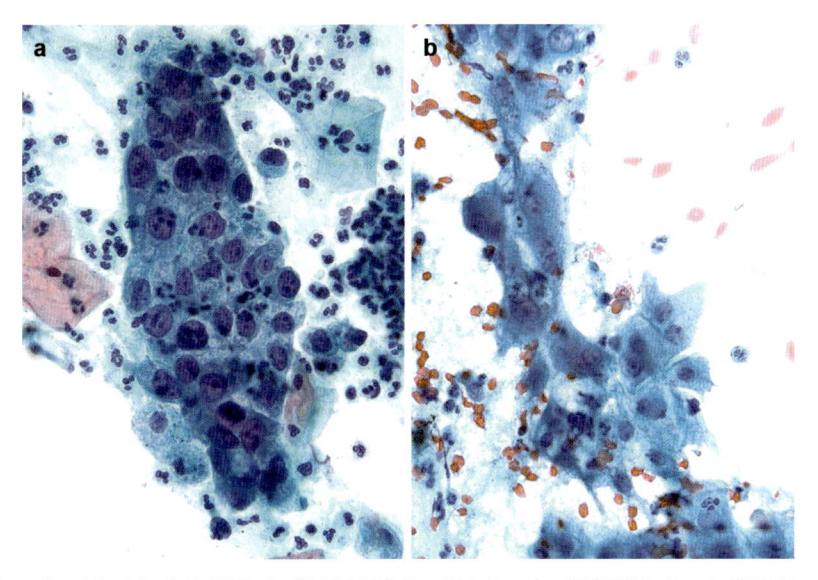

図7.5　（a, b）すりガラス細胞癌（液状化検体法，ThinPrep）．腫瘍細胞はシート状配列し，顆粒状，すりガラス状の細胞質に富む．大型で多形の核は粗いクロマチンが不均一に分布し，明瞭な（封入体様の）核小体が特徴的である．炎症細胞浸潤を伴う．

胞質と大きく多形の核をもった腫瘍細胞がシート状または集塊状に配列する．核クロマチンは粗く不均一で，明瞭に目立つ核小体をもち[17]，ヘルペスウイルスの封入体やホジキン病のReed-Sternberg細胞と誤認されることがある．細胞質の空胞化や多核細胞を認めることがある．エオジン好性リンパ形質細胞の浸潤を背景に認めることがある．異角化や細胞内グリコーゲンは認めない．鑑別診断としては他の低分化型の子宮頸癌であり，非角化型扁平上皮癌，低分化型の腺癌，明細胞腺癌が挙げられ，また，他にすりガラス細胞癌が発生する結腸，子宮内膜，腟，尿道からの転移／進展も報告されている．

7.2.4　胃型粘液性癌（最少偏倚型粘液性腺癌，adenoma malignum）（図7.6）

子宮内頸部癌のうちで占める割合は，およそ1%であるが，日本からの報告ではもっと高頻度とされている[19]．そのほとんどは高リスクHPV DNAは陰性である[20-22]．頸部細胞診検体においては良性の内頸部細胞によく似た多数の腺細胞が集塊や線状配列，または単独細胞として出現する．偽層状配列した腺上皮断片は集塊内での極性を失い，混乱した（「酔っぱらい様の」）蜂巣状にシート配列し，核異型の程度に幅があることが診断の鍵となる．個々の細胞は立方体から円柱状で，豊富なレース状の黄金色の空胞化した細胞質をもち，細胞質内に胃型／幽門腺型の粘液を

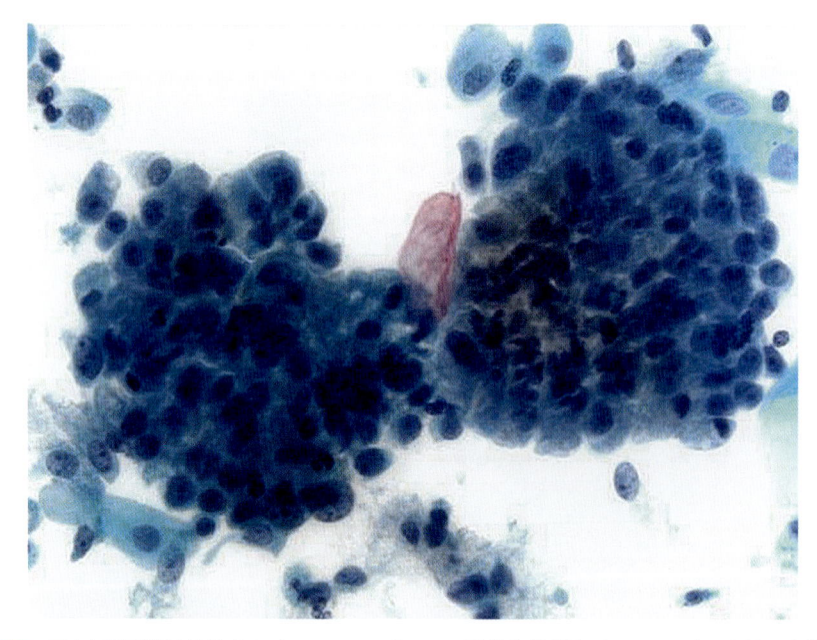

図7.6　最少偏倚型粘液性腺癌／adenoma malignum（液状化検体法，SurePath）．多数の腺集塊は，細胞学的特徴に乏しく良性の内頸部細胞と相似しているが，わずかに核の多形性，密集，極性の消失を認める．細胞質は豊富でときに黄金色の空胞状を呈する．核は腫大し，核小体を認めることもある．

有する[23]．核は著明に増大し（中層型扁平上皮細胞の核の2〜3倍），多形で，少数の細胞に核小体が認められる．CEA，Ki67（腫瘍細胞核の50％以上），p53が陽性であり，エストロゲンレセプター，プロゲステロンレセプターは陰性である．

　鑑別診断としては良性の内頸部腺細胞，異型腺細胞，上皮内腺癌（adenocarcinoma in situ：AIS），体部腺癌が挙げられる[20]．AISでは粘液をもたず，異常な単独細胞は認めないが，これらの特徴は粘液性腺癌では認められる．密集したシート状の腺細胞や重積した核，角張った細胞境界，羽毛状変化はAISの特徴であり，粘液性腺癌では認めない．体部腺癌では立体的な集団と核の重積や乳頭状構造，多形でクロマチン濃染した核，クロマチンの不均一な分布，好中球を含み空胞化して乏しい細胞質が特徴的である（図6.46〜6.48を参照）．

7.2.5　悪性ミューラー管混合腫瘍（MMMT）または癌肉腫 （図7.7，7.8）

　悪性ミューラー管混合腫瘍（malignant Müllerian mixed tumor：MMMT）は，まれにしかみられない（子宮体部悪性腫瘍の5％未満）悪性度の高い癌肉腫である．子宮内膜に発生するが，腫瘍を形成しつつ子宮内頸部に拡大進展することがある．定義上，この腫瘍は，悪性の上皮成分と間葉成分の両成分からなる．悪性上皮成分はたいていの場合，形態学的に低分化型類内膜腺癌と

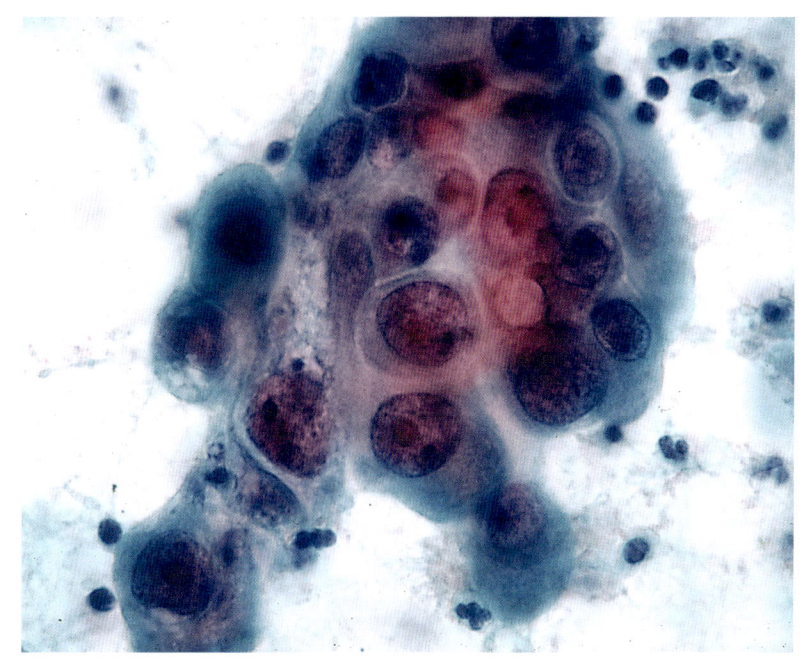

図7.7　悪性ミューラー管混合腫瘍（MMMT）（従来法）．円形だが多形性の核，粗顆粒状クロマチン，巨大核小体，中等量の細胞質を備えた大きな上皮様細胞からなる立体的集塊．

第7章　その他の悪性腫瘍

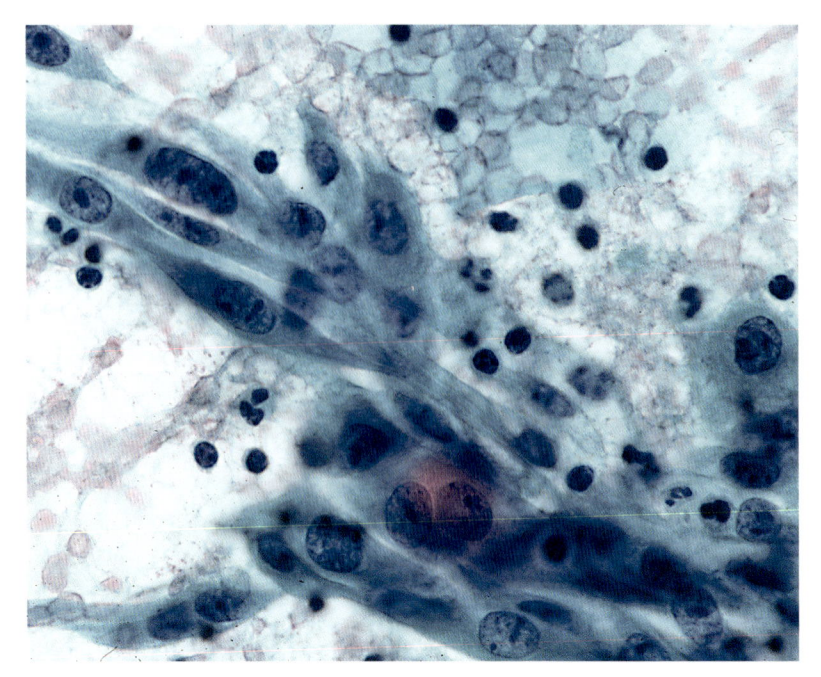

図7.8　悪性ミューラー管混合腫瘍（MMMT）（従来法）．多形性核，粗顆粒状クロマチン，巨大核小体，中等量の細胞質を備えた紡錘形細胞が，図7.7と同じ腫瘍の「肉腫様」成分を構成する．

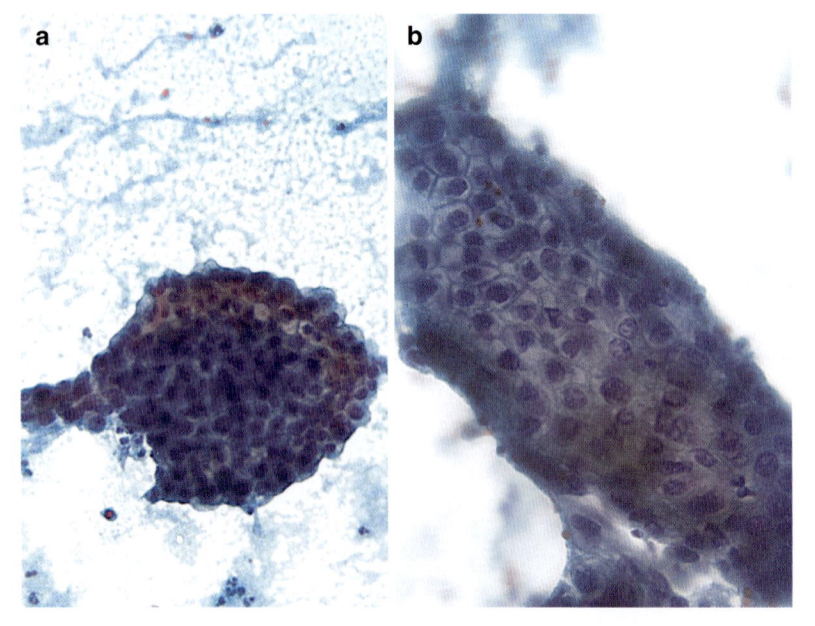

図7.9　明細胞腺癌（従来法）．微細顆粒状の細胞質と大型で多形性の核をもった腫瘍細胞がシート状や乳頭状に配列している（a, b）．「斑状」の背景と裸核も認められる（a）．

相似し，明細胞や漿液性様の分化はまれである．間葉（肉腫様）成分は，通常，内膜間質様，線維芽細胞様，あるいは平滑筋肉腫様の像を呈し，ときおり，横紋筋肉腫や軟骨肉腫，骨肉腫を含む異所性成分がみられる．最近の臨床病理学的，免疫組織学的，分子遺伝学的研究では，MMMTは癌の変種として分類するのが最善であるとするエビデンスが示されている．

　子宮内膜からの剥離や，子宮頸部／腟に拡大したMMMTからの直接採取により，子宮頸部細胞診標本中に悪性細胞がみられる場合がある．MMMTの腫瘍細胞は通常細胞数が多く，高悪性度の悪性腫瘍細胞の特徴をみせる．悪性上皮成分 (図7.7) と肉腫成分 (図7.8) の両者の存在は，MMMTの可能性を示唆する．しかし，低分化悪性細胞で，変性していたり，あるいは採取で得られる細胞が限られていたりする場合は，判断が難しいことがある[24, 25]．鑑別診断としては，体部腺癌，純粋型の肉腫，ブドウ状横紋筋肉腫（小児や思春期に認める），その他の低分化または未分化腫瘍が挙げられる．

7.2.6　明細胞腺癌 (図7.9)

　子宮頸部や腟の明細胞腺癌はミューラー管由来のまれな腫瘍で[26]，典型的には非ステロイドエストロゲンであるdiethylstilbestrol（DES）を妊娠中に摂取していた女性の娘に発生する．DES関連明細胞腺癌の発症年齢のピークは14〜22歳であり，DESに関連しない症例の発症は13〜80歳と報告されている．子宮頸部細胞診ではシート状，集塊状，乳頭状に配列した細胞として出現する[27]．腫瘍細胞は微細で空胞化し，グリコーゲンに富む細胞質と裸核，そして「斑状」背景と表現される，他のグリコーゲンに富む腫瘍と同様の背景をもつ．核は大型で青白く円形で，明瞭な核小体をもつ．明細胞腺癌におけるHPVはDES関連，DES非関連ともおよそ40％の症例で検出されるにすぎない[28]．

7.2.7　肉　腫 (図7.10〜7.12)

　女性生殖器での原発性肉腫はまれである．腟，子宮頸部，子宮，卵管，卵巣から発生する可能性があるが，子宮体部から発生することが最も多い．肉腫は純粋型や，あるいは上皮成分を混在している場合があり，一般に子宮頸部標本中には，変性した孤立散在性の腫瘍細胞としてみられる[1-3]．

　純粋型の肉腫には，平滑筋肉腫，横紋筋肉腫，線維肉腫[29]，子宮内膜間質肉腫[30]，原始神経外胚葉腫瘍（Ewing/primitive neuroectodermal tumors：PNET）[13, 14]，骨髄性肉腫[15] が含まれる．最も純粋な肉腫では，未分化，多形性，多核や奇異細胞がみられ，さらに細かく分類することはできない．紡錘形細胞，帯状細胞，円形で青い細胞といった特徴的な細胞学的所見がみられる場合は特定の肉腫のタイプが示唆される[1-3, 8]．検体が十分であれば，免疫染色が肉腫の細分類に役立つことがある．

第7章　その他の悪性腫瘍

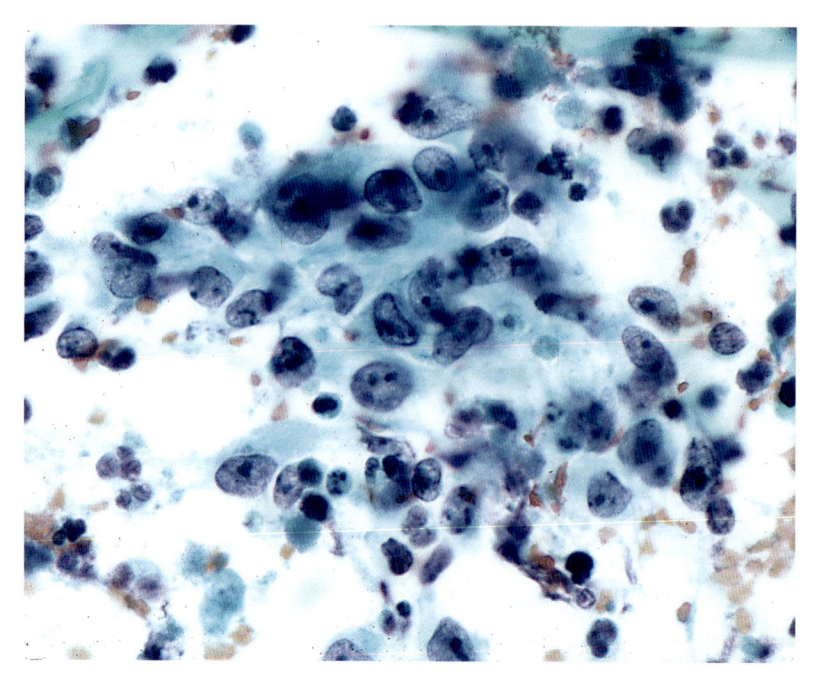

図7.10　特定不能な肉腫（従来法）．結合性がゆるく乱雑に配列した悪性細胞集団で，腫大した不整核，明瞭な核小体をもつ．上皮性あるいは間葉性への分化を示す特徴的な所見は認められない．

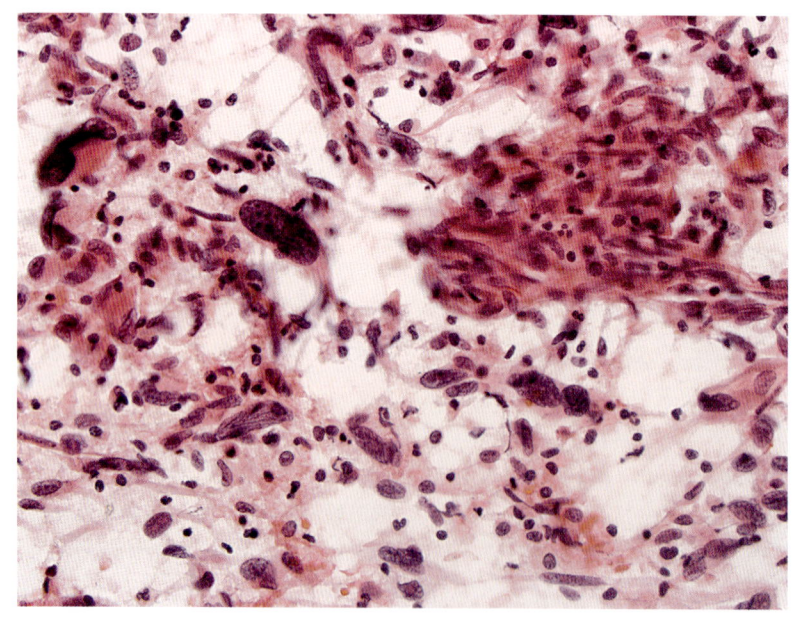

図7.11　平滑筋肉腫（従来法）．境界不明瞭な細胞質と長形で多形性の核をもつ紡錘形細胞が集団または単独で出現している．通常は剥離してくる細胞数は少ないため，散在性の孤立細胞として現れる．核膜は不整で粗く，不均一なクロマチン，明瞭な核小体の存在から，この紡錘形細胞が平滑筋肉腫細胞であり，円形核と平滑な核膜で特徴づけられる反応性修復変化ではないと判定できる．

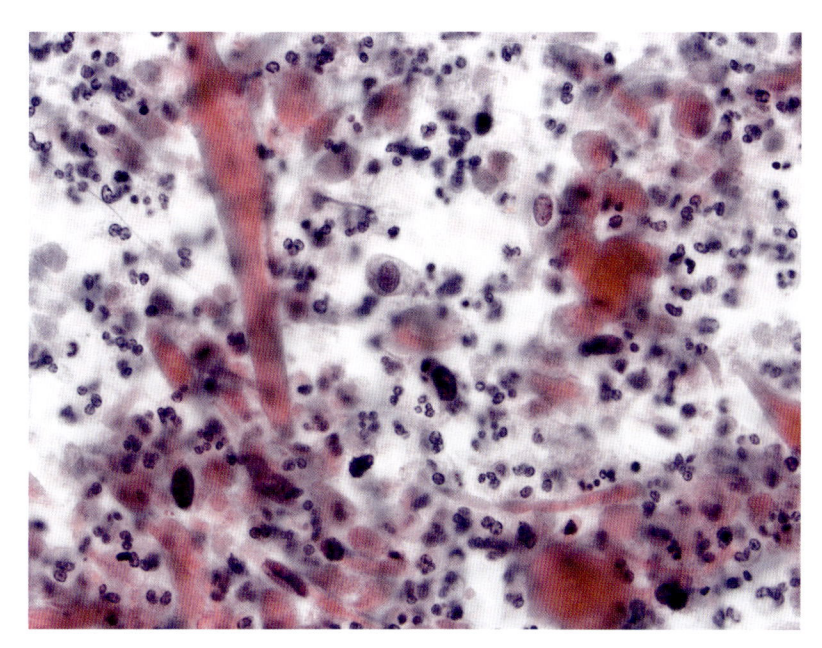

図7.12 横紋筋肉腫（従来法）．細胞質に横紋のある紡錘形／帯状細胞が，骨格筋への分化の指標である．奇異な形状の細胞を背景に認める．核は卵円形から長形と多様で，核膜不整や粗顆粒状のクロマチンを認める．

7.2.8 その他の原発性腫瘍

原発性の子宮頸部胚細胞性腫瘍としては絨毛癌，卵黄嚢腫瘍，奇形腫などが報告されている[6]．白血病／リンパ腫および悪性黒色腫が子宮頸部で発生する場合がまれにある．

7.3 続発性または転移性腫瘍

7.3.1 子宮外からの癌（図7.13〜7.18）

　子宮外からの癌が，子宮頸部へ波及する場合，以下の3通りの方法のいずれかによって，子宮頸部細胞標本中に出現する．まず，子宮内膜，膀胱，直腸など，骨盤内原発性腫瘍からの直接の拡大進展で，これは，子宮頸部へ波及する続発性癌としては最も頻度の高いものである[6]．次に，子宮頸部へのリンパ行性や血行性転移で，最も多い原発部位としては胃腸管（図7.13〜7.15；図6.58を参照），乳腺（図7.16a, b；図6.59を参照），卵巣（図7.17a, b；図6.55, 6.56を参照），が挙げられるが，それほど頻度は高くない[6]．最後に，卵巣腫瘍や悪性腹水からの剥離

第7章　その他の悪性腫瘍

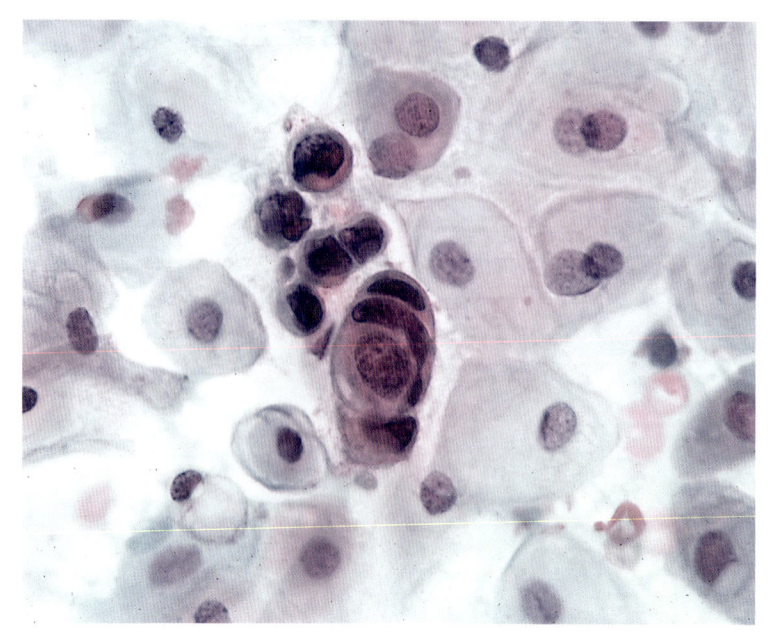

図7.13　転移性胃癌（従来法）．悪性核の特徴を備えた小細胞集塊が，しばしば胃癌で認められる「細胞中細胞（cell in cell）」配列を示す．細胞質空胞が存在する細胞もある．腫瘍背景はなく，原発性腫瘍よりも転移性腫瘍を支持する所見である．

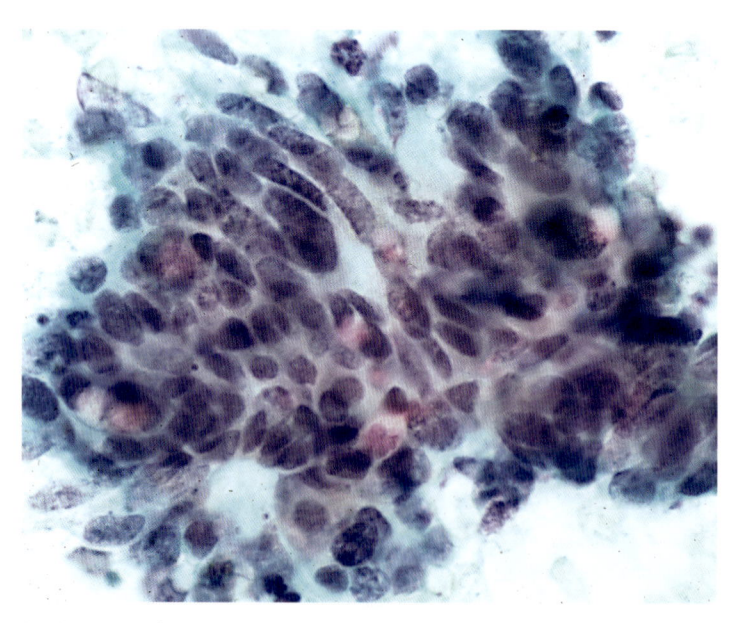

図7.14　転移性結腸癌（従来法）．高円柱上皮腺細胞の集団は，核の多形性，クロマチンの濃染，細胞の重積，細胞群内の極性消失を示す．このような形態学的所見より，悪性との判断が導かれる．本画像中の，柵状葉巻型の核をもった円柱上皮細胞と散在性にみられるムチンが充満し膨張した空胞を含む杯細胞は，「きたない壊死（dirty necrosis）」（ここでは認めない）と同様に，結腸癌特有の形態学的所見である．

7.3 続発性または転移性腫瘍

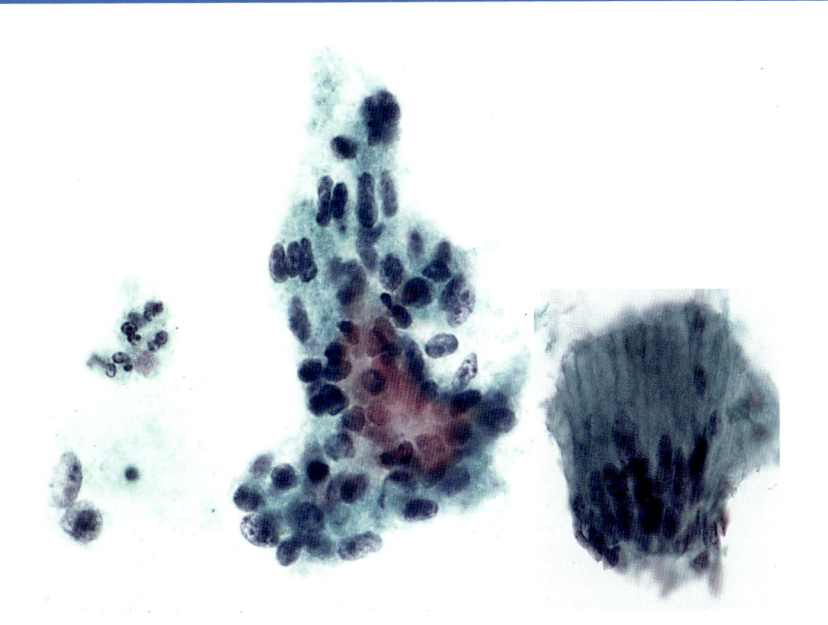

図7.15 転移性結腸癌（液状化検体法，ThinPrep）．転移性結腸癌からの悪性細胞集塊で，上端および中央部の腺腔に，細長い核をもつ高円柱上皮細胞がみられる．杯細胞はこの集塊には認められず，軽度の変性が認められる．図7.14の腫瘍細胞との比較のため，正常な結腸上皮の断片を右下挿入図に示す．

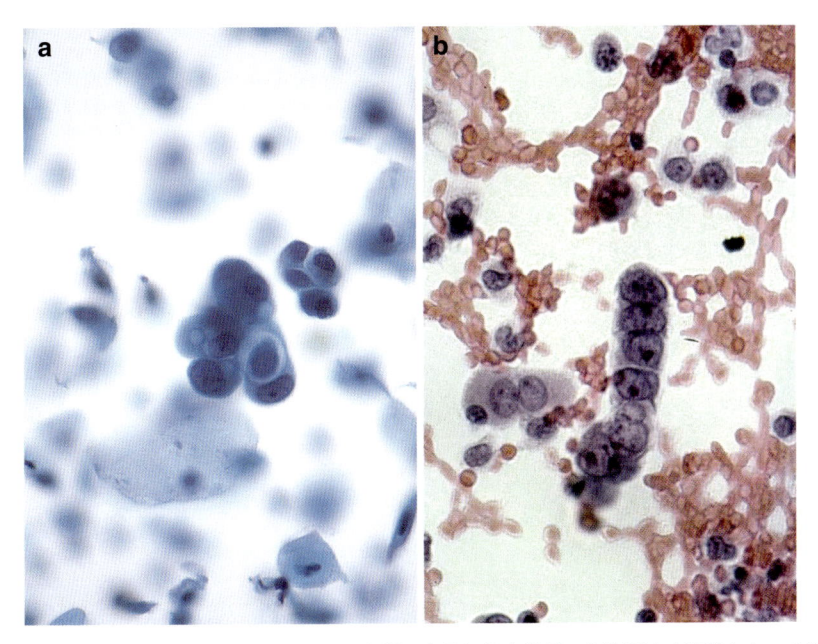

図7.16 （a，b）転移性乳癌．空胞状の細胞質は少量から中等量，細胞質内小腺腔をもつ小型の細胞が胃癌と同様な細胞中細胞に配列した集塊．核は円形で大小不同は軽度（a：液状化検体法，SurePath）．小型で単調，細胞質に乏しく，円形核と明瞭な核小体をもつ細胞が縦列し，乳癌を強く示唆する特徴である（b：従来法）．

第7章　その他の悪性腫瘍

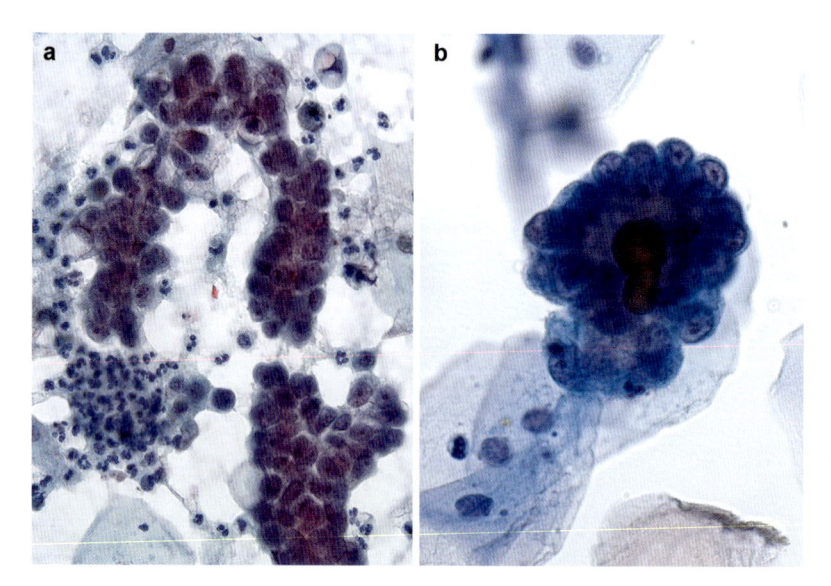

図7.17　卵巣癌．乳頭状集塊は辺縁が貝／扇状で，大型の重積した細胞は，円形核，明瞭な核小体，中等量の細胞質と異常な空胞をもつ（a：従来法）．同様の乳頭状集塊は腫大した核，微細顆粒状のクロマチンと明瞭な核小体をもつ細胞から構成される．卵巣癌では，時に砂粒体をみることがある（b：液状化検体法，ThinPrep）．

表7.1　子宮頸部細胞診検体にみられるおもな子宮外からの癌の頻度と形態学的特徴

原発部位（頻度%）	細胞学的特徴	免疫組織化学による染色
乳腺（12%）	印環細胞	GATA-3, ER, PR
	細胞質内小腺腔	
	単独細胞の出現	
	細胞中細胞（cell in cell）配列	
胃（15%）	印環細胞	CK7, CK20, MUC2
	単独細胞の出現	
	細胞中細胞（cell in cell）配列	
卵巣卵管（36%）	大型細胞	WT1, p53, ER
	強結合性の乳頭状細胞集塊	
	砂粒体	
結腸（30%）	ムチンを伴う高円柱上皮細胞	CK20, CDX2
腎（3%）	大型細胞	RCC, CD10, PAX8
	巨大核小体を伴う大型円形核	
	豊富で繊細な細胞質	
	明るい細胞質	
膀胱（3%）	扁平上皮化生と類似	CK20, p63, GATA-3
	密な細胞質	
	おたまじゃくし状またはラケット状細胞，セルカリア状細胞（cercariform cells）	

7.3 続発性または転移性腫瘍

細胞が卵管，子宮内腔および子宮内頸部を通過して，子宮頸部検体中に出現する場合がある．

　子宮頸部検体中に転移性腫瘍がみられる患者の大半には，正確な判断につながる悪性病変の既往歴がある[3,6]．非常にまれではあるが，子宮頸部への波及が疾患の最初の発現になることがある．転移細胞の独特の細胞学的特徴によって，あるいは異質な細胞が出現することから，転移と認識されることがある（表7.1）[31-42]．転移性腫瘍の大多数で，背景がきれいであり，腫瘍背景がないという特徴がみられる（図6.41を参照）．しかし，子宮頸部／腟へと腫瘍が直接拡大進展する場合，組織への浸潤と破壊により，腫瘍背景が出現する可能性がある．尿路の移行上皮癌は，上皮内播種によって腟に波及することがある．こういう場合，それが扁平上皮内病変（squamous intraepithelial lesion：SIL）や浸潤性扁平上皮癌と混同される可能性がある（図7.18）．

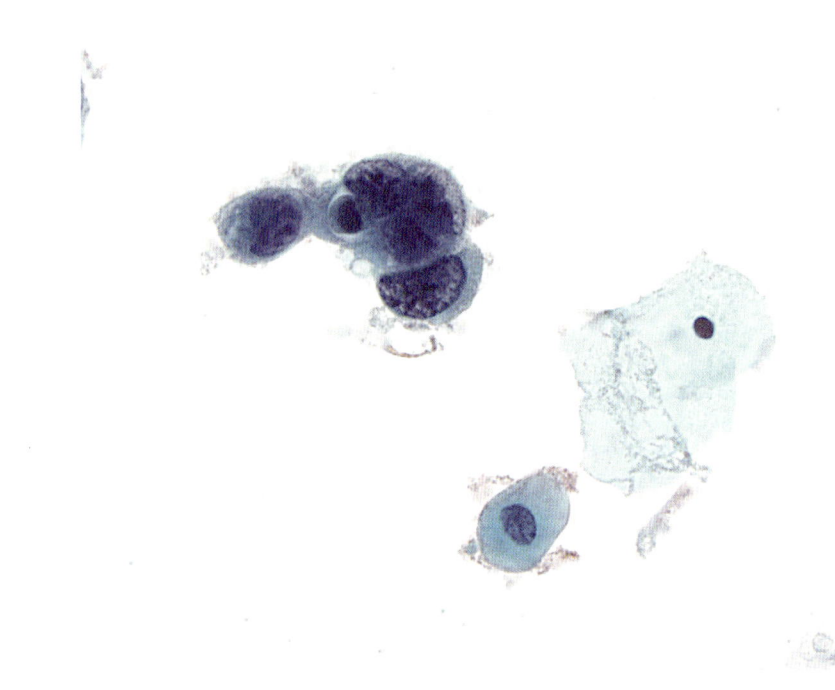

図7.18　尿路上皮癌（液状化検体法，ThinPrep）．小集塊または単独で出現した，強い核異型，クロマチン濃染し不均一な核，明瞭な核小体，濃い細胞質をもつ細胞は，扁平上皮化生やHSILと同様の細胞特徴をもつ．尿路原発腫瘍の病歴がありラケット状のセルカリア状細胞（cercariform cells）を認識することが正しい判断につながる．

第7章　その他の悪性腫瘍

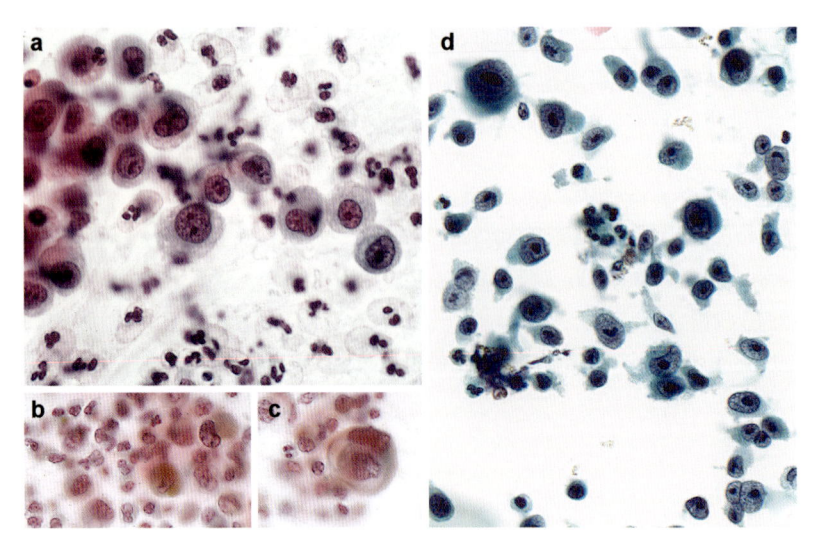

図7.19　悪性黒色腫．散在性で，結合性のゆるい大型細胞が，中等量の細胞質，円形核，不整な核膜，粗く凝集して不規則に分布したクロマチン，明瞭な核小体を備えている（a：従来法）．メラニンに相当する細胞質内色素は有用な所見だが，必ずみられるとは限らない（b, c）．孤立性で，ときおり二核，少量から中等量の濃染した境界明瞭な細胞質をもつ細胞．核は円形で核小体は明瞭である（d：SurePath）．

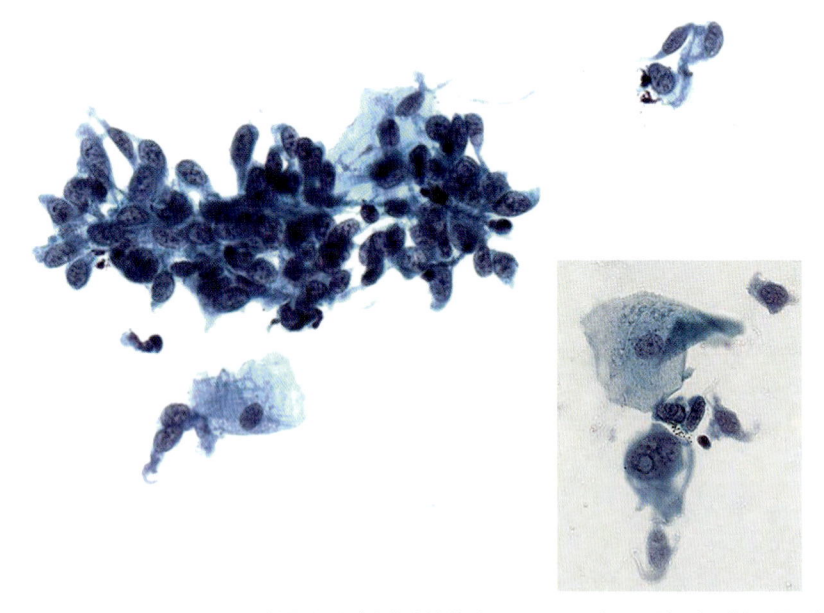

図7.20　紡錘形細胞からなる悪性黒色腫（液状化検体法，ThinPrep）．長形で多形性の異型核と不均一なクロマチンをもつ紡錘形細胞の集塊であり，間質肉腫のような肉腫や紡錘形癌と類似する．右下挿入図に示す核内偽封入体の存在が正しい判断の手がかりとなり，免疫細胞化学染色で確認できる．

7.3.2 悪性黒色腫（図7.19, 7.20）

女性の悪性黒色腫の5〜10％は，外陰部や腟に発生する．子宮頸部の原発性黒色腫は非常にまれだが，転移性黒色腫は比較的よくみられる[6, 43, 44]．細胞学的特徴は，他の部位の黒色腫でよくみられるものと同じである．細胞数は多く，一般的に多形，孤立性，円形，卵円形，あるいは紡錘形で，大きな核と明瞭な核小体を備えている．二核化や核内偽封入体がみられることがある．細胞質は明瞭で細胞質内メラニン色素を認めることも認めないこともある．メラノファージや腫瘍背景を認めることもある．鑑別診断としては，多くの低分化悪性腫瘍（原発性または転移性）がある．S100タンパク，HMB45，Mart1に対する免疫細胞化学染色が有用な場合がある．

7.3.3 悪性リンパ腫（図7.21）

悪性リンパ腫が，播種性あるいは原発として子宮頸部にできるのはまれである[45]．リンパ腫細胞は孤立散在性または疎な集団として出現し，核膜不整および粗く不均一なクロマチンといった核の異常を示す場合が多い．異常なリンパ球集団の様相は，反応性慢性炎症の場合と比較して，一般に単調である．しかし，特徴的な所見はリンパ腫のタイプによって異なる．鑑別診断としては，慢性／濾胞性（リンパ球性）頸管炎，小細胞未分化癌が挙げられる．液状化検体法が利用できる場合は，単クローン性リンパ球集団を確認するのに，免疫細胞化学が有用である．

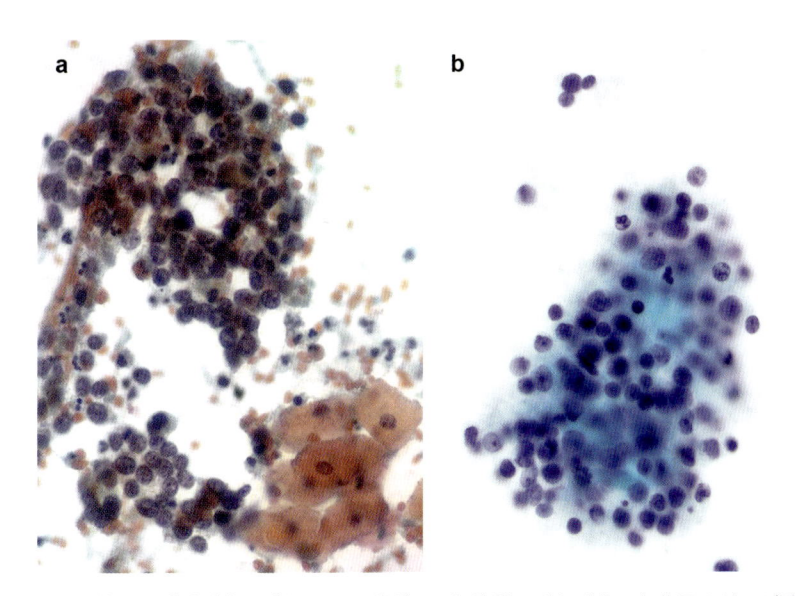

図7.21 悪性リンパ腫（非ホジキンリンパ腫）．細胞質に乏しく均一な集団のリンパ球が疎な集団を形成する．核片呑食マクロファージ（tingible body macrophage）や多様な成熟段階のリンパ球といった，濾胞性頸管炎の所見を認めないことが，悪性リンパ腫の可能性を示唆する（a：従来法；b：液状化検体法，SurePath）．

参考文献

1. Bonfiglio TA. Uncommon tumors of the cervix, vagina and uterine corpus. In: Bonfiglio TA, Erozan YS, editors. Gynecologic pathology. Philadelphia: Lippincott-Raven; 1997. p. 145–56.
2. Ioffe O, Henry MR. The uterine cervix. In: Silverberg SG, DeLellis RA, Frable WJ, LiVolsi VA, Wick MR, editors. Principles and practice of surgical pathology and cytopathology, vol. 2. 4th ed. New York: Churchill Livingstone; 2006. p. 1831–84.
3. DeMay RM. The pap smear in the art and science of cytopathology, vol. 1. 2nd ed. Hong Kong: ASCP Press; 2012. p. 1–197.
4. Khalbuss WE, Pantanowitz L, Monaco SE. Cytomorphology of unusual primary tumors in the Pap test. Cytojournal. 2013;10:17.
5. Kumar NB, Hart WR. Metastases to the uterine corpus from extragenital cancers. A clinicopathologic study of 63 cases. Cancer. 1982;50:2163–9.
6. Witkiewicz AK, Wright TC, Ferenczy A, Ronnett BM, Kurman RJ. Carcinoma and other tumors of the cervix. In: Kurman RJ, Ellenson LH, Ronnett BM, editors. Blaustein's pathology of the female genital tract. 6th ed. New York: Springer; 2011. p. 254–303.
7. Steeper TA, Piscioli F, Rosai J. Squamous cell carcinoma with sarcoma-like stroma of the female genital tract. Clinicopathologic study of four cases. Cancer. 1983;52:890–8.
8. Kurman RJ, Carcangiu ML, Herrington CS, Young RH, editors. Chapter 5. Tumours of the uterine corpus. In: WHO classification of tumours of the female reproductive organs. 4th ed. Lyon: IARC; 2014.
9. Viswanathan AN, Deavers MT, Jhingran A, Ramirez PT, Levenback C, Eifel PJ. Small cell neuroendocrine carcinoma of the cervix: outcome and patterns of recurrence. Gynecol Oncol. 2004;93:27–33.
10. Park HJ, Choi YM, Chung CK, Lee SH, Yim GW, Kim SW, et al. Pap smear screening for small cell carcinoma of the uterine cervix: a case series and review of the literature. J Gynecol Oncol. 2011;22:39–43.
11. Stoler MH, Mills SE, Gersell DJ, Walker AN. Small-cell neuroendocrine carcinoma of the cervix. A human papillomavirus type 18-associated cancer. Am J Surg Pathol. 1991;15:28–32.
12. Miles PA, Herrera GA, Mena H, Trujillo I. Cytologic findings in primary malignant carcinoid tumor of the cervix, including immunohistochemistry and electron microscopy performed on cervical smears. Acta Cytol. 1985;29:1003–8.
13. McCluggage WG, Sumathi VP, Nucci MR, Hirsch M, Dal Cin P, Wells M, et al. Ewing family of tumours involving the vulva and vagina: report of a series of four cases. J Clin Pathol. 2007;60:674–80.
14. Rajwanshi A, Srinivas R, Upasana G. Malignant small round cell tumors. J Cytol. 2009;26:1–10.
15. Garcia MG, Deavers MT, Knoblock RJ, Chen W, Tsimberidou AM, Manning JT, et al. Myeloid sarcoma involving the gynecologic tract. A report of 11 cases and review of the literature. Am J Clin Pathol. 2006;125:783–90.
16. Kuroda N, Wada Y, Inoue K, Ohara M, Mizuno K, Toi M, et al. Smear cytology findings of large cell neuroendocrine carcinoma of the uterine cervix. Diagn Cytopathol. 2013;41:636–9.
17. Reis-Filho JS, Fillus Neto J, Schonemann E, Sanderson A, Schmitt FC. Glassy cell carcinoma of the uterine cervix. Report of a case with cytohistologic and immunohistochemical study. Acta Cytol. 2001;45:407–10.
18. Matthews-Greer J, Dominguez-Malagon H, Herrera GA, Unger J, Chanona-Vilchis J, Caldito G, et al. Human papillomavirus typing of rare cervical carcinomas. Arch Pathol Lab Med. 2004;128:553–6.
19. Kojima A, Mikami Y, Sudo T, Yamaguchi S, Kusanagi Y, Ito M, et al. Gastric morphology and immunophenotype predict poor outcome in mucinous adenocarcinoma of the uterine cervix. AJSP. 2007;31:664–72.
20. Granter SR, Lee KR. Cytologic findings in minimal deviation adenocarcinoma (adenoma malignum) of the cervix. A

参考文献

  report of seven cases. Am J Clin Pathol. 1996;105:327–33.
21. Lim KT, Lee IH, Kim TJ, Kwon YS, Jeong JG, Shin SJ. Adenoma malignum of the uterine cervix: clinicopathologic analysis of 18 cases. Kaohsiung J Med Sci. 2012;28:161–4.
22. Ki EY, Byun SB, Park JS, Lee SJ, Hur SY. Adenoma malignum of the uterine cervix: report of four cases. WJSO. 2013;11:168.
23. Hata S, Mikami Y, Manabe T. Diagnostic significance of endocervical glandular cells with "golden yellow" mucin on Pap smear. Diagn Cytopathol. 2002;27:80–4.
24. Casey MB, Caudill JL, Salomao DR. Cervicovaginal (Papanicolaou) smear findings in patients with malignant mixed mullerian tumors. Diagn Cytopathol. 2003;28:245–9.
25. Sharma NK, Sorosky JI, Bender D, Fletcher MS, Sood AK. Malignant mixed mullerian tumor (MMMT) of the cervix. Gynecol Oncol. 2005;97:442–5.
26. Thomas MB, Wright JD, Leiser AL, Chi DS, Mutch DG, Podratz KC, et al. Clear cell carcinoma of the cervix: a multi-institutional review in the post-DES era. Gynecol Oncol. 2008;109:335–9.
27. Stewart 3rd J, Bevans-Wilkins K, Ye C, Kurtycz DF. Clear-cell endocervical adenocarcinoma in a 19-year-old woman. Diagn Cytopathol. 2006;34:839–42.
28. Waggoner SE, Anderson SM, Van Eyck S, Fuller J, Luce MC, Herbst AL. Human papillomavirus detection and p53 expression in clear-cell adenocarcinoma of the vagina and cervix. Obstet Gynecol. 1994;84:404–8.
29. Massoni EA, Hajdu SI. Cytology of primary and metastatic uterine sarcomas. Acta Cytol. 1984;28:93–100.
30. Masand RP, Euscher ED, Deavers MT, Malpica A. Endometrioid stromal sarcoma: a clinicopathologic study of 63 cases. Am J Surg Pathol. 2013;37:1635–47.
31. Lemoine NR, Hall PA. Epithelial tumors metastatic to the uterine cervix. Cancer. 1986;57:2002–5.
32. McCluggage WG, Hurrell DP, Kennedy K. Metastatic carcinomas in the cervix mimicking primary cervical adenocarcinoma and adenocarcinoma in situ: report of a series of cases. Am J Surg Pathol. 2010;34:735–41.
33. Perez-Montiel D, Serrano-Olvera A, Salazar LC, Cetina-Perez L, Candelaria M, Coronel J, et al. Adenocarcinoma metastatic to the uterine cervix: a case series. J Obstet Gynaecol Res. 2012;38:541–9.
34. Gupta N, Dudding N, Smith JFH. Cytomorphological features of extragenital metastases in SurePath[TM] cervical liquid-based cytology: a series of eight cases. Cytopatholgy. 2013;24:123–8.
35. Fiorella RM, Beckwith LG, Miller LK, Kragel PJ. Metastatic signet ring carcinoma of the breast as a source of positive cervicovaginal cytology. A case report. Acta Cytol. 1993;37:948–52.
36. Yamamoto T, Mori T, Matsushima H, Sawada M, Kitawaki J. Late, isolated metastasis from poorly differentiated gastric cancer to the uterine cervix. Gynecol Oncol Case Rep. 2014;8:17–20.
37. Childs AJ, Burke JJ, Perry MY, Check WE, Gallup DG. Recurrent colorectal carcinoma detected by routine cervicovaginal. Papanicolaou smear testing. J Low Genit Tract Dis. 2005;9:236–8.
38. Zulfiqar M, Liu S, Shi D, Madan S, Jacques S, King L, et al. Metastatic colorectal adenocarcinoma in cervicovaginal cytology specimens confirmed by immunocytochemical stains on liquid base specimens: two study cases with review of the literature. CytoJournal. 2013;10:9.
39. Takashina T, Onto M, Kanda Y, Sagae S, Hayakawa O, Ito E. Cervical and endometrial cytology in ovarian cancer. Acta Cytol. 1988;32:159–62.
40. Takashina T, Ito E, Kudo R. Cytologic diagnosis of primary tubal cancer. Acta Cytol. 1985;29:367–72.
41. Layfield LJ, Jones C, Hirschowitz S. Statistical analysis of cytologic features useful in separation of metastatic urothelial carcinoma from other metastatic epithelial malignancies. Diagn Cytopathol. 2003;29:334–8.
42. Sigel CS, Park KJ, Fine SW, Lin O. Urothelial carcinoma involving vaginal specimens from patients with neobladder:

a potential pitfall in diagnostic cytopathology. Diagn Cytopathol. 2012;40:168–72.
43. Setia N, Goulart RA, Leiman G, Otis CN, Modem R, Pantanowitz L. Cytomorphology of cervicovaginal melanoma: ThinPrep versus conventional Papanicolaou tests. Cytojournal. 2010;7:25.
44. Simões M, Cunha V, Nabais H, Riscado I, Jorge AF. Primary malignant melanoma of the uterine cervix – case report and review. Eur J Gynaecol Oncol. 2011;32:448–51.
45. Harris NL, Scully RE. Malignant lymphoma and granulocytic sarcoma of the uterus and vagina. Cancer. 1984;53:2530–45.

第8章
肛門細胞診

Teresa M. Darragh and Joel M. Palefsky

8.1　背　景

　肛門細胞診はベセスダシステム2001で初めて取り入れられた．また，肛門細胞診は，高解像度肛門鏡検査による生検とともに肛門癌のスクリーニングの一法であり，子宮頸部細胞診と同様な役割として認知されてきた[1-4]．ベセスダシステム2001では，検体採取，検体の適否，肛門細胞診におけるベセスダ用語の使用，肛門扁平上皮内病変（anal squamous intraepithelial lesion：ASIL）の基本的形態的特徴の説明が含まれる．2014年改訂版の本章では，肛門・直腸癌の疫学，写真，肛門・直腸細胞診を遂行するうえでのさらなる情報，HPV検査やバイオマーカー検査の役割や臨床的対応について簡潔な総説が追加された．

8.2　肛門癌

　肛門扁平上皮癌はまれな癌である．肛門癌の90％以上はHPV16型優位な持続感染に起因する[5]．米国がん協会では，2014年の米国における肛門癌の新規患者は約7,210人（男性2,660人，女性4,550人）で，そのうち950人（男性370人，女性580人）が死亡すると推定されている[6]．しかし，肛門扁平上皮癌の発症頻度はここ数十年で上昇し，特に高リスク集団とされる男性間性交渉者，HIV陽性の男女，臓器移植レシピエント，多中心性に下部生殖器新生物に罹患した患者において著しい．HIVに感染した成人における肛門癌の発症は，一般集団の約30倍高い[7]．米国におけるHIVに感染した男性間性交渉者では，肛門癌の発症率は1年あたり10万人中131人と推計され[8]，それはスクリーニングを開始する前の米国における子宮頸癌の割合よりもはるかに高い．

　高度扁平上皮内病変（high-grade squamous intraepithelial lesion：HSIL）から肛門癌に進展する割合を直接推計するものは存在しないが，子宮頸部病変と同様に肛門のHSILは前癌病変である[9]．Machalekらは，男性間性交渉者集団の理論的な肛門癌進展割合を，HIV感染がない場合は1年あたり1/4,196に対し，HIV感染がある場合は1/377と算出した[10]．これらの割合は，HIV非感染女性における子宮頸部高度扁平上皮内病変〔子宮頸部上皮内腫瘍（cervical intraepithelial neoplasia 3：CIN3）〕が癌に進展する割合である1年あたり1/100よりも低く推計されている[11]．

8.3　肛門細胞診

　肛門細胞診は，肛門上皮内病変であるASILのスクリーニングとして用いられており，子宮頸癌スクリーニングとして子宮頸部細胞診を使用するのに相当する．肛門検査において用手的肛門直腸診（digital anorectal exam：DARE）は必須であり，最初に行われる肛門癌スクリーニング検査である．癌は通常硬いか引きつれて触知され，しばしば疼痛を伴う．肛門癌高リスク集団を対象としたスクリーニングにおいて，異常は高頻度でみられる．単回の肛門細胞診検体の感度と特異度の精度は，単回の子宮頸癌細胞診検査の成績と比較するほど良好である[12]．最近のメタアナリシスでは，高度扁平上皮内病変における肛門細胞診の感度は69〜93％で，特異度は32〜59％である[13]．しかし，HIV感染によって罹患率が高くなることから，高度扁平上皮内病変を有する男性間性交渉者における精度はHIV感染によって異なる[14]．

　肛門上皮内病変の細胞診グレードと高解像度肛門鏡検査による生検の組織診グレードとの相関は，比較的乏しい．細胞診はしばしば対応する生検と比較して肛門上皮内病変のグレードを過小評価しがちである[1,12,15,16]．肛門細胞診と生検とを比較した研究では，細胞診で軽度扁平上皮内病変（low-grade squamous intraepithelial lesion：LSIL）とされたうち3分の1以上が，生検において高度扁平上皮内病変であった[17]．しかし，肛門細胞診は高度扁平上皮内病変の陽性適中率が高く，たとえばHIV陽性の男性間性交渉者集団のように，肛門扁平上皮内病変の罹患率が増加する集団における高解像度肛門鏡検査を施行するうえでの精度管理モニタリングとして有用である[18]．さまざまな程度の肛門細胞診異常を有する大半の患者では，組織病理学的に高度扁平上皮内病変を証明できる[15]．

　肛門細胞診の判断は，中等度から良好な程度で検者間の一致が報告されている[19,20]．しかし，米国病理医会の施設間非婦人科細胞診スライド比較プログラムにおける肛門細胞診の成績は不良で，特に高度扁平上皮内病変と扁平上皮癌の同定に関して顕著であり，細胞診スクリーナーの継続的な教育と習熟が必要であることが示唆された[21]．

8.4　検体採取

　採取にあたり標的とするのは，肛門管全体，すなわち遠位直腸から肛門縁までであり，肛門移行帯や肛門管の角化・非角化扁平上皮が含まれる．細胞診用の検体採取は，通常，非直視下に行われるので[22,23]，小型肛門鏡を検体採取器具として使用した臨床医の報告があるものの[24]，適正検体を得ることは容易でない．扁平・円柱上皮境界（squamocolumnar junction：SCJ）を直視下で採取を試みても，盲目的採取の方が優れていた[25]．

　さまざまな採取器具が肛門細胞診用に使用されているが，最も広く使用されているのが，Dacron®（水道水で湿らせた合成ポリエステルスワブ）である[22,23]．Dacron®は，採取した細胞成分が容易に遊離し，かつ，柄がプラスチック製であるため液状化検体を採取するうえで適していることから，綿棒よりもたびたび推奨されている．他には子宮頸部用のブラシ[26-28]やナイロン製フロックドスワブ[24,29]が使用されている．このスワブは，頸管ブラシよりも患者の忍容性

がよいかもしれない[22]．適正検体を得るうえで，採取器具の種類は採取技量よりもおそらく重要でない[30]．

　検体作製には従来法と液状化検体法の両方が用いられているが，液状化検体法では回収細胞数が増加し，糞便・乾燥・機械的なアーチファクト等の診断阻害要因が減ると報告されている[31, 32]．また，肛門扁平上皮内病変のスクリーニングには，従来法と液状化検体法は同等に有効であると報告されている[33]．自己採取肛門細胞診も男性間性交渉者集団において研究されており，肛門細胞診未受診者の80％で病理医によって判断できる検体が初回で採取できた[34]．

8.5　検体の適否（図8.1〜8.5）

　採取された細胞は，表層・中層型の有核扁平上皮細胞，扁平化生細胞，直腸円柱細胞，遠位肛門由来の脱核した扁平細胞から構成されている（図8.1）．肛門移行帯細胞（直腸の円柱上皮細胞および／または扁平化生細胞）の存在を，肛門管の角化部分より口側の部位からも細胞が採取されていることの指標として記載する必要がある（図8.2）．子宮頸部細胞診と同様に，移行帯成分の存在は品質指標の1つであるが，検体の適否全体の指標ではない．直腸円柱上皮の存在は，肛門スワブが肛門・直腸移行帯まで細胞を採取した指標となる．従来法を用いた研究では，肛門細胞診の精度特性は直腸円柱細胞の存在の有無に影響されない，すなわち存在しなくても肛門細胞診の感度，特異度，適中率に有意な変化がみられなかった[1]．しかし，より最近のThinPrepを用いた研究では，移行帯細胞が存在しないと，偽陰性が増えるようである[35]．

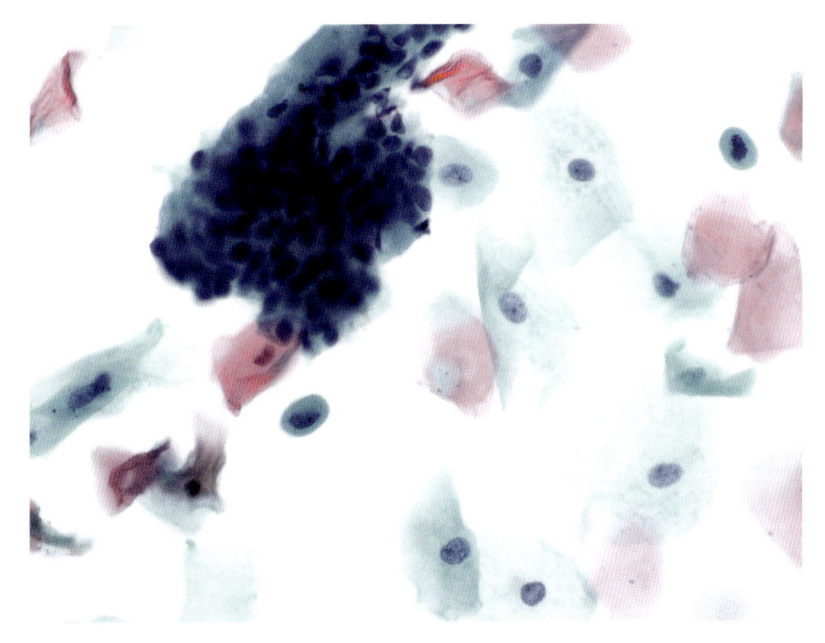

図8.1　適正検体，陰性（上皮内病変ではない／悪性ではない）（液状化検体法，SurePath）．中間型扁平上皮細胞，扁平化生細胞，直腸の円柱細胞が存在している．

第8章　肛門細胞診

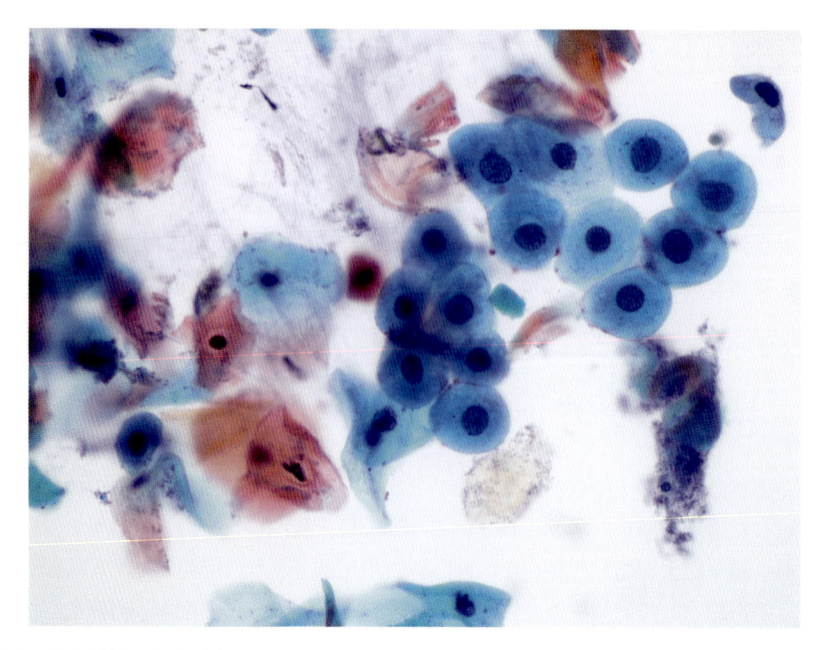

図8.2 適正検体，陰性（上皮内病変ではない／悪性ではない）（液状化検体法，ThinPrep）．厚い細胞質を伴う円形の扁平化生細胞が存在している．

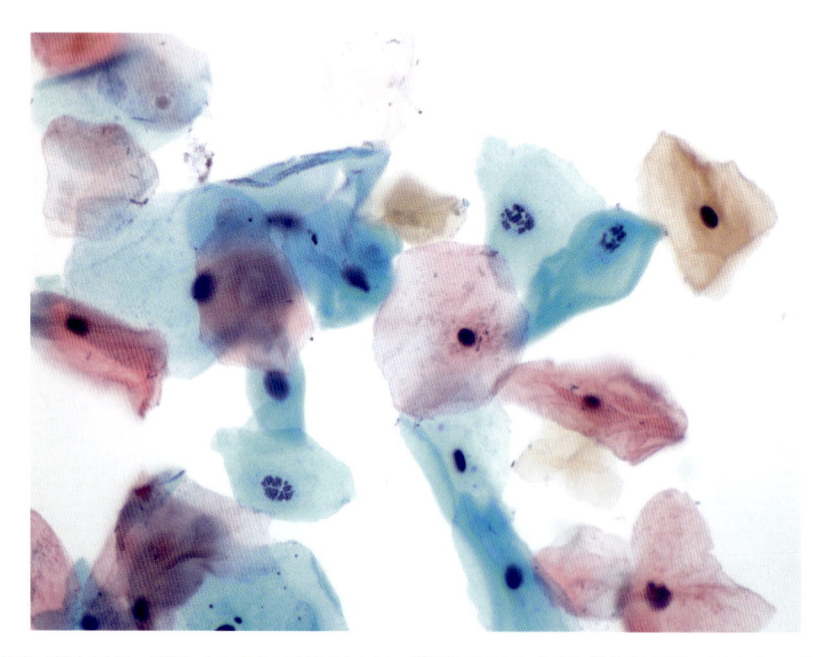

図8.3 適正検体，陰性（上皮内病変ではない／悪性ではない）（液状化検体法，ThinPrep）．扁平上皮細胞と脱核した角化細胞や核濃縮が存在している．

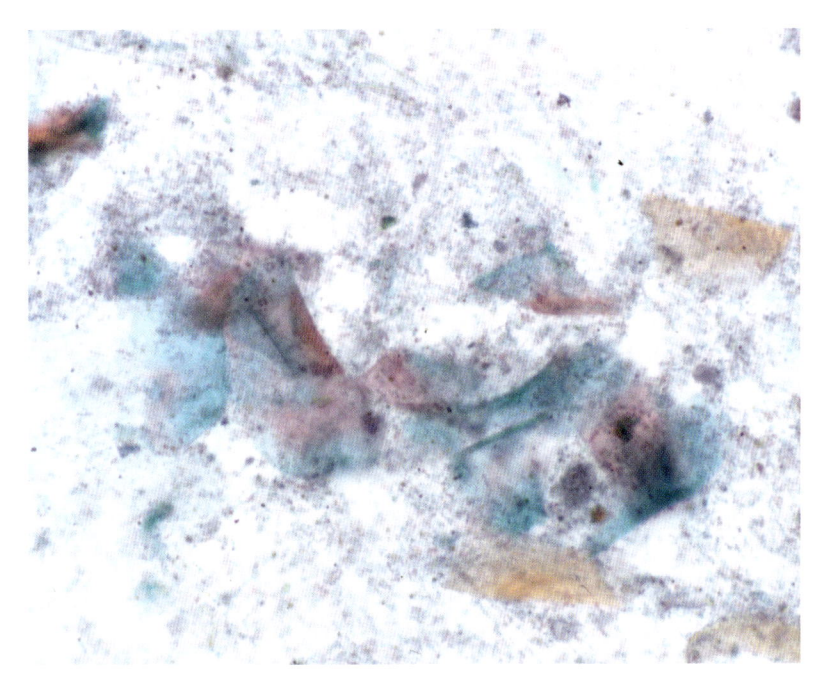

図8.4 不適正検体（従来法）．従来法では細菌や糞便により細胞形態の細部が不明瞭になる可能性が高い．

　どのような成分が適正な肛門検体を構成するのかを検討した文献は少なく，肛門細胞診検体として適正な細胞数の下限も定義されていない．一般的には，専門臨床医が採取した肛門由来の適正検体の細胞数は，子宮頸部由来の細胞数に近い．専門家の見解に基づく指針としては，従来法なら有核扁平上皮細胞数で約2,000〜3,000が下限であり，これは液状化検体法ならThinPrep（直径20 mm）で強拡大1視野あたり有核細胞およそ1〜2個，SurePath（直径13 mm）なら3〜6個に相当するが，使用する顕微鏡の光学的パラメータにより変動する．上皮細胞に異常がない検体においてガイドラインよりも有核扁平上皮細胞数が少なければ，細胞数の少なさによる不適正を考慮すべきである．しかしArainらはSurePath肛門検体において，意義不明な異型扁平上皮細胞（atypical squamous cells of undetermined significance：ASC-US）からHSILまでの異常細胞診判定は平均6個以上の検体に含まれ，平均5個以下の検体は陰性かASC-USであることを見出した[27]．

　核崩壊を伴う変性は，正常検体，異常検体のいずれにおいてもたびたび遭遇する（図8.3）．細菌や糞便の混入例では，評価に支障をきたす可能性がある（図8.4）．脱核した扁平細胞が検体の構成成分の大半を占める検体や，糞便により細胞像が不鮮明な検体は，評価困難（不適正検体）である（図8.5）．

第8章　肛門細胞診

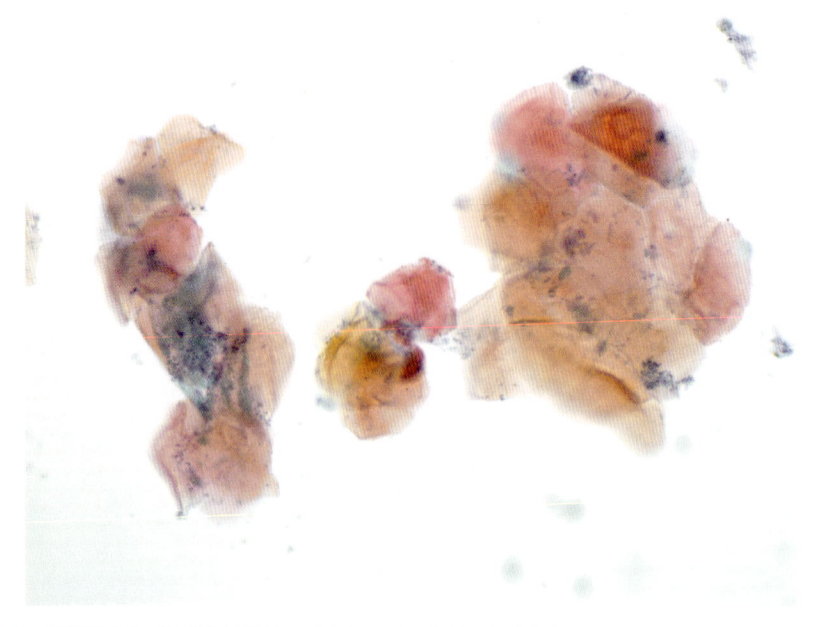

図8.5　不適正検体（液状化検体法，ThinPrep）．脱核した角化細胞しか存在しない．ThinPrepを用いた肛門細胞診では，強拡大1視野あたり平均1〜2個の有核扁平上皮細胞が検体の適正基準として必要である．

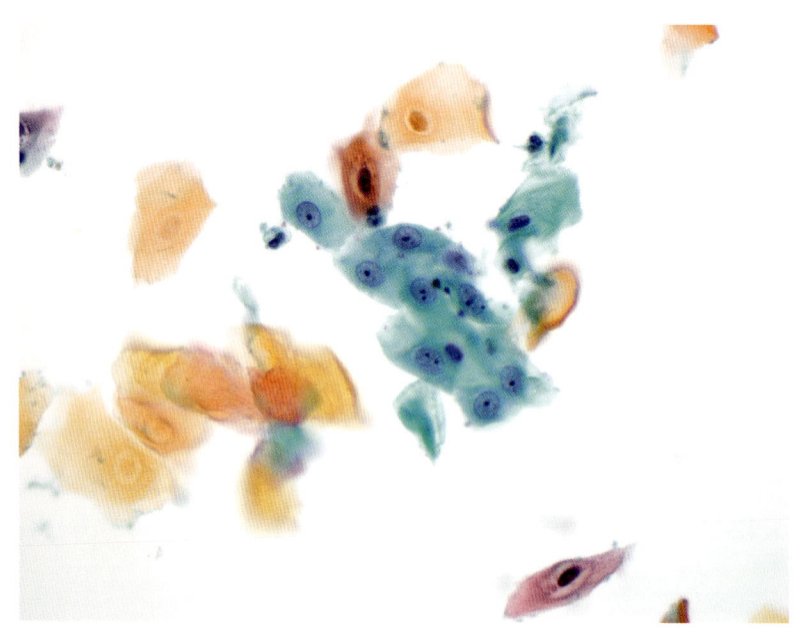

図8.6　核腫大，低クロマチン・核小体を含む反応性核変化を伴う扁平上皮細胞．他の細胞には狭い核周囲明庭を認める．

8.6 判　断

　肛門細胞診検体の用語，形態的判断基準やガイドラインは子宮頸部細胞診に準じている．ベセスダ用語は，肛門細胞診報告書に用いられているが，細胞学的判定や検体の適否の記述を含んでいる．ベセスダシステムでは，肛門という採取部位の特性を反映させるために改変されており，たとえば細胞診報告書では，移行帯成分採取の指標としての内頸部細胞は直腸円柱上皮に置き換えられている．

8.6.1　陰性（上皮内病変ではない／悪性ではない）(図8.1〜8.3，8.6)

　肛門細胞診において良性所見の範囲が存在し得るが，子宮頸部細胞診とは類似点と相違点がある．たとえば肛門細胞診の反応性変化において，狭い核周囲明庭と小型核小体を頻繁に認めるが，典型的な修復性変化はみられない (図8.6)．肛門細胞診で角化は普通にみられるが，肛門管の角化・非核化領域が併存しているからである．肛門細胞診では，肛門管の角化領域からの細胞診検体と，さまざまな要因で脱核した扁平細胞として出現した過角化した細胞診検体とを区別することはできない．錯角化は反応性変化でもHPV関連領域でもみられる．異型錯角化は異常であり，ASC-USから上皮内病変や癌に至る範囲での細胞診判断と関連すると考えられるが，付随する異常所見の程度による．

8.6.2　微生物 (図8.7〜8.10)

　肛門細胞診では，ウイルス，単細胞生物，真菌や蠕虫を含むさまざまな微生物に遭遇する．カンジダ (図8.7) やヘルペスウイルス (図8.8) のように子宮頸部細胞診でも遭遇するものもあれば，消化管特異的で婦人科細胞診ではまれなものもある．ヒトの消化管には多種類のアメーバが寄生する．アメーバ胞子と栄養体がともにみられる (図8.9a)．*Entamoeba histolytica* 以外のすべてのアメーバは非病原性と考えられているが，病原体としての範囲は日和見感染リスクを有する免疫不全患者で拡大するかもしれない．肛門細胞診では，特にアブレーション治療後において多数のマクロファージがみられ，アメーバ虫体との鑑別を要する (図8.9b)．蟯虫やその虫卵などさまざまな腸管寄生虫もみられる (図8.10)．米国疾病管理予防センター(CDC)は腸管寄生虫の比較形態学に関する有益な情報を提供している[36]．

8.6.3　扁平上皮細胞の異常 (図8.11〜8.19)

8.6.3.1　異型扁平上皮細胞 (ASC) (図8.11，8.12)
　肛門のHPV関連領域を評価する細胞形態学的判断基準は，子宮頸部細胞診のASC-US(図8.11)，HSILを除外できない異型扁平上皮細胞 (ASC-H) (図8.12)，LSIL (図8.13，8.14)，HSIL (図8.15〜8.19) と類似している．核崩壊を伴う変性 (図8.14) は子宮頸部検体よりも頻繁にみられる．肛門細胞診では，オレンジ好性の細胞質角化を伴う扁平上皮系領域もよくみられる (図8.17)．

第8章　肛門細胞診

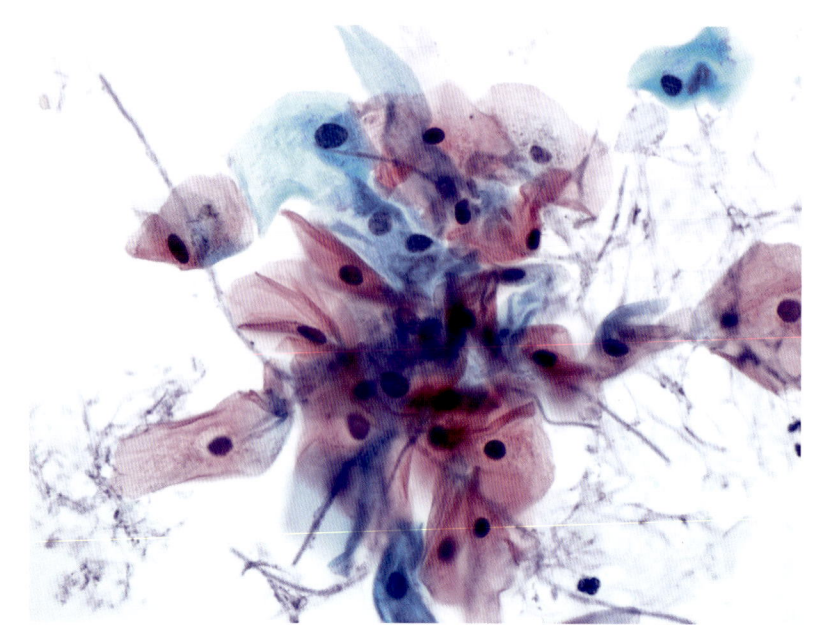

図8.7　カンジダ（液状化検体法，ThinPrep）．真菌の仮性菌糸が扁平上皮細胞集塊を横切っている．

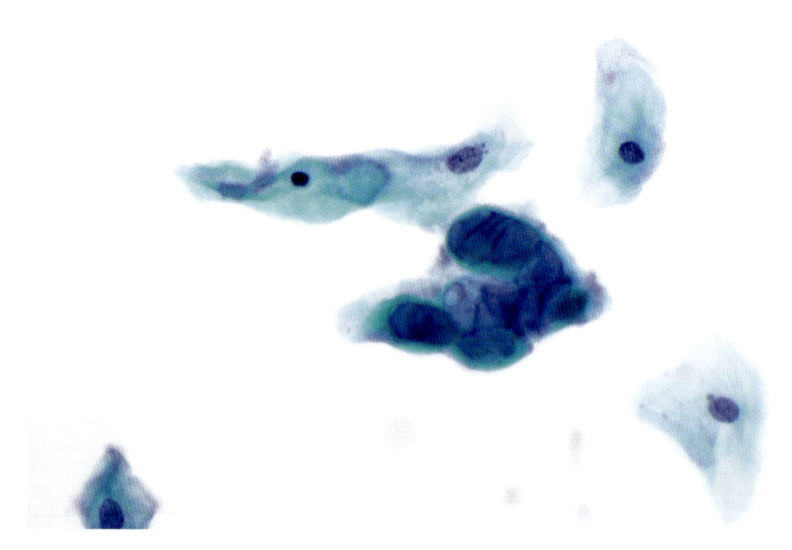

図8.8　単純ヘルペスウイルス（液状化検体法，SurePath）．すりガラス状（ground-glass）で木目込み像（molding）を呈する多核細胞を認める．

8.6 判 断

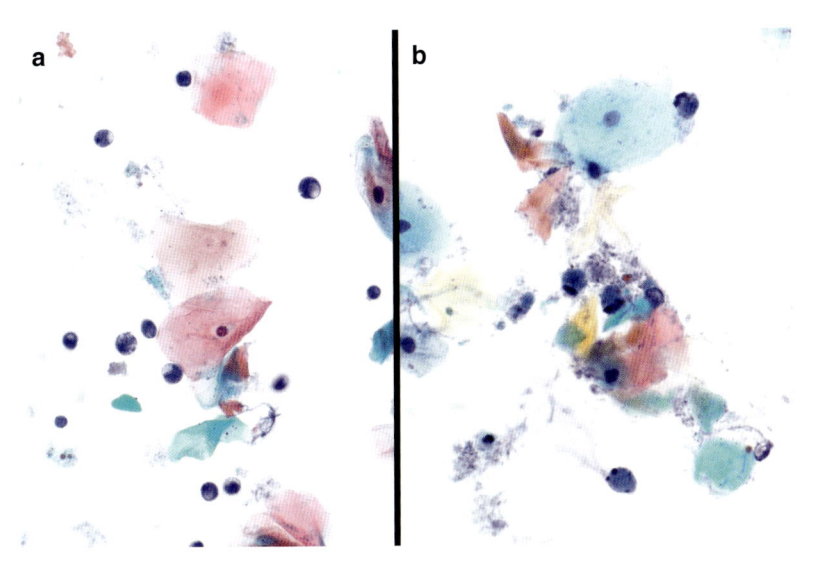

図8.9 (a) 多数のアメーバ胞子が存在している（液状化検体法，ThinPrep）．内部構造や屈折性の胞子壁がHSILとの鑑別に役立つ．(b) 肛門細胞診ではマクロファージが特にアブレーション治療後にみられ，アメーバとの鑑別を要する（液状化検体法，ThinPrep）．細胞片（debris）に注目のこと．

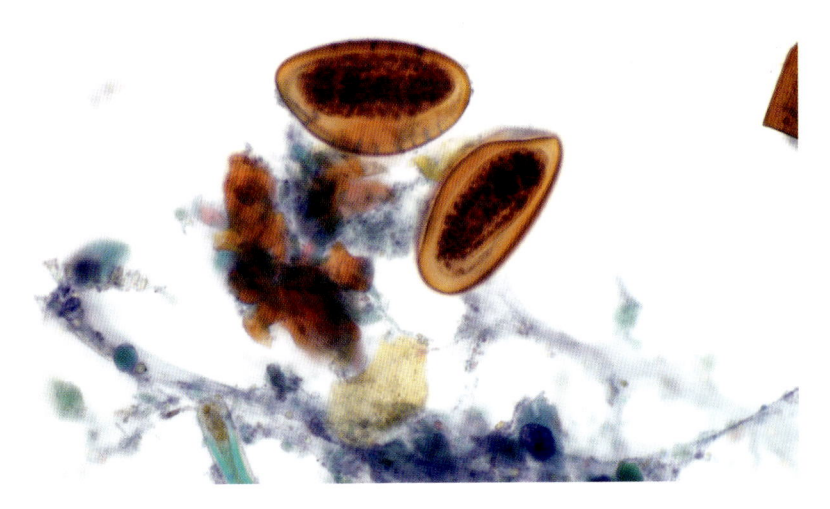

図8.10 蟯虫卵（液状化検体法，ThinPrep）．

第8章　肛門細胞診

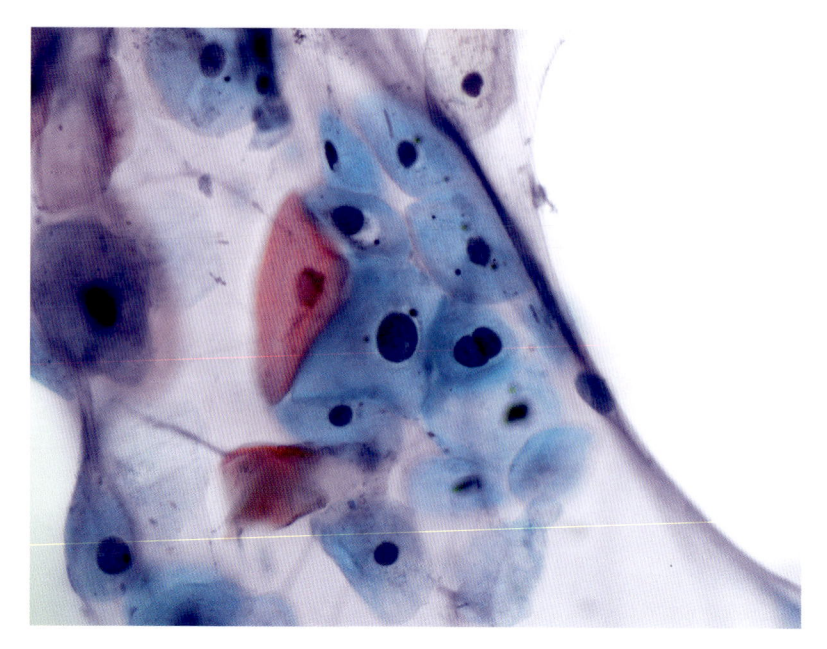

図8.11　意義不明な異型扁平上皮細胞（ASC-US）（液状化検体法，ThinPrep）．腫大はしているが均一なクロマチンと狭い核周囲明庭を有するスムーズな核を伴う異型扁平上皮細胞．二核細胞が存在している．

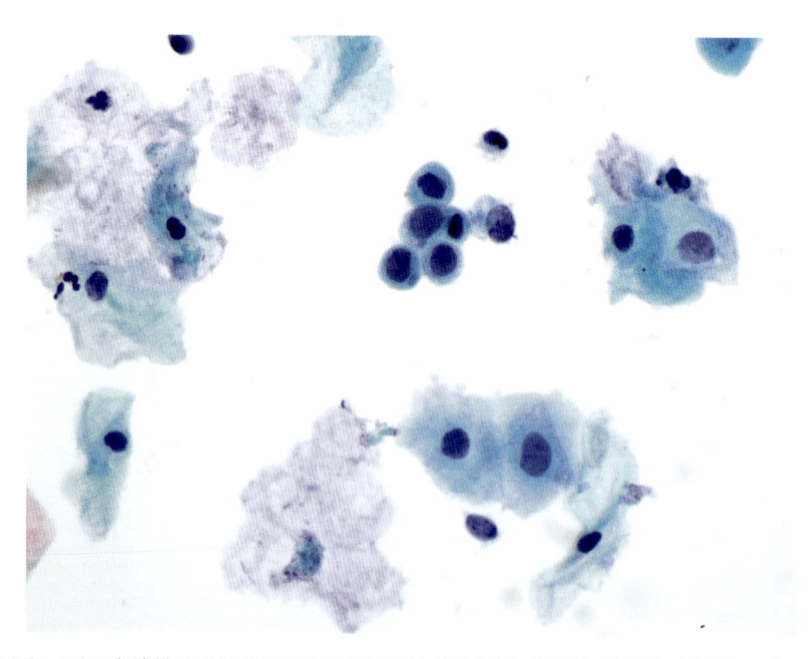

図8.12　HSILを除外できない異型扁平上皮細胞（ASC-H）（液状化検体法，ThinPrep）．暗いが均一な核クロマチンを伴う小型の未熟な扁平上皮化生細胞．

8.6 判　断

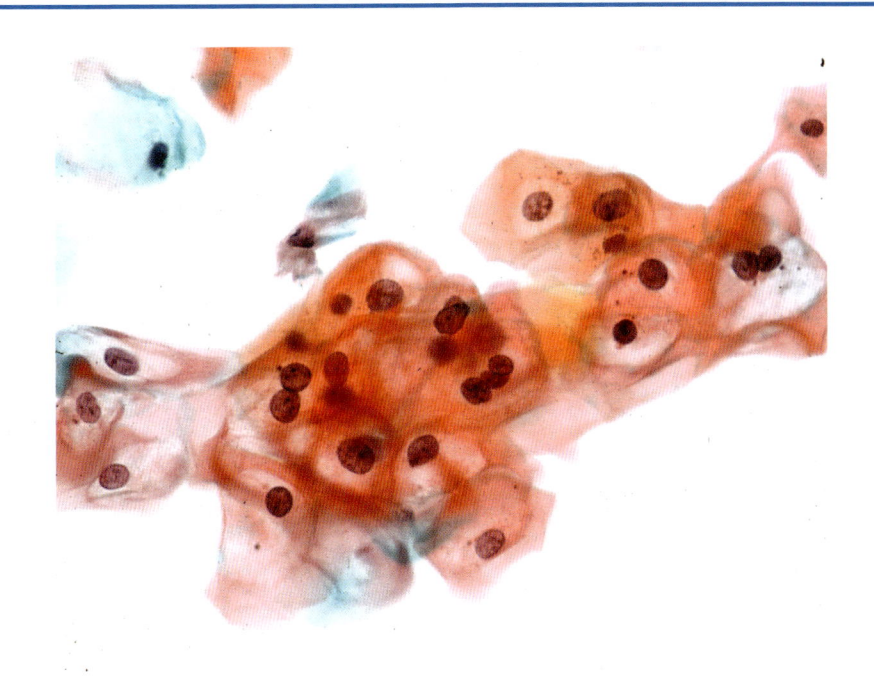

図8.13　軽度扁平上皮内病変（LSIL）（液状化検体法，ThinPrep）．扁平上皮内病変（SIL）の判断基準は，子宮頸部検体と同じである（第5章を参照）．

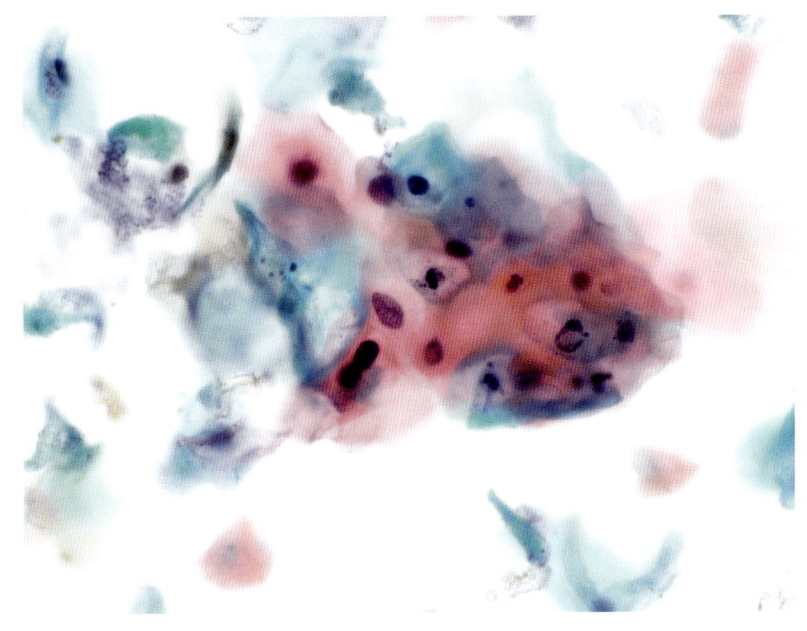

図8.14　崩壊した核を伴う軽度扁平上皮内病変（LSIL）（液状化検体法，ThinPrep）．

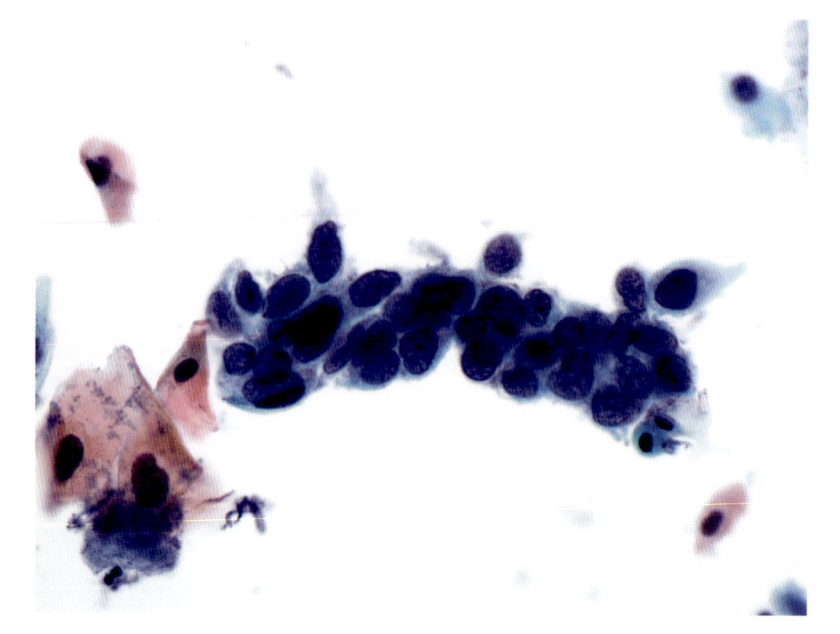

図8.15 高度扁平上皮内病変（HSIL）（液状化検体法，ThinPrep）．クロマチンパターンの変化と不整な辺縁の核を伴う高クロマチン集塊．

8.6.3.2 軽度扁平上皮内病変（LSIL）(図8.13，8.14)

LSILは，表層および中層扁平上皮細胞における活動的なHPV複製が細胞学的に出現していることを示す．子宮頸部細胞診と同様に核および細胞質の変化がみられ，核の変化には核腫大，クロマチン増量およびクロマチンや核膜の不整がある．二核や多核細胞がみられる．細胞質の変化には，広い核周囲明庭（コイロサイト）や角化がある．

8.6.3.3 高度扁平上皮内病変（HSIL）(図8.15～8.19)

HSILは潜在的な前癌病変であり，異型細胞の核・細胞質比は高い．核の変化はLSILの所見と同様に，核腫大，クロマチン増量およびクロマチンや核膜の不整があるが，細胞質は少なく化生や角化を伴う．LSILとHSILが混在している検体は，肛門検体，特に高リスク集団においては頻繁にみられる（図8.18）．明瞭な核小体の存在は，浸潤癌の可能性が増す（図8.19）．

8.6.3.4 扁平上皮癌（図8.20～8.22）

肛門扁平上皮癌の細胞診断は難解と考えられているが，角化型扁平上皮癌（図8.20）および非核化型扁平上皮癌（図8.21）のいずれもがみられる．腫瘍性物質（tumor diatheses）が目立たず，糞便と区別が付きにくい．液状化検体では，腫瘍性物質は悪性細胞に最も明瞭にまとわりつく（図8.22）．

8.6 判断

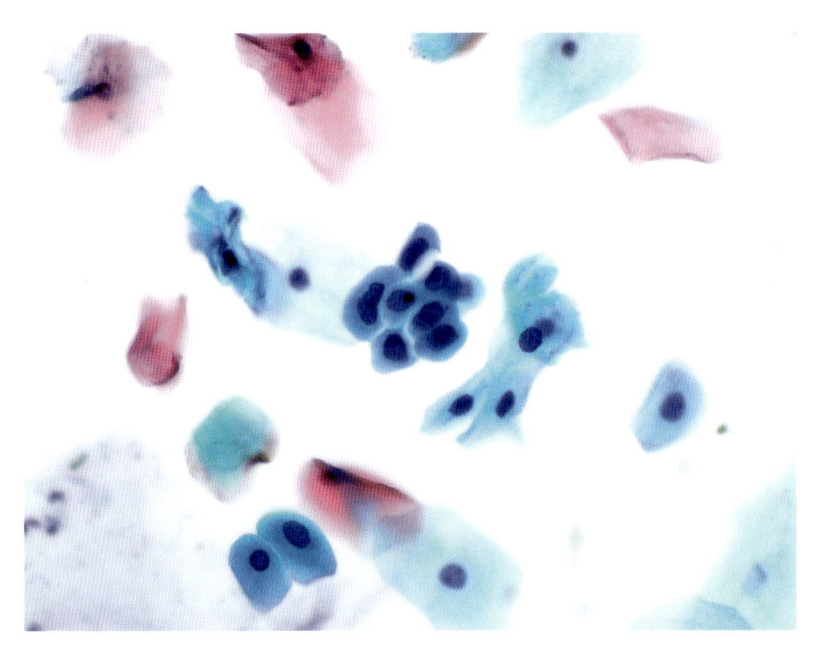

図8.16 高度扁平上皮内病変（HSIL）（液状化検体法，SurePath）．化生変化した細胞質と辺縁不整な核を有する異型細胞．

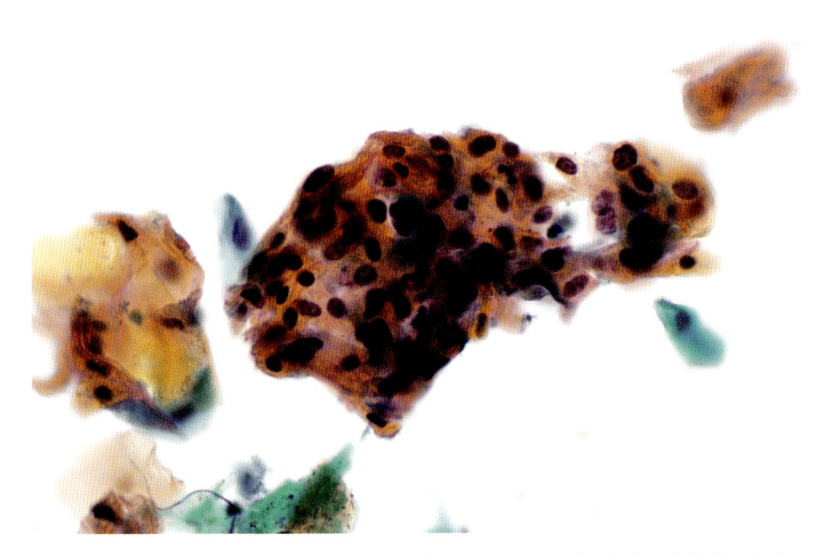

図8.17 高度扁平上皮内病変（HSIL）（液状化検体法，ThinPrep）．高度の角化異型細胞．

第8章　肛門細胞診

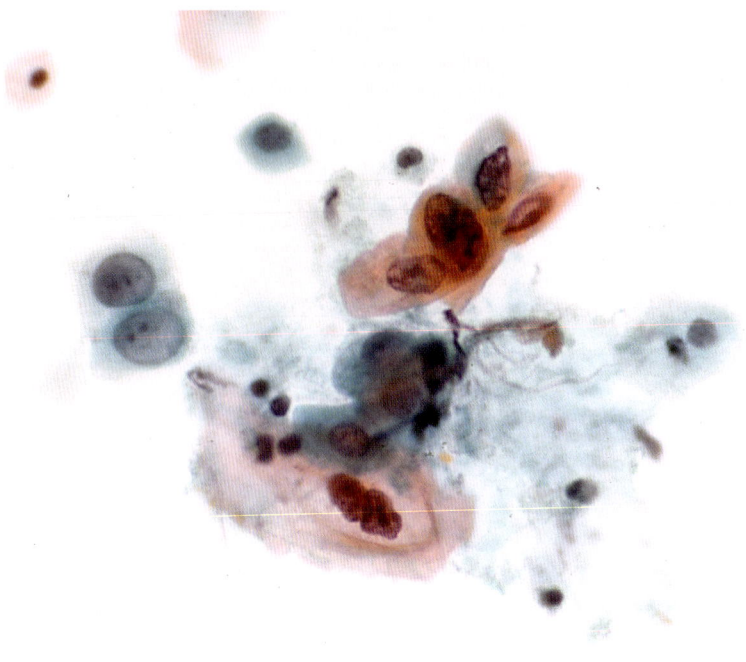

図8.18　SIL（液状化検体法，ThinPrep）．高度扁平上皮内病変（HSIL）と軽度扁平上皮内病変（LSIL）の両方が存在している．細胞質内の角化に注目されたい．これは子宮頸部の扁平上皮病変よりも肛門管の扁平上皮病変において，より顕著にみられる特徴である．

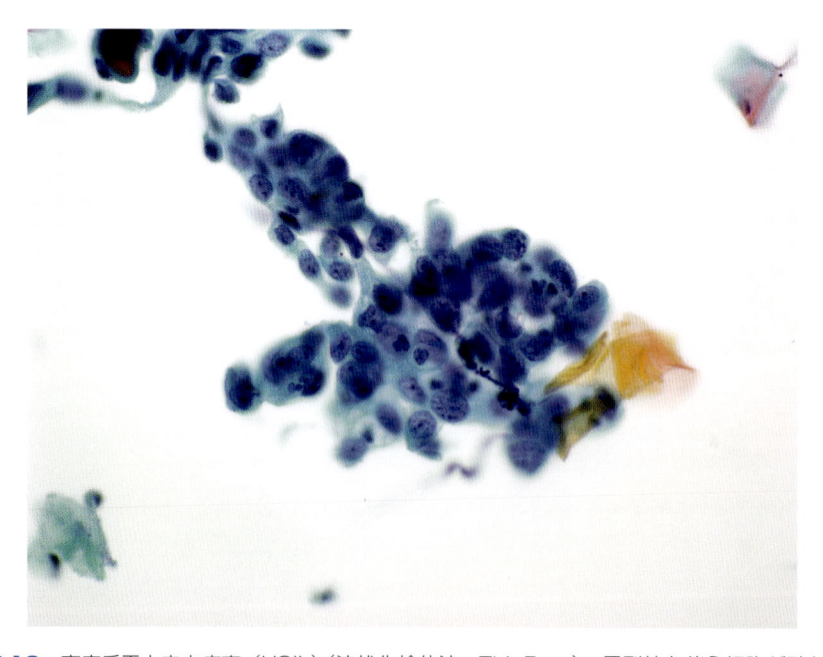

図8.19　高度扁平上皮内病変（HSIL）（液状化検体法，ThinPrep）．異型核を伴う細胞が疎な結合で集塊を形成している．一部の核は浸潤過程の可能性を示唆する明瞭な核小体を有する．

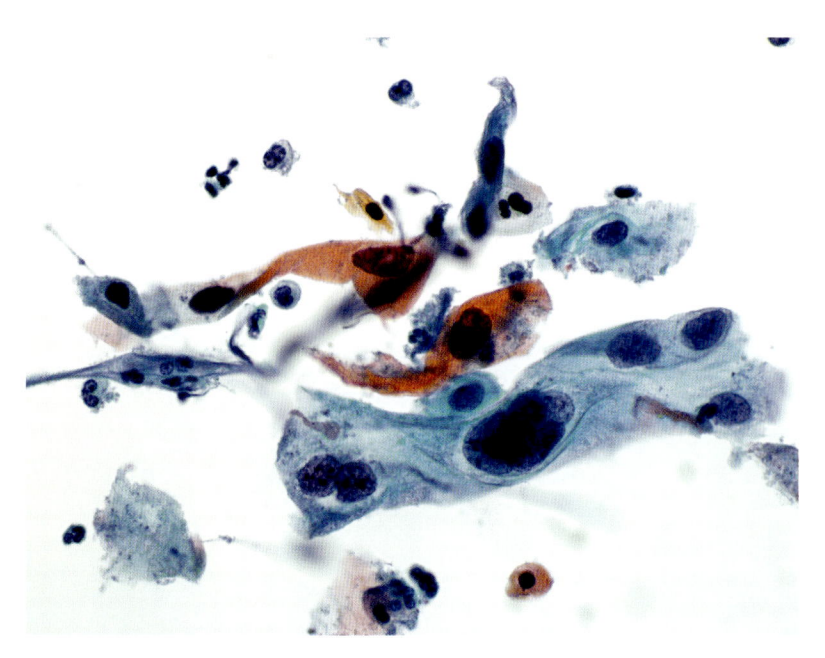

図8.20 角化型扁平上皮癌（液状化検体法，ThinPrep）．細胞サイズと形態に顕著な多形性がみられる．2つの腫瘍細胞の細胞質に角化がみられる．

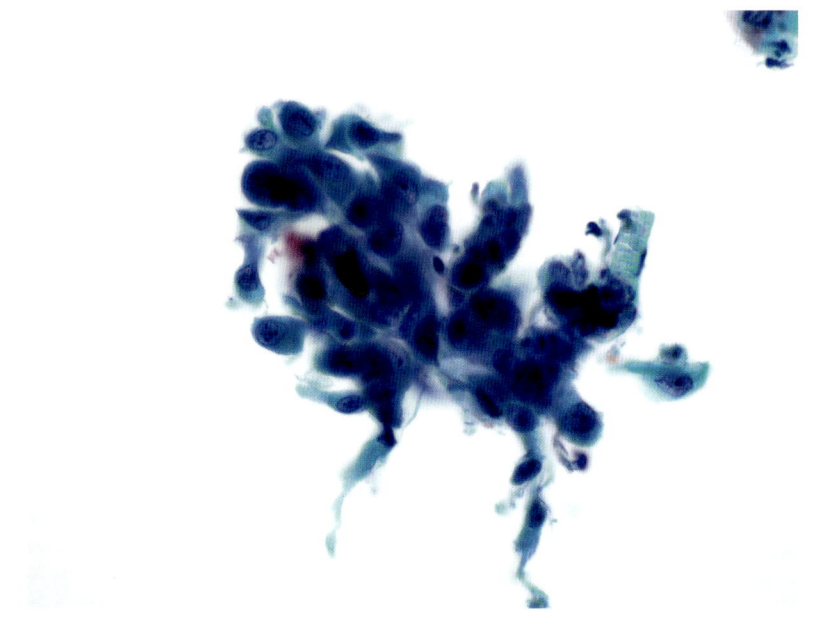

図8.21 非角化型扁平上皮癌（液状化検体法，ThinPrep）．多形性の細胞からなる集塊．一部の腫瘍細胞は明瞭な核小体を有する．この視野では腫瘍壊死物質は明らかでない．

第8章 肛門細胞診

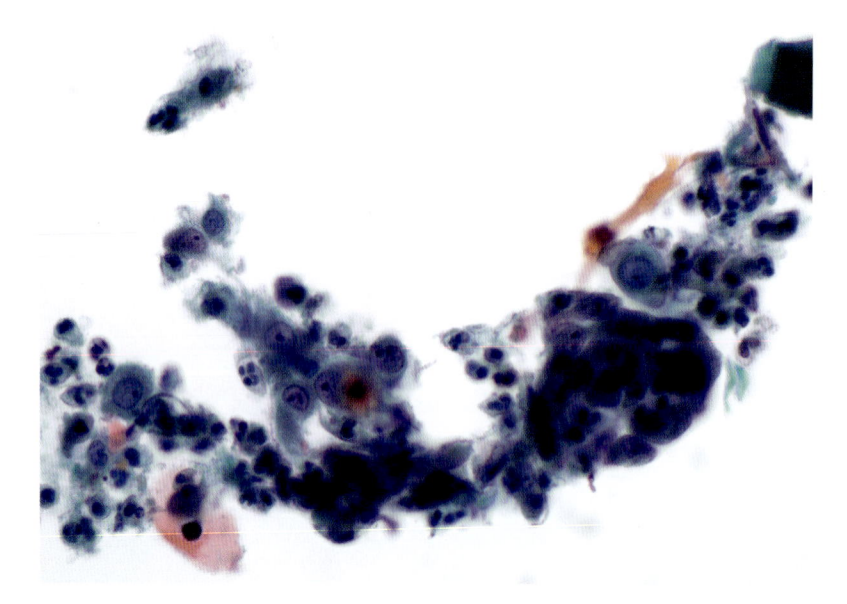

図8.22 べったりとした腫瘍壊死物質を伴う扁平上皮癌（液状化検体法，ThinPrep）．

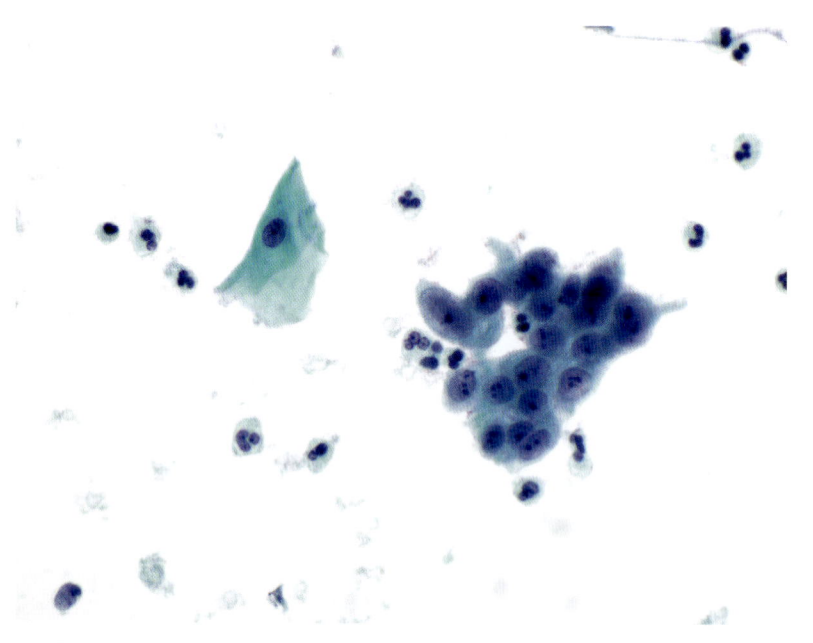

図8.23 直腸腺癌（液状化検体法，ThinPrep）．悪性細胞は明瞭な核小体を伴う粒状の核と淡く空胞化した細胞質を有する．直腸腺癌の再発例である．

8.6.4　腺系細胞の異常

　肛門細胞診では，腺系細胞の異常が頻繁にはみられない．肛門のHPV関連腺領域は内頸部上皮内腺癌（endocervical adenocarcinoma in situ：AIS）に対応するが，確実な定義はされていない．肛門近傍のPaget病は肛門管内に進展する可能性がある．結腸ポリープや直腸腺癌（図8.23）のような遠位直腸の結腸領域に起因する腺系異常がときにみられる．

8.7　肛門・直腸細胞診の統計

　肛門癌スクリーニングを対象とした高リスク集団においては，肛門・直腸細胞診の異常はまれではない．米国カリフォルニア大学サンフランシスコ校（UCSF）では，肛門新生物外来において多数の肛門細胞診が施行されており，最近10年間で年間平均2,500検体以上を扱っている．肛門検体の多くは男性間性交渉者やHIV感染者から収集される．HSILまたは癌は検体中の10～15％で，LSILは約30％で発見される．ASC-USとASC-Hの割合は，それぞれ20％と4％である．このような大規模で公表された診療においては，約30％の検体が陰性で5％未満が不適正検体である．

8.8　バイオマーカー

　肛門癌スクリーニングとトリアージのためのHPV検査の最適な位置付けは，いまだ定まっていない[14]．執筆時点において，肛門検体用の市販で入手可能なHPV検査キットで，FDAに認可されたものはない．検査機関はこの検体種におけるHPV検査の検証をしなければならない．ASC-USと診断された患者をトリアージするうえで，いわゆる（感染の有無を判定する）HPV検査は有用かもしれないが[37]，対象集団を絞ったスクリーニングにおいては高頻度でHPV陽性であることから，費用対効果にみあう方法ではなさそうである．ほとんどの肛門扁平上皮癌はHPV16型と関連するので，HPV型判定は肛門癌スクリーニングにおいてより重要な役割があるかもしれない[38]．それにもかかわらず，高リスク集団においてHPV検査陰性であることは，細胞診陰性かつHPV陰性の陰性適中率は高いことから，臨床的に重要な所見であるかもしれない[39]．

　肛門検体のいくつかのバイオマーカーの精度を比較した研究によると，WentzensenらはHPV-DNA検査が生検で証明できる高度扁平上皮内病変を最も高い感度で検出し，続いてp16/Ki-67免疫細胞化学，HPV E6/E7 mRNA，HPV 16/18型判定検査の順であることを見出した．Youdenのインデックスで計測した全体の精度は，HPV E6/E7 mRNA検査，HPV 16/18型判定検査，p16/Ki-67免疫細胞化学，HPV-DNA検査の順に高かった．p16/Ki-67陽性細胞が5個以上の閾値を上げると特異度は有意に上昇するが，肛門上皮内腫瘍（anal intraepithelial neoplasia 3：AIN3）の検出感度は変わらない[40]．最近の研究では，細胞診にp16免疫細胞化学を加えることで高度扁平上

皮内病変の特異度が上昇することで，HSILをはじめとする診断精度が改善する可能性が見出されている[41]．

バイオマーカー使用の増加に伴い細胞診検体の形態学的判断の役割が減少するにつれて，肛門検体を採取する器具の種類をさらに吟味する必要があろう．フロックドスワブはDarcon®よりもスライド上の細胞数計測の点で優れている[29]．しかし，Darcon®を用いた細胞採取の方が，子宮頸部用のブラシを用いるよりも多くのHPV陽性患者を検出し，明るい光量の標本となる[42]．

8.9　臨床的管理

肛門癌スクリーニングの高リスク集団においては，程度によらず肛門細胞診で異常を認める場合，可能であれば高解像度肛門鏡検査と生検を行う．これらの精査が行えない場合には，細胞診でトリアージし得る．HSILやASC-Hの患者は高解像度肛門鏡検査を優先させるべきであり，次にLSIL，ASC-USの優先順で精査を行う[18]．しかし，HSILの患者に治療が行えるのであれば，肛門細胞診はスクリーニングにすぎない．肛門・直腸細胞診を評価する専門家が不在であれば，高解像度肛門鏡検査やHSILの治療を行い，最低限高リスク患者は肛門管の腫瘤を触知するための用手的肛門直腸診を受けるべきである[18]．

8.10　報告見本

例1
　検体の適否：適正．肛門移行帯細胞（直腸の円柱上皮細胞および扁平化生細胞のいずれか，または両方）が認められる．
　判断：高度扁平上皮内病変（HSIL）．
　コメント：高解像度肛門鏡検査を考慮．
　　［臨床医名］は［年月日時］に［病理医名］による結果を確認した．

例2
　検体の適否：不適正．有核扁平上皮細胞はまばらで脱核した扁平細胞がほとんど．肛門移行帯細胞が認められない．
　判断：判定困難，コメントを参照．
　コメント：臨床上必要なら再検を考慮．

例3
　検体の適否：適正．肛門移行帯細胞が認められる．
　判断：陰性（上皮内病変ではない／悪性ではない）．反応性細胞変化．
　　微生物が存在，コメントを参照．

コメント：アメーバを認める．肛門・直腸細胞診では病原性・非病原性のいずれのアメーバも認め得る．臨床的関連と追加検査（例：糞便寄生虫検査）を考慮．

参考文献

1. Palefsky JM, Holly EA, Hogeboom CJ, Berry JM, Jay N, Darragh TM. Anal cytology as a screening tool for anal squamous intraepithelial lesions. J Acquir Immune Defic Syndr Hum Retrovirol. 1997;14:415–22.

2. de Ruiter A, Carter P, Katz DR, Kocjan G, Whatrup C, Northover J, et al. A comparison between cytology and histology to detect anal intraepithelial neoplasia. Genitourin Med. 1994;70:22–5.

3. Scholefield JH, Johnson J, Hitchcock A, Kocjan G, Smith JH, Smith PA, et al. Guidelines for anal cytology—to make cytological diagnosis and follow-up much more reliable. Cytopathology. 1998;9:15–22.

4. Goldstone SE, Winkler B, Ufford LJ, Alt E, Palefsky JM. High prevalence of anal squamous intraepithelial lesions and squamous cell carcinoma in men who have sex with men as seen in surgical practice. Dis Colon Rectum. 2001;44:690–8.

5. Wu X, Watson M, Wilson R, Saraiya M, Cleveland JL, Markowitz L. Human papillomavirus- associated cancers – United States, 2004–2008. MMWR. 2012;61:258–61.

6. American Cancer Society. Anal cancer statistics. [Updated 5 May 2014; cited 11 Jul 2014]. Available at: http://www.cancer.org/cancer/analcancer/detailedguide/ anal-cancer-what-is-key-statistics.

7. Tong WW, Hillman RJ, Kelleher AD, Grulich AE, Carr A. Anal intraepithelial neoplasia and squamous cell carcinoma in HIV-infected adults. HIV Med. 2014;15:65–76.

8. Silverberg MJ, Lau B, Justice AC, Engels E, Gill MJ, Goedert JJ, et al. North American AIDS Cohort Collaboration on Research and Design (NA-ACCORD) of IeDEA. Risk of anal cancer in HIV-infected and HIV-uninfected individuals in North America. Clin Infect Dis. 2012;54:1026–34.

9. Berry JM, Jay N, Cranston RD, Darragh TM, Holly EA, Welton ML, et al. Progression of anal high-grade squamous intraepithelial lesions to invasive anal cancer among HIV-infected men who have sex with men. Int J Cancer. 2014;134:1147–55.

10. Machalek DA, Poynten M, Jin F, Fairley CK, Farnsworth A, Garland SM, et al. Anal human papillomavirus infection and associated neoplastic lesions in men who have sex with men: a systematic review and meta-analysis. Lancet Oncol. 2012;13:487–500.

11. McCredie MR, Sharples KJ, Paul C, Baranyai J, Medley G, Jones RW, et al. Natural history of cervical neoplasia and risk of invasive cancer in women with cervical intraepithelial neoplasia 3: a retrospective cohort study. Lancet Oncol. 2008;9:425–34.

12. Bean SM, Chhieng DC. Anal-rectal cytology: a review. Diagn Cytopathol. 2010;38:538–46.

13. Chiao EY, Giordano TP, Palefsky JM, Tyring S, El Serag H. Screening HIV-infected individuals for anal cancer precursor lesions: a systematic review. Clin Infect Dis. 2006;43: 223–33.

14. Berry JM, Palefsky JM, Jay N, Cheng SC, Darragh TM, Chin-Hong PV. Performance characteristics of anal cytology and human papillomavirus testing in patients with high-resolution anoscopy-guided biopsy of high-grade anal intraepithelial neoplasia. Dis Colon Rectum. 2009;52:239–47.

15. Zhao C, Domfeh AB, Austin RM. Histopathologic outcomes and clinical correlations for high-risk patients screened with anal cytology. Acta Cytol. 2012;56:62–7.

16. Betancourt EM, Wahbah MM, Been LC, Chiao EY, Citron DR, Laucirica R. Anal cytology as a predictor of anal intraepithelial neoplasia in HIV-positive men and women. Diagn Cytopathol. 2013;41:697–702.

17. Panther LA, Wagner K, Proper J, Fugelso DK, Chatis PA, Weeden W, et al. High resolution anoscopy findings for men

who have sex with men: inaccuracy of anal cytology as a predictor of histologic high-grade anal intraepithelial neoplasia and the impact of HIV serostatus. Clin Infect Dis. 2004;38:1490–2.

18. Park IU, Palefsky JM. Evaluation and management of anal intraepithelial neoplasia in HIV-negative and HIV-positive men who have sex with men. Curr Infect Dis Rep. 2010;12:126–33.

19. Lytwyn A, Salit IE, Raboud J, Chapman W, Darragh T, Winkler B, et al. Interobserver agreement in the interpretation of anal intraepithelial neoplasia. Cancer. 2005;103:1447–56.

20. Darragh TM, Tokugawa D, Castle PE, Follansbee S, Borgonovo S, Lamere BJ, et al. Inter-rater agreement of anal cytology. Cancer Cytopathol. 2013;121:72–8.

21. Darragh TM, Winkler B, Souers RJ, Laucirica R, Zhao C, Moriarty AT, College of American Pathologists Cytopathology Committee. Room for improvement: initial experience with anal cytology: observations from the College of American Pathologists interlaboratory comparison program in nongynecologic cytology. Arch Pathol Lab Med. 2013;137:1550–4.

22. Jay N. Elements of an anal dysplasia screening program. J Assoc Nurses AIDS Care. 2011;22:465–77.

23. Darragh TM, Winkler B. Screening for anal neoplasia: anal cytology – sampling, processing and reporting. Sex Health. 2012;9:556–61.

24. Wiley DJ, Hsu H, Bolan R, Voskanian A, Elashoff D, Young S, et al. Comparison of 2 anal cytology protocols to predict high-grade anal intraepithelial neoplasia. J Low Genit Tract Dis. 2013;17:414–24.

25. Vajdic CM, Anderson JS, Hillman RJ, Medley G, Grulich AE. Blind sampling is superior to anoscope guided sampling for screening for anal intraepithelial neoplasia. Sex Transm Infect. 2005;81:415–8.

26. Moscicki AB, Hills NK, Shiboski S, Darragh TM, Jay N, Powell K, et al. Risk factors for abnormal anal cytology in young heterosexual women. Cancer Epidemiol Biomark Prev. 1999;8:173–8.

27. Arain S, Walts AE, Thomas P, Bose S. The anal pap smear: cytomorphology of squamous intraepithelial lesions. Cytojournal. 2005;2:4.

28. Davis TW, Goldstone SE, Chen G. Tolerability of anal dysplasia screening. J Low Genit Tract Dis. 2013;17:404–8.

29. Gage JC, Ghosh A, Borgonovo S, Follansbee S, Wentzensen N, Gravitt PE, et al. A comparison of dacron versus flocked nylon swabs for anal cytology specimen collection. Acta Cytol. 2011;55:364–7.

30. Leiman G. Anal screening cytology. Cytojournal. 2005;2:5.

31. Darragh TM, Jay N, Tupkelewicz BA, Hogeboom CJ, Holly EA, Palefsky JM. Comparison of conventional cytologic smears and ThinPrep preparations from the anal canal. Acta Cytol. 1997;41:1167–70.

32. Sherman ME, Friedman HB, Busseniers AE, Kelly WF, Carner TC, Saah AJ. Cytologic diagnosis of anal intraepithelial neoplasia using smears and cytyc thin-preps. Mod Pathol. 1995;8:270–4.

33. Maia LB, Marinho LC, Wanderley Paes Barbosa T, Batalha Filho ES, Ribeiro Velasco LF, Garcia Costa PG, et al. A comparative study between conventional and liquid-based cytology in screening for anal intraepithelial lesions in HIV-positive patients. Diagn Cytopathol. 2014;42:840–5.

34. Chin-Hong PV, Berry JM, Cheng SC, Catania JA, DaCosta M, Darragh TM, et al. Comparison of patient- and clinician-collected anal cytology samples to screen for human papillomavirus-associated anal intraepithelial neoplasia in men who have sex with men. Ann Intern Med. 2008;149:300–6.

35. Roberts J, Thurloe J, Ekman D, Adams M, McDonald R, Biro C, et al. The value of transformation zone cells in cytological detection of anal High Grade Squamous Intraepithelial Lesions (HSIL). Poster session presented at: 29th International Papillomavirus Conference and Public Health & Clinical Workshops. Seattle, Washington. Available at: www.hpv2014. org; p. 120; abstract # CS PP01.14. 21–25 Aug 2014.

36. Centers for disease control and prevention [Internet]. Atlanta: DPDx – Laboratory Identification of Parasitic Diseases of Public Health Concern; (Updated 29 Nov 2013; cited 7 Jul 2014). Available from: http://www.cdc.gov/dpdx/diag-

nosticProcedures/stool/morphcomp.html.

37. Walts AE, Thomas P, Bose S. Anal cytology: is there a role for reflex HPV DNA testing? Diagn Cytopathol. 2005;33:152–6.

38. Wentzensen N, Follansbee S, Borgonovo S, Tokugawa D, Sahasrabuddhe VV, Chen J, et al. Analytic and clinical performance of cobas HPV testing in anal specimens from HIV-positive men who have sex with men. J Clin Microbiol. 2014;52:2892–7.

39. Goldstone SE, Lowe B, Rothmann T, Nazarenko I. Evaluation of the hybrid capture 2 assay for detecting anal high-grade dysplasia. Int J Cancer. 2012;131:1641–8.

40. Wentzensen N, Follansbee S, Borgonovo S, Tokugawa D, Schwartz L, Lorey TS, et al. Human papillomavirus genotyping, human papillomavirus mRNA expression, and p16/Ki-67 cytology to detect anal cancer precursors in HIV-infected MSM. AIDS. 2012;26:2185–92.

41. Arora R, Pandhi D, Mishra K, Bhattacharya SN, Yhome VA. Anal cytology and p16 immunostaining for screening anal intraepithelial neoplasia in HIV-positive and HIV-negative men who have sex with men: a cross-sectional study. Int J STD AIDS. 2014;25:726–33.

42. Roka F, Roka J, Trost A, Schalk H, Zagler C, Kirnbauer R, et al. Anal human papillomavirus testing with Digene's hybrid capture 2 using two different sampling methods. Dis Colon Rectum. 2008;51:62–6.

第9章
補助的検査

Mark H. Stoler, Stephen S. Raab, and David C. Wilbur

9.1 背 景

　補助的検査は，いまや子宮頸部細胞診と併用でよく用いられている．その中でもHPV検査は，診断不確定症例に対するトリアージ，あるいは，一次検診における併用または単独検査として用いられる大黒柱的な検査になっている．近い将来は，子宮頸癌やその前癌病変の発生に関連して新規に発見された多くのマーカーに対する免疫細胞化学検査も，トリアージや検診に有用な補助的検査になるかもしれない．もし，補助的検査が細胞診との関連で用いられるならば，その結果は最終報告の一部に加えられるべきである．本章では，子宮頸部細胞診に関連させて補助的検査の結果をどのように報告すべきかについて述べる．

9.2 補助的HPV検査

9.2.1 はじめに

　2004年に本アトラスの第2版が発行されたとき，米国食品医薬品局（FDA）に承認されたHPV検査は1つだけであった．そのときに書かれたスクリーニングと管理に対するガイドラインでは，ASC-USトリアージや細胞診とHPVの併用検診（cotesting）において，子宮頸部上皮内腫瘍グレード2，またはそれ以上の悪性病変に対する診断における細胞診とHPV検査の感度の違いを中心に議論されていた[1-3]．その併用によって検出感度が上がったため，専門家は併用検診で陰性の場合は3年ごとの検診でよいという推奨を行った．高リスクHPV検査が高感度であることは，癌化リスクを上げずに検診間隔を延ばすということにつながり，患者の安全にとって最も重要と認識された．一方，特異度に関しては，臨床の現場における患者の安全性に関する問題として考慮されることはなかった．なぜならその当時はLEEP（loop electrosurgical excision procedure）法による手術療法の弊害がそれほど高くなかったからである．

　対照的に，2012年の米国の子宮頸癌検診コンセンサスガイドラインでは，感度と特異度や検

診のメリットと弊害についてバランスをとることの必要性が強調されている[4]．子宮頸部の検診や治療など臨床的管理における高リスクHPV検査の使用についてのガイドラインは，使用されたHPV検査が臨床的に妥当な効果をもたらすかどうかによって決定される[5]．前癌病変であるCIN3（cervical intraepithelial neoplasia grade 3）とCIN3および癌（CIN3+）に対する感度と特異度のどちらを優先するかの選択の難しさについては，HPV検査の開発の歴史における多くの有害事象によって明らかにされており，失敗の多くはHPV検査の感度の高さを良好な臨床成績であると考えたことによる[6]．感度が最も重要とされる他の実験室内検査とは異なり，HPV検査の終点はすべてのHPVを検出することではなく，臨床的に妥当なレベルで高リスクHPVを検出すること〔HPV感染の解析閾値は，ほとんど（90％以上）のCIN3+を検出できるレベル〕である．高すぎる解析感度は，臨床的な恩恵をもたらさず，偽陽性例を増やす（特異度を下げる）ことになるだけである．HPV検査において，何がよくて何が悪いかについての米国の専門家の意見が論文になっており，同じような基準がヨーロッパの検査界でも採用されている．検出対象がDNAであれRNAであれ，すべてのHPV検査に同様の原則が適用されている[4,6,7]．

　ベセスダシステムは，特定のHPV検査法について推奨も否定もしていない．しかし，最近の実用的ガイドラインは，これからの臨床手技として，臨床的に適切なHPV検査の使用は不可欠としている[4,8,9]．

9.2.2　型判定ができる，あるいは型判定できないHPV検査の応用

　2014年の時点では，細胞診との併用において意義のあるHPV検査として，FDAは4つの検査を承認している．3つはDNA検査であり，1つはRNA検査である．この承認は，上で述べたような臨床的に妥当であるというデータに基づいている．少なくともさらに2つの検査について現在，臨床治験が進行中であり，今後さらに認定される検査は増えていくだろう．

　高リスクHPV検査によるトリアージによって病気の検出やコルポスコピーを適用するかどうかに関して，感度，特異度のバランスを明らかに改善してきた．意義不明な異型扁平上皮細胞（atypical squamous cells of undetermined significance：ASC-US）というカテゴリーは，ベセスダシステムの中で，HPV検査応用が最も大きな意義をもつものであり，HPV検査の応用が最も有益であったものであるが，HSILを除外できない異型扁平上皮細胞（atypical squamous cells, cannot exclude HSIL：ASC-H），軽度扁平上皮内病変（low-grade squamous intraepithelial lesion：LSIL），高齢者，異型腺細胞など，他のベセスダシステムカテゴリーの選別にも利用できることが明らかになりつつある．

　併用検診（cotesting）とは，検診の際に細胞診とHPV検査の両方を同時に実施するというものである．したがって，両検査結果の組み合わせで前癌病変や癌の危険度を算出することにより，コルポスコピーをする，短い間隔で検診する，あるいは検診間隔を延ばす，などについて決定することができる．

　HPV一次検診（primary HPV screening）というのは，HPV検査のみでスクリーニングを行い，陽性例に対してトリアージとして細胞診を行うものである．2014年内にメーカーが行った治験で安全性と効果を検証できた特定のHPV検査後，トリアージとしてHPV遺伝子型判定や細胞診

を行うというHPV一次検診法がFDAによって承認され，それに関する暫定的なガイドラインが次々と作成されている[10, 11]．臨床的妥当性に合致する，他の治験が近い将来に実施されるかもしれない．

　HPV遺伝子型判定（HPV genotyping）とは，高リスクHPV型を一括して検出すると同時に特定のHPV型を選別して報告する方法である．この概念は，臨床的に妥当なカットオフ（たとえばHPV16, 18型などのタイプ）の設定は，子宮頸部の前癌病変を有するリスクの高さとよく相関するため，患者を短い間隔でフォローアップするよりは，すぐにコルポスコピーをすべきであるという考え方に基づくものである．たとえば，HPV16型が陽性であった場合，もし細胞診が陰性〔上皮内病変ではない／悪性ではない（negative for intraepithelial lesion or malignancy：NILM）〕であるなら，その女性が組織学的にHSIL（CIN3+以上の悪性病変）を有する確率は10％であるが，細胞診も異常であるならば，その確率は30％以上となる．これらいずれのリスク率も，現在の米国コルポスコピー・子宮頸部病理学会（American Society for Colposcopy and Cervical Pathology：ASCCP）のコルポスコピー適応のための閾値を超えている[9, 12]．したがって，遺伝子型判定をしないHPV検査に比べ，HPV型判定をする方式は，感度と特異度のバランスをよりよくする試みと考えられる．

9.2.3　検査法とその結果と記載

　検査の方法は，たとえばハイブリッドキャプチャ，PCR，RNA増幅等のように簡単に記載すべきであり，その結果は，オーダーした医師にわかりやすく，簡潔であるべきである．HPV検査に関しては，その検査で検出された特定のHPV型を報告すべきである．検査は，科学的に合意が得られた高リスク型または癌誘発型のHPVに限定すべきである．子宮頸癌検診において，低リスク型HPVに対する検査は臨床的妥当性がない[13]．

9.2.4　HPV検査に対する報告見本

　下記に示す記載法は，これまで述べたすべてに応用でき，どのHPV検査にも使える方法である．もしHPV型判定（HPV16/18型などの場合）の結果がなければ，その報告を除けばよい．HPV検査は［検査法の名前］［メーカー名，都市名］によって実施された．［検査法名］は高リスクHPV型［検出できるHPV型を記載］を検出．（もし可能なら）HPV遺伝子判定結果，次に示すタイプ（検出できるHPV型）の中から特定のHPV型の判定結果を示す．

・高リスクHPV検査は陰性；本検査で臨床的にHSILを示唆するに妥当なレベルにおいて13または14タイプの高リスクHPVのいずれも陰性
・高リスクHPV検査で陽性；本検査で臨床的にHSILを示唆するに妥当なレベルにおいて13または14タイプの高リスクHPVのうち1つまたはそれ以上が陽性（以下のいずれかを選ぶ）
　―高リスクHPV検査は陽性；HPV16型のみ陽性
　―高リスクHPV検査は陽性；HPV18型のみ陽性

―高リスクHPV検査は陽性；HPV16型とHPV18型が陽性
―高リスクHPV検査は陽性；HPV16型とHPV16/18型以外のHPV型が陽性
―高リスクHPV検査は陽性；HPV18型とHPV16/18型以外のHPV型が陽性
―高リスクHPV検査は陽性；HPV16型とHPV18型が陽性，かつHPV16/18型以外のHPV型が陽性
―高リスクHPV検査は陽性；HPV16/18型以外のHPV型が陽性

もし教育的注釈や指示が必要なら，HPV検査結果に以下のようなものを付記する．
・もしHPV16および／またはHPV18が検出された場合には，以下のコメントを付記する．
　―2012 ASCCP管理ガイドラインによると，HPV16および／またはHPV18陽性の場合は，細胞診結果にかかわらず，すぐにコルポスコピーを考慮すべきである．

・もしHPV16またはHPV18は検出されず，それら以外のHPV型が検出された場合には，以下のコメントを付記する．
　―2012 ASCCP管理ガイドラインによると，HPV16またはHPV18は検出されず，それら以外のHPV型が検出された場合，細胞診でASC-US以上の異常が出た場合にのみ，コルポスコピーを考慮すべきである．

・もしHPV検査陰性の場合には，以下のコメントを付記する．
　―2012 ASCCP管理ガイドラインによると，HPV検査陰性で細胞診NILMの場合，HSILが存在する確率は1％以下であるため，次回の検診間隔を短くするのは妥当ではない．

9.3　免疫化学検査

　HPV関連腫瘍の分子生物学的病態がより理解されるようになり，その病態に関連するさまざまなバイオマーカーがHSILの検出に有効であることが判明した．最近行われたコンセンサス会議（Lower Anogenital Squamous Terminology Standardization Consensus Conference：LAST）において，組織検査におけるHSIL検出の感度や再現性を上げるため，どのようにこれらのバイオマーカーを取り入れ得るかに関する推奨基準が決定された[14]．データは細胞診用に開発されたものではないが，同じバイオマーカーが細胞診での境界病変のフォローアップや検診におけるHSILの検出の感度，特異度に関して，有用であることが示された．

　現在，よく研究されているのはp16, ProExC, Ki67である．p16とProExCは，HPVの発癌作用によって影響される細胞周期異常に関連するマーカーである．Ki67は細胞増殖に関連するマーカーである．p16は細胞質と核に染まり，ProExCとKi67は核が染色される（図9.1a, b）．p16は細胞診でASC-USとLSILのトリアージに有用であることが示された[15]．液状化検体法の残りからつくったセルブロックに使用した場合，生検組織との比較において，高感度にHSILを検出できた[16]．ProExCは異型腺細胞[16,17]やASC-H[18]やHPV一次検診後のフォローアップ[19]におけるト

9.3 免疫化学検査

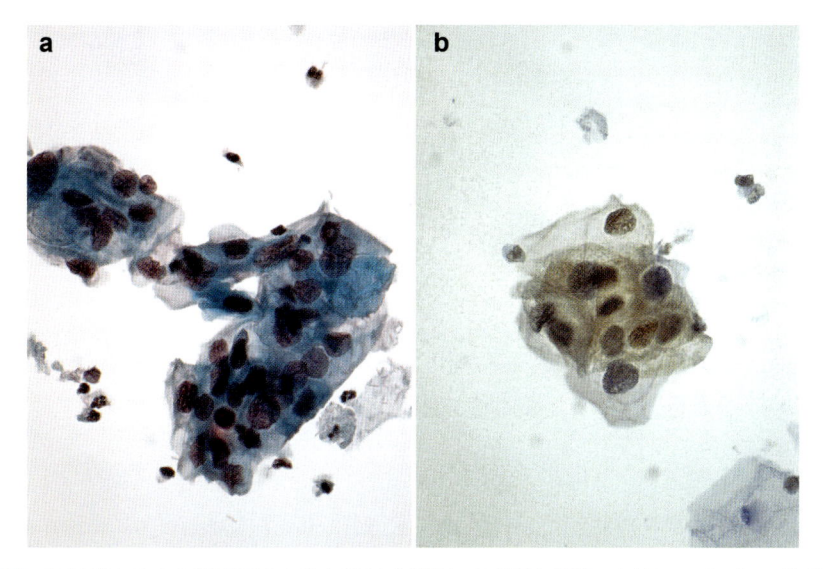

図9.1 同じ標本の中の高度扁平上皮内病変（HSIL）から得た細胞．(a)Papanicolaou染色，(b) p16免疫染色により細胞質と核が染まっている．p16陽性の細胞の存在は，前癌病変の存在を予想させるため，スクリーニングや細胞診のトリアージに有用かもしれない．

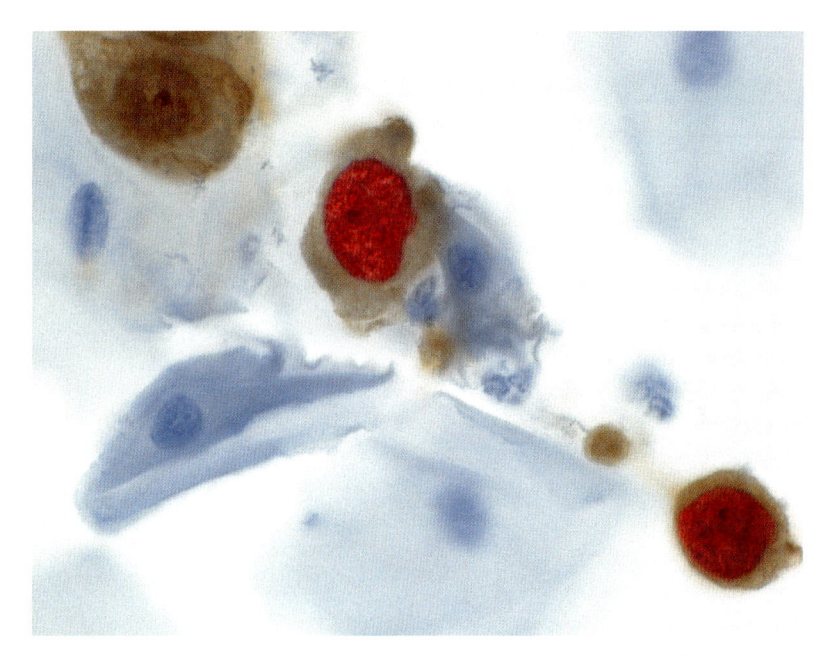

図9.2 1つのスライドにp16, Ki67の染色を施した（二重染色）．p16は細胞質と核に染まる（茶色）．Ki67は核に染まる（赤）．両方が同時に染色される細胞は，高度扁平上皮内病変（HSIL）の存在を強く予想させる（液状化検体法，ThinPrep）．

リアージにおいて有用であることが示された．HSILの検出に関して，p16とKi67の二重染色は，高リスクHPV検査単独やp16単独とほぼ同程度に高感度であった[20, 21]．検診に用いた場合，HSILの検出に関してp16とKi67の二重染色は，細胞診に比べて特異度で劣ることなく，より高感度であった．この二重染色は，高リスクHPV検査では限界のある若い女性において有用かもしれない[22] (図9.2)．

現時点では，上に述べたいずれの検査もFDAの承認は得られていないことを知ってほしい．したがって，臨床応用の前に，使用者の研究室において基本的妥当性について調査する必要があるだろう．

9.3.1　分子／免疫化学／細胞診結果の記載の仕方

情報交換と記録のために，細胞診結果と補助的検査の結果を同時に記載することが望ましい．さらに，形態と補助的検査結果との関係は病理学の教育や質を保証するために価値ある手段になり得る．しかしながら，すべての臨床現場において，細胞診と補助的検査の結果を包括的に報告することが許されているわけではない．もしそのような包括的報告ができないならば，それぞれの検査結果の報告をみる場合に，互いに参照し合い，片方の報告がまだ出ていない場合には以前の報告を参照すべきである．

9.3.2　補助的免疫化学検査結果の報告見本

検体の適否：適正．
総括区分：上皮細胞異常，扁平上皮細胞．
判断：意義不明な異型扁平上皮細胞（ASC-US）．
注：p16とKi67（二重染色を実施）の染色で両者陽性の細胞あり．
コメント：p16とKi67の二重染色陽性の所見は，連続した生検組織にHSILが存在する可能性が高いことが示されている．

参考文献

1. Solomon D, Davey D, Kurman R, et al. The 2001 Bethesda system terminology for reporting results of cervical cytology. JAMA. 2002;287:2114–9.

2. Wright Jr TC, Cox JT, Massad LS, Twiggs LB, Wilkinson EJ. 2001 management guidelines for the management of women with cervical cytologic abnormalities. JAMA. 2002;287:2120–9.

3. Stoler MH. New Bethesda terminology and evidence-based management guidelines for cervical cytology findings. JAMA. 2002;287:2140–1.

4. Saslow D, Solomon D, Lawson HW, Killackey M, Kulasingam SL, Cain J, et al. American Cancer Society, American Society for Colposcopy and Cervical Pathology, and American Society for Clinical Pathology screening guidelines for the prevention and early detection of cervical cancer. Am J Clin Pathol. 2012;137:516–42.

5. Stoler MH, Castle PE, Solomon D, Schiffman M, American Society for Colposcopy and Cervical Pathology. The expanded use of HPV testing in gynecologic practice per ASCCP-guided management requires the use of well-validated

assays. Am J Clin Pathol. 2007;127:335–7.

6. Kinney W, Stoler MH, Castle PE. Special commentary: patient safety and the next generation of HPV DNA tests. Am J Clin Pathol. 2010;134:193–9.

7. Stoler M, Castle P, Solomon D, Schiffman M. Expanded use of human papillomavirus testing in gynecologic practice (correspondence). Am J Clin Pathol. 2007;128:883–90.

8. Massad LS, Einstein MH, Huh WK, Katki HA, Kinney WK, Schiffman M, et al. 2012 updated consensus guidelines for the management of abnormal cervical cancer screening tests and cancer precursors. J Low Genit Tract Dis. 2013;17:S1–27.

9. Wright Jr TC, Stoler MH, Behrens CM, Apple R, Derion T, Wright TL. The ATHENA human papillomavirus study: design, methods, and baseline results. Am J Obstet Gynecol. 2012;206:46.e1–46.

10. FDA approves first human papillomavirus test for primary cervical cancer screening: http://www.fda.gov/newsevents/newsroom/pressannouncements/ucm394773.htm. Accessed 12 Oct 2014.

11. Huh WK, Ault K, Chelmow D, Davey DD, Goulart R, Garcia FAR, et al. Use of primary high risk human papillomavirus testing for cervical cancer screening: interim clinical guidance. Obstet Gynecol. 2015;125:330–7.

12. Wright Jr TC, Stoler MH, Sharma A, Zhang G, Behrens C, Wright TL. Evaluation of HPV-16 and HPV-18 genotyping for the triage of women with high-risk HPV+ cytology-negative results. Am J Clin Pathol. 2011;136:578–86.

13. Davey DD, Goulart R, Nayar R, Cytopathology Education and Technology Consortium (CETC). Update on HPV test utilization. Am J Clin Pathol. 2014;141:759.

14. Darragh TM, Colgan TJ, Cox JT, Heller DS, Henry MR, Luff RD, et al. The lower anogenital squamous terminology standardization project for HPV-associated lesions: background and consensus recommendations from the College of American Pathologists and the American Society for Colposcopy and Cervical Pathology. Arch Pathol Lab Med. 2012;136:1266–97.

15. Denton KJ, Bergeron C, Klement P, Trunk MJ, Keller T, Ridder R, European CINtec Cytology Study Group. The sensitivity and specificity of p16(INK4a) cytology vs HPV testing for detecting high-grade cervical disease in the triage of ASC-US and LSIL pap cytology results. Am J Clin Pathol. 2010;134:12–21.

16. Shidham VB, Mehrotra R, Varsegi G, D'Amore KL, Hunt B, Narayan R. p16 immunocytochemistry on cell blocks as an adjunct to cervical cytology: potential reflex testing on specially prepared cell blocks from residual liquid-based cytology specimens. Cytojournal. 2011;8:1. doi:10.4103/1742–6413.76379.

17. Fletcher AH, Barklow TA, Murphy NJ, Culbertson LH, Davis AV, Hunter L. ProExC triage of atypical glandular cells on liquid-based cervical cytology specimens. J Low Genit Tract Dis. 2011;15:6–10.

18. Siddiqui MT, Cohen C, Nassar A. Detecting high-grade cervical disease on ASC-H cytology: role of BD ProEx C and Digene Hybrid Capture II HPV DNA testing. Am J Clin Pathol. 2008;130:765–70.

19. Depuydt CE, Makar AP, Ruymbeke MJ, Benoy IH, Vereecken AJ, Bogers JJ. BD-ProExC as adjunct molecular marker for improved detection of CIN2+ after HPV primary screening. Cancer Epidemiol Biomarkers Prev. 2011;20:628–37.

20. Schmidt D, Bergeron C, Denton KJ, Ridder R, European CINtec Cytology Study Group. p16/ ki-67 dual-stain cytology in the triage of ASCUS and LSIL papanicolaou cytology: results from the European equivocal or mildly abnormal Papanicolaou cytology study. Cancer Cytopathol. 2011;119:158–66.

21. Uijterwaal MH, Witte BI, Van Kemenade FJ, Rijkaart D, Ridder R, Berkhof J, et al. Triaging borderline/mild dyskaryotic Pap cytology with p16/Ki-67 dual-stained cytology testing: cross-sectional and longitudinal outcome study. Br J Cancer. 2014;110:1579–86.

22. Ikenberg H, Bergeron C, Schmidt D, Griesser H, Alameda F, Angeloni C, Bogers J, Dachez R, Denton K, Hariri J, Keller T, von Knebel Doeberitz M, Neumann HH, Puig-Tintore LM, Sideri M, Rehm S, Ridder R, PALMS Study Group. Screening for cervical cancer precursors with p16/Ki-67 dual-stained cytology: results of the PALMS study. J Natl Cancer Inst. 2013;105:1550–7.

第10章
コンピュータ支援による子宮頸部細胞診

David C. Wilbur, Marianne U. Prey, and Ritu Nayar

10.1　背　景

　細胞の顕微鏡像の客観的な定量化の試みは，単純な細胞と核の計測から始まった．1960年代にはコンピュータでこの処理が自動化され，またさまざまな細胞の特徴の解析も可能になった．1980年代まではコンピュータの能力限界があったが，コンピュータのハードウエア，精緻な演算方式の開発，人工知能技術の発達によって頸部細胞診スクリーニングの自動化の試みが再び動き出した[1]．自動スクリーニング装置は子宮頸癌スクリーニングの感度と特異性の両方を上げる可能性がある．さらに，それらを使用することによって生産性の向上を達成できる[1-4]．HPVワクチン使用の時代において，高度扁平上皮内病変（high-grade squamous intraepithelial lesion：HSIL）の患者数の減少が予想されているが，手動式スクリーニングの感度もまた減少する[5]．したがって，潜在的に，まれな細胞異常を検出できる優れた感度をもつ自動化は，形態に基づくスクリーニングとトリアージに重要な役割を果たすかもしれない．重要な視野を集中的に選別したり，手動式検鏡用に高リスク標本だけを選別したりすることにより，スクリーナーが直面する有病率を増加させることは，有効な手動式形態学的スクリーニングの存続のために必要な感度レベルを維持するために有用である．

10.2　自動検鏡装置

　現在，コンピュータ支援スクリーニングにはいくつかの方法がある．これらに含まれるのは，異常性の存在リスクに基づくスライド点数化と層別化機能を有する自動スクリーニング法[2]と，いわゆる位置誘導スクリーニング法である．後者の位置誘導スクリーニング法においては，コンピュータスクリーニング処理が，異常細胞を最高度に含む可能性をもつ特定区域〔視野（field of view：FOV）〕を識別する[3,4]．前者のリスク層別化装置においては，スライド集団は「No Further Review」（これらのリスクは低く手動式スクリーニングは必要ない）と指定されたり，「Review」(これらはリスクが高く手動式スクリーニングが必要である) と指定されたりする．リスク層別化装置は，初回スクリーニングで「陰性〔上皮内病変ではない／悪性ではない（negative for intraepithelial lesion or malignancy：NILM）〕」とされた中から，再検鏡するための「標的用」の高点数標本を精度管理標本として選別することもまた可能である．

位置誘導スクリーニング装置は，本書を執筆している現時点では最も一般的に用いられる装置である．これらの装置においては，装置が選択した視野（FOV）を検鏡し，もし異常の可能性を示す所見があれば，スライドは完全な手動式スクリーニングを行う．もし，異常細胞や所見が全然認められないようなら，「陰性〔上皮内病変ではない／悪性ではない（NILM）〕」と報告され，さらなる検鏡はしない．標準的な精度管理は，開発製造業者が取得したFDA承認を有するこれらの装置によって実施される．装置で処理される標本は，任意／視野選択処理されたり，リスク層別化に基づき装置に選別処理されたりする．

米国において使用されるこの2つの装置は，ともにFDA承認を取得しており，機器によるスクリーニングスライドを使って実施できる最大作業量の詳細についても規定されている．しかしながら最大作業量の上限規定に関連して，異常標本検出の感度についての問題点が指摘されている．これらの問題に対処するために，米国細胞病理学会のタスクフォースより勧告案が出された．この勧告案には作業時間の限度や最大スクリーニング標本枚数も含まれる．勧告案の使用においては，上皮細胞異常（epithelial cell abnormality：ECA）の検出を目的とした調整作業，たとえば専門的な検査室における細胞診異常の発見率を考慮して，機器によるスクリーニングスライドのうち手動によって全面検鏡する枚数のパーセンテージを検討するか，または，要求に応じて他の品質保証法を活用することが重要であると言及している[6]．さらに，この勧告案は米国内の他の病理系の団体からも支持を得ている．FDAは2014年に，半自動婦人科スクリーニング装置の作業限界の記録方法について明言している[7]．

作業量の記録書類に加えて，細胞診検査室における自動スクリーニング装置の使用には，妥協のないように検査室向けに特化した品質保証手段を適用しなければならない．特に装置の性能では故障時間や，偽陰性症例の情報，および偽陰性を招いた原因についても定期的な検証を行うことが含まれている．

10.3　コンピュータ支援による検鏡の結果報告

報告様式には，自動装置の使用と結果についての情報を報告するための項目があることが必要となる．もし，これができない（たとえば検査情報システムの制約や現場独自の習慣など）なら，自動スクリーニングに関する情報はコメントや補足として追加することができる．自動検鏡によるデータの利用には，患者ケアを対象とするものではなく，検査室の内部品質保証として使用するものもある（たとえばスライド順位付けデータや精度管理症例選択データ）．ただし，このようなデータは報告書に含むべきでなく，内部資料とすべきである．

報告書には次のような情報を記載すべきである．

1. 使用された機器の型．
2. 検体が装置でうまく処理されたかどうか（結果に関係なく）．
3. 追加情報は，検体の手動式スクリーニング／検鏡があるかどうかにより記載．〔検鏡の方法は検査室の自由裁量で表示することができる．（例）完全な手動式スクリーニングか，選択視野検鏡か〕

　もし自動スクリーニングが，細胞診検体の判定診断として利用され，手動式スクリーニング／検鏡と置き換わるとするなら，その結果およびコンピュータによる評価は，すべて報告書に明記されなければならない．すべての自動検査機器に共通していることだが，装置の使用による検査結果は，手動式スクリーニング／検鏡が行われない場合でも，適切な訓練を受けたかあるいは認定を得た細胞診検査専門家によって確認，および検証されなければならない．誰がこのデータの検証を行ったかの記録は，CLIA'88の法令に準拠して内部の検査記録として維持管理されなければならない[8]．一般的に，検証者の名前は子宮頸部細胞診の報告に含めるべきでない．これはその者が検査を行ったかのような誤解を与えることを避けるためにも必要なことである．しかし，検査室の方針で検証者の名前を含める必要がある場合には，報告書にはその者が検鏡スクリーニングに携わっていないことを示すべきである．地域ごとの検査室識別の目的と，州ごとの規則により，医療管理責任者の名前を明記することが必要とされている．子宮頸部細胞診を行った者，最終報告を行った者の名前は，役割も含め明確に報告書に記載すべきである．

10.4　自動検鏡のまとめ

　子宮頸部細胞診が自動検鏡で施行された場合には，その報告は下記のごとくである．
1. 使用した装置名
2. 検鏡確認方法のタイプ
3. 自動検鏡処理の結果
4. 自動検鏡処理に携わる者の名前と役割の明記

10.5　報告見本

例1　自動スクリーニングのみ——手動検鏡確認なし

検査法	液状化検体法（方法を明記）
部位	子宮頸部
検体の適否	適正．子宮内頸部／移行帯細胞が認められる
判断	陰性（上皮内病変ではない／悪性ではない）
自動検鏡	処理良好，手動式スクリーニングは必要なし．[装置名][製造会社名，都市名]
検証者	名前

第10章　コンピュータ支援による子宮頸部細胞診

例2　自動スクリーニング失敗，手動式スクリーニングのみ

検査法	液状化検体法（方法を明記）
部位	子宮頸部
検体の適否	適正．子宮内頸部／移行帯細胞が認められる
総括区分	上皮細胞異常（「判断」を参照）
判断	高度扁平上皮内病変（HSIL），形態学的にカンジダに合致する真菌を認める
自動検鏡	**処理失敗，手動式スクリーニングを要求．［装置名］［製造会社名，都市名］**
教育的注釈	さらなる臨床的な検査の実施，あるいはコルポスコピー検査か子宮頸部の精密検査を推奨する． (Massad LS, Einstein MH, Huh WK, et al. 2012 updated consensus guidelines for the management of abnormal cervical cancer screening tests and cancer precursors. J Low Gent Tract Dis. 2013;17:S1-27)
細胞検査士	名前
病理医	名前

例3　自動スクリーニング後に手動式スクリーニングを実施

検査法	液状化検体法（方法を明記）
部位	子宮頸部
検体の適否	適正．子宮頸部／移行帯細胞が認められない
総括区分	上皮細胞異常（「判断」を参照）
判断	意義不明な異型扁平上皮細胞（ASC-US）
自動検鏡	**処理良好，視野選択装置による．［装置名］［製造会社名，都市名］**
教育的注釈	臨床的に高リスクHPV検査の実施を推奨する． (Massad LS, Einstein MH, Huh WK, et al. 2012 updated consensus guidelines for the management of abnormal cervical cancer screening tests and cancer precursors. J Low Gent Tract Dis. 2013;17:S1-27)
細胞検査士	名前
病理医	名前

例4　視野選択自動スクリーニングのみによる判断

検査法	液状化検体法（方法を明記）
部位	子宮頸部
検体の適否	適正．子宮内頸部／移行帯細胞が認められる
判断	陰性（上皮内病変ではない／悪性ではない） 炎症に伴う反応性変化を認める
自動検鏡	**処理良好，視野選択装置による――選択視野のみによる判定． ［装置名］［製造会社名，都市名］**
細胞検査士	名前
病理医	名前

参考文献

1. Bengtsson E, Malm P. Screening for cervical cancer using automated analysis of PAP-Smears (review). Comput Math Methods Med. 2014(2014): Article ID 842037, 12 pages. http://dx.doi. org/10.1155/2014/842037.

2. Wilbur DC, Prey MU, Miller WM, Pawlick GF, Colgan TJ. The AutoPap system for primary screening in cervical cytology. Comparing the results of a prospective, intended-use study with routine manual practice. Acta Cytol. 1998;42:214–20.

3. Wilbur DC, Black-Schaffer WS, Luff RD, Abraham KP, Kemper C, Molina JT, et al. The Becton Dickinson Focal-Point GS imaging system clinical trials demonstrate significantly improved sensitivity for the detection of important cervical lesions. Am J Clin Pathol. 2009;132:767–75

4. Biscotti CV, Dawson AE, Dziura B, Galup L, Darragh T, Rahemtulla A, et al. Assisted primary screening using the automated ThinPrep imaging system. Am J Clin Pathol. 2005;123:281–7.

5. Tota JE, Ramana-Kumar AV, El-Khatib Z, Franco EL. The road ahead for cervical cancer prevention and control. Curr Oncol. 2014;21:e255–64. doi:10.3747/co.21.1720.

6. US Food and Drug Administration. Tips and Articles on Device Safety. http://www.fda.gov/ MedicalDevices/Safety/AlertsandNotices/TipsandArticlesonDeviceSafety/ucm220292.htm.

7. Elsheikh TM, Austin RM, Chhieng DF, Miller FS, Moriarty AT, Renshaw AA, American Society of Cytopathology. American Society of Cytopathology workload recommendations for automated Pap test screening: developed by the productivity and quality assurance in the era of automated screening task force. Diagn Cytopathol. 2013;41:174–8. doi:10.1002/dc.22817. Epub 2012 Feb 20.

8. Clinical laboratory improvement amendments of 1988: final rule. Fed Regist. 1992;57:493.1257.

第11章
細胞診報告書に付記される教育的注釈と提案

Ritu Nayar, Dennis M. O'Connor, and Teresa M. Darragh

11.1 背景

　検査室と臨床医間の良好なコミュニケーションは，効率的な子宮頸癌スクリーニングを実施するための重要な要素である．検査室と臨床医はそれぞれお互いの分野で生じた重要な変化を相手に伝える責任を負わなければならない．病理医が臨床医に，スクリーニングとフォローアップに必要なアドバイスをすることで患者に有益な医療が提供される[1]．

　コミュニケーションには，書面と口頭言語とがある．文書による効果的なコミュニケーションの1つは，細胞診報告書へ教育的注釈や提案を追加することである．コミュニケーション方法は検査室の判断に任され，また個々の作業環境と伝える情報の内容に基づく．

　細胞診報告書の妥当性や意義に関する書面でのコメントは病理医の責任であり，検査を依頼した医療サービス提供者に向けられるものである．教育的注釈は細胞診所見の予測値やその意義について情報を伝えるものであり，医学的文献や検査室における経験に基づくものである．コメントと教育的注釈はできる限り慎重な言葉で言い表し，簡潔に明解にし，エビデンスに基づいたものにしなければならない．2014年の米国保健福祉省は，意思表示できる患者，患者の指定した人物によって患者の既成の検査結果報告書の開示を要求する権限を承認した[2]．これは，患者がパートナーとともに臨床医から病状説明を受けるという現在進行している試みの一部である．検査結果に直接患者がアクセスできれば，彼らは自分たちの結果を健康記録からみつけられ，他の専門家に判断を仰いだり治療方法について聞いたりすることができる．よって，患者自身が細胞診結果レポート，付随する注釈やコメントを閲覧することがあることを心に留めておくべきである．

　細胞診報告書の教育的注釈やコメントを付記するフォーマットは，検査室の選択や臨床医の好みで異なってよい．以下は提案が有用となり得る状況の例である．

1. 不適正検体を受け取った後の再提出検体の質の向上のため．
2. さらなるトリアージや管理が必要となる細胞診所見を有する患者の特定のため．

第11章　細胞診報告書に付記される教育的注釈と提案

3. あいまいな細胞所見を明確にするのにさらなる精査が必要であることを指示するため．
4. スクリーニング検査としての子宮頸部細胞診の性能限界を提示するため（免責事項）．

　臨床的に重要，あるいはまれにしか直面しない結果を臨床医に伝えるコメントは，診断の助けになり得る．専門家組織によって出版された適切な臨床管理ガイドラインを参考のために含めてもよい．米国の子宮頸部細胞診に関するスクリーニングと臨床管理指針の例を挙げると，米国がん協会（American Cancer Society：ASC）[3]，合衆国予防医療タスクフォース（United States Preventive Services Task Force：USPSTF）[4]，米国コルポスコピー・子宮頸部病理学会（American Society for Colposcopy and Cervical Pathology：ASCCP）[5]，米国産科婦人科学会（American College of Obstetricians and Gynecologists：ACOG）のものがある[6]．

　臨床的に有意義な細胞診結果に関して直接，医療提供者に通知した場合には，そのことを細胞診報告書に記載しておくべきである．通常ではない，あるいは複雑な結果を明確化するために，特に詳細なコメントが必要になり得る．これらの点について口頭で医療提供者と議論したのであれば，報告書にこの情報を記録することが賢明である．たとえば，「この結果と可能な管理選択肢の意義については，［病理医の名前］が［臨床医の名前］と議論した．時間：＿＿＿＿＿　日付：＿＿＿＿＿」といったようにである．もし医療提供者と直接連絡が取れない場合は，病理医は関連する適切な臨床情報を知らないかもしれないため，「臨床的に必要なフォローアップを推奨する」あるいは「臨床的に必要な，診断手順を含むさらなる患者のフォローアップを提案する」といった一般的な記述を用いるべきである．

11.2　教育的注釈とコメント：概要

1. 教育的注釈とコメントは簡潔かつ適切であるべきである．
2. 臨床的フォローアップの提言は，エビデンスに基づいた専門家組織から刊行されるガイドラインに準拠しているべきである．
3. 関連する出版物を参考として含めるべきである．

11.3　報告見本

例1
　　検体の適否：適正．移行帯細胞は認められない．
　　判断：陰性（上皮内病変ではない／悪性ではない）．
　　教育的注釈：子宮頸部細胞診はおもに扁平上皮癌あるいはその前駆病変のスクリーニング検査法の1つであり，偽陰性や偽陽性の結果を常に伴うものでもある．液状化検体法のような新しい技術は偽陰性を減少させるが，けっしてなくすことはできない．説明のつかない臨床兆候や症状のフォローアップは，偽陰性を最小限に抑えるために推奨される．

例2

検体の適否：不適正．

判断：検体を処理・検査したが乾燥によるアーチファクトのため上皮の異常を評価するには不適正．

コメント：検体の質向上のために，迅速なスライド固定に注意を払うか，液状化検体法を推奨する．2012 ASCCP管理ガイドラインによると，子宮頸部細胞診を繰り返すことが必要である．
（Massad LS, Einstein MH, Huh WK, et al. 2012 updated consensus guidelines for the management of abnormal cervical cancer screening tests and cancer precursors. J Low Genit Tract Dis. 2013;17:S1–27.）

例3

検体の適否：適正．移行帯細胞が認められる．

判断：腫瘍性を示唆する異型腺細胞（AGC-favor neoplastic）．

教育的注釈：この細胞診判断の患者のかなりの割合が，潜在する高度扁平上皮内異常あるいは腺上皮内異常を有している．臨床に即して，内頸部検体採取を含むコルポスコピーのような，さらなるフォローアップ手法を提案する．
（該当する文献または参考文献の任意追記の例：Massad LS, Einstein MH, Huh WK, et al. 2012 updated consensus guidelines for the management of abnormal cervical cancer screening tests and cancer precursors. J Low Genit Tract Dis. 2013;17:S1–27.）

参考文献

1. Crothers BA, Tambouret R. The Pap test under fire. Chicago: CAP Today, College of American Pathologists; 2014. p. 60–3.
2. HHS strengthens patients' right to access lab test reports. 2014. http://www.hhs.gov/news/ press/2014pres/02/20140203 a.html. Accessed 5 Sep 2014.
3. Saslow D, Solomon D, Lawson HW, Killackey M, Kulasingam SL, Cain J, et al. American Cancer Society, American Society for Colposcopy and Cervical Pathology, and American Society for Clinical Pathology screening guidelines for the prevention and early detection of cervical cancer. CA Cancer J Clin. 2012;62:147–72. Also published in J Low Genit Tract Dis 2012;16:175–204, and Am J Clin Pathol 2012;137:516–42.
4. Screening for cervical cancer. 2012. http://www.uspreventiveservicestaskforce.org/uspstf/uspscerv. htm. Accessed 5 Sep 2014.
5. Massad LS, Einstein MH, Huh WK, Katki HA, Kinney WK, Schiffman M, et al. 2012 updated consensus guidelines for the management of abnormal cervical cancer screening tests and cancer precursors. J Low Genit Tract Dis. 2013;17:S1–27.
6. Committee on Practice Bulletins—Gynecology. ACOG Practice Bulletin Number 131: Screening for cervical cancer. Obstet Gynecol. 2012;120:1222–38.

第12章
管理に向けての
リスク評価アプローチ

Nicolas Wentzensen, Mark Schiffman,
David Chelmow, Teresa M. Darragh, and Alan G. Waxman

12.1　背　景

　HPV感染は，他のまれな肛門生殖器癌と同様に，ほぼすべての子宮頸癌のおもな原因である．このことを認識することで，HPV検査の開発およびマーケティングや子宮頸部スクリーニングのアルゴリズムへの組み込みが増加する動機となった．高リスク型HPV（hrHPV）検査および細胞診の最適な組み合わせはこれまでに確定されておらず，スクリーニングおよび管理にこれらの検査を用いることへの推奨が迅速に広がりつつある．現在のところ米国では，細胞診単独法（ASC-US例へのhrHPV検査によるトリアージを追加する）と，hrHPV検査と細胞診の併用法の両者が推奨されている．2014年に米国のFDAはHPV検査を1次スクリーニング法として承認し，HPV非16/18高リスク型陽性（HPV高リスク型陽性かつ16/18型陰性）の女性のトリアージには細胞診を用いることとした．これは3つの目の将来性のあるスクリーニング戦略となる[1]．

　この更新により，優れた新技術によるスクリーニングおよび管理戦略には合理的な枠組みが求められる．2012年のスクリーニングおよび管理に関する米国コンセンサスガイドラインは，もともと細胞診に基づくリスク評価の枠組みを用いて作成された[2]．基本方針は，「同様のリスクに同様の管理」である．2種類のスクリーニング結果で同様の子宮頸癌〔またはそのサロゲート（代理指標），高悪性度前駆病変〕リスクが示された場合，原則では同様の管理を行うべきである．適例として，軽度扁平上皮内病変（low-grade squamous intraepithelial lesion：LSIL）の子宮頸部細胞診の結果および意義不明な異型扁平上皮細胞（atypical squamous cells of undetermined significance：ASC-US）のHPV陽性が挙げられる．これらは同様の癌発症リスクを有し，同様の管理を要すると考えられ，現行のガイドラインではいずれもコルポスコピーの適用が推奨される．リスク評価の枠組みを使用するには，各スクリーニングの結果（細胞診の結果，HPV検査の結果，およびその組み合わせ）による子宮頸癌リスクは，大規模で代表的な患者群における経験に基づいて予測されるべきである．スクリーニング結果を潜在的リスクに基づいて同様のリスクでグループ化することで，明確なガイドラインが確立された．リスク推定値から導かれた子宮頸癌予

防ガイドラインは，癌を予防するための合理的で有効な方法の枠組みとしての役割を果たすことができる．

12.2　リスク評価の原則

　リスク評価の枠組みは，臨床的および公衆衛生的判断を下すうえで合理的な根拠となる．疾患の高リスクの状態は懸念を提起し，より意味のある評価や介入が必要であることを示している．疾患の低リスク状態により安心が得られ，通常，検査や介入がほとんど必要ないか低侵襲な検査や介入で十分であることを意味する．

　リスク評価は，子宮頸癌スクリーニングに特有のものではない．リスク評価は一般に臨床医学に広く適用されている．たとえば，コレステロール値の上昇は心血管疾患リスクの上昇を意味し，コレステロール降下薬の処方につながる可能性を意味する[3]．BRCAの遺伝子変異の検出は乳癌および卵巣癌リスクの上昇を示し，サーベイランス強化あるいは予防的手術が推奨につながる可能性を意味する[4]．乳癌による死亡リスクとマンモグラフィスクリーニングの結果が偽陽性であることを得失評価すると，いまだに議論の分かれるところである乳癌スクリーニングの推奨に変化をもたらすかもしれない[5]．

　リスクの評価において，相対リスクと絶対リスクを区別することが重要である．病因学的研究では，オッズ比，ハザード比，相対リスクなど一般的に相対リスク測定値が報告されているが，臨床的介入は通常絶対リスク推定値に基づいている．重要なこととして，まれな疾患の場合は，相対リスクが大きくても絶対リスクが大きいとは解釈されない[6]．

　リスク評価は，ある特定の集団においてベースラインまたは検査前疾患リスクを検査後リスクに更新する過程である．たとえば，一般集団において子宮頸癌およびCIN3のリスクは低い．細胞診またはHPV検査のようなスクリーニング検査は，検査結果が陽性の女性では検査前，ベースラインリスク推定値が高リスクに変わり，検査結果が陰性の女性では低リスクに変わる（図12.1）．検査結果が陽性の対象者の疾患絶対リスクは陽性適中率（positive predictive value：PPV）と等しいが，検査結果が陰性の対象者の疾患絶対リスクは陰性適中率の補数（cNPVまたは1-NPV）に等しい[6]．2種類の検査後リスク推定値（PPV-cNPV）間の絶対リスクの差はある特定の検査のリスク層別化の尺度である．

　異なる臨床実務で異なるリスクレベルの結果が得られた際にのみ，リスク層別化は意味をもつ．たとえば，HPV検査でASC-USという結果が得られた場合は，管理は異なる．一方，結果にかかわらずコルポスコピーは適応となるため，高度扁平上皮内病変（high-grade squamous intraepithelial lesion：HSIL）に対してHPV検査は行う意義がない[7]．

　絶対リスクの予測には時間の次元がある．検査時点で認められる疾患についても，最初の検査後数年以内に検出される疾患のリスクについても予測し得る．将来的な疾患リスクは，スクリーニングおよび管理間隔の選択において重要である．たとえば，細胞診結果が陰性の女性と比較して，HPV検査が陰性であった女性の場合，再スクリーニングを要する閾値にリスクが上昇するまでの期間が長い[8]．したがって，HPV検査が陰性であった女性の場合，細胞診の結果が陰性で

あった女性に比べてスクリーニングの間隔を安全に延長することが可能である．

　これらの例は，絶対リスクレベルが，ある特定の検査の結果というより，臨床上の管理を決定づけるということを示している．集団レベルでは，異なる検査およびさまざまな検査結果の組み合わせにより，現在と今後のある特定の期間で同じ子宮頸癌の絶対リスクを有する．これが，「同様のリスクに同様の管理」の原則の確立につながった．2種類のスクリーニングを受けた集団が同じ癌リスクを示した場合，原則的には同様に管理されるべきである[9]．新たな検査方法が実施可能となった場合，各検査方法それぞれに推奨を設けることなく，特定のリスク閾値に対して評価することが可能である．

12.3　子宮頸癌スクリーニングに対するリスク閾値の開発

　リスクは連続的尺度で測られるものの，リスク閾値は臨床上の管理において大切である．重要なこととして，リスクの認識は状況や社会によって異なることがある．したがって，リスク閾値は絶対ではないが，ある一定の社会的リスク認識に関連しており，確立された臨床実務を反映していることが多い．

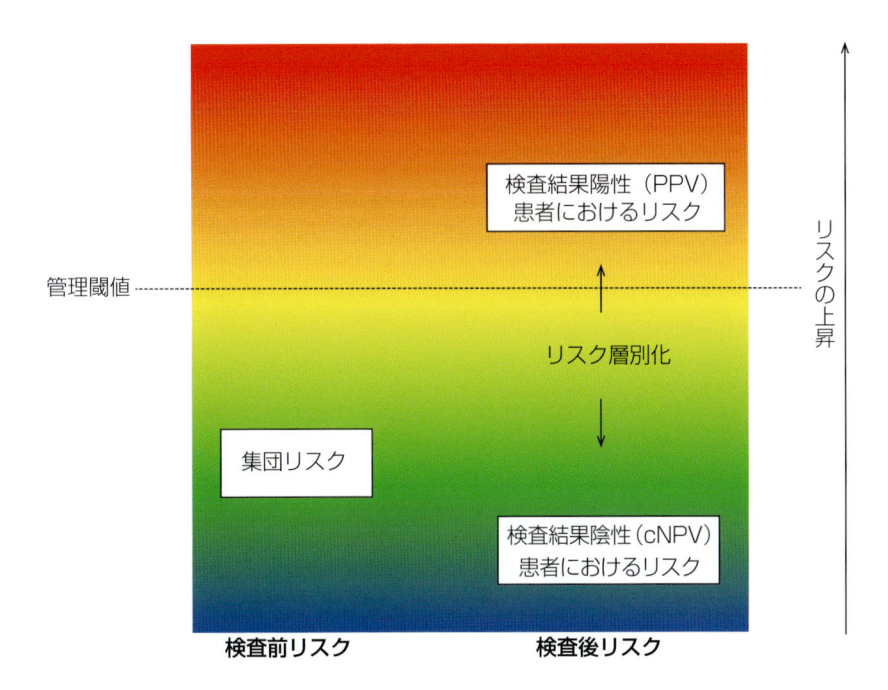

図12.1　リスク層別化およびリスクに基づく管理．疾患の絶対リスクをy軸に示している．検査あるいはバイオマーカーにより検査前リスクのある患者を，検査結果陽性および疾患高リスク（陽性適中率，PPV）群と検査結果陰性および疾患低リスク（陰性適中率の補数，cNPV）群の2群に層別化できる．PPVとcNPVの差はリスク層別化の尺度である．異なるリスクレベルが異なる管理につながる場合にのみリスク層別化は適正である[6]．

第12章 管理に向けてのリスク評価アプローチ

子宮頸部の細胞診は，子宮頸癌のスクリーニングに対するリスク閾値やスクリーニングの異常な結果の管理を決定するうえで重要な役割を果たしている．伝統的に，軽度扁平上皮内病変（LSIL）および高度扁平上皮内病変（HSIL）細胞診の結果が陽性の女性は，コルポスコピーが適用されてきた（図12.2）[2]．ASCUSは細胞診異常との判断結果なので，細胞診の結果がASCUSであれば臨床管理上の対象とされてきたが，総合的な子宮頸部の前癌状態リスクはLSILまたはHSILに比べて低い．そのため，PPVすなわち検査後ASCUSリスクだけではコルポスコピーの適用には十分ではない．ASCUS/LSILトリアージ研究（ALTS）では，細胞診の結果でASCUSとなった女性に対する次の3つの戦略が評価された．それは，コルポスコピーの即時適用，細胞診の再検査，および高リスクHPV（hrHPV）検査を併用するトリアージである[10]．本研究では，hrHPV陽性でASCUSの患者はLSILと非常に似通ったリスクを有し，細胞診のASCUS（2001年のベセスダシステム改訂後のASC-US）のトリアージのためにHPV検査実施を推奨することが示された[11, 12]．これは，子宮頸癌スクリーニングおよび管理ガイドラインにおける「同様のリスクに同様の管理」原則の体系的適用の初期の一例である．

LSILの細胞診結果またはHPV陽性でASC-USを示す子宮頸部の前癌状態リスクは，コルポスコピーの適用を判断するリスクの基準として用いられる．他の基準も続いて明確にされてきている．2012年の米国におけるスクリーニングガイドラインの改訂では，細胞診の結果が陰性の女

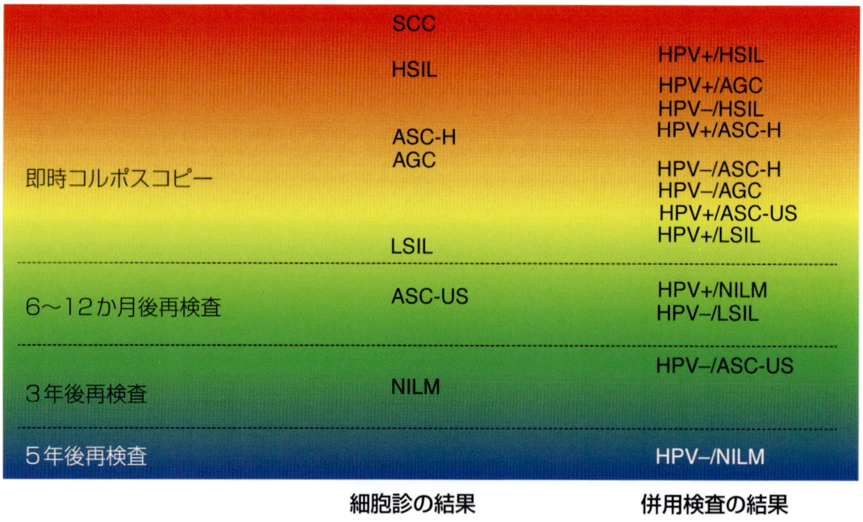

図12.2 2012ASCCP管理ガイドラインのリスク基準．子宮頸部の前癌状態の絶対リスクをy軸に示した．細胞診の結果および併用検査の結果を管理戦略が異なるそれぞれのリスクカテゴリーにグループ化した[2, 7]．

性については，スクリーニングの間隔を3年とすることが推奨された[13]．したがって，3年後の再スクリーニングのリスクを測る基準は，細胞診の結果が陰性の場合と同様のリスクレベルである[7]．同様に，12か月後の細胞診の再検査は，細胞診結果がASC-US（HPVの結果については未知）の患者について認められている管理法である．その結果，6〜12か月後に再検査を行うリスクを測る基準は，細胞診の結果がASC-USの場合と同様のリスクレベルである（図12.2）．

　子宮頸癌リスクがすべての臨床的判断の元となるため，同じ基準を一次スクリーニングや異常なスクリーニング結果の管理にも用いることができる．米国コルポスコピー・子宮頸部病理学会（American Society of Colposcopy and Cervical Pathology：ASCCP）が異常な子宮頸癌スクリーニング結果に対する管理ガイドライン策定のために2012年の改訂に用いたリスクの基準は，おもにKaiser Permanente Northern California（10年にわたって併用検査で100万以上の女性を検査した大規模統合医療事業体）の集団に認められた組織学的HSIL（CIN3）かそれ以上の病変の5年後のリスクに基づいている[7]．

　子宮頸癌のスクリーニング結果を予測する絶対リスクは集団ごとに異なる可能性があるが，リスクグループ間の関係は非常に一貫していた．たとえば，細胞学的LSILが認められる患者において組織学的HSIL（CIN3+）が診断される総リスクは細胞学的ASC-US（HPVは未知）が認められる患者よりも高い．

　リスク閾値に基づいてスクリーニングおよび管理の推奨を確立する重要な利点は，新しい検査法は，リスク同等性試験に基づいて現行の推奨により容易に組み込めることである．上述したように，絶対リスク閾値は集団ごとに異なる可能性がある．したがって，新しい検査法による前癌状態および癌リスクは，確立した閾値特異的リスクまたは確立された基準でのリスクのいずれかを有する集団に特異的であるはずだ．例として，細胞診結果のLSILに対応する前癌状態リスクが，新たな検査法の有効性を検証しようとしている集団に対して確立されている必要がある．

12.4　現行の子宮頸癌スクリーニングのオプション

　細胞診は何十年もの間，子宮頸癌スクリーニングの主流であり，スクリーニングプログラムを制定している国では子宮頸癌の発生率の大幅な減少に貢献してきた．現在では，HPVおよび子宮頸癌の自然経過についての幅広い理解により，一次予防のためのHPVワクチン，スクリーニングのためのHPV検査，および子宮頸部の前癌状態の検出のためのさまざまな分子検査法などの子宮頸癌予防のための新たなツールが登場した[14,15]．これらの新たなオプションは，過去10年の間，着実に米国で導入されてきた．子宮頸部の細胞診単独スクリーニングからの最初のおもな変化は，2000年初期に導入されたASCUSと診断された患者向けのHPV検査の追加検査（reflex testing）であった[10,16]．もう1つのおもな変化は，一次スクリーニングのオプションとして，2002年に細胞診単独との比較でHPV検査を細胞診と併用して行うことが最初に提案されたときである[17]．この方法は2012年に30歳以上の患者に対する推奨スクリーニング法として指定された[13]．2014年にFDAは，既承認のHPV検査の単独使用を一次スクリーニング検査法として追加承認した[1]．

第12章 管理に向けてのリスク評価アプローチ

リスクに基づく管理という背景において，以下のようにさまざまな子宮頸癌スクリーニングのオプションを評価することは実に有益である（図12.3）．

(a) 細胞診単独スクリーニングは子宮頸部の前癌状態検出の感度が低く，HPV検査などのアルゴリズムと比較してcNPVが高い．そのため，細胞診単独スクリーニングは，より頻回に行う必要がある．
(b) HPVに基づくスクリーニングは細胞診と比較してずっと感度が高く，cNPVはずっと低いので，スクリーニングの間隔は安全に延長できる．
(c) HPV単独と比較して，HPVおよび細胞診併用検査における，さらなる感度の向上およびcNPVの低下には限界がある[18]．

すべてのスクリーニングのアプローチでは，コルポスコピーを要する女性を同定するためにトリアージが必要である．しかし，トリアージの必要度合いはアルゴリズムによって異なる．細胞診に基づくスクリーニングでは，結果がASC-USであった女性についてのみトリアージが必要となる．反対に，HPVに基づくスクリーニングでは，HPVの検査結果が陽性であった女性は，コルポスコピーの適用が必要かどうかを決めるために追加の検査が必要である．一次HPVスクリーニングとして2014年にFDAに承認されたある特定のHPV検査のアルゴリズムには，HPV16/18型のHPVジェノタイピングが組み入れられ，他の発癌性のHPV型を有するすべての女性については細胞診を適用する[1]．HPVと細胞診併用検査では，2種類のスクリーニング試験を全集団に対して前もって実施し，HPV検査が陽性で細胞診が陰性の女性に対するトリアージ戦略の必要

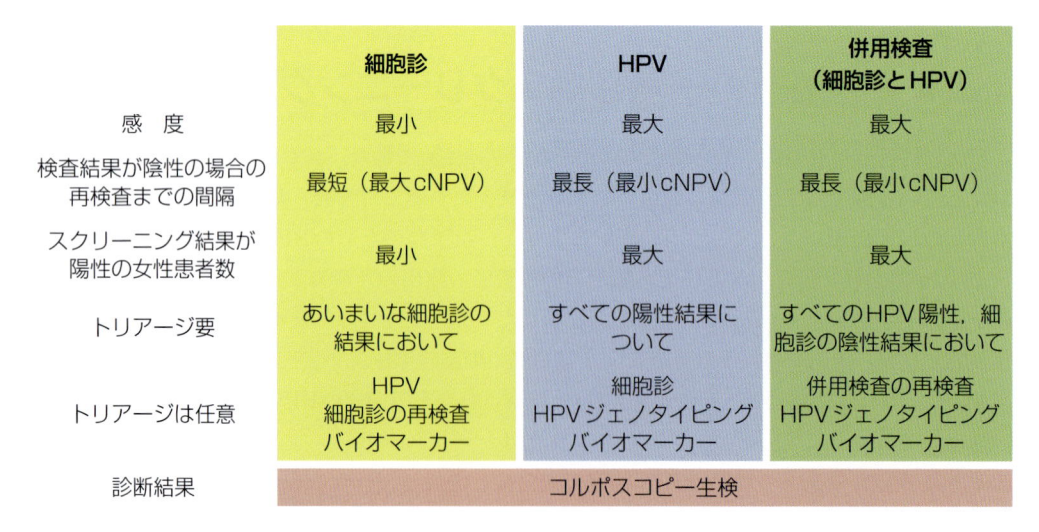

	細胞診	HPV	併用検査（細胞診とHPV）
感度	最小	最大	最大
検査結果が陰性の場合の再検査までの間隔	最短（最大cNPV）	最長（最小cNPV）	最長（最小cNPV）
スクリーニング結果が陽性の女性患者数	最小	最大	最大
トリアージ要	あいまいな細胞診の結果において	すべての陽性結果について	すべてのHPV陽性，細胞診の陰性結果において
トリアージは任意	HPV 細胞診の再検査 バイオマーカー	細胞診 HPVジェノタイピング バイオマーカー	併用検査の再検査 HPVジェノタイピング バイオマーカー
診断結果	コルポスコピー生検		

図12.3　現行の子宮頸癌スクリーニングプログラムのオプション．図は現状で実施可能な3つのスクリーニングのオプションを感度，スクリーニングの間隔，およびトリアージ試験の要件などの重要な特性とともに示している[25]．

性を軽減する．

　hrHPV検査は，細胞診の結果がASC-USである女性のトリアージに使用される．一方で，細胞診は一次HPVスクリーニングのためのトリアージとして提案されてきた．HPVジェノタイピングは，HPVスクリーニング単独およびHPV/細胞診併用検査におけるトリアージを目的に行われてきた[19]．細胞診によるp16/Ki-67検査，または宿主とウイルスの相互メチル化検査などの他のいくつかのバイオマーカーは現在評価中であり，今後はスクリーニングおよび管理アルゴリズムの不可欠な部分を担うと思われる[20, 21]．新たなトリアージの評価により，前述の一次スクリーニングにおける「同様のリスクに同様の管理」という基本原則を踏襲することができる．トリアージは，集団を高リスクまたは低リスクグループに層別化できるかどうかに基づいて評価される．高リスクグループにはさらなる介入や経過観察が求められ，低リスクグループに対しては介入や経過観察は必要ではないかその程度は低い (図12.1)．

　子宮頸癌のスクリーニングおよび管理には実に多くのオプションがあるが，最適な戦略の選択は困難である．子宮頸癌スクリーニングに関する決定は，子宮頸癌予防の有益性とスクリーニングの有害性とコストの均衡を保つ必要がある．癌に罹患している患者を検出するために，スクリーニング対象となる女性患者数，各女性が生涯で受けるスクリーニング検査数，異常なスクリーニングに対するトリアージの要件，不要なコルポスコピー適用，過剰治療の可能性を検討する必要がある．検証されかつ証明された多数の子宮頸癌スクリーニングの中から選択できることにより，単に有効ではあるものの必ずしも効率的ではないプログラムを徐々に改訂するよりは，さまざまな医療制度における特定のニーズに応える新たなスクリーニングプログラムを計画することが可能になる．一方で，オプションの数と複雑さは，医療提供者にとっては紛らわしい可能性があり，患者の経過観察ができなくなるリスクを上昇させることにもなる[22]．特別な現場背景や地理的背景におけるリスク評価では，リスクモデリングや相対的有効性とあわせて，子宮頸癌のスクリーニングおよび管理にとって最適な戦略を決めるうえで，研究が中心的な役割を果たす．

12.5　結　論

　子宮頸癌のスクリーニングプログラムは何十年も不変であったものの，いまや流動的である．さまざまな予防オプションが使用可能であるため，多くの国では種々の組み合わせを検討しており，「必勝法」はまだ1つに絞られてはいない．一次HPV検査を子宮頸癌スクリーニングに有効的に導入するために必要なものは，感度の高いスクリーニング試験だけではない．HPV陽性患者の中からコルポスコピーの適用を要する患者を決定するためには，安定したトリアージが求められる．子宮頸部の細胞診は，一次HPVスクリーニングで検査結果が陽性であった女性のトリアージのために，独立型の検査としてもまた併用検査としても，依然として現行のスクリーニングプログラムの重要な要素である．

　今後は，HPV検査が陽性の女性のトリアージのために予備的に行われる細胞診はさまざまな検査の特性をもつ可能性がある．たとえば，HPVの状態を認識したうえで細胞診を評価すると，一般集団に細胞診を行う場合に比べて性能に影響を及ぼすことができる[23, 24]．子宮頸癌スクリー

ニングおよび管理に用いられる現行のリスクに基づく基準は，おもに細胞診に基づくスクリーニングプログラムを確立した慣行に基づく．今後は，有益性と有害性それぞれに重きを置いて特定の個人や公衆衛生のニーズに取り組むために，他のリスク閾値を探索することも考えられる．子宮頸癌スクリーニングにおいて，リスク閾値により，コルポスコピーの適用または治療が必要かどうか，異なるスクリーニングおよび管理オプションについてどの程度の間隔が必要かを決定する．ここで述べられているリスクの尺度は普遍的で，使用した検査と無関係である．それは，検査から独立したスクリーニングおよび管理に関する推奨を行うための参照値としての役割を果たす．

参考文献

1. FDA approves first human papillomavirus test for primary cervical cancer screening [Internet]. 2014 [updated 2014 Apr 4; cited 2014 Aug 22]. Available from: http://www.fda.gov/newsevents/ newsroom/pressannouncements/ucm394773.htm.
2. Massad LS, Einstein MH, Huh WK, Katki HA, Kinney WK, Schiffman M, et al. 2012 updated consensus guidelines for the management of abnormal cervical cancer screening tests and cancer precursors. J Low Genit Tract Dis. 2013;17:S1–27.
3. Stone NJ, Robinson JG, Lichtenstein AH, Bairey Merz CN, Blum CB, Eckel RH, et al. 2013 ACC/AHA guideline on the treatment of blood cholesterol to reduce atherosclerotic cardiovascular risk in adults: a report of the American College of Cardiology/American Heart Association Task Force on practice guidelines. Circulation. 2014;129:S1–45.
4. Narod SA. BRCA mutations in the management of breast cancer: the state of the art. Nat Rev Clin Oncol. 2010;7:702–7.
5. Pace LE, Keating NL. A systematic assessment of benefits and risks to guide breast cancer screening decisions. JAMA. 2014;311:1327–35.
6. Wentzensen N, Wacholder S. From differences in means between cases and controls to risk stratification: a business plan for biomarker development. Cancer Discov. 2013;3:148–57.
7. Katki HA, Schiffman M, Castle PE, Fetterman B, Poitras NE, Lorey T, et al. Benchmarking CIN 3+ risk as the basis for incorporating HPV and Pap cotesting into cervical screening and management guidelines. J Low Genit Tract Dis. 2013;17:S28–35.
8. Katki HA, Kinney WK, Fetterman B, Lorey T, Poitras NE, Cheung L, et al. Cervical cancer risk for women undergoing concurrent testing for human papillomavirus and cervical cytology: a population-based study in routine clinical practice. Lancet Oncol. 2011;12:663–72.
9. Castle PE, Sideri M, Jeronimo J, Solomon D, Schiffman M. Risk assessment to guide the prevention of cervical cancer. Am J Obstet Gynecol. 2007;197:356.
10. Solomon D, Schiffman M, Tarone R. Comparison of three management strategies for patients with atypical squamous cells of undetermined significance: baseline results from a randomized trial. J Natl Cancer Inst. 2001;93:293–9.
11. ALTS group. Results of a randomized trial on the management of cytology interpretations of atypical squamous cells of undetermined significance. Am J Obstet Gynecol. 2003;188:1383–92.
12. ALTS group. A randomized trial on the management of low-grade squamous intraepithelial lesion cytology interpretations. Am J Obstet Gynecol. 2003;188:1393–400.
13. Saslow D, Solomon D, Lawson HW, Killackey M, Kulasingam SL, Cain J, et al. American Cancer Society, American Society for Colposcopy and Cervical Pathology, and American Society for Clinical Pathology screening guidelines for the prevention and early detection of cervical cancer. CA Cancer J Clin. 2012;62:147–72.

14. Schiffman M, Castle PE, Jeronimo J, Rodriguez AC, Wacholder S. Human papillomavirus and cervical cancer. Lancet. 2007;370:890–907.

15. Schiffman M, Wentzensen N, Wacholder S, Kinney W, Gage JC, Castle PE. Human papillomavirus testing in the prevention of cervical cancer. J Natl Cancer Inst. 2011;103:368–83.

16. Wright Jr TC, Cox JT, Massad LS, Twiggs LB, Wilkinson EJ. 2001 consensus guidelines for the management of women with cervical cytological abnormalities. JAMA. 2002;287:2120–9.

17. Saslow D, et al. American Cancer Society guideline for the early detection of cervical neoplasia and cancer. CA Cancer J Clin. 2002;52:342–62.

18. Gage JC, Schiffman M, Katki HA, Castle PE, Fetterman B, Wentzensen N, et al. Reassurance against future risk of precancer and cancer conferred by a negative human papillomavirus test. J Natl Cancer Inst. 2014;106(8).

19. Castle PE, Stoler MH, Wright Jr TC, Sharma A, Wright TL, Behrens CM. Performance of carcinogenic human papillomavirus (HPV) testing and HPV16 or HPV18 genotyping for cervical cancer screening of women aged 25 years and older: a subanalysis of the ATHENA study. Lancet Oncol. 2011;12:880–90.

20. Sahasrabuddhe VV, Luhn P, Wentzensen N. Human papillomavirus and cervical cancer: biomarkers for improved prevention efforts. Future Microbiol. 2011;6:1083–98.

21. Wentzensen N. Triage of HPV-positive women in cervical cancer screening. Lancet Oncol. 2013;14:107–9.

22. Feldman S. Can the new cervical cancer screening and management guidelines be simplified? JAMA Intern Med. 2014;174:1029–30.

23. Cormier K, Schaaf M, Hamilton S, Tickman RJ, Perez-Reyes N, Sturgis CD. NILM Pap slides from women 30 years of age and older with positive high-risk HPV DNA. Focused rescreening prior to report issuance, an enhanced quality control measure. Am J Clin Pathol. 2014;141:494–500.

24. Moriarty AT, Nayar R, Arnold T, Gearries L, Renshaw A, Thomas N, et al. The Tahoe study: bias in the interpretation of Papanicolaou test results when human papillomavirus status is known. Arch Pathol Lab Med. 2014;138:1182–5.

25. Wentzensen N, Schiffman M. Filling a gap in cervical cancer screening programmes. Lancet Oncol. 2014;15:249–51.

監訳者あとがき

　本書『ベセスダシステム2014アトラス』では，旧版『ベセスダシステム2001アトラス』の大分類には変更を加えず，旧版で好評だった特徴が大幅に拡充された．各章は「背景」「定義」「判断基準」「注釈」「類似病変」「報告見本」「参考文献」で構成されており，液状化検体法についても特徴的な判断基準が追記されてわかりやすくなった．細胞診自動化の章（第10章）は今回拡充され，米国を中心に使われるようになった各種自動化装置の具体的使用法と報告様式が規定された．日本でも大手検査センターを中心に導入が進んでいる自動化装置の使用と報告法，精度保証について示唆に富む記述がある．今回新たに追加された第12章では，2012年の頸癌スクリーニングおよび管理に関する米国コンセンサスガイドラインの元になった「同様のリスクに同様の管理」の基本方針が詳述された．大規模で代表的なコホート研究から導かれたリスク推定値と，それに基づく子宮頸癌予防ガイドラインは，癌を予防するための合理的で有効な役割を果たすことが期待できる．

　本書の旧版は，2004年発刊の英語版 "The Bethesda System for Reporting Cervical Cytology, 2nd edition" を翻訳して2007年に発刊された．当時は，それまで英語版やインターネット上でしか入手できなかった最新のベセスダシステム2001を平易な日本語で詳述した本邦初の解説書として，価値あるものであった．その後も世界的に，液状化検体法，HPVのバイオロジー，HPVワクチンの導入，子宮頸部病変のスクリーニングと管理法ガイドラインの改訂など，多くの知見とエビデンスの蓄積が進んだ．そのため，2014年にベセスダシステム2001の改訂作業が米国を中心に始められ，その成果が "The Bethesda System for Reporting Cervical Cytology, 3rd edition" となった．本書はその日本語翻訳版である．

　本書は元々，細胞診従事者に限らず子宮頸がん検診に関わるすべての医療従事者，行政関係者にとって実際に役立つことを目指していた．ベセスダシステムによる子宮頸癌分野への貢献・影響は，単なる報告様式の標準化を越え，HPVの知見を深めることに役立ち，エビデンスに基づいた子宮頸癌スクリーニングと管理ガイドラインをもたらす結果となった．子宮頸部細胞診に続き，「甲状腺」，「膵臓」，「尿」の各細胞診においても先進的な「ベセスダスタイル」の報告様式が相次いで採用された．その結果，世界的に用語の標準化が進み，細胞診については世界中で統一された意思疎通が可能になってきた．

　本書は，旧版から引き継いだ先進的報告様式がより洗練され，実用に即したものとなって再登場した．本書が本邦で子宮頸がん検診，細胞診断学の実務に携わるあらゆる領域のあらゆる諸氏のお役に立つことを願ってやまない．

2016年4月吉日

平 井 康 夫

索 引

※太字は図表を意味する

AGC　→異型腺細胞
AIS　→上皮内腺癌，内頸部上皮内腺癌
ALTS　→ASCUS/LSILトリアージ研究
Arias-Stella反応……51, **53**
ASC　→異型扁平上皮細胞
ASCCP　→米国コルポスコピー・子宮頸部病理学会
ASC-H　→HSILを除外できない異型扁平上皮細胞
ASC-US　→意義不明な異型扁平上皮細胞
ASCUS/LSILトリアージ研究（ALTS）……iv, 118, 124, 132, 288
ASIL　→肛門扁平上皮内病変
BIRST……xiv
CAP　→米国病理医会
DARE　→用手的肛門直腸診
DES　→diethylstilbestrol
diethylstilbestrol……233
dysplasia用語……iii
EC/TZ細胞　→子宮内頸部／移行帯細胞
Gardnerella vaginalis……74
HPV……123
　　――一次検診……268
　　――遺伝子型判定……269
　　――感染……93
　　――検査……14, 20, 117〜118, 132, 267〜270, 285
HSIL　→高度扁平上皮内病変
HSILを除外できない異型扁平上皮細胞（ASC-H）……94, 107〜115, **108〜115**, 254
　　――に類似する子宮内頸部上皮細胞……**117**
　　――類似所見……115〜117
　　典型的な――……107〜115

IUD　→子宮内避妊器具
LSIL　→軽度扁平上皮内病変
MMMT　→悪性ミューラー管混合腫瘍
*Mobiluncus*種……74
NILM　→陰性（上皮内病変ではない／悪性ではない）
Papanicolaou分類……iii
SIL　→扁平上皮内病変
SurePath™……3
ThinPrep™……3

あ 行

悪性黒色腫……**240**, 241
悪性ミューラー管混合腫瘍（MMMT）……231〜233, **231〜232**
悪性リンパ腫……241, **241**
アメーバ胞子……**253**
異角化……39
意義不明な異型扁平上皮細胞（ASC-US）……iv, 2, 93〜106, **95〜106**, 254
　　――の歴史的経緯……93
　　――を含む適正検体……2
　　LSILとの境界となるケース……130〜131
　　異型角化細胞のみられる――……103〜104
　　異型修復細胞のみられる――……104〜105
異型化生細胞……107〜111
異型錯角化……105, **130**
異型修復……170, **171**
異型修復細胞……105〜106
異型腺細胞（AGC）……112, **146**, 180
　　――と類似する病変……190〜191
　　――の管理……194〜196
異型内頸部細胞……180〜191

索引

　　修復細胞を示唆する―― ……181
　　腫瘍性を示唆する―― ……185～189, 186～187
　　特定不能な―― ……180～185, 181～184
　　放射線治療後変化を示唆する―― ……182
　　卵管化生を示唆する―― ……188～189
異型内膜細胞……191～194, 192～193
異型扁平上皮細胞（ASC）……93～122, 251
　　HSILを除外できない―― →HSILを除外できない異型扁平上皮細胞（ASC-H）
異型扁平上皮細胞／扁平上皮内病変（ASC/SIL）比率……118～119
異型未熟化生……111
移行帯細胞……16
萎縮……17, 44～49, 45～48, 153
　　炎症を伴う―― ……47
　　多核巨細胞を伴う―― ……48
位置誘導スクリーニング法……275
陰性（上皮内病変ではない／悪性ではない）（NILM）……27～29, 94
　　肛門細胞診の―― ……247～248, 251
エクソダス……33, 33, 87
エストロゲン投与……113

か　行

過角化……39, 41～42, 42
角化……39～42, 40～42
角化型扁平上皮癌……164～166, 165～167, 259
角化病変……141
カルチノイド腫瘍　→低グレード神経内分泌腫瘍
観察者間の再現性……11, 124
　　不明瞭部分のある検体の―― ……18
カンジダ……71～72, 71～73, 252
偽コイロサイトーシス……129, 132
教育的注釈（細胞診報告書に付記される）……281～283

蟯虫卵……253
軽度扁平上皮内病変（LSIL）……123, 125～134, 127～131, 255, 256, 258
　　――において問題となるパターン……126
　　――と類似する病変（ヘルペスによる細胞病理学的効果）……133
　　――と類似する病変（放射線による変化）……133
　　HSILの共存を示唆する特徴をもつ―― ……153～156, 155
稀有な原発性腫瘍（子宮頸部および子宮体部の）……225～235
血液混入検体……20
検体の適否……1～26
　　――に関する管理指針……21～22
コイロサイトーシス……94, 125～126, 128～129
高グレード神経内分泌癌（小細胞癌）……227～228
高度扁平上皮内病変（HSIL）……94, 123, 134～164, 135～156, 256, 256～258
　　――と類似する病変……157～161
　　　　ASC-US……159
　　　　移行上皮化生……161
　　　　子宮内膜細胞……159
　　　　脱落膜化間質細胞……160
　　　　未熟扁平化生……157
　　　　良性内頸部細胞……158
　　――において問題となるパターン……143～156
　　――に類似した子宮内膜細胞……116
　　――の管理……163
　　――の共存を示唆する特徴をもつLSIL……153～156, 155
　　――を除外できない異型扁平上皮細胞
　　　→HSILを除外できない異型扁平上皮細胞
　　萎縮における―― ……153, 154
　　異常な裸核がみられる―― ……149, 149～

150
　　子宮内膜細胞と類似する―― ……147〜148
　　修復と類似する―― ……148
　　浸潤を疑う所見を有する―― ……151, 152
　　　〜153, 161〜163, 164
　　腺侵襲を伴う―― ……144, 145〜146, 190
　　粘液の中にみられる―― ……149, 150〜151
高度扁平上皮内病変（HSIL）／ASC-Hとそれ
　　らの類似病変の鑑別のための鍵となる特
　　徴……162〜163(表)
合胞状集団（HSIL細胞の）……143
合胞体トロホブラスト……51, 52
肛門癌……245
肛門細胞診……245〜265
肛門・直腸細胞診の統計……261
肛門扁平上皮内病変（ASIL）……245
コンピュータ支援による子宮頸部細胞診……
　　275〜279

さ　行

細菌性腟症を示唆する菌叢の転換……72〜74,
　　73〜74
最小偏倚型粘液性腺癌……230〜231, 230
サイトメガロウイルス……78〜79, 79
細胞数……2〜11
　　液状化検体の――を推定するためのガイド
　　　ライン……4(表)
　　肛門細胞診の―― ……249
細胞性トロホブラスト……50〜51
錯角化……39〜41, 126
　　典型的―― ……40〜41
子宮以外の癌……220(表)
子宮以外の腺癌……216〜220, 217〜218
子宮外からの癌……235〜239, 238(表)
子宮下部細胞……35〜36
　　――集塊……88, 89
子宮下部標本……34〜35
子宮内頸部／移行帯（EC/TZ）細胞……11

〜18
子宮内頸部細胞……15〜16
子宮内避妊器具（IUD）……64〜66, 64〜65,
　　76〜77, 183
子宮内膜癌……83
子宮内膜細胞……31, 32〜33, 83〜92
　　HSILに類似した―― ……116
　　子宮内膜増殖症と子宮内膜癌の適中率……
　　　84(表)
　　直接採取された―― ……35〜36
自動スクリーニング法……275
潤滑剤……20
小細胞癌……168, 227〜228, 227
上皮細胞異常：腺系……179〜223
上皮細胞異常：扁平上皮系……123〜177
上皮内腺癌（AIS）……144, 146, 196〜205
上皮内腺癌／異型腺細胞（AIS/AGC）と類
　　似病変……190(表)
上皮内病変ではない／悪性ではない　→陰性
　　（上皮内病変ではない／悪性ではない）
真菌（カンジダに形態学的に合致する）……
　　71〜72, 71〜73
神経内分泌腫瘍……227〜229
すりガラス細胞癌……229〜230, 229
正常細胞成分……29〜36
腺癌……205〜220
　　結腸の―― ……219
　　子宮以外の―― ……216〜220, 217〜218
　　絨毛腺管状―― ……209, 210
　　体部―― ……210〜216, 212〜217
　　直腸―― ……260
　　内頸部―― ……205〜210, 205〜208
　　粘液性―― ……210, 210〜211
　　明細胞―― ……232, 233
腺細胞……31〜35
　　子宮摘出後の―― ……66〜67, 66〜67
阻害物質……20
組織球……88, 89, 116, 158

索 引

た 行

大細胞神経内分泌癌……228, 228
体部腺癌……210〜216, 212〜217, 220(表)
脱落膜……50, 52, 160, 160
単純ヘルペスウイルス……77〜78, 78, 252
腟トリコモナス……68〜71, 69〜70
  レプトトリックスと共存してみられる——
   ……69
中層扁平上皮細胞……30
直腸腺癌……260
低グレード神経内分泌腫瘍(カルチノイド腫
 瘍)……229
転移性胃癌……236
転移性結腸癌……236〜237
転移性腫瘍……235〜241
転移性乳癌……237
典型的錯角化……40〜41

な 行

内頸部細胞……31, 32
  正常な——……184
内頸部上皮内腺癌(内頸部AIS)……179, 196
 〜205, 197〜201
  ——とHSILとの共存……204
  腸型——……203
  類内膜腺型——……203
内頸部腺癌……205〜210, 205〜208, 220(表)
内膜間質……194
内膜腺細胞……194
肉腫……233
  横紋筋——……235
  特定不能な——……234
  平滑筋——……234
乳癌(乳腺,小葉癌)……219
乳酸桿菌……74, 75, 77
尿路上皮癌……239
妊娠に関連した変化……49〜54, 50, 52〜53
粘液性腺癌(粘液癌)……210, 210〜211

は 行

バイオマーカー……270
  肛門検体の——……261〜262
胚細胞性腫瘍(子宮頸部)……235
剥離子宮内膜細胞……83, 85〜87, 85〜87
反応性細胞変化
  炎症に関連する——……54〜60
  子宮内避妊器具(IUD)に関連する——
   ……64〜66, 64〜65
  放射線照射に関連する——……61〜64, 62
   〜63
反応性・修復性細胞変化……54, 55〜59, 61
 〜65
反応性腺細胞
  IUDに関連した——……183
非角化型扁平上皮癌……167〜168, 167〜169,
 259
非腫瘍性細胞変化……36〜54
微生物……67〜79
  肛門細胞診でみられる——……251
表層扁平上皮細胞……30
不明瞭要因(検体の評価基準としての)……
 18
閉経後萎縮細胞における異型……106, 106
米国コルポスコピー・子宮頸部病理学会(AS
 CCP)……iv, 118, 132, 163, 194, 202, 282,
 289
米国病理医会(CAP)……118
併用検診
  細胞診とHPV検査の——……268
ヘルペス
  ——による細胞病理学的効果……132, 133
  単純——ウイルス……77〜78, 78, 252
扁平上皮化生……36〜39, 37〜39
扁平上皮化生細胞……17
扁平上皮癌……165〜173, 256
  ——に関連した問題となるパターンとピッ
   トフォール……170〜172

角化型―― ……**164**〜**166**, 165〜167, **259**
　　鑑別が困難な―― ……**172**, 173
　　血性の検体……**171**
　　細胞数の少ない標本……**170**
　　腫瘍壊死物質を伴う―― ……**260**
　　小細胞性―― ……225〜227, **226**
　　非角化型―― ……**167**〜**168**, 167〜169, **259**
　　紡錘形―― ……225, **226**
扁平上皮細胞……29〜31
　　中層―― ……**30**
　　表層―― ……**30**
扁平上皮細胞数……2〜11
　　――の参照用画像……**12**〜**14**
　　液状化検体法による―― ……**3**〜**10**
　　従来法による―― ……**10**
扁平上皮内病変（SIL）……123〜177
　　――と判定するのに必要な所見……**94**
　　腺侵襲を伴う―― ……**144**
　　中間的な―― ……**153**〜**156**
傍基底細胞……**31**
報告見本
　　HPV検査に対する―― ……269〜270
　　異型扁平上皮細胞の―― ……**119**
　　教育的注釈と提案を含む―― ……282〜283
　　検体の質に関する―― ……22〜23
　　肛門細胞診の―― ……262〜263
　　コンピュータ支援による子宮頸部細胞診の―― ……277〜278
　　子宮内膜細胞の―― ……**91**

　　上皮細胞異常：腺系の―― ……220〜221
　　上皮細胞異常：扁平上皮系の―― ……**174**
　　非腫瘍性所見の―― ……79〜80
　　補助的免疫化学検査の―― ……**272**
放射線
　　――による変化……**132**, 133
放線菌……74〜77, **75**〜**76**
　　IUD装着と関連する―― ……76〜77
補助的検査……267〜273
　　――（HPV検査）……267〜270

ま・や・ら 行

密在するシート状集塊……112〜115
ミューラー管由来の癌……**216**
明細胞腺癌……**232**, 233
免疫化学検査……270〜272
用手的肛門直腸診（DARE）……**246**
陽性適中率……**286**
卵管化生……42〜44, **43**〜**45**, 188, 189
卵巣癌……**238**
リスク基準
　　2012ASCCP管理ガイドラインの―― ……**288**(表)
リスク閾値……287〜289
リスク評価……285〜293
　　――の原則……286〜287
リンパ球性頸管炎　→濾胞性頸管炎
レプトトリックス……68, **69**
濾胞性頸管炎（リンパ球性頸管炎）……60〜61, **61**〜**62**, 90

監訳者略歴
平井　康夫（ひらい　やすお）
東京女子医科大学産婦人科教授・診療部長．医学博士．千葉大学医学部卒業後，癌研究会附属病院婦人科医員，シカゴ大学Cytology Section（Dr. Wied）留学，日本臨床細胞学会ベセスダシステム2001ワーキンググループ長，がん研有明病院細胞診断部部長，細胞検査士養成所所長，レディースセンター婦人科副部長などを経て2011年より現職．日本臨床細胞学会副理事長，細胞診専門医会会長，日本婦人科腫瘍学会理事，日本癌学会評議員，国際細胞学会細胞病理医（FIAC），日本産婦人科医会がん対策委員会副委員長，日母分類改定ワーキンググループ長を歴任．監訳書に『ベセスダシステム2001アトラス』（シュプリンガー・ジャパン－丸善出版，2007），編著書に『記述式内膜細胞診報告様式に基づく 子宮内膜細胞診アトラス』（医学書院，2015）がある．

ベセスダシステム2014アトラス
――子宮頸部細胞診報告様式

平成 28 年 6 月 10 日　発　行

監訳者　　平　井　康　夫

発行者　　池　田　和　博

発行所　　丸善出版株式会社
　　　　　〒101-0051　東京都千代田区神田神保町二丁目17番
　　　　　編集：電話（03）3512-3265／FAX（03）3512-3272
　　　　　営業：電話（03）3512-3256／FAX（03）3512-3270
　　　　　http://pub.maruzen.co.jp/

© Yasuo Hirai, 2016

組版印刷・富士美術印刷株式会社／製本・株式会社 星共社

ISBN 978-4-621-30039-8　C 3047　　　　　Printed in Japan

本書の無断複写は著作権法上での例外を除き禁じられています．